Valérie Biousse / Nancy J. Newman

Neuro - Ophthalmology Illustrated

2nd Edition

图解神经眼科学

第 2 版

编　著　〔美〕瓦莱里·比乌斯
　　　　　　　南希·J.纽曼

主　审　张晓君　魏文斌

主　译　江汉秋

天津出版传媒集团

天津科技翻译出版有限公司

著作权合同登记号：图字：02-2017-98

图书在版编目（CIP）数据

图解神经眼科学／（美）瓦莱里·比乌斯（Valérie Biousse），（美）南希·J.纽曼（Nancy J. Newman）编著；江汉秋主译. —天津：天津科技翻译出版有限公司,2020.7
书名原文：Neuro-Ophthalmology Illustrated
（2nd Edition）
ISBN 978-7-5433-3992-7

Ⅰ. ①图⋯　Ⅱ. ①瓦⋯　②南⋯　③江⋯　Ⅲ. ①神经眼科学-图解　Ⅳ. ①R774-64

中国版本图书馆 CIP 数据核字（2019）第 265512 号

Copyright ⓒ 2016 Thieme Medical Publishers, Inc. New York, USA

Original title：
Neuro-Ophthalmology Illustrated, 2nd Edition by Valérie Biousse and Nancy J. Newman.

中文简体字版权属天津科技翻译出版有限公司。

授权单位：Thieme Medical Publishers, Inc.
出　　　版：天津科技翻译出版有限公司
出 版 人：刘子媛
地　　　址：天津市南开区白堤路 244 号
邮政编码：300192
电　　　话：(022)87894896
传　　　真：(022)87895650
网　　　址：www.tsttpc.com
印　　　刷：天津海顺印业包装有限公司分公司
发　　　行：全国新华书店
版本记录：960mm×1300mm　16 开本　42.75 印张　860 千字
　　　　　2020 年 7 月第 1 版　2020 年 7 月第 1 次印刷
　　　　　定价：228.00 元

（如发现印装问题，可与出版社调换）

主审简介

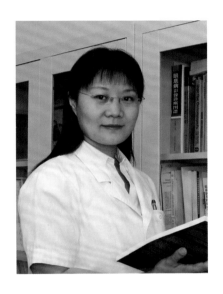

张晓君 首都医科大学附属北京同仁医院神经内科主任医师，教授，博士研究生导师。

1995年毕业于中国协和医科大学北京协和医院神经病学专业，获得医学博士学位，同年就职于首都医科大学附属北京同仁医院神经内科。2005年至2014年任神经内科主任。2002年至2010年先后在香港大学分子生物学研究所、美国艾默瑞大学医学院神经眼科、美国迈阿密大学Bascom Palmer眼科研究所以及英国国立神经病学和神经外科医院做访问学者，并从事神经眼科学博士后研究工作。临床擅长领域及研究方向：神经眼科相关神经系统疾病。

担任亚洲神经眼科协会委员、北美神经眼科学会国际学术委员会和患者教育委员会委员、中国医师协会神经内科医师分会委员、中华医学会神经病学分会神经免疫学组委员、中华医学会眼科学分会神经眼科学组副组长和北京医学会神经病学分会委员等。担任国际和国内多个学术杂志编委或审稿专家，如*Neuro-Ophthalmology*、《中华神经科杂志》和《中华眼底病杂志》等。先后主持国家及北京市级课题8项，培养硕士及博士研究生20名。在国内外发表专业论文130余篇；主编(译)专著5部，参编专著7部。以主要参加人获得国家科技进步奖二等奖两项。

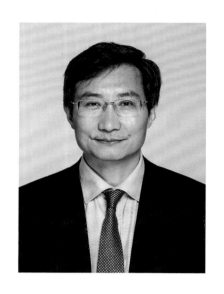

魏文斌 首都医科大学附属北京同仁医院副院长，眼科主任，北京眼科中心副主任，眼科学院副院长，博士研究生导师。国内外著名眼底病专家，国家卫生计生突出贡献中青年专家，中央保健会诊专家，享受国务院政府特殊津贴。"白求恩奖章"获得者、"全国医德楷模"荣誉称号获得者。入选首批国家级和北京市"新世纪百千万人才工程"，为"国家特支计划"首批领军人才。

从事眼科临床工作33年，擅长眼底病的临床诊疗，尤其在视网膜脱离、眼内肿瘤的诊断和治疗方面积累了丰富的经验。在国内首次应用现代玻璃体视网膜显微手术进行眼内肿瘤局部切除，治疗脉络膜黑色素瘤。率先在国内建立眼内肿瘤诊断和治疗平台，成立眼内肿瘤诊疗及研究团队，创建眼内肿瘤诊治研究北京市重点实验室，建立儿童眼肿瘤筛查中心、葡萄膜黑色素瘤诊疗组，制订相应的眼内肿瘤诊断及治疗规范，创建相应的临床及科研数据库，使我国眼内肿瘤的诊断和治疗达到国际领先水平。

在全国性专业学术期刊发表学术论文300余篇，其中SCI论文100余篇，他引1000余次。主编专著20余部。承担国家自然科学基金等国家级和省部级科研项目27项，获得省部级科技进步奖8项。现任《中华医学杂志(英文版)》《中华实验眼科杂志》等10余种专业杂志编委，《中华眼科杂志》《中华眼底病杂志》《国际眼科纵览》《眼科》和《实用防盲技术杂志》副总编。担任中国医药教育协会眼科专业委员会主任委员，中国继续医学教育学会眼科委员会副主任委员，中国卫生信息与健康医疗大数据学会眼科专业委员会副主任委员，中国医疗保健国际交流促进会视觉健康分会副主任委员，中国研究型医院学会眼科学与视觉科学专业委员会副主任委员，欧美同学会·中国留学人员联谊会医师协会眼科学分会副主任委员，中华医学会眼科学分会常务委员、眼底病学组副组长，中国医师协会眼科医师分会常委、眼底病专业委员会副主任委员，北京眼科学会会长，北京医学会眼科学分会副主任委员，中华中医药学会眼科分会常务委员。担任北京同仁张晓楼眼科公益基金会秘书长，中国宋庆龄基金会第七届理事会常务理事。

主译简介

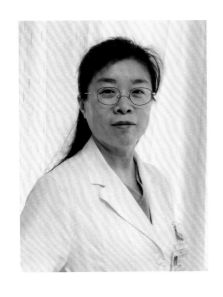

江汉秋　首都医科大学附属北京同仁医院神经内科主任助理,副主任医师,医学博士、博士后。

从事神经眼科临床工作 10 余年,在神经眼科相关视神经疾病,包括视神经炎、缺血性视神经病和遗传性视神经病等方面具有丰富的临床经验。此外,对于各种眼肌麻痹和眼球运动障碍,如重症肌无力、海绵窦病变等具有较高的临床诊断和治疗水平。在国内外专业期刊发表论文近 20 篇,参编(译)学术专著 6 部,其中参译由张晓君和魏文斌教授主译的《Walsh and Hoyt 精编临床神经眼科学》(第 6 版)相关章节。担任北美神经眼科学会年会(NANOS)官方网站患者宣传教育部分的中文翻译。主持北京市自然科学基金(青年基金项目)1 项、首都医科大学基础与临床科研合作项目 1 项。参加国家级课题 3 项、省部级课题 5 项、院校级课题 1 项。

译者名单

主　审　张晓君　魏文斌

主　译　江汉秋

副主译　王佳伟　姜利斌

译　者　(按照姓氏汉语拼音排序)

崔世磊　首都医科大学附属北京同仁医院神经内科

傅　涛　首都医科大学附属北京同仁医院眼科

江汉秋　首都医科大学附属北京同仁医院神经内科

姜利斌　首都医科大学附属北京同仁医院眼科

孔秀云　首都医科大学附属北京同仁医院神经内科

刘丽娟　首都医科大学附属北京同仁医院眼科

刘雪菲　首都医科大学附属北京同仁医院神经内科

马中华　首都医科大学附属北京同仁医院神经内科

彭静婷　首都医科大学附属北京同仁医院神经内科

王佳伟　首都医科大学附属北京同仁医院神经内科

颜　榕　首都医科大学附属北京同仁医院神经内科

编者简介

Valérie Biousse, MD
Cyrus H. Stoner Professor of Ophthalmology
Professor of Ophthalmology and Neurology
Emory University School of Medicine
Neuro-ophthalmology Unit
Emory Eye Center
Atlanta, Georgia

Nancy J. Newman, MD
Leo Delle Jolley Professor of Ophthalmology
Professor of Ophthalmology, Neurology, and Neurological Surgery
Emory University School of Medicine
Neuro-ophthalmology Unit
Emory Eye Center
Atlanta, Georgia

中文版前言

两年前,当我第一次见到 *Neuro-Ophthalmology Illustrated* (2nd Edition)这本书时,便被其丰富的内容深深吸引。作为一名神经内科医师,我不禁感叹原著两位前辈知识的丰富和严谨,同时也深感自己的不足。这本书是作者 20 余年的病例积累,精心甄选了近 1000 幅高清图片,堪称一本独一无二的神经眼科精华之作! 本书第 1 版的目的是为神经眼科医师打开一扇窗户,让那些刚接触神经眼科的医学生可以快速、系统地认识神经眼科学,而已经具有一定经验的神经眼科医师可以全面、便捷地掌握神经眼科学的精髓。在本书第 2 版的前言中编者提到,这本书的第 1 版当时受到广泛好评:

"最好的平装神经眼科训练手册"

"堪称一绝"

"对于每一位神经科和眼科住院医师,都是伟大的圣诞节礼物"

……

翻译这本书的过程也是我们学习的过程。书中既有之前了解但非常模糊的知识点,也有自己未曾涉及的空白领域。所以,我也希望这本书能够给所有热爱神经眼科学的医师们带来收获,成为每个人心中的"礼物"。

在此, 我首先感谢魏文斌教授和王佳伟教授在本书的翻译过程中给予的大力支持。同时, 我还要感谢本书的所有译者,是我们亲密无间的合作,才让这份精美的"礼物"可以呈现给大家。此外,还要感谢天津科技翻译出版有限公司编辑们的辛苦工作。最后,要特别感谢张晓君教授,是张教授向我推荐了这本书,并鼓励我这个在神经眼科领域中资历尚浅的神经内科医师,勇敢地担任本书的主译。由于水平有限,书中难免存在不足之处,敬请读者批评指正。

2020.5

第2版前言

自第1版出版以来,《图解神经眼科学》的销量数以千计,全球读者好评如潮,其中包括受培训者和培训讲师。本书获得无数好评,如"最好的平装神经眼科训练手册""堪称一绝",甚至是"对于每一位神经科和眼科住院医师,都是伟大的圣诞节礼物"。对于本书的成功,我们感到非常骄傲,同时又觉得受之有愧。

我们希望第2版做得更好。第2版已经进行了充分的更新。尽管总体结构与第1版相同,但增加了新的内容,空间利用也更加合理。图片放大,更加清晰。一些错误也已经被目光敏锐的专业人员改正,读者的反馈也已并入。希望读者能够喜欢!

第1版前言

神经眼科学是眼科学和神经科学的"交叉学科"。它涵盖了所有影响中枢神经系统视觉通路的疾病:视觉传入系统(视觉传入和传导路径),其包括脑部幕上至少 1/3 的结构;视觉传出系统(眼球运动调控及瞳孔功能相关路径),其交叉通过脑干和小脑。事实上,神经系统疾病很少不伴有神经眼科表现。因此,神经眼科学也被称作是"实用神经解剖学"。

神经眼科学也是眼科学中眼科医师最为惧怕、神经科医师最为困惑的部分。眼科医师熟练掌握了眼部的直接检查方法,习惯采用病理学观察结果,而不是间接的推断结果。脑部肿瘤、缺血和炎症等疾病,就像屈光不正、干眼症或白内障一样,患者主诉可以相同,但是随后的治疗和预后却大相径庭,因此,正确的诊断至关重要。神经科医师尽管可能非常擅长诊断和治疗危及生命的神经科疾病,但在实践中通常会忽略通过仪器检查视觉系统,而认为这是"眼科医师"应该做的。如果神经科医师不熟悉眼部检查的技能和技术,则通过眼部检查进行脑部疾病的诊断是很困难的。

神经眼科学要深深根植于医师的观念中,这可能是最重要的。这要从首要的神经解剖开始,接下来是疾病的发病机制,之后是分析具体疾病的鉴别诊断,最后根据诊断和治疗列出恰当的处置。具体步骤如下:①如何定位? (Where?)②如何定性? (How?)③如何诊断? (What?)④如何处理? (Now what?)。例如,一例患者表现为视力下降,首先要明确病变位于视觉通路的哪个部位(Where?)。假设病变位于视神经;第二步,回顾所有影响视神经疾病的种类(炎症性、血管性、压迫性、中毒性等),确定哪一个才是最符合本病的临床特征(How?);第三步,一旦最可能的机制被明确,就要想到具体的鉴别诊断(What?);最后,根据之前的逻辑思维进行适当的实验室检查和后续的处置(Now what?)。

欢迎阅读《图解神经眼科学》(第 2 版)。很难想象有比神经眼科学需要更多"视觉"的亚专业了。本书的所有眼部层面都是眼科医师通过技术手段和仪器直接观察到的,所有的脑部结构特征都是通过现今精准的神经影像学检查获得的。通过 20 多年的教学,包括医学生、住院医师、研究员和医师,我们收集了超过 20 000 幅独一无二的图片。在本书中,我们采用了近 1000 幅图片来体现临床神经眼科学非凡的丰富性。本书内容全面，不仅仅是一本图集，同时简化了神经眼科学的复杂性，为神经眼科初学者提供了神经眼科学的临床基础知识。

　　本书的初衷是为医学生和住院医师提供一本实用便捷的参考书，尤其是准备参加眼科、神经内科和神经外科认证考试的住院医师，也包括打算从事神经放射学、耳鼻咽喉学的医师甚至初级护理人员。我们尝试在提供两个主要专业的必要基础知识的同时，兼顾读者的多样性。对于眼科知识缺乏的神经科学生，我们提供了基本的眼部解剖、生理学知识以及检查方法。针对眼科医师，我们提供了脑部解剖和通路的具体实例，并涉及神经影像学基本知识。本书内容包括：必要的神经眼科检查和评估方法，视觉传入、瞳孔、眼球运动传出系统、眼眶及眼睑疾病，非器质性病变患者的评估，常见或经典神经科和系统性疾病伴随的神经眼科表现。本书的重点是如何思考这些疾病，从症状、体征到定位、鉴别诊断及处置。

　　神经眼科医师可以被称为师者：教眼科医师大脑相关知识，教神经内科和神经外科医师眼科相关知识。神经眼科医师促进了专科医师与各科医师之间的交流。我们希望本书丰富的图解可以成为所有相关从业医师及神经眼科教师的实用参考书，同时希望这本《图解神经眼科学》可以促进您的教与学。

致 谢

衷心感谢帮助本书第 2 版顺利出版的所有人员。尤其要感谢 Thieme 出版社负责神经眼科方面出版物的总编辑 William Lamsback 和副总编辑 Liz Palumbo,在他们的帮助下,本书才通过试发行。最后,我们要感谢 Philip S. Garza(即将成为医学博士)极为严谨细致的校对。

瓦莱里·比乌斯

南希·J.纽曼

谨以此书献给我们的学生！

瓦莱里·比乌斯

南希·J.纽曼

目　录

第 1 章
神经眼科检查方法

　　详细的神经眼科检查是神经科及眼科常规检查的一部分,是视觉系统疾病进行病灶定性和定位的重要手段。记录视觉系统病变程度也是评价各种治疗方法有效性的重要手段,对神经内科及神经外科疾病的处理也有一定的指导意义。

　　采用何种神经眼科检查方法主要依靠患者主诉,但对一些特定的神经科疾病,部分检查应始终仔细地进行,并且对于大多数神经科疾病和全身性疾病,一些神经眼科检查需要在全身进行。例如,枕叶梗死的患者,进行视力、色觉和正规视野检查是最重要的。明确诊断为多发性硬化的患者需要进行全面的检查,因为可能所有的视觉功能均受损。对主诉为复视或伴随瞳孔不等大的患者,通常不需要正规的视野检查,而对所有颅内压升高和视盘水肿的患者,即使没有视觉的症状亦需要正规的视野检测。

　　此处详细介绍的大多数神经眼科检查最好在神经眼科或眼科医师的诊室内用相应的仪器进行。然而,基本的神经眼科检查(包括视力评估、瞳孔功能、眼球运动和眼底镜检查)可以在床旁、急诊室或神经科医师诊室,用几个简单的工具进行(表 1.1)。

表 1.1　神经眼科床旁检查工具

- 近视力检查表
- 一副阅读眼镜(+2.00D 或 +3.00D)
- 针孔(带有数个针孔的卡片或塑料板)
- 红标,如钢笔或散瞳药水瓶的瓶盖(用来检查色饱和度和视野)
- 一个条纹丝带或纸张检查视动性眼球震颤
- 阿姆斯勒(Amsler)方格表
- 短效散瞳滴眼液
- 备有电池的直接检眼镜(用于检查瞳孔、代替手电筒进行眼部检查、眼底检查)

以下将讨论神经眼科检查通常要遵循的特定顺序(例如,在进行眼的闪光检查之前检查视力;点眼液之前检查瞳孔;所有检查完成后行眼底镜检查)。

1.1 视力

检测视力时,需要两眼分别检测(图 1.1)。视力检测需要患者佩戴矫正镜片或在针孔下检测(图 1.2)。有两种视力检测方法:远视力和近视力。

远视力检查方法如下(图 1.1 和图 1.2):

(1)将斯内伦(Snellen)视力表放置在 20 英尺(约 6m)处。

(2)分别记录患者两眼读取的最小字母(如右眼矫正视力 20/20;左眼针孔视力 20/25)。

(3)如果患者不能读取最大字母,即视力小于 20/400,则记录"指数""手动""光感"或"无光感"。

针孔检查是通过佩戴有 1 个或多个直径为 1~1.5mm 针孔的不透明板进行检测。这些针孔使传入的光线局限于狭窄的径路,避免了不规则的折射,使图像呈现单一且集中在视网膜中心凹处。屈光不正和由于白内障引起的视力下降可通过针孔检查提高视力。如果通过针孔检查视力仍未提高,提示可能为其他原因导

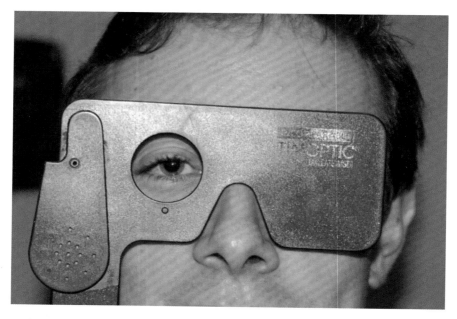

图 1.1　测试视力时,遮盖一眼。遮眼板可放在患者眼镜前。

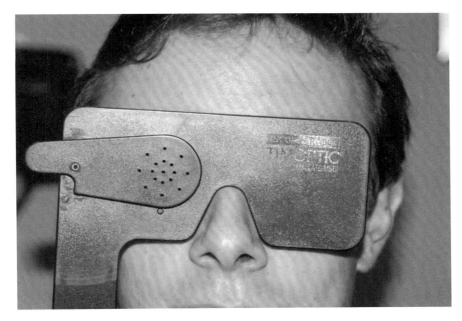

图 1.2　要求患者通过针孔检查读出更小的字母。

致的视力下降,如屈光介质混浊、视神经病变、黄斑病变、弱视等。针孔检查不适合儿童、老年人及认知功能障碍患者。

近视力检查方法如下(图 1.3 和图 1.4):

(1)在 14 英寸(约 36cm)处手持近视力卡片。如果患者超过 50 岁(因为老视),需佩戴阅读眼镜(或+2.00D 或+3.00D)。

(2)分别记录患者两眼能够读出的最小字母或数字(如右眼矫正视力 J1+;左眼矫正视力 J1)。

1.2　色觉及色饱和度

可通过多种方法分别进行单眼色觉检查。色觉检查的目的主要是明确是单眼还是双眼色觉异常,主要见于黄斑病变、视神经病变、视交叉病变和更罕见的双侧枕叶病变。

常规采用日本石原忍 Ishihara 假同色表和 HRR(Hardy–Rand–Rittler)色盘检查(图 1.5)。分别记录被检者两眼能够正确区分色盘上的数字(如"14/14 右眼 Ishihara 色盘;遮挡左眼")。对照色卡要求患者矫正视力至少为 20/400。痴呆和图形失认患者使用这些色卡进行检查可能有一定困难。

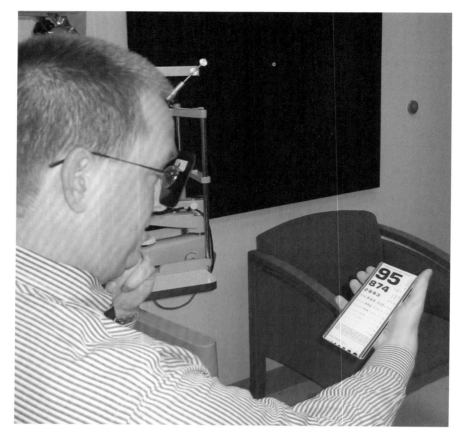

图 1.3　在 14 英寸(约 36cm)处手持近视力表检查近视力。患者必须佩戴矫正眼镜。大多数 50 岁以上的患者需要佩戴+2.00D 或+3.00D 的眼镜。

　　如果没有色卡,也可以根据双眼所视红色目标的不同进行色觉检查(如散瞳滴眼液瓶盖)(图 1.6)。即使色卡检查正常的患者,通过双眼交替检查,可能会认为瓶盖红色有所不同。需要询问患者红色变淡的程度(相对正常的百分比)。

1.3　对比敏感度

　　对比敏感度是视觉功能检查的另一种方法,其异常通常发生于视神经病变患者。黄斑病变和白内障患者也会出现对比敏感度下降。对比敏感度不需要在所有患者中进行检测,但对有视力下降主诉和其他检查结果正常的患者很有价值。此外,对比敏感度也可以用于大规模临床试验,尤其是多发性硬化试验中的视功能检测。该检查方法是通过一个带有各种灰度的字母或条纹的图表进行检测。

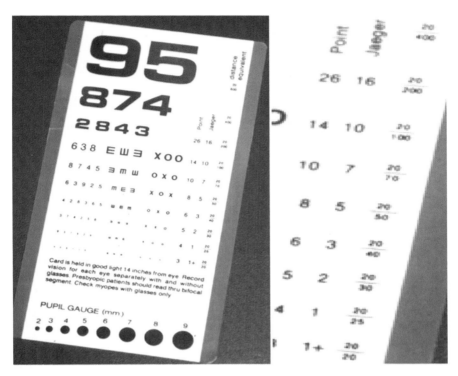

图 1.4　带有数字或字母的近视力卡。通常通过 Jaeger 数值进行测试(J1 对应视力为 20/20,J16 对应视力为 20/200)。

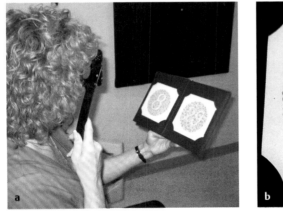
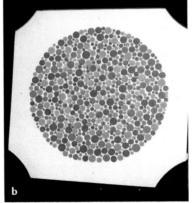

图 1.5　(**a,b**)应用 Ishihara 色卡进行色觉检查。

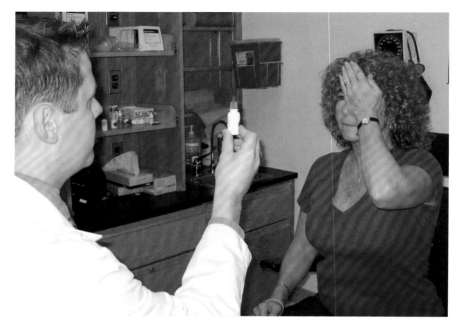

图 1.6　应用红标进行双眼色觉饱和度对比。

1.4 光应力恢复试验

光应力恢复用来鉴别黄斑病变与视神经疾病。该检查的原理是基于视色素在光线下褪色的再恢复能力,通过强光暴露,检测视网膜敏感度的复原情况。如病变影响到光感受器,该过程就会发生延迟,这不是神经通路异常的表现。

每只眼分别进行检测:

(1)检测每只眼的最佳矫正视力。

(2)嘱患者直视眼前数厘米的强光 10s。

(3)记录每只眼恢复至最佳矫正视力的时间。

大多数正常的患者双眼基本对称地在 30s 内会恢复正常。黄斑病变(非视神经病变)患者的光应力恢复时间常延长。该检查尤其适用于单侧或轻度黄斑病变患者。

1.5 Amsler 方格表

Amsler 方格表特别适用于黄斑异常导致视力下降的患者(图 1.7a)。

　　单眼分别检测。要求患者注视方格网的中心点,在直线消失、断开、变形、变双或弯曲的任意地方进行描记(图 1.7b)。

　　黄斑病变的患者经常把直线看成曲线(视物变形)(图 1.7c)。

1.6　立体视觉

　　立体视觉检查需要特殊的工具(Titmus 检测),患者睁开双眼,在阅读矫正镜前加一偏光镜。书中的图片是需要患者用偏光镜看到的立体的动物和圆形(图 1.8)。

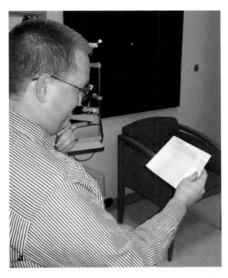

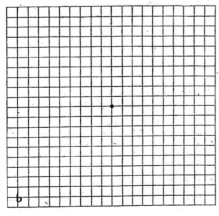

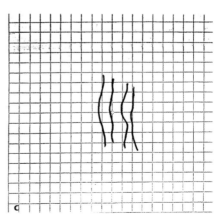

图 1.7　(a)Amsler 方格表检测。(b)正常 Amsler 方格表。(c)Amsler 方格表显示直线中心变形。

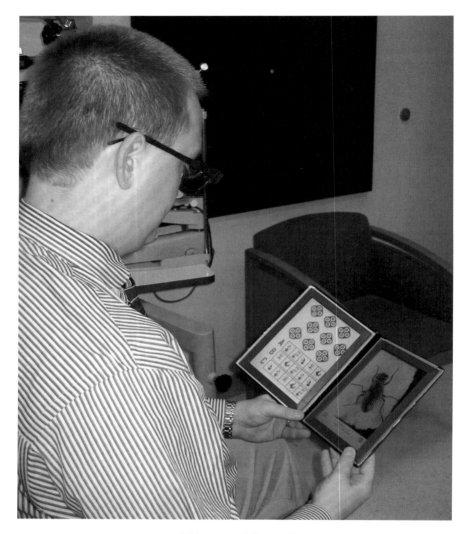

图 1.8　应用 Titmus 法检测立体视觉。

立体觉需要双眼视觉。因此,立体觉需要两眼均有一定的视力。此方法对非器质性视力下降的诊断非常有帮助。

立体觉可被定量,而且与视力有一定的相关性(表 1.2)。

1.7　眼睑检查

眼睑检查评估内容包括:

表 1.2　视力与立体觉对应表

每只眼的视力	立体觉(弧秒)[a]
20/20	40
20/25	43
20/30	52
20/40	61
20/50	89
20/70	94
20/100	124
20/200	160

[a] Titmus 法结果用弧秒表示。

- 眼睑位置
  - 眼睑下垂
  - 眼睑退缩
- 眼睑功能
- 肿胀
- 占位

正常上眼睑遮盖虹膜上缘 1~2mm,下眼睑达虹膜下缘(图 1.9)。眼睑检查(图 1.10 和图 1.11)包括如下所述测量方法。

- 眼裂:上下眼睑之间垂直通过瞳孔中心的直线距离(正常 9~12mm)。
- 边缘反射距离(MRD,正常 4~5mm)。
  - MRD-1:瞳孔光反射中心与第一眼位凝视时上睑缘的距离。
  - MRD-2:瞳孔光反射中心与第一眼位凝视时下睑缘的距离。

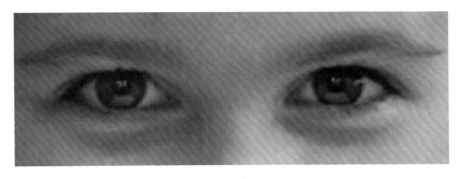

图 1.9　正常眼睑。

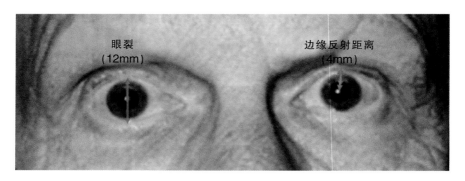

图 1.10　眼裂及边缘反射距离测量方法。

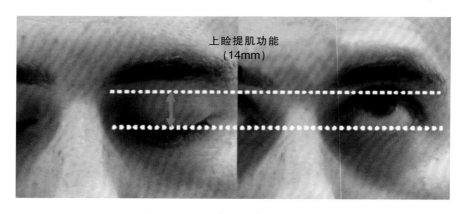

图 1.11　上睑提肌功能测量方法。

• 上睑提肌功能：当前额的额肌被限制活动时，眼球向下凝视和向上凝视时眼睑活动的距离。如测量距离>10mm 为功能良好，0~5mm 为功能障碍。

更多眼睑异常描述详见第 17 章。

1.8 眼眶检查

眼眶检查包括以下内容：
• 观察外观
  ○ 眼眶变形
    –眼球下斜或上斜视
  ○ 眶内眼位异常
    –眼球突出（眼球突出于眼眶）

　　　　−眼球内陷(眼球凹陷至眼眶内)
　　　○ 眶周软组织
　　　−肿胀
　　　−充血
　　　−血肿
　　　−肿块
　　 • 眼眶边缘触诊
　　 • 眼球回退阻力
　　 • 眶内容物听诊(杂音)
　　眼球突出可以通过 Hertel 眼球突出计(图 1.12)和神经影像技术(图 1.13)进行测量。眼眶变形(图 1.14)和眼眶疾病(图 1.15)可引起各种眼眶综合征。有关眼眶综合征相关内容详见第 14 章。

1.9　瞳孔检查

　　瞳孔检查需应用强光在暗室中进行,要求患者注视远处一点(图 1.16)。

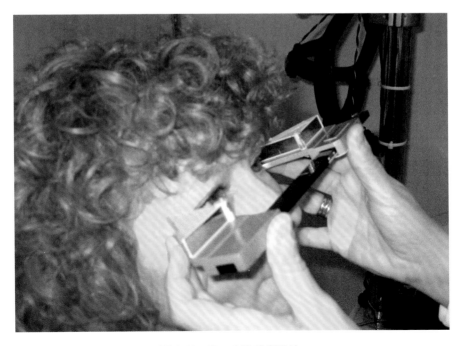

图 1.12　Hertel 眼球突出计。

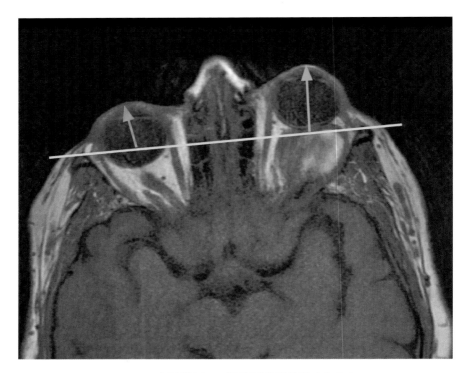

图 1.13 应用眼眶 MR 轴位图像测量眼球突出度。

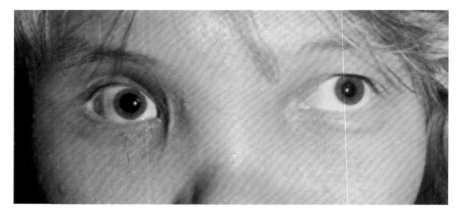

图 1.14 骨纤维异常增殖症所致双眼眶变形。右侧眼眶偏低(眼球下斜),骨变形导致左眼外上斜视。

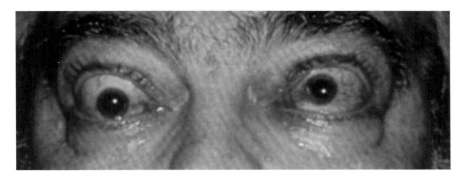

图 1.15　甲状腺相关眼病表现为双眼球突出、眼睑退缩、眼球偏斜和球结膜广泛充血,超过直肌附着点。

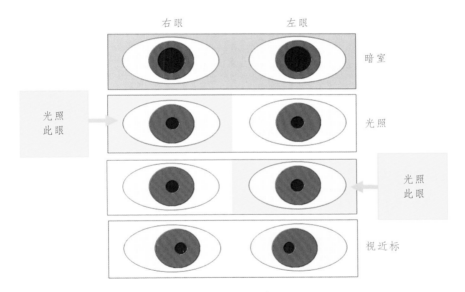

图 1.16　瞳孔检查。

瞳孔检查包括以下内容(表 1.3):

- 大小
- 瞳孔不等大(双侧瞳孔大小差异)
- 光反射
- 相对性瞳孔传入障碍(RAPD)
- 暗室扩大
- 近距离收缩(近反射)

表 1.3 瞳孔检查(如何描述结果)

	右眼	左眼
暗室	6mm	6mm
光照	3mm	3mm
光反射	灵敏(3+)	灵敏(3+)
相对性瞳孔传入障碍	无	无
暗室扩大	正常	正常
近反射	2mm	2mm

瞳孔的详细描述见第 12 章。

1.9.1 相对性瞳孔传入障碍

RAPD(图 1.17 和图 1.18)表示同侧的视力下降由视神经病变或严重的视网膜病变(眼底镜检查发现视网膜异常疾病)所致。眼部疾病,如角膜异常、白内障和大多数视网膜疾病都不会引起 RAPD。

RAPD 病理生理学包括:

(1)当光线直接照射一侧眼睛时,双侧瞳孔均同等程度缩小。光源越亮,双侧

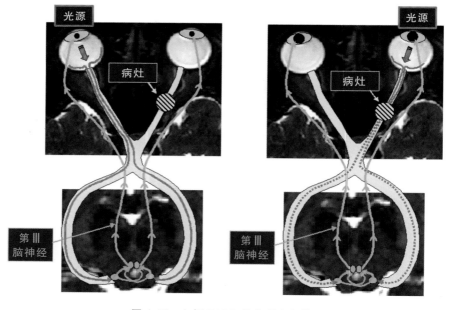

图 1.17 左侧 RAPD 的病理生理学。

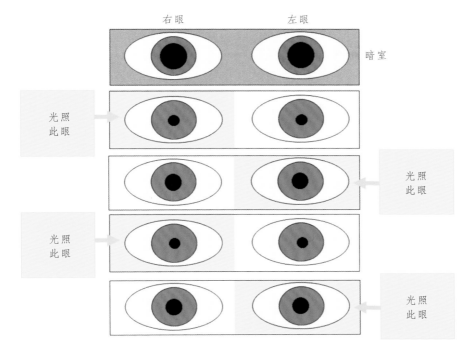

图 1.18　左眼 RAPD。

瞳孔收缩的程度越大。

（2）相同亮度光源引起瞳孔缩小的程度应该是相同的。

（3）单侧视神经（或视网膜神经节细胞）病变时，当相同光源照射患眼时，脑干传出中心接收的光信号相对照射正常眼时弱。故当患眼被刺激时，双侧瞳孔缩小程度较小；而当正常眼被刺激时，双眼瞳孔缩小程度较大。

（4）RAPD 不会导致瞳孔不等大。

RAPD 检测方法如下所述。

（1）单侧或双侧视神经受损不对称的患者，手电筒交替照射瞳孔时，可以显示出 RAPD（Marcus Gunn 瞳孔）：

● 光源在两眼间来回照射，因双侧瞳孔要根据被照亮的视神经传递的进光量重新调整大小，就突显出传入光线的传输差异。

● 当光源从病变眼移动至非病变眼时，双侧瞳孔将缩小得更明显；当光源返回至受累眼时，双侧瞳孔均会相对散大。尽管检查者仅仅观察的是被光照亮的眼，但是我们需要知道，在这个过程中双侧瞳孔大小的改变是相同的。

（2）在正常眼前放置一中性密度滤波尺，检查者可中和 RAPD，从而测量出

RAPD 的严重程度(图 1.19)。

1.9.2　瞳孔不等大

瞳孔不等大(即不等大瞳孔,图 1.20)说明瞳孔传出(交感或副交感)路径异常。瞳孔传入路径出现病变时,不会出现瞳孔不等大。

当评估瞳孔不等大时,需要在暗室和强光下进行检查,以明确哪侧为异常瞳孔。

重要提示

小的瞳孔不能散大在暗室中会更明显,大的瞳孔不能收缩则在强光下会更明显。

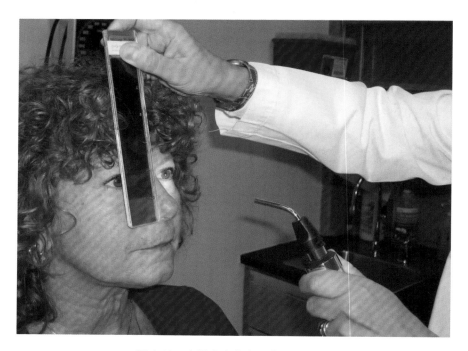

图 1.19　应用中和密度尺中和 RAPD。

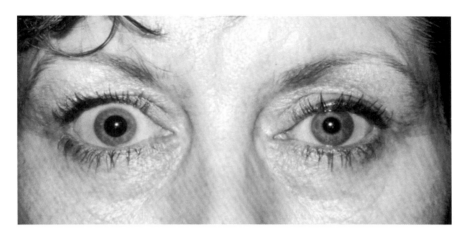

图 1.20　瞳孔不等大。左侧瞳孔较右侧小。检查者需在暗室和强光下明确是大的瞳孔收缩不良,还是小的瞳孔散大异常。

1.10　目视检查法

此部分检查最好是在装有裂隙灯的检查室中进行，通过显微镜可以观察到眼睛的二维或三维图像。利用反光镜及裂隙光线可看到眼前节,瞳孔散大时可观察到前部玻璃体(图 1.21 和图 1.22)。

在床旁无法行裂隙灯检查时,检查者需要通过手电筒(或直接检眼镜)进行观察：

(1)观察眼球、眼睑和眼眶的外部表现(图 1.23 至图 1.26)。

(2)发现可导致视力下降或对观察眼底有所影响的角膜或晶状体病变。

(3)可引起明显视力下降的眼介质异常,也经常导致眼底窥入不佳。也就是说,你看不进去,患者也看不到外面。

1.11　眼球运动

眼球运动完整评估包括：

- 眼外肌
- 神经肌肉接头
- 眼运动神经(第Ⅲ、Ⅳ和Ⅵ对脑神经)
- 眼运动神经核
- 核间性通路

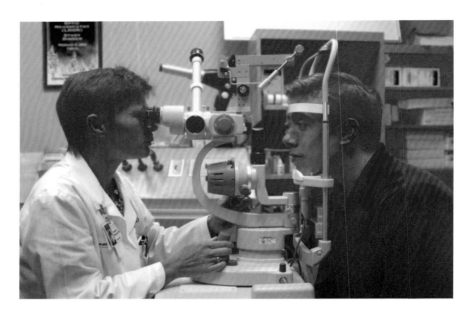

图 1.21   裂隙灯检查。患者需要坐直并目视前方。有些裂隙灯也适用于床旁检查。

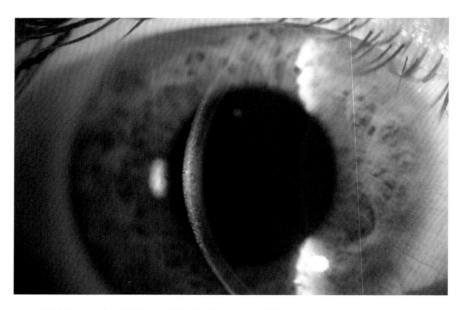

图 1.22   裂隙灯下观察眼前节。可看到角膜各层(最前端的白线)、房水(角膜后的空间)、虹膜和晶状体(虹膜后正中位置)。

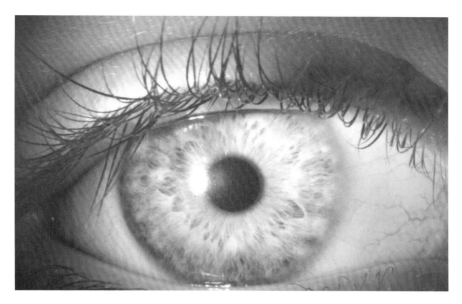

图 1.23 正常眼外观。眼部清澈、角膜透明、瞳孔圆且居中。眼睑正常,眼位正常。没有眼球突出。

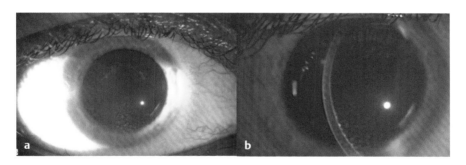

图 1.24 前葡萄膜炎伴角膜后沉着物(KP)。(a)手电筒放置于侧面,可以清晰看到沉淀物质。结膜轻度充血。(b)裂隙灯下,显示角膜内皮上的沉淀物质(可见多个白点)。当裂隙光线聚焦在前房(角膜后)时,可能会观察到前房内的炎性细胞。

- 核上性通路

眼球运动检查包括:

- 第一眼位
- 眼球转动(单眼运动)
- 异向运动(双眼非共轭运动)

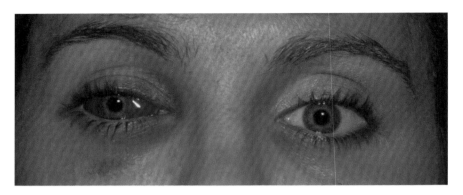

图 1.25   伴有痛性视力下降的右侧眼眶炎性假瘤。右眼充血,轻度睑下垂,伴有部分眶周水肿。

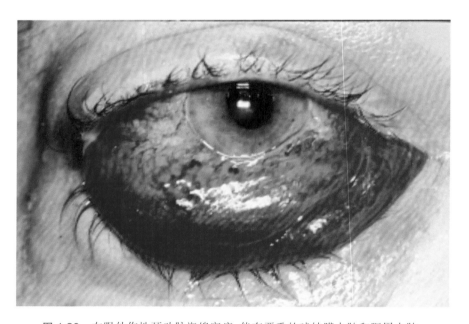

图 1.26   右眼外伤性颈动脉海绵窦瘘,伴有严重的球结膜水肿和眶周水肿。

- 同向运动(双眼共轭运动)
  - 扫视运动
  - 追踪运动
  - 眼头反射和前庭眼反射(VOR)
  - 视动性眼球震颤
- 眼球异位(斜视)的检查和测量(应用棱镜)

● 眼球震颤检测

眼外肌运动检查需要应用的各种技术、如何解释眼外肌运动异常及其应用价值等详见第 13 章。

具有正常视力和完整眼球运动系统的患者通过视动刺激可产生跳跃性眼球震颤。当环境移动时,眼球发生协同运动,例如,从行驶的火车中向外看。

生理性视动性眼球震颤(OKN)可以通过旋转的带条纹的滚筒或水平和垂直移动的条纹带诱发出来,让患者"当条纹通过时数出条纹"(图 1.27)。

慢相 OKN 产生于患者追随目标时,而快相 OKN 是追随下一个目标时出现的纠正扫视。

OKN 反应是非随意的,很难控制。完整的 OKN 反射可证实患者的视力不低于 20/400。这不仅对婴儿及年龄较小的儿童视力检查非常有帮助,对自述视力下降,在手动、光感和无光感范围的非器质性疾病也有辅助作用。表 1.4 列出了进行 OKN 检查的时间和原因。ONK 检查可以诱发出核间性眼肌麻痹轻微内收无力及中脑背部综合征辐辏回缩性眼球震颤(滚筒向下旋转)。

1.12 视野检查

视野检查是所有视力下降患者的基本检查。可以通过床旁面对面和 Amsler

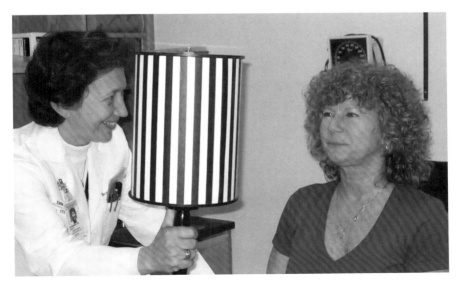

图 1.27　诱发生理性视动性眼球震颤。当检查者水平或垂直旋转带有黑白条纹的滚筒时,让患者逐一数出条纹。

表 1.4   进行 OKN 检查的时间及原因

1. 伴有婴儿眼球震颤综合征(先天性眼球震颤)的婴儿:具有垂直 OKN=视力正常
2. 婴儿眼球震颤:与 OKN 反射的特征相反
3. 患者陈述全盲:正常的 OKN 反射可证实患者的视力不低于 20/400(可应用于一侧眼睛)
4. 顶叶深部病灶:当条纹带向顶叶病灶方向移动时,反射减弱
5. 同向性偏盲伴随双侧对称性 OKN:可能为枕叶病变;多为血管病变
6. 同向性偏盲伴随双侧不对称性 OKN:可能为顶叶病变;多为占位性病变

网格检查。正式的视野检查在眼科诊所及神经眼科诊室通过仪器进行检测。视野检查的方法有很多种,怎样解读视野及视野缺损的定位诊断详见第 3 章。

1.13　对称性红光反射

红光反射可通过检眼镜进行检查(见第 2 章)。正常或对称性红光反射提示眼介质清晰透明(图 1.28)。

正常对称性红光反射提示:
- 眼介质的透明度对称
- 屈光度对称或无斜视
- 视网膜附着良好

1.14　眼底镜检查

眼底可以用检眼镜通过瞳孔进行直接检查,散大瞳孔可以更容易、更清晰地观察眼底(见第 2 章)(图 1.29 至图 1.33)。然而,最新的数字眼底照相机可以不散大瞳孔就能得到质量优良的眼底照片(免散瞳眼底照相机)(图 1.34)。这种照相

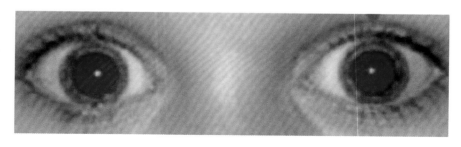

图 1.28　对称性红光反射。

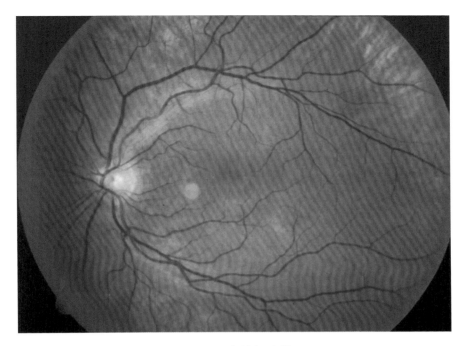

图 1.29　正常眼底(左眼)。

机经常在非眼科机构常规使用,用以观察眼底。

　　眼底检查包括:

- 视神经
  - 正常(测量杯盘比)
  - 苍白
  - 肿胀
- 黄斑和视网膜
  - 正常
  - 苍白水肿
  - 渗出
  - 出血
  - 脱离
  - 裂孔
  - 占位病变
- 动脉
- 静脉

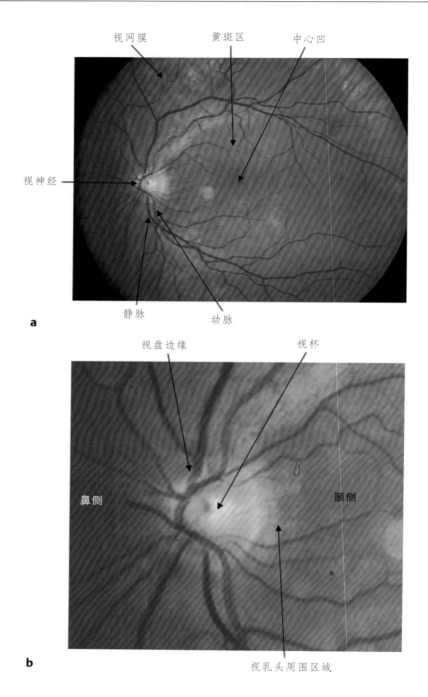

视网膜　　黄斑区　　中心凹

视神经

静脉　　动脉

a

视盘边缘　　视杯

鼻侧　　颞侧

视乳头周围区域

b

图 1.30　(a)眼底(左眼)。(b)左眼视神经。

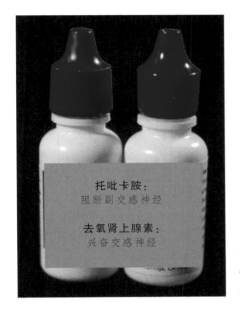

图 1.31　眼底观察应用短效扩瞳滴眼液。30～40min,瞳孔会充分散大,持续 6h。扩瞳滴眼液都是红色瓶盖。

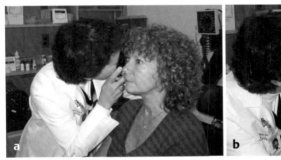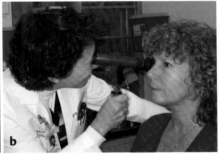

图 1.32　(a)直接检眼镜检查眼底。用这个方法检查时需要离患者的头部很近才能看到眼底。(b)应用直接 PanOptic 广角检眼镜(Welsh Allyn,纽约,斯卡尼阿特勒福尔斯)进行眼底检查,观察的范围更广,但放大倍数比直接检眼镜小。

- 玻璃体

通过前置镜和裂隙灯可以观察到最佳的视神经三维图像,此方法要求患者配合良好,可以在大多数神经眼科或眼科诊室内使用。

1.15　一般检查

主要依靠患者的主诉进行神经眼科全面的检查,神经科的检查包括脑神经,

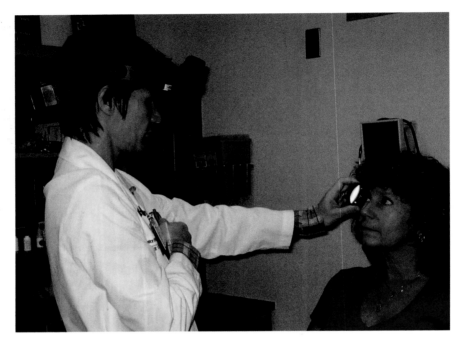

图 1.33   应用间接检眼镜进行眼底检查。观察范围更广,但放大倍数小于直接检眼镜。可立体观察眼底。

全身系统检查包括血压。

1.16 昏迷患者的神经眼科检查

需要明确的是,昏迷患者的眼睛是闭着的。他们对外界刺激没有反应,但是四肢可能会有无目的的运动或姿势。

导致昏迷的机制包括:

- 脑干-间脑的直接损伤导致网状结构和神经核团的功能紊乱
- 双侧大脑功能受损

昏迷的部分原因包括:

- 脑水肿或占位导致脑疝形成
- 脑积水
- 颅内出血
- 缺血缺氧性损害
- 脑外伤

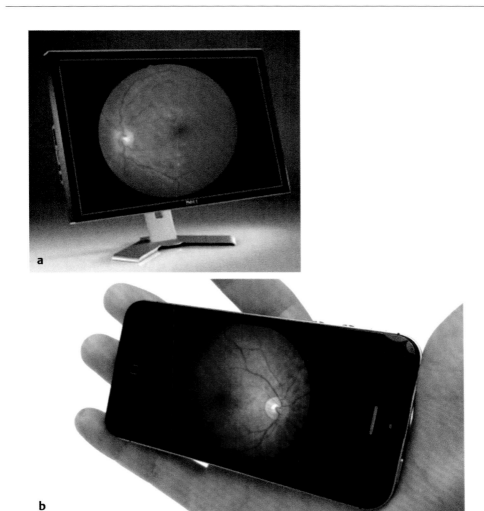

图 1.34　应用免散瞳数码相机拍摄、通过电脑显示器(a)和智能手机(b)呈现的眼底照片。

- 感染
- 中毒/代谢性损伤

评价不明原因的昏迷，区分是由于结构受损还是中毒/代谢性因素是非常重要的，这对检查及处理都有影响。

神经眼科检查对于评价昏迷的患者，尤其是评价脑干功能是很有用的。眼球运动调节通路贯穿整个脑干，脑干病变通常导致眼球运动障碍，病灶可能位于中脑、脑桥或延髓；相反，如果眼球运动正常，脑干很有可能也是正常的，但应注意排除双侧大脑半球病变或丘脑病变。

　　格拉斯哥（Glasgow）昏迷评分是脑损伤后用来评价意识水平的神经科量表（表1.5）。患者严格按照标准进行评估,得分为3分(深昏迷)~15分(正常)。

表 1.5　脑损伤格拉斯哥昏迷评分	
语言反应[5分(好)~1分(无)] 自发睁眼: 　4分:自发性 　3分:指令下 　2分:疼痛刺激 　1分:无 运动功能[6分(好)~1分(无)]	轻度损伤:总分14分或15分 中度损伤:9~13分 重度损伤:3分

　　昏迷患者的检查包括:

　　● 瞳孔(图1.35):代谢性疾病导致的昏迷患者通常瞳孔变小。许多毒物和药物摄入也会影响瞳孔的大小。容易被疏忽的是,气管插管拔管后应用气雾剂治疗的患者可发生药物性散瞳。

　　　○ 大小。

　　　○ 形状。

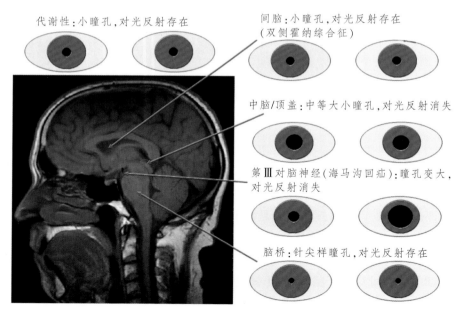

代谢性:小瞳孔,对光反射存在

间脑:小瞳孔,对光反射存在
(双侧霍纳综合征)

中脑/顶盖:中等大小瞳孔,对光反射消失

第Ⅲ对脑神经(海马沟回疝):瞳孔变大,对光反射消失

脑桥:针尖样瞳孔,对光反射存在

图 1.35　昏迷患者的瞳孔异常。

　　　　○ 光反射。

- 眼位
  - ○ 眼球共轭不良分离：
    - －水平、垂直或其他类型斜视。
    - －通常提示脑神经麻痹或眼位偏斜。
  - ○ 眼球共轭分离；水平共轭分离提示：
    - －同侧额叶大病灶(患者注视病灶侧)。
    - －对侧脑桥病变(凝视麻痹)(患者注视病灶对侧)。
    - －痫性发作提示对侧大脑半球病灶。
    - －丘脑病变，导致"眼球错位"，眼球水平分离背向病灶侧。
- 自发性眼球运动
  - ○ 不固定的眼球运动：任意方向慢相共轭分离。
    - －提示脑干眼球运动功能未受损。
  - ○ 周期交替性("乒乓球")凝视：缓慢的、可重复的、有节律的、往复的水平共轭运动。
    - －提示脑干眼球运动功能未受损。
  - ○ 自发性眼球震颤(昏迷少见)。
  - ○ 眼球浮动：眼球共轭运动开始时快速向下，而后缓慢漂移回中线(类似于鱼鳔在水中)。
    - －脑桥严重病变。
  - ○ 眼球下沉：缓慢向下运动后快速向上运动。
    - －脑桥严重病变。

　　如果没有自发性眼球运动，需要完成头眼反射(通过水平和垂直转动头部诱发眼球运动)。转头时，眼球会向相反方向移动。此检查方法不能用于可能有颈髓损伤的患者。

　　如果头眼反射时无眼球运动，需要进行 VOR 冷热刺激。冷水(在鼓膜上敷冰水)可导致水平半规管的内淋巴产生对流，从而抑制同侧前庭系统。

　　觉醒患者正常的表现是，眼球缓慢移动至灌注耳方向，然后快速复位。用温水时，眼球缓慢背离灌注耳方向运动(快相朝向灌注耳方向)。

　　记忆诀窍是 COWS(cold-opposite；warm-same)：冷反热同。双侧冷热刺激时，应用冷水可产生慢相向下、应用温水可产生慢相向上的眼球运动。

　　冷热刺激包括以下步骤：

　　(1)患者的头部呈 30°，使水平半规管垂直于地面。

（2）观察鼓膜（应用耳镜），排除鼓膜断裂或耵聍填塞。

（3）用大注射器和试管通过蝶形导管（不带针头）灌注 30~60mL 冰水至外耳道，耳部下方放置水槽收集水。

（4）数分钟后检测另一支耳。

昏迷的患者，如脑干正常或双侧大脑半球功能异常，冷水刺激时表现同侧慢相强直。脑干完全受损时，则无快慢眼球运动。

如脑桥功能障碍，角膜反射消失。

对于昏迷的患者，通常在不散瞳下检查眼底，因为对这类患者监视瞳孔非常重要。双侧视盘水肿表明颅内压升高，升高原因可能为颅内占位、出血、脑积水、静脉窦血栓或脑膜炎。玻璃体积血（单侧或双侧）提示 Terson 综合征（与急性颅内压升高有关，最常见的是蛛网膜下隙出血）。

1.17　神经眼科检查总结

表 1.6 总结了神经眼科检查方法及可能的床旁检查列表。

表 1.6　神经眼科检查总结

视觉灵敏度	远		近	
未矫正	右眼	左眼	右眼	左眼
矫正或针孔检查				
色觉	右眼		右眼	
色盘				
色饱和度（%）				
Amsler 方格	右眼		左眼	
外部检查	右眼		左眼	
眼眶				
眼球突出度（Hertel，mm）				

（待续）

表 1.6(续)

视觉灵敏度	远	近
眼睑	右眼	左眼
睑裂(mm)		
睑缘反射距离(mm)		
上睑提肌功能(mm)		
瞳孔	右眼	左眼
暗室大小(mm)		
强光大小(mm)		
光反射		
暗室散大		
相对性瞳孔传入障碍		
近反射		
眼部检查	右眼	左眼
角膜知觉		
结膜		
角膜		
前房		
晶状体玻璃体		
眼部运动	右眼	左眼
眼球运动	上直肌　下斜肌	下斜肌　上直肌
追踪、聚散、扫视	外直肌　内直肌	内直肌　外直肌
交替遮盖试验	下直肌　上斜肌	上斜肌　下直肌
眼球震颤		
眼底	右眼	左眼
未散瞳		
散瞳		
时间		
滴眼液		
视野	左眼	右眼
面对面检查		
正式检查：		
Goldman 视野计		
自动视野检查		
其他脑神经	右	左

（待续）

表 1.6（续）

视觉灵敏度	远	近
血压		
神经系统检查		
其他		

（江汉秋　译　刘丽娟　校）

第 **2** 章

眼底镜检查

眼底可以用检眼镜通过瞳孔直接观察到。眼底检查是视力下降的基本检查，对很多系统性疾病和神经科疾病的诊断也有帮助。

2.1 检眼镜下能看到什么

图 2.1 显示通过直接检眼镜所能观察到的眼底示意图。图 2.2 应用直接 PanOptic 广角检眼镜（Welsh Allyn，纽约，斯卡尼阿特勒福尔斯）进行眼底检查，观察范围比经典的直接检眼镜更大，但放大倍数较小。

通过如下方法使直接检眼镜更易操作：

（1）近距离观察患者。

（2）检查者用右眼观察患者右眼，用左眼观察患者左眼。

（3）首先找到红光反射，然后贴近患者看到视网膜。

（4）聚焦到视网膜后，沿着视网膜血管向鼻侧可找到视神经。

（5）要求患者看光源，很容易找到黄斑区。

（6）散大瞳孔更有利于观察眼底（图 2.3）。

通过未散大的瞳孔也可能看到视神经。但这个技术有一定难度，检查者不能观察到全部眼底。不散大瞳孔，可能会漏诊一些视网膜病变。

眼底镜检查包括视神经（尤其是检查杯盘比、水肿和苍白），视神经周围的视网膜，黄斑（尤其检查颜色、水肿、出血、渗出和占位），动脉和静脉（尤其检查直径、闭塞和栓子）（图 2.4）。

杯盘比（杯与盘大小的比值）应进行水平和垂直测量（图 2.5）。

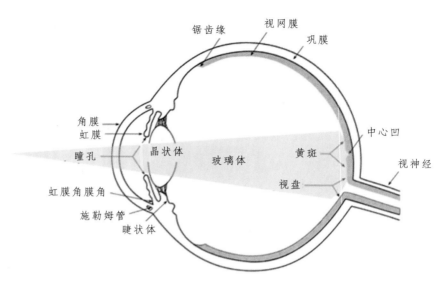

a

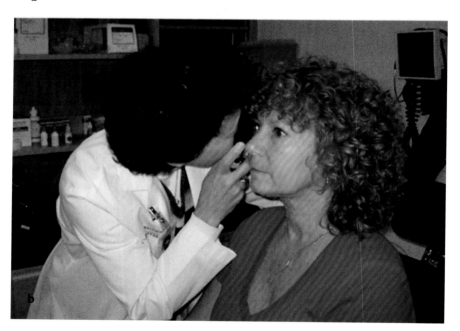

图 2.1 (a)通过直接检眼镜所能观察到的眼底示意图。(b)通过直接检眼镜可看到眼底(后极部)。

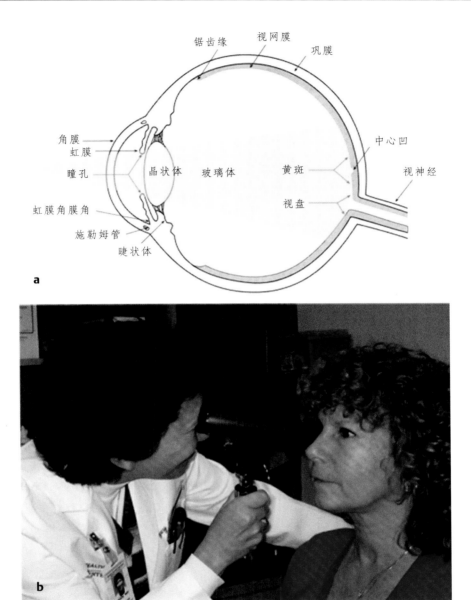

图 2.2　(a) 直接 PanOptic 广角检眼镜 (Welsh Allyn, 纽约, 斯卡尼阿特勒福尔斯) 所能观察到的眼底示意图。(b) 应用 PanOptic 广角检眼镜能观察到的眼底比经典检眼镜范围更广, 但放大倍数略小。

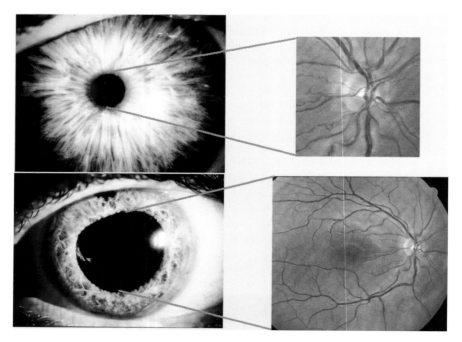

图2.3　通过没有散大的瞳孔只能看到视神经(上图),通过放大的瞳孔可以看到这个眼底的后极部(下图)。

观察眼底时,如果想获得最佳效果,需要散大瞳孔。应用短效药物,阻断副交感神经(托吡卡胺)兴奋交感神经(去氧肾上腺素)。仅一滴散瞳药即可。30min内瞳孔散大,6h内恢复。长效散瞳滴眼液(应用睫状肌麻痹剂),如环喷托酯、后马托品、阿托品等,不能用来观察眼底(瞳孔散大和睫状肌麻痹可能持续12h至14天)。

一定要提醒患者,散瞳后开车会较困难,尤其在阳光充足时。药物性散大瞳孔后,年轻患者会因为阻止了调节而出现阅读困难。

最好双眼均散瞳(单侧瞳孔散大需要提高警惕,如果患者意识清晰、思维活跃,多数情况下双侧瞳孔散大者不会被关注)。需要记录瞳孔散大及滴眼的时间。神经外科或病因不明的患者,不要散瞳,因为这时监测瞳孔是非常重要的。

青光眼不是散瞳的禁忌。闭角型青光眼患者,如已经过激光治疗以预防散瞳导致房角关闭者,进行瞳孔散大是没有危险的。几乎所有的开角型青光眼对瞳孔散大均无禁忌。

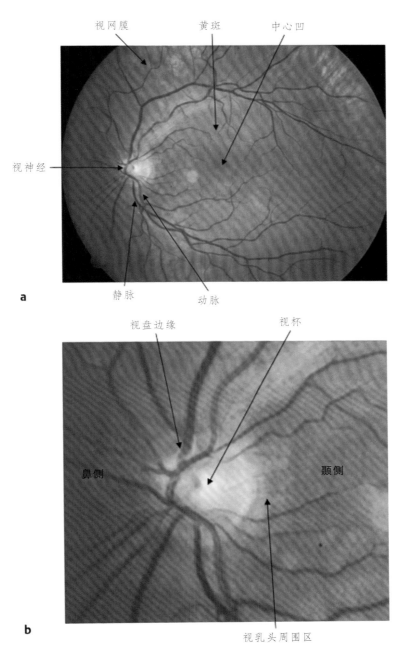

图 2.4 (a)正常眼底(左眼)。(b)正常左眼视神经。静脉较动脉粗且颜色暗(正常动静脉比为 2:3)。

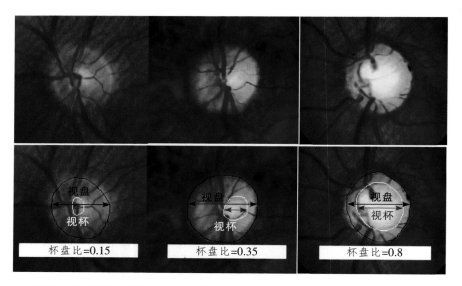

图 2.5 测量 3 例不同患者的杯盘比。计算视杯相对视盘的比例。小或中等杯盘比常见于正常人(左图和中间图),而大杯盘比(右图)常提示青光眼的可能。

2.1.1 如果眼底不能窥入

如检查时不能看到眼底,请按下表检查原因:

(1)检眼镜是否工作?(是否需要更换电池?)

(2)瞳孔是否太小?(是否忘记散瞳?)

(3)你是否确保已经掌握了如何使用检眼镜?

(4)是否有物质阻挡(屈光间质混浊)?许多眼部疾病,如角膜病变、前葡萄膜炎或前房积血、白内障和玻璃体炎症或出血等,均可降低眼介质的正常透明度,因此会影响对眼底的观察(图 2.6)。记住,如果你看不进去,患者也看不到外面。

检查屈光间质混浊简单的方法即应用检眼镜观察有无红光反射(双眼对比):

(1)距离患者眼 2 英尺(约 0.6m)处,光源直接照进瞳孔,通过检眼镜观察。

(2)将会看到橘红色光反射(正常橘红色视网膜反射光)(图 2.7)。(这也是为什么用闪光灯照相时会出现红眼。)

(3)在床旁检查利用角膜和晶状体的反光,通过直接检眼镜"+"(绿色数字)镜片,可以发现角膜和晶状体混浊(白内障)(图 2.8)。

当严重的视网膜疾病影响到后极部或玻璃体积血(图 2.9),红光反射也是不正常的。特别常见于在大面积视网膜脱离(图 2.10)、眼部占位(视网膜母细胞瘤、

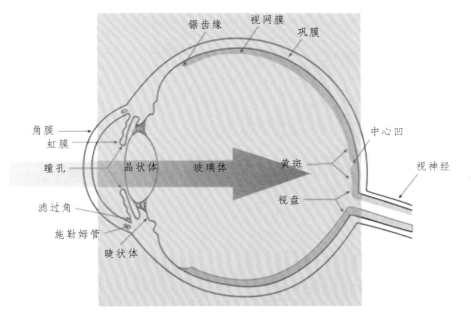

图 2.6　眼介质不透明可阻挡眼底观察示意图。

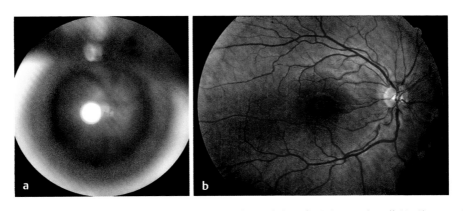

图 2.7　正常的红光反射提示眼介质的透明度正常,可清晰观察眼底。(a)在 2 英尺(约 0.6m)远首先观察到的是红光反射。(b)如果再离患者近一点就可以看到眼底。

黑色素瘤)和大的视网膜瘢痕时。

2.1.2　如果可以清晰地观察眼底

大多单眼中心视力下降的原因都不是眼介质异常,而是视神经或黄斑病变。

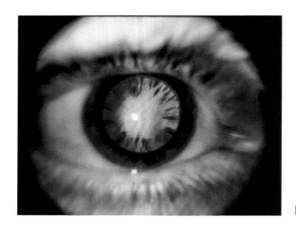

图 2.8　轻度白内障的红光反射。

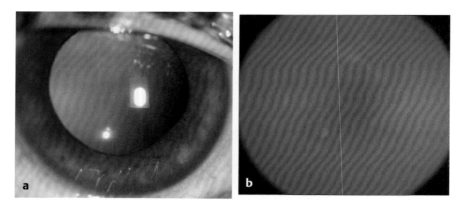

图 2.9　(a)由于动脉瘤破裂所致蛛网膜下隙出血引起的玻璃体积血(Terson 综合征)红光反射差。(b)大量的玻璃体积血阻挡眼底观察(同一患者)。

尽管更为周边的视网膜检查可以为疾病的诊断提供重要的证据，但是中心视功能障碍主要是由视神经疾病和中心视网膜疾病所致，而这些病变大多可以通过直接检眼镜观察到。

可见的异常包括(图 2.11 至图 2.20)：

- 视盘水肿。
- 视盘苍白。
- 继发于视网膜中央动脉或分支动脉阻塞导致梗死的视网膜内层变白。
- 视网膜中央静脉阻塞所致出血和静脉扩张。
- 视网膜脱离或视网膜下积液,如中心性浆液性视网膜病变。

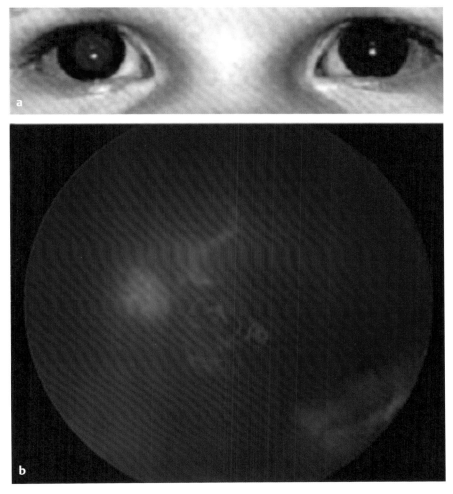

图 2.10　(a)左眼完全视网膜脱离的儿童红光反射消失。(b)完全视网膜脱离伴有视网膜撕裂。

- 视网膜变性,如黄斑变性。
- 视网膜血管异常,包括血栓和栓塞。
- 伴有视网膜动脉或静脉白鞘或渗出沉着的血管炎,这些可能是由于感染性疾病(如梅毒)或系统性炎性疾病(如结节病)等。

2.2　眼底照相是眼底检查的另一个途径

眼底数字照相广泛应用于视神经和视网膜检查。免散瞳照相机不用药物散

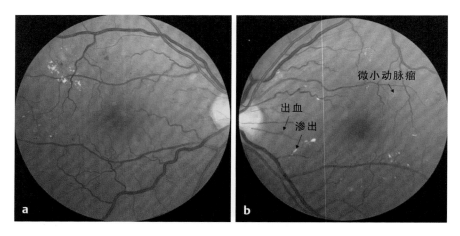

图 2.11　糖尿病。双眼均表现为非增殖性糖尿病视网膜病变。可见视网膜内小出血、微小动脉瘤和黄色渗出物。(a)右眼。(b)左眼。

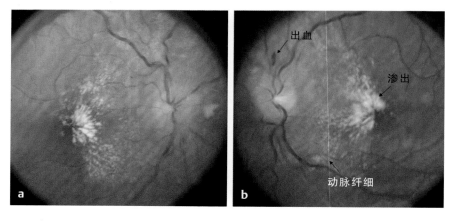

图 2.12　高血压视网膜病变。双眼严重(Ⅳ期)高血压视网膜病变。可见双侧视神经轻度水肿、少量视网膜内出血、广泛的黄色渗出，动脉纤细。(a)右眼。(b)左眼。

瞳即可获得质量优良的眼底图像，可以很好地观察眼后节结构(视神经、黄斑和血管弓)。通过电脑、平板电脑或智能手机(图 2.21)很容易对照片进行分析；这些照片的电子版也可以用于远程会诊(详见图 1.34)。

2.3　何时进行眼底检查

以下系统性和神经科疾病需要进行系统的眼底检查，即使不伴有视觉症状：

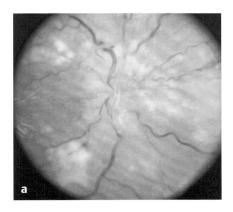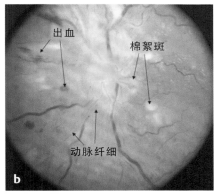

图 2.13　子痫发作患者高血压视网膜病变伴急性双眼视力下降。双眼严重(Ⅳ期)高血压视网膜病变。可见双侧视神经水肿、视网膜内出血、大量棉絮斑和严重动脉纤细。(a)右眼。(b)左眼。

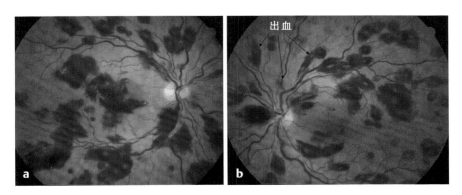

图 2.14　血小板减少所致视网膜内出血。可见双眼多发视网膜出血。视神经正常。(a)右眼。(b)左眼。

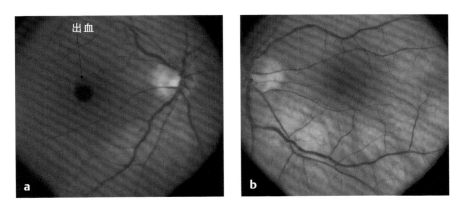

图 2.15　右眼黄斑出血。右眼急性视力下降,可见黄斑区视网膜内和透明膜下出血。(a)此患者RAPD 阴性。视神经正常。由于轻度玻璃体积血眼底窥入不清楚。(b)左眼正常。

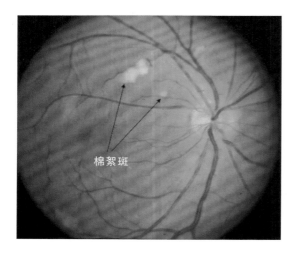

棉絮斑

图 2.16   股骨骨折脂肪栓塞。可见棉絮斑。

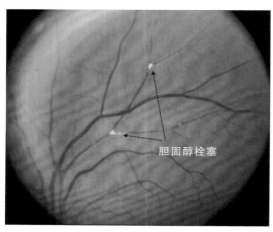

胆固醇栓塞

图 2.17   胆固醇栓塞。动脉分叉处可见反光发白的栓子。

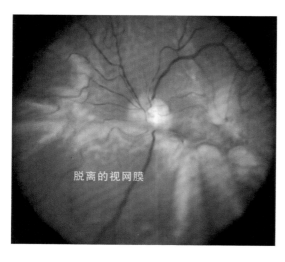

脱离的视网膜

图 2.18   下方视网膜脱离。视网膜下方不能聚焦、隆起、皱褶。

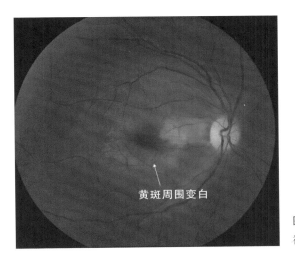

黄斑周围变白

图 2.19　头外伤后视网膜震荡。继发于视网膜水肿的黄斑周围变白。

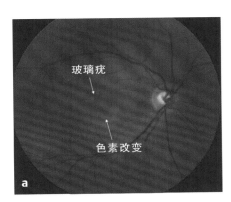

玻璃疣

色素改变

a

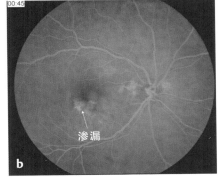

渗漏

b

图 2.20　年龄相关性黄斑变性伴脉络膜新生血管膜。(a)彩色眼底照片示：黄斑区色素改变和玻璃疣。(b)荧光素眼底血管造影显示，中心隆起的白色区域与早期渗漏区一致，提示为经典的脉络膜新生血管膜。

- 系统性高血压。
- 恶性高血压(高血压危象)。
- 糖尿病。
- 镰状细胞性贫血。
- 人类免疫缺陷病毒(HIV)感染伴 CD4 下降。
- 重度血小板减少性紫癜。
- 心内膜炎，败血症。
- 系统性血管炎，自身免疫性疾病。

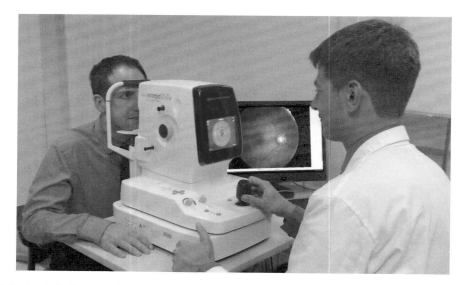

图 2.21 免散瞳数字眼底照相机。照相机采集眼底照片,可以立即在电脑屏幕上看到,并可传送到远程会诊(见图 1.34)。

- 头痛。
- 任意原因所致的颅内压增高。
- 颅内占位。
- 任意原因所致脑膜疾病。
- 蛛网膜下隙出血。
- 卒中。

(江汉秋 译　刘丽娟 校)

第 **3** 章

视野

视野检查有助于定位和确定累及视觉通路的疾病(图 3.1),有助于对视力下降的患者(特别当眼科检查尚未发现明确原因时),或可能累及颅内视觉通路的神经系统疾病患者(例如,垂体肿瘤、后循环卒中和脑外伤)进行评估。

视野检查通过相应的视野缺损形状确定视路病变部位。可以重复视野检查来监测视野缺损面积扩大或缩小,以评估病情是否恶化或改善。

3.1 视觉通路

视野和视网膜存在上下倒置和左右反转的对应关系。固定点的对应关系是:

- 上方视野投射在下方视网膜(黄斑中心凹以下)。
- 下方视野投射在上方视网膜(黄斑中心凹以上)。
- 鼻侧视野投射在颞侧视网膜。
- 颞侧视野投射在鼻侧视网膜。

同侧眼的鼻侧纤维(占总纤维的 53%)穿过视交叉与对侧眼未交叉的颞侧纤维(占总纤维的 47%)结合形成视束。视束到达外侧膝状体核,换元后形成视放射,最后终止于枕叶的视皮层(17 区)。由于视束的多数纤维来自对侧眼(交叉的纤维),经常可以在视束病变的对侧眼发现 RAPD(讨论详见本章后面)。

在视交叉水平,鼻下纤维在进入对侧视束前,沿对侧视神经向前弯行,这个部位称为 Wilbrand 膝,与视神经后部病变导致的交界性暗点有关。虽然 Wilbrand 膝在解剖学上存在争议,但临床上可以发现交界性暗点。

每只眼的视野在中间有一定范围的重叠。正常视野的度数范围为(图 3.2):

- 上方 60°
- 下方 70°~75°

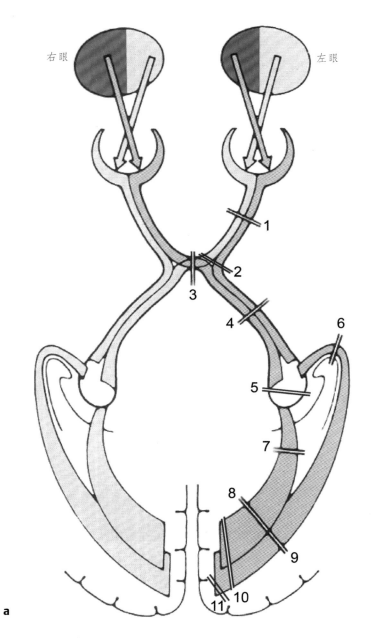

右眼

左眼

图 3.1　(a) 视觉通路的病变部位 (Adapted Rokhamm R. Color Arlas of Neurology. New York，Thieme：2004：81)。(b) 继发于视路病变的视野缺损类型。注意视觉通路 (a) 所示右眼在左侧，左眼在右侧 (类似于 CT 或 MRI 图像)。(待续)

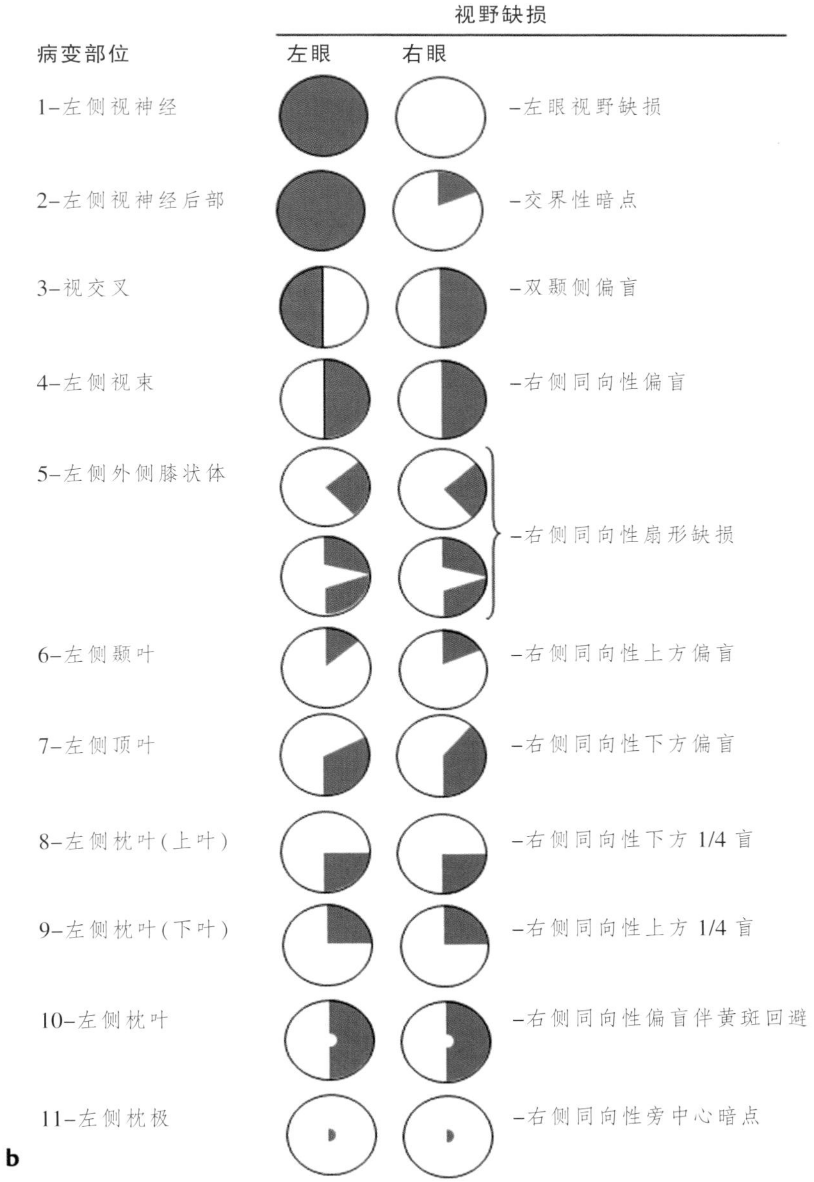

图3.1(续) 视野缺损(b)按照惯例图示右眼在右侧,左眼在左侧。

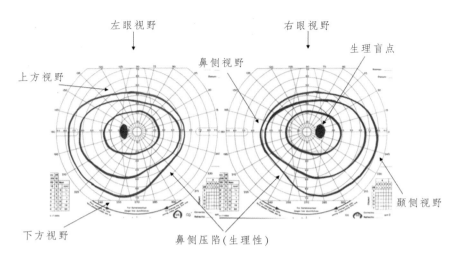

图 3.2   正常视野(Goldmann 视野计)。按照惯例,右眼视野放在右侧,左眼视野放在左侧(就像患者在看他或她自己的视野一样)。每只眼的视野有重叠,应单独检查并分别记录。

- 鼻侧 60°
- 颞侧 100°~110°

生理盲点对应视盘(此处无感光细胞),位于每眼视野颞侧约 15°处。

3.2 视野检测方法

现有的视野检测方法都需要受试者指出是否能看见刺激源。对不配合者或病重患者,很难准确检测视野。人们多番尝试发明一种客观的视野检测方法,通过将刺激源投射到视网膜的各个区域,并利用视网膜电流图描记或测量瞳孔收缩程度作为判断检查终点。但这些方法仍在实验中。

双眼视野重叠的部分可能会掩盖视野缺陷,所以应单眼分别测试视野。

3.2.1 床旁视野检测

床旁视野检测快速、简便,但是相对可信度低,准确性取决于患者识别和描述视野缺损的能力。

面部测试法:让患者注视你的鼻子,并说出你的面部是否有缺失部分。

Amsler 方格表测试法:拿出一张 Amsler 方格表,让患者注视中央的黑点,并画出线条缺失的区域(图 3.3)。

面对面手指测试法:有利于识别实性偏盲或水平性视野缺损(图 3.4)。

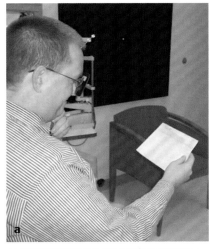

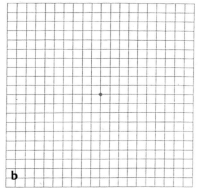

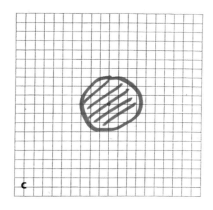

图 3.3　(a)Amsler 方格表测试。(b)正常的 Amsler 方格(评估中心 10°视野)。(c)Amsler 方格显示单眼一个小的中心暗点。

该检查包括以下几个步骤：

(1)患者坐在检查者对面。

(2)患者遮盖一只眼，另一眼睁开，并盯住与检查者面部相对的眼睛以维持中心注视。

(3)要求患者数出位于视野中心 30°范围以内的手指(围绕注视点的 4 个象限)。尤其需要注意视野的水平和垂直轴线,跨过轴线是否存在视觉改变。患者在 4 个象限的表现应该是一致的。

(4)要求患者同时数出两个象限的手指。如果其中一个象限总是被忽视,说明存在微小的(或容易忽视的)视野缺损。

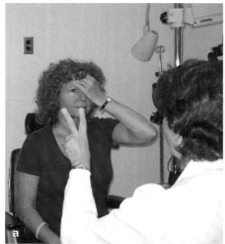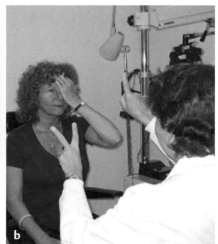
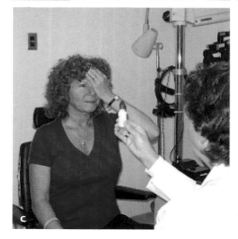

图 3.4　面对面视野检测。检测方法详见内文。

(5)外周视野可以用摆动手指来评估。

(6)水平或垂直中线两侧的色觉差异(用红视标)可能分别是水平性或偏侧性视野缺损的唯一表现。

3.2.2 诊室视野检测

平面视野屏

平面视野屏较少使用,主要用于评估怀疑非器质性视野缩小的患者(图 3.5)。

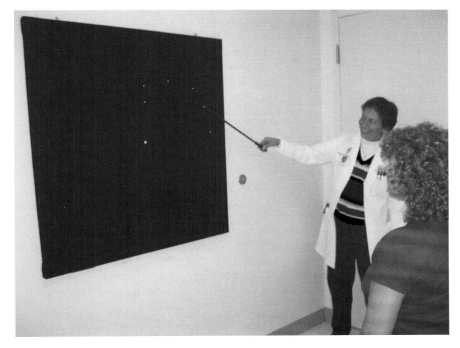

图 3.5   平面视野屏。见文中有关检测方法的描述。

该检查包括以下几个步骤：

(1)患者坐于距黑色屏幕(固定于墙上)1m远处,屏幕上印有几个同心圆。

(2)当患者注视屏幕中央目标时,一个白色或彩色圆形刺激视标缓慢从周边向屏幕中心移动,直到患者报告发现目标。

(3)在视野不同区域反复重复这个动作,一个等视线则被描记出,然后用粉笔或大头针在屏幕上画出来。

通过改变患者与屏幕之间的距离,可以鉴别器质性或非器质性的视野缩小:器质性病变的患者,其视野范围随着患者至屏幕距离变远而增大(见第18章)。

Goldmann(动态)视野计

Goldmann视野计的优势在于评估包括颞侧周边视野在内的整个视野(图3.2至图3.7)。它能很快建立各种视野缺损模型,如眼病患者、注意力差的患者以及需要不断鼓励以保持注视和适当反应的老年患者。

该检查包括以下几个步骤：

(1)将患者的头部置于一个白色半球状碗样开口侧的颏托上。

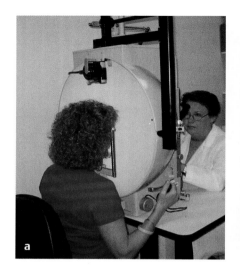
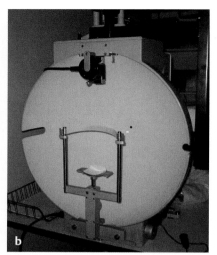
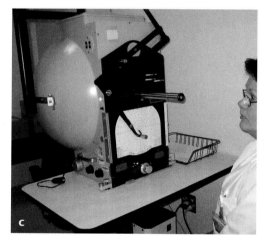

图 3.6　Goldmann 视野计。检测方法详见内文。

（2）遮盖患者一眼。

（3）告诉患者注视中心点。

（4）依次在碗状的内表面投射白色亮点作为刺激，通常是从周边看不见的地方向患者可见的范围移动。

（5）指导患者看见白点即按蜂鸣器。将患者的所有反应记录在表上，则为视野。

（6）利用不同大小及亮度的视标，可以画出等视线。

该视野检查的质量受检查者影响，而且不能发现微小的视野改变。比自动视

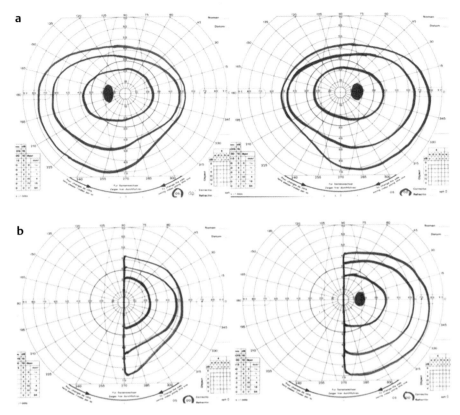

图 3.7　(a)正常 Goldmann 视野检测。右眼在右侧,左眼在左侧。注意正常生理盲点位于每眼的颞侧视野。(b)Goldmann 视野显示左侧同向性偏盲。

野计更难对视野缺损做定量化。

自动静态视野计

自动视野计敏感性、定量化及可重复性更高,但需要耗费更多时间并要求患者有良好的配合度和注意力(图 3.8)。对于视神经病变、视乳头水肿、视交叉压迫性病变以及其他进行性加重的视力障碍患者是很好的检查技术。虽然有很多种自动视野计,但 Humphrey 策略,特别是瑞典交互阈值运算法则(SITA)标准以及 SITA 快速程序是最常应用的。检查一只眼的时间平均约为 3min(快速)和 5min(标准)。

该检查包括以下几个步骤:

(1)将患者的头部置于电脑屏幕前方的颏托上。

(2)遮盖患者一眼。

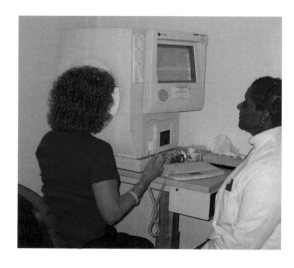

图 3.8   自动视野计。检测方法详见内文。

（3）告诉患者注视中心点。

（4）在屏幕上随机投射白色亮点作为刺激,亮点不移动。

（5）指导患者看见白点即按蜂鸣器。

（6）刺激点大小是一致的,但是亮度不同。

（7）通常只检查中心 10°、24°及 30°视野。

3.3 视野缺损的解释

3.3.1 理解 Humphrey 视野输出

Humphrey 视野计利用电脑编程,通过标准大小但亮度不同的刺激,随机测试患者中心视野内的各个点(图 3.9)。它使用了一个阈值策略,使刺激亮度发生变化,并通过每个点多次出现的方式来确定最暗淡刺激的探测水平。这些会以不同的方式用电脑输出报告,有些是以数字表示,有些是以图形表示。

3.3.2 评估视野质量

患者完成测试的能力可以通过视野分析输出的可靠性指标来评估。如图 3.10 所示,被测试的是患者的左眼(在右上角标注了“左”字)。可靠性指标记录在左上角,包括测试过程中的固视丢失(2/13)、假阳性错误(0%)以及假阴性错误(3%)。过多的固视丢失(>33%的假阳性或假阴性)意味着测试不可靠。

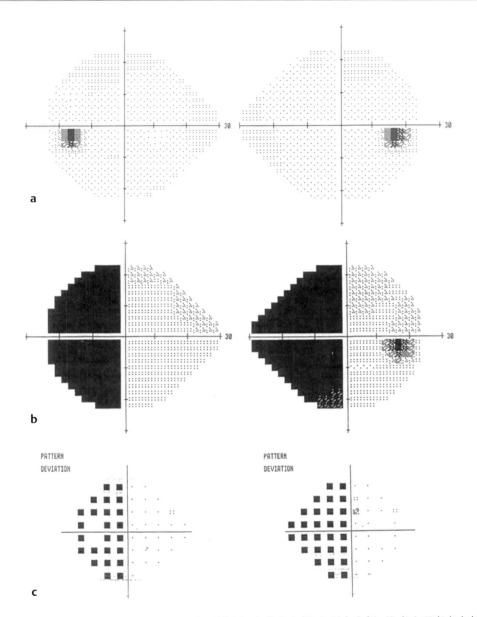

图 3.9　(a)中心 24°正常的 Humphrey 视野检测。右眼在右侧,左眼在左侧。注意生理盲点在每
眼的颞侧。(b,c)Humphrey 视野显示完全左侧同向性偏盲。[左眼为颞侧缺损,右眼为鼻侧缺损;
两侧缺损均沿垂直子午线。所示为灰度图(b)和模式偏差图(c)]。

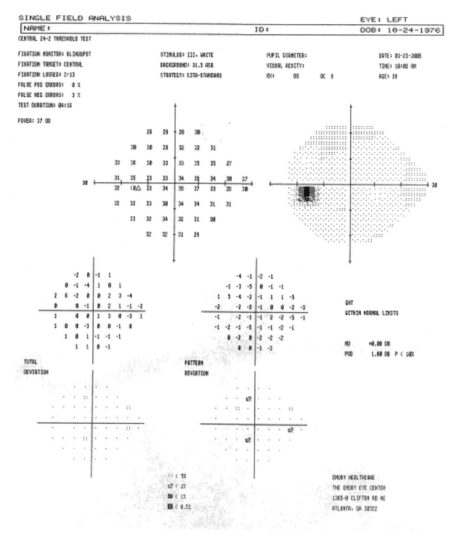

图 3.10　左眼正常的 Humphrey 视野(24-2 瑞典交互阈值运算法则,SITA,标准程序)。

3.3.3 解读视野检测

可靠性参数右边的数字图是患者视野中所有检测点以分贝为单位的阈值水平。0 分贝代表此处最亮的刺激患者也看不见。数值越大代表相应部位视力越好。

这些数字被转化为灰度图(见图 3.10 右上方),可以更为直观地展示视野缺损的大小和严重程度。

位于底部的是将灰阶的灰度转化成分贝水平数字化格栅的比较表。图 3.10 中标记的"总偏差"表示在每个点与按年龄校正后的正常值比较的偏差值。在这种情况下,数值负的越多处,此点越异常。图 3.10 右侧标记为"模式偏差"的图突出了视野的局部异常,有助于阐明视野缺损的模式。

重要提示

解读视野检测,需要询问以下几个问题(图 3.11):

1.这个检测是否可靠(参考操作 Goldmann 视野的技师和自动视野计的可靠性参数)?

2.这个检测是否正常?

3.视野缺损是单眼还是双眼?

4.若为双眼受累,缺损是否沿垂直子午线分布?

5.若沿垂直子午线分布,缺损是否为双颞侧(每眼垂直子午线的颞侧)或同向性(每眼垂直子午线的同侧)?

6.若为同向性,缺损是完全性还是不完全性?

7.若为同向性和不完全性,缺损是否为一致性(每眼同样的缺损图形和大小)?

3.4 视野缺损的定位诊断

典型的视野缺损能够精确定位视觉通路上的病灶。一旦明确病灶的解剖学定位,就可以指导寻找病因。

3.4.1 前部视觉通路

视网膜

黄斑病变导致中心或旁中心视野缺损,而大多数退行性视网膜病变,如视网膜色素变性,导致进行性周边及中周部视野缩窄(图 3.12 和图 3.13)。

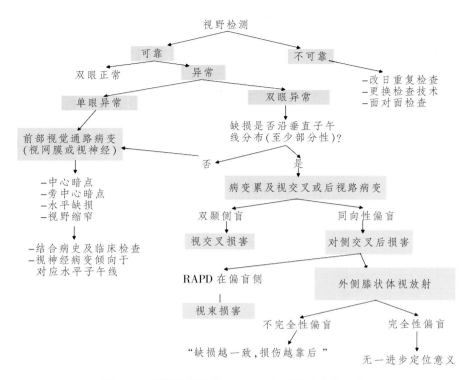

图 3.11   视野检测说明。RAPD，相对性瞳孔传入障碍。

视神经

视神经病变产生典型的视野中心 30°神经纤维束样缺损。根据视神经病变的病因不同，可出现弓形缺损、垂直缺损，以及中心、旁中心或中心盲点暗点（图 3.14 至图 3.16）。

视交叉

每眼的鼻侧视网膜纤维通过视交叉至对侧视束，颞侧纤维则不交叉。由于鼻侧交叉纤维阻断，因此，视交叉损害导致双颞侧偏盲（图 3.17 和图 3.18）。

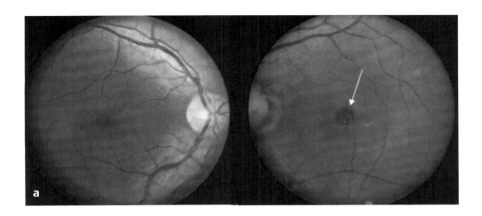

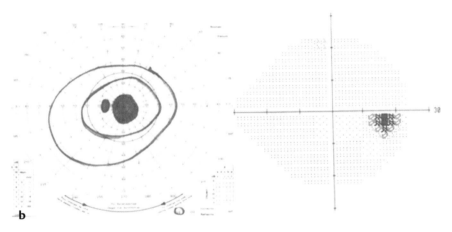

图 3.12 (a)左眼黄斑裂孔(箭头)。右眼视力 20/20,左眼视力指数。无相对性瞳孔传入障碍。
(按照惯例,右眼眼底相显示在左侧,左眼眼底相显示在右侧。)(b)左眼中心暗点(Goldmann 视
野)。右眼正常(Humphrey 视野)。(按照惯例,右眼视野检测显示在右侧,左眼视野检测显示在
左侧。)

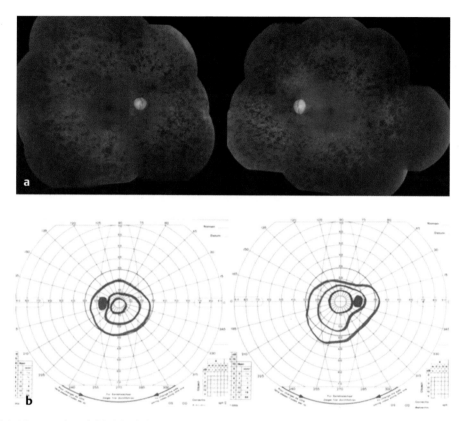

图 3.13　(a)表现为周边视力丧失的视网膜色素变性患者的眼底表现。(b)Goldmann 视野检测显示所有等视线周边视野缩窄。

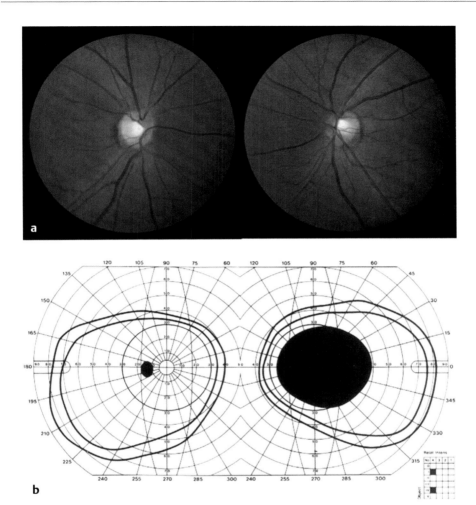

图 3.14　(a)右侧视神经病变(视神经炎),视神经苍白。(b)右眼视野中心暗点(Goldmann 视野检测)。左眼正常。

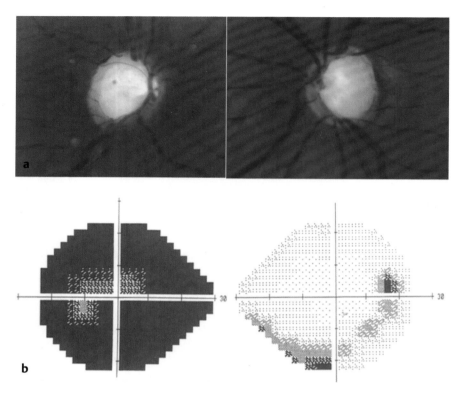

图 3.15   (a)双侧青光眼性视神经萎缩。非常大的杯盘比以及完整的粉色边缘,左眼较严重。
(b)Humphrey 视野检测显示右眼下方弓形缺损,以及晚期青光眼所致左眼视野严重缩窄。

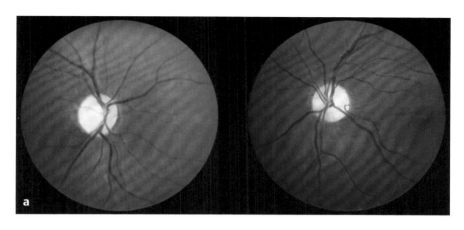

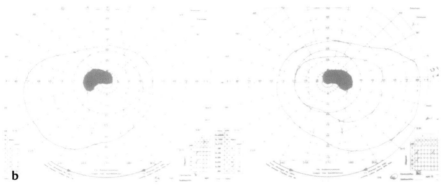

图 3.16　(a)继发于遗传性视神经病变的双侧视神经萎缩。(b)Goldmann 视野检测显示双侧中心盲点暗点。

3.4.2 交叉后视觉通路

交叉后损害累及视觉通路产生对侧同向性偏盲。

视交叉后视觉通路任何部位的损害均可发生完全同向性偏盲，但难以确定具体损害部位。不完全同向性偏盲根据缺损一致性情况有助于确定损害部位：

- 当双眼视野缺损不同时，偏盲是不一致的。

- 当双眼视野缺损完全相同时，偏盲是一致的。一致性规律表明同向性偏盲越一致，损害越靠后部。(这条规律不适于当同向性偏盲合并偏盲侧存在 RAPD，以及双侧视神经苍白时的可疑视束损害。)图 3.19 至图 3.21 显示不同的同向性偏盲。

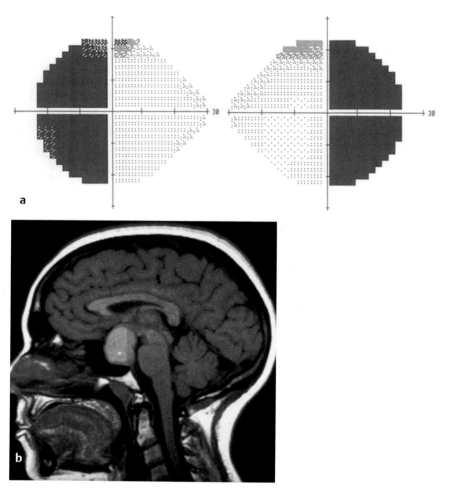

图 3.17   (a)Humphrey 视野检测显示垂体卒中患者双颞侧完全偏盲。(b)MRI T1 加权图像显示垂体腺瘤内出血(垂体卒中)压迫视交叉。

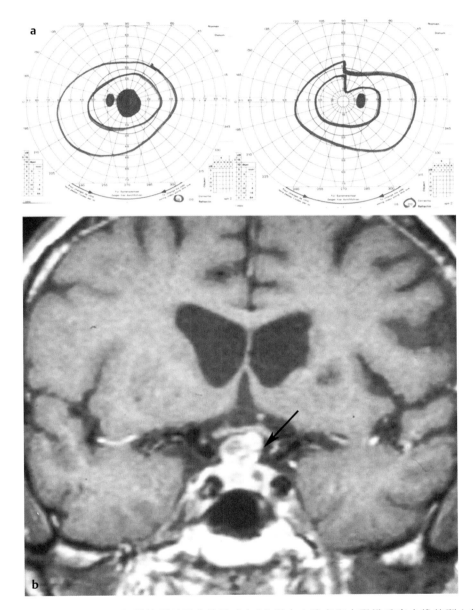

图 3.18 (a)Goldmann 视野检测显示交界性暗点(左眼中心暗点和右眼沿垂直中线的颞上缺损,提示左侧视神经在视交叉连合处的压迫性病变)。(b)冠状位 MRI T1 加权图像显示垂体肿瘤压迫视交叉(箭头)和左侧视神经。

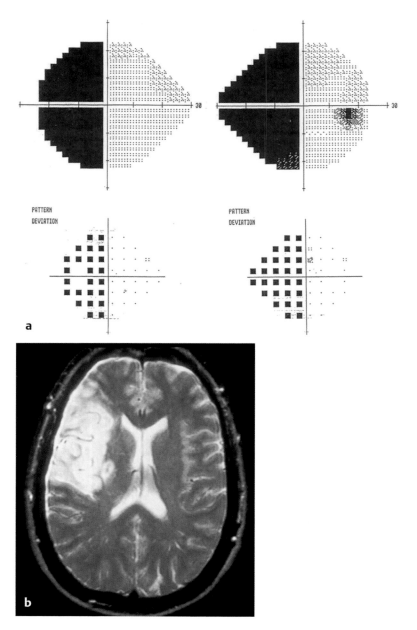

图 3.19 (a)Humphrey 视野检测显示完全左侧同向性偏盲。(b)MRI T2 加权图像显示右侧大脑中动脉供血区大面积脑梗死,破坏右侧视放射。

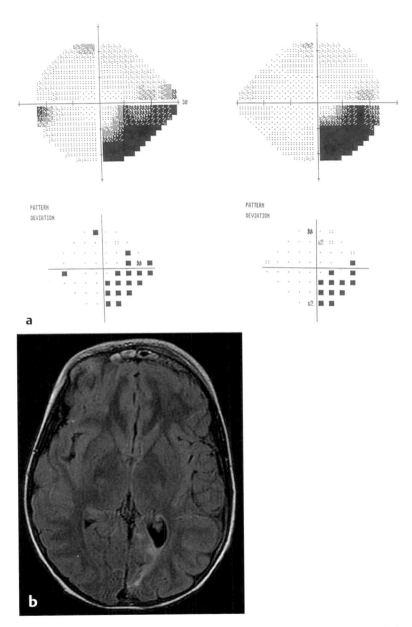

图 3.20　(a)Humphrey 视野检测显示不完全右侧一致性同向性偏盲。(b)MRI 液体衰减反转恢复序列图像显示左侧枕叶梗死。

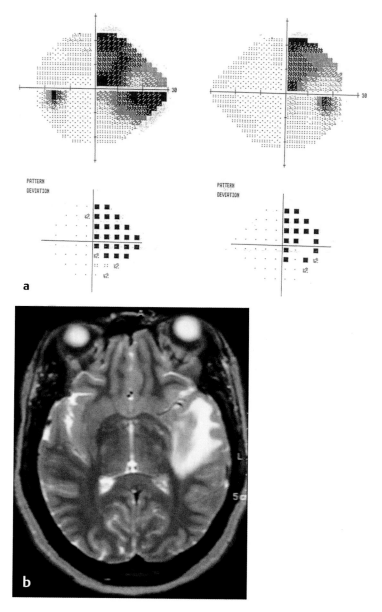

图 3.21 (a)Humphrey 视野检测显示不完全右侧非一致性同向性偏盲。(b)MRI T2 加权图像显示左侧颞叶肿瘤。

视束

视束损害引起对侧一致或非一致性同向性偏盲。

视束纤维是源自视网膜内层神经节细胞的轴突。这些轴突投射至外侧膝状体并在此处通过突触连接神经元,这些神经元发出的轴突组成视放射。因此,慢性视束损害会导致特征性视神经萎缩。

视束损害(如图 3.22 所示左侧视束损害)导致三组视网膜神经节细胞纤维萎缩:

(1)右眼黄斑区鼻半侧(见图 3.22d 中:1-红)。

(2)右眼鼻侧视网膜(见图 3.22d 中:2-红)。

(3)左眼颞侧视网膜(见图 3.22d 中:3-绿)。

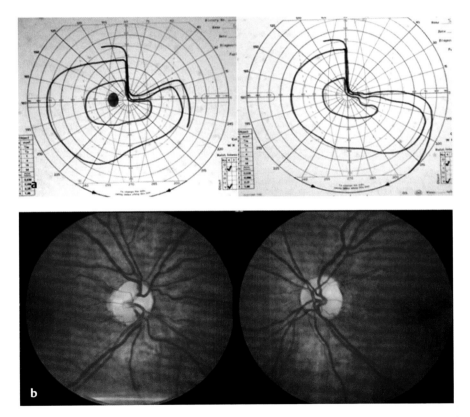

图 3.22　(a)Goldmann 视野检测显示左侧视束损害所致部分性右侧同向性偏盲。右眼存在 RAPD。(b)眼底显示右侧视神经"蝴蝶结"样苍白(在左侧)以及左侧视神经颞侧苍白(在右侧)。(待续)

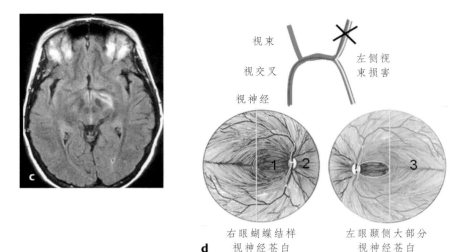

图 3.22（续）　(c)MRI 轴位液体衰减反转恢复序列图像显示多发性硬化患者左侧视束损害。(d)图示慢性左侧视束损害作用于视网膜神经节细胞纤维的结果。

"1 和 2"病变导致右侧视神经蝴蝶结样视神经萎缩(图 3.22b)。"3"病变导致左侧视神经大部分颞侧萎缩(图 3.22b)。RAPD 常见于视束损害的对侧眼。这是因为视束中多数纤维来自视交叉中交叉过来的对侧眼。对侧眼影响更大的原因是鼻侧视网膜大于颞侧视网膜（每眼的颞侧视野大于鼻侧视野）。结果导致 RAPD 出现在受累视束中构成大多数纤维的这一侧眼睛(即病灶对侧眼,同向性偏盲同侧眼)。

> **重要提示**
>
> 左侧视束综合征包括以下几点：
> - 右侧同向性偏盲。
> - 右侧 RAPD。
> - 右侧视神经蝴蝶结样萎缩。
> - 左侧视神经大部分颞侧萎缩。

外侧膝状体

外侧膝状体损害导致典型的对侧同向性偏盲。脉络膜动脉供血区(前部或后部)的缺血性病变导致两种视野缺损模式(图 3.23)。

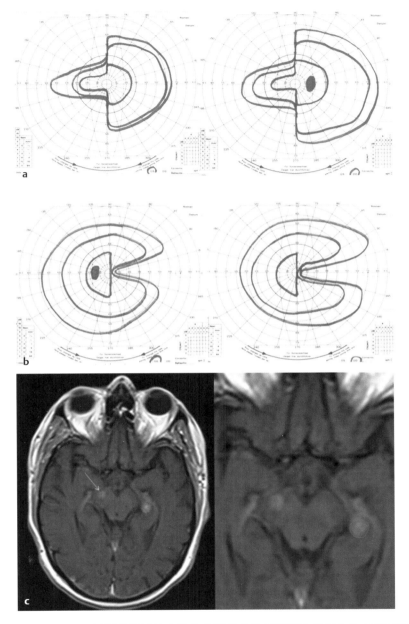

图 3.23　（a）Goldmann 视野检测显示右侧脉络膜前动脉梗死所致不完全性左侧同向性偏盲（扇形缺损）。（b）Goldmann 视野检测显示左侧脉络膜后动脉梗死所致不完全性右侧同向性偏盲（扇形缺损）。（c）轴位增强 MRI 图像显示左侧外侧膝状体转移瘤。此患者视野缺损类似于图（b）。

视放射

视放射损害导致典型的对侧同向性偏盲,颞叶损害时上方缺损较重,顶叶损害时下方缺损较重。

来自外侧膝状体的突触后纤维形成视放射, 向后投射至枕叶皮层过程中分别进入下方纤维(颞叶)和上方纤维(顶叶)(图 3.24)。顶叶病灶经常导致视动性眼球震颤(见图 1.27),这是由于顶叶刺激性病灶所致(图 3.25)。

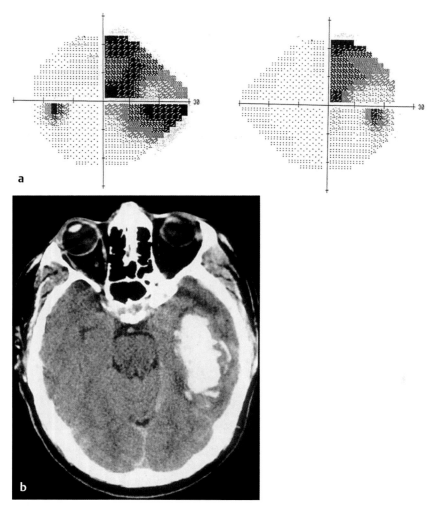

图 3.24   (a)Humphrey 视野检测显示右上方非一致性同向性偏盲。(b)轴位非增强 CT 图像显示左侧颞叶出血。

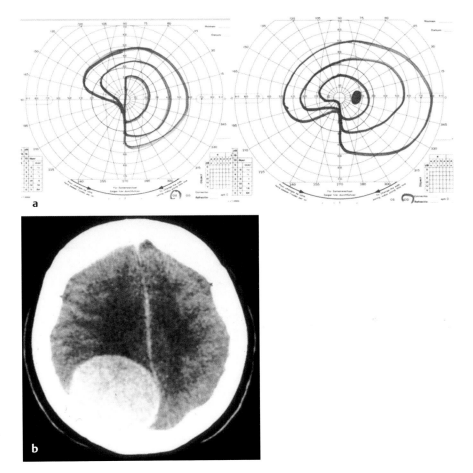

图 3.25　(a)Goldmann 视野检测显示右侧上方视放射损害所致左侧下方非一致性同向性偏盲。(b)轴位增强 CT 图像显示右侧顶叶肿瘤(脑膜瘤)。

枕叶:单侧

枕叶病变导致对侧同向性偏盲,通常为一致性的。大多数孤立的一致性同向性偏盲是由大脑后动脉(PCA)供血区的枕叶梗死所致。

枕叶末端代表黄斑或中央同向性半侧视野, 通常有来自 PCA 和大脑中动脉(MCA)终末分支的双重血供。根据血供和 Willis 环的解剖变异,枕叶末端往往是分水岭区(图 3.26)。由于被 MCA 的终末分支代偿,PCA 闭塞通常导致枕叶末端回避,也就是黄斑回避(图 3.27)。

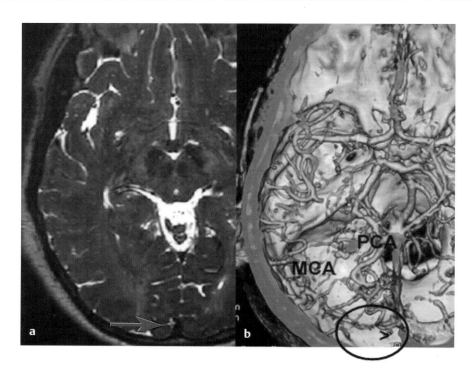

图 3.26　(a)轴位 MRI T2 加权图像显示枕叶(红色箭头)。(b)三维重建 CT 血管造影术(CTA)显示枕叶血供。圈中所示枕叶末端最后区源自大脑中动脉(MCA)和 PCA 供血的潜在分水岭区。MCA,大脑中动脉;PCA,大脑后动脉。

　　如果没有足够的侧支循环,MCA 或 PCA 末端分支的栓塞性梗死都会导致孤立枕叶末端缺血,从而导致小的同向性暗点样缺损(图 3.28)。

枕叶:颞侧新月形回避

　　当我们用双眼注视时,双眼会有中心 60°视野重叠。每眼中存在颞侧新月形视野在另一眼中没有相对应处。最周边 20°~30°视野代表位于对侧枕叶皮层的最前部分。如枕叶病变未累及此部分,则会出现颞侧新月形回避(图 3.29)。

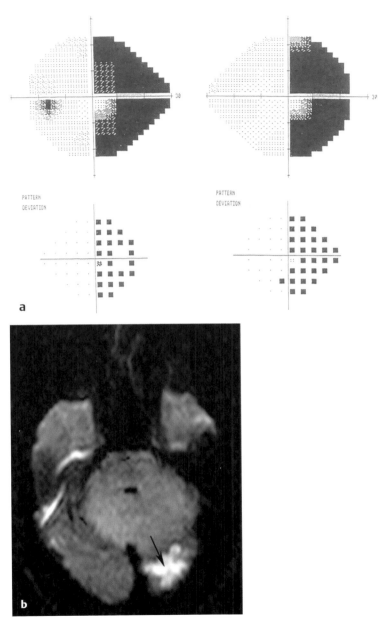

图 3.27　(a)Humphrey 视野检测显示右侧同向性偏盲伴黄斑回避。(b)轴位 MRI(DWI)显示左侧枕叶梗死(箭头)(心源性栓子),枕叶末端最后区未损害。

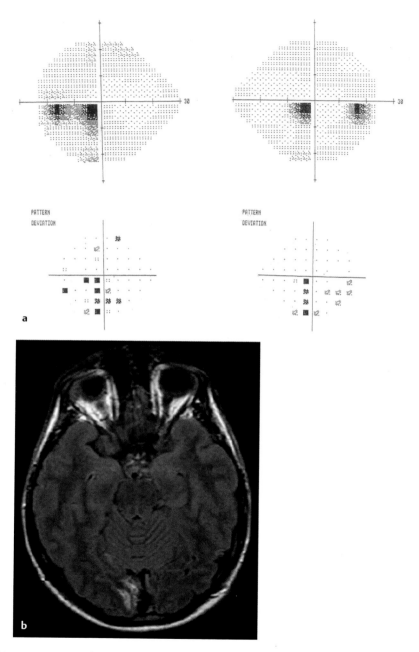

图 3.28　(a)Humphrey 视野检测显示一致的左侧同向性暗点样缺损。(b)轴位 MRI 液体衰减反转恢复序列图像显示右侧枕叶末端梗死(实施复杂心脏手术过程中)。

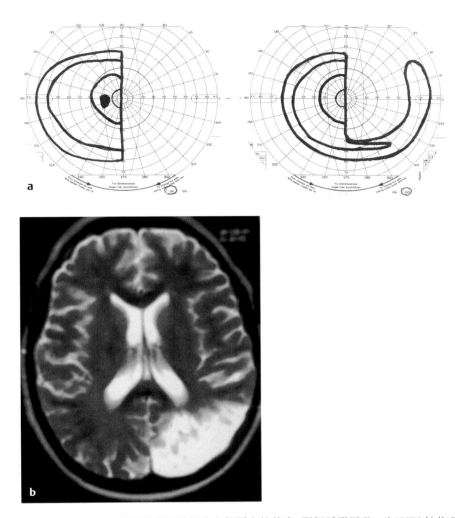

图 3.29 (a)Goldmann 视野检测显示部分右侧同向性偏盲,颞侧弧形回避。(b)MRI 轴位 T2 图像显示左侧枕叶梗死,枕叶最前部分回避。

枕叶:双侧

双侧枕叶病变会导致双侧同向性偏盲,可能为非对称性(图 3.30)。视野缺损之外还会出现视力下降,通常双眼是一致的(图 3.31)。

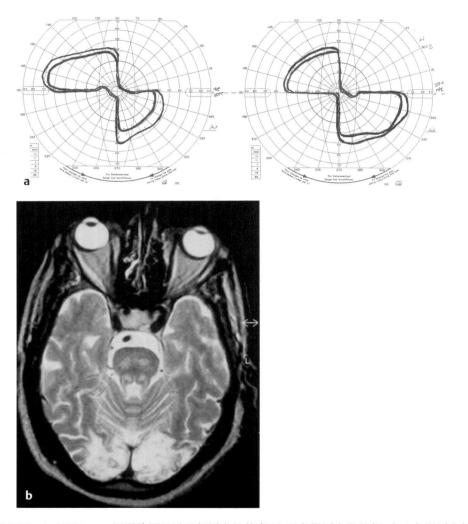

图 3.30　(a)Goldmann 视野检测显示双侧同向性偏盲(左下象限同向性缺损,右上象限同向性缺损)。(b)轴位 MRI T2 加权图像显示双侧枕叶梗死。

重要提示

　　当交叉后视觉通路双侧病变导致视力下降时,双眼视力下降程度通常是对称的,除非有其他更前部病变导致视力下降的原因(如非对称的屈光不正、白内障,或合并非对称或单侧视网膜病变或视神经病变)。

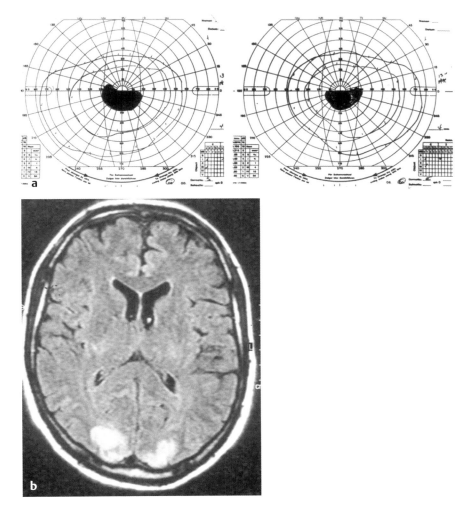

图 3.31　(a)Goldmann 视野检测显示双侧同向性下方暗点样缺损。(b)轴位 MRI 液体衰减反转恢复序列图像显示高血压脑病所致双侧上方枕叶病变。

（颜榕　译　刘丽娟　校）

第 **4** 章

神经眼科常用辅助检查

在大多数情况下,需要根据临床病史和检查确定病变部位、推测病因,从而做出诊断。辅助检查只是为了证实或进一步确认临床表现,而不是通过"钓鱼"的方式来获得诊断。

在申请辅助检查前应明确检查内容,才能开具适当的检查,并能正确解释检查结果。例如,用于评估第Ⅲ脑神经麻痹的脑部 MR 扫描可显示小脑扁桃体下疝畸形。在这种情况下,小脑扁桃体下疝畸形应视为一个偶然的发现,是无症状、不需要治疗或进一步检查的。

4.1 电生理检查

对于某些患者,电生理检查可用于鉴别视网膜疾病还是视神经疾病,也有助于发现视神经或视网膜功能的隐匿性异常。

4.1.1 视觉诱发反应(视觉诱发电位)

视觉诱发反应(VER)或视觉诱发电位(VEP)是通过在头皮上测量大脑枕叶皮层对视觉刺激反应所记录的电信号。测试时,患者观看电视屏幕呈现的各种视觉刺激,位于大脑枕叶皮层头皮的电极记录反应信号。双眼需要分别测试。

如果患者不合作,此检查不准确。如果患者不看屏幕、眼睛没有聚焦在屏幕上、测试时眼球转动或疲劳,也会出现结果异常。此外,检查时必须行屈光矫正。

VEP 反映了视觉传入通路的完整性(从视网膜到枕叶皮层的任何部位损害都会使信号发生改变)。VEP 首要体现的是视中枢的功能,因为在记录电极附近的枕部皮质的大片区域是专门负责黄斑区视觉信息的投射。

VEP 采用两种技术:图形刺激(pVEP)和闪光刺激(fVEP)。图形刺激提供了可量化和可靠的波形,但视力不良者无法检测。闪光刺激用于图形刺激无法检测到的视力特别低下的患者。比较每只眼所记录的波形反应,主要关注振幅和波峰潜伏期(P100)(图 4.1)。脱髓鞘性视神经炎的典型表现是 P100 延迟。

在临床上,多数情况下 VEP 检查的益处是有限的,在视神经病变诊断中也不是必需的。

对于婴儿和不能正确表达的成年人,VEP 在评估视觉通路方面是非常重要的检查方法。fVEP 或 pVEP 可以证实视路的完整性,而异常的 fVEP 表明视路严重损害(图 4.2)。pVEP 异常的诊断价值较低,可能是视路损害,也可能是假阳性。

VEP 对那些主观视觉反应异常而无器质性病变的患者,也有助于确认其视觉通路的完整性。一个完整的 pVEP 不仅可以确定视路正常,在采用各种不同大小视标刺激时,还可以评估患者的视力。图形异常或未引出图形也不能肯定有器质性病变,因为有意地不注视或不聚焦在图形上也能明显改变波形。

4.1.2 视网膜电图

视网膜电图(ERG)是测试视网膜对光刺激反应的电活动。检查时,将固定在角膜接触镜内的电极戴在角膜表面。视神经疾病患者 ERG 正常。

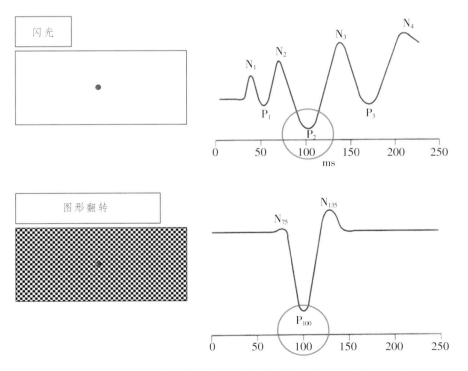

图 4.1　采用闪光和图形翻转刺激记录的视觉诱发电位。N,负波;P,正波。

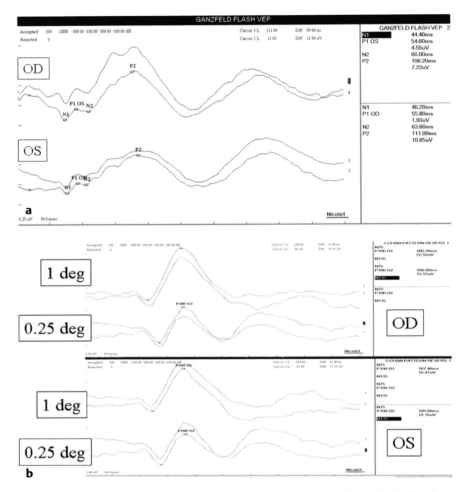

图4.2 （a）婴儿摇荡综合征（shaken baby syndrome）的患儿fVEP正常、对称，说明视觉通路完整。（b）脑外伤后主诉视力下降的患者pVEP正常。此检查确认患者视路完整，应该有正常的中心视力。N：负波；P：正波。

全视野ERG

全视野ERG是在视网膜暗适应和明适应的各种变化环境下，用闪光光源刺激全部视网膜引起的（图4.3）。

ERG中产生和测量的主要波形成分包括：

- a波（负波）：基本来自光感受器层（外层视网膜）。
- b波（正波）：来自内层视网膜（Müller细胞和双极细胞）。
- 有时可以记录到另外两种波形，c波产生于色素上皮层，d波为双极细胞

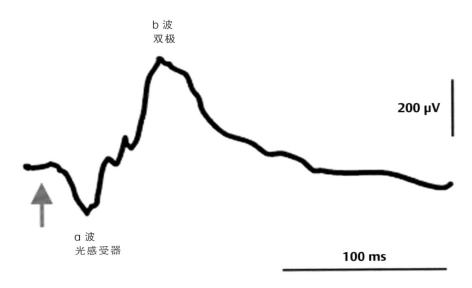

图 4.3　正常全视野 ERG 波形。

的撤光反应。

测试中，视杆细胞和视锥细胞可以通过变化的刺激和视网膜的适应状态进行区分。

全视野 ERG 可用于检测弥漫性视网膜病变的全面性或周围性视觉损害。视网膜色素变性、锥-杆细胞营养不良、中毒性视网膜病变和视网膜副肿瘤综合征等可表现为非常严重的视力下降，但可观察到的视网膜损伤很轻微。患者主诉视力下降时，ERG 表现严重异常，这类患者行全视野 ERG 检查很有价值。尽管配合较差的患者会导致全视野 ERG 结果很难解释（频繁的眨眼和挤眼可引起背景噪声），但与 VEP 不同的是其反应波不会发生自身本质上的改变。

因为全视野 ERG 是全部视网膜的整体反应，当视网膜病变较小或病变局限，特别是黄斑病变，甚至视力非常低下时，全视野 ERG 也可能表现为正常。

多焦点 ERG

多焦点 ERG 可在中央 30°范围同时记录视网膜 250 个点的 ERG 信号。每一个点都对应着一个地形图（图 4.4）。

此检查在诊断伴有黄斑异常的视网膜局部病变方面作用很大。然而，与全视野 ERG 不同，做多焦点 ERG 时配合欠佳的患者如果注视不准确，结果会发生改变。

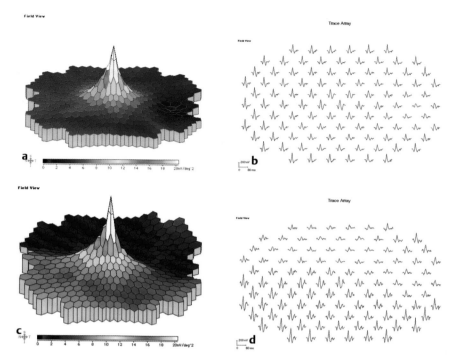

图 4.4   (a,b)正常多焦点 ERG 显示正常黄斑中心凹波峰。(c,d)异常多焦点 ERG 显示上方视网膜分支动脉阻塞患者黄斑中心凹上方波峰下降。(Courtesy of Dr. M. S. Lee.)

4.2 眼底自发荧光成像

眼底自发荧光(FAF)成像可用于诊断视网膜早期疾病,异常改变在标准的眼底像和眼底镜检查中通常无法发现(图 4.5)。FAF 由脂褐质产生,是由于外层光感受器产生的老年色素荧光团储存在视网膜色素上皮层所致。脂褐质异常会出现高自发荧光和低自发荧光两种情况(图 4.5b);这两种情况均与各种视网膜疾病有关。视神经乳头玻璃疣通常也表现为高自发荧光(图 4.6)。

4.3 视网膜荧光血管造影

静脉注射荧光素血管造影是一种不依赖放射成像的血管造影照相方法。静脉(肘静脉)注射荧光素溶液后,用带有适当光谱刺激和滤波器的照相机快速采集视网膜图像(荧光素吸收蓝光变成荧光,可以拍摄到照片上)。

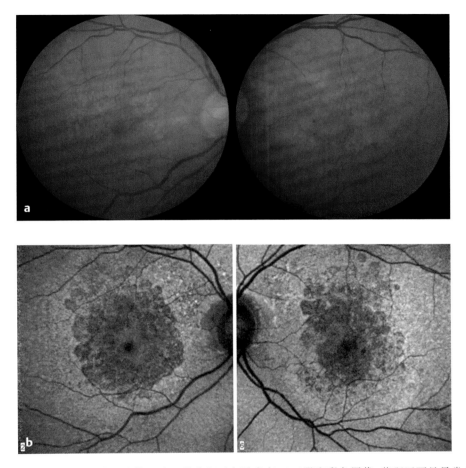

图 4.5　黄斑区自发荧光成像显示双眼黄斑区广泛病变。(a)眼底彩色图像,黄斑区可见异常的斑驳状色素改变。(b)自发荧光成像证实双眼黄斑区大片低荧光(发暗区域)。

荧光素血管造影有助于研究脉络膜、视网膜和视盘的动脉和静脉的血管充盈情况,可以显示在眼底镜检查下不容易发现的黄斑改变,有助于鉴别黄斑疾病和与视神经疾病相关的视力下降。然而,对于大多数病例,光学相干断层扫描(OCT)黄斑成像已经取代了荧光素血管造影。

此检查要求患者密切配合,取坐位,注视良好,且屈光间质相对清晰。

患者通常对荧光素眼底血管造影有很好的耐受性,副作用包括恶心、呕吐和血管迷走神经反应。真正的过敏反应罕见。荧光素在 24~36h 内从尿液(变成黄色和荧光色)中排出。

荧光素血管造影技术操作过程如下：在注射荧光素之前拍摄彩色照片和无

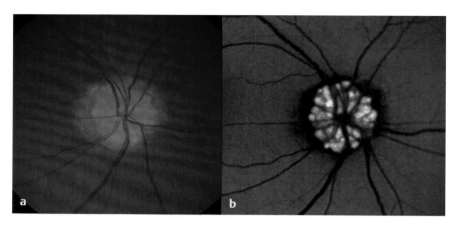

图 4.6　视神经乳头玻璃疣的自发荧光成像。(a)彩色眼底像上视盘表浅玻璃疣表现为多个小圆形钙化点。(b)同一个视盘自发荧光显示玻璃疣呈现高荧光。

赤光照片。一旦注射荧光素,在同一眼(由临床医师选择)拍摄多张视网膜照片,以研究脉络膜和视网膜血管动态充盈情况。每张照片上记录时间点（自注射开始)(图 4.7)。脉络膜充盈延迟以及视网膜血管充盈延迟或不对称，提示血管疾病。根据检查的需要,也可在双眼拍照。视网膜出现异常荧光(荧光素染色、积存、渗漏,或荧光遮蔽)提示视网膜或脉络膜病变。晚期荧光素可有血管渗漏(血管炎时)或视盘荧光渗漏(视盘水肿时)(图 4.8 和图 4.9)。

　　眼底荧光素血管造影是显示视网膜小血管病变(如血管炎)最好的方法,异常血管渗漏和血管异常在眼底检查时可能漏诊(图 4.10)。

　　荧光素血管造影还有助于诊断巨细胞动脉炎。照相应在两眼中交替进行(静脉注射荧光素早期),并转移到受损严重的眼睛(图 4.11)。

4.4　OCT

　　OCT 是眼科常规检查,是一种经瞳孔的无创的眼科影像技术,可以活体呈现视网膜和视神经结构,分辨率为 $4\mu m$。

　　采用与 B 超相似的光散射(OCT 采用低相干近红外光)原理,获得视网膜、视神经和视盘周围区域的跨断层成像,可以区分视网膜内的各层解剖结构,并可测量视网膜厚度(图 4.12)。OCT 特别适用于黄斑病变(图 4.13);然而,检查时需要患者注视良好,并且屈光间质相对清晰。药物散瞳后图像质量会更好。

　　OCT 在显示黄斑区视网膜解剖改变,如水肿(图 4.13)、裂孔、囊肿、黄斑牵拉

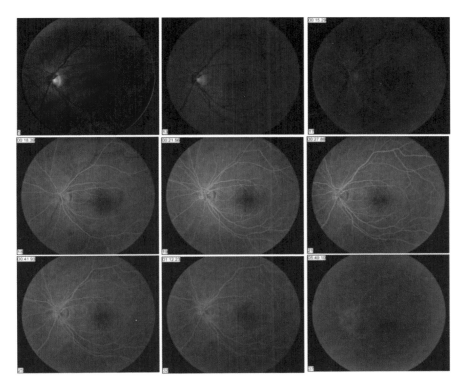

图 4.7　正常荧光素血管造影(左眼)。

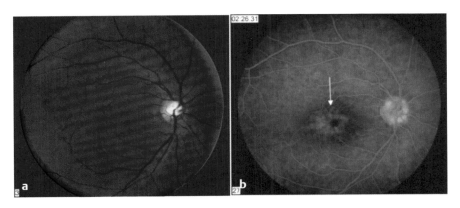

图 4.8　右眼黄斑囊样水肿(CME)导致中心视力下降。(a)彩色眼底照片显示黄斑区相对正常。(b)荧光素血管造影显示黄斑区特征性渗漏(箭头)。

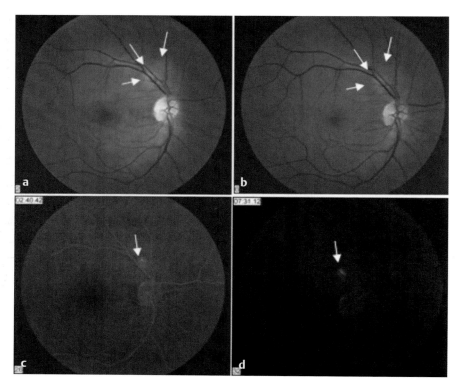

图 4.9　右眼中心性浆液性视网膜病变显示旁中心小暗点。眼底像(a)和无赤光图像(b)显示泡性浆液性脱离(箭头)。(c,d)荧光素血管造影显示在同一水平荧光素渗漏(箭头)。

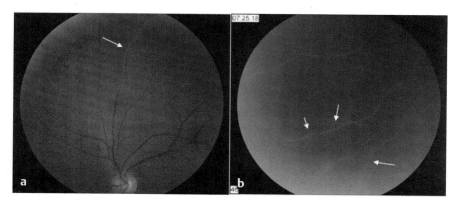

图 4.10　(a)彩色眼底像显示视网膜血管炎血管鞘(箭头)。(b)在荧光素血管造影中显示荧光渗漏(箭头)。

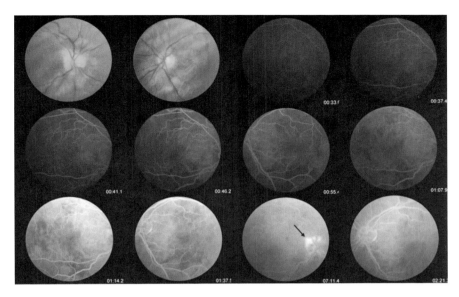

图 4.11　巨细胞动脉炎患者视网膜荧光素血管造影。右眼 AION 患者,彩色眼底像显示右眼视盘水肿,无症状左眼的视盘下方可见两个棉絮斑。造影显示右眼脉络膜早期片状充盈迟缓,脉络膜血管逐渐不均匀充盈,后视网膜血管相继成像。晚期右眼视盘荧光素渗漏伴水肿(箭头)。

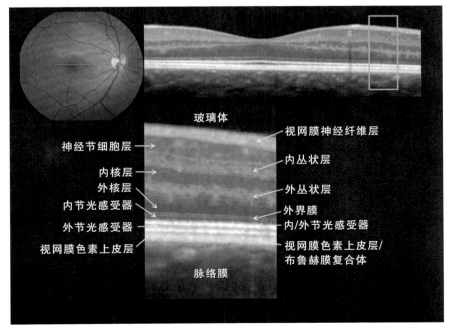

图 4.12　正常黄斑区 OCT 图像。此图像为黄斑中心凹高分辨率水平扫描,视网膜各层清晰可见。

和视网膜前膜时非常有用。另外,可以对视网膜进行逐层分析,测量视网膜神经纤维层厚度和黄斑容积(图 4.14)。这个测量非常重要,因为青光眼和其他视神经疾病(如视神经炎)患者,视盘周围神经纤维层厚度和黄斑容积均下降,在很多视神经病变中,用以监测病变的活动性。

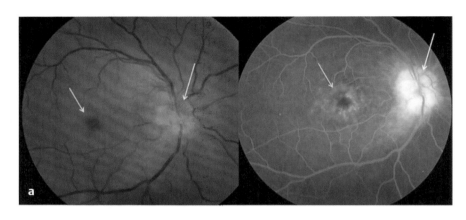

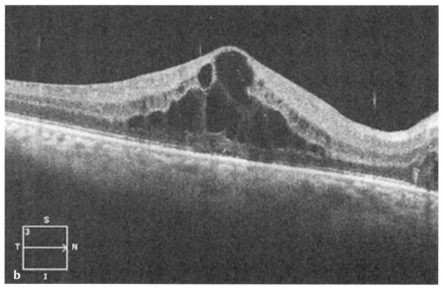

图 4.13　后巩膜炎患者,眼球后极部、黄斑区和视盘水肿。(a)彩色眼底像显示视盘水肿(白箭头)和异常水肿的黄斑(黄箭头),荧光素眼底血管造影(荧光素注射 3min 18s 后)显示视神经和黄斑区荧光素渗漏。(b)黄斑区 OCT 图像显示黄斑区囊样水肿,与荧光素眼底血管造影中发现的渗漏区域一致。(待续)

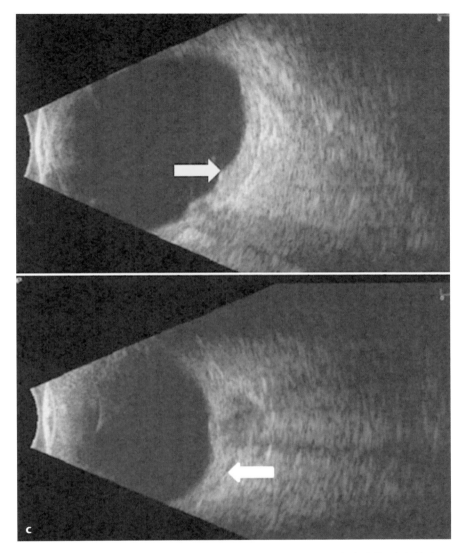

图 4.13(续)　(c)脉络膜和后部巩膜壁增厚(黄色箭头),Tenon 囊内液体(白色箭头)。

4.5 眼/眼眶超声检查

超声波是一种利用高频声波对组织进行成像的技术，细胞密度增加和表面反射等组织特性决定了特定的回声模式。

对眼和眼眶进行检查时,直接将探头放在眼球表面(眼睑或角膜表面)。返回到探头并检测到的能量大小,决定了 A 超合成图像中的高度,或 B 超图像中的密度。

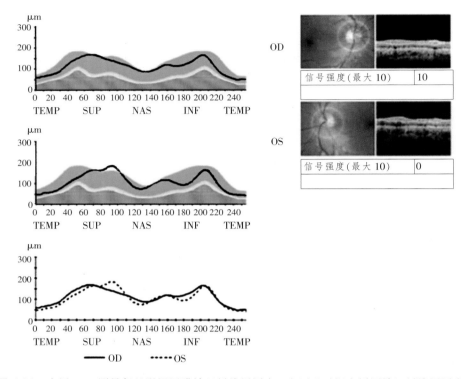

图 4.14　应用 OCT 测量每只眼视网膜神经纤维层厚度。它可以对视盘周围神经纤维层厚度进行重复性定量测量。每眼的平均厚度都在正常范围内（在正常的绿色层）。INF，下方；NAS，鼻侧；OD，右眼；OS，左眼；SUP，上方；TEMP，颞侧。

　　A 超检查一般不用于神经眼科，它多用于测量眼轴，例如，白内障术前计算人工晶状体度数以及分析脉络膜肿瘤。

　　B 超通过二维图像显示眼球的一个"切片"。因此，对于玻璃体混浊而无法看清视网膜的患者，B 超检查后极部特别有用。B 超还可看清钙化的视盘玻璃疣，并评估脉络膜状况。此外，B 超还可用于评估眼眶前部疾病，在怀疑甲状腺相关眼病时用于测量眼外肌，怀疑颈动脉海绵窦瘘时测量眼上静脉。

　　神经眼科 B 超检查适应证：

- 视盘玻璃疣（眼底检查可能看不到埋藏疣）（图 4.15）。
- 眼外伤由于玻璃体积血，眼底无法看清（图 4.16），或视网膜脱离（图 4.17）。
- 无法识别的眼内异物。
- 后极部肿瘤分析。
- 怀疑甲状腺相关眼病时的眼外肌检查。

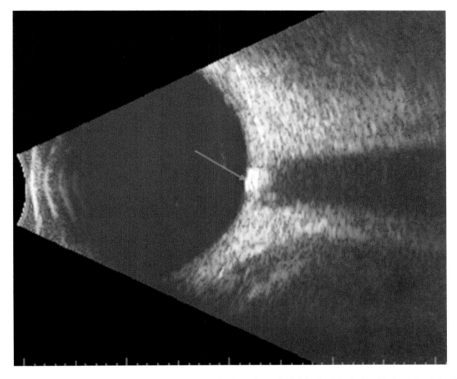

图 4.15 视盘玻璃疣 B 超图像。钙化的玻璃疣表现为一个卵圆形回声病变(箭头),其后方可见声衰减阴影。

- 怀疑颈动脉海绵窦瘘时眼上静脉检查(图 4.18)。
- 后巩膜炎(T 征)(见图 4.13c)。

4.6 眼眶和视觉通路的影像学检查

表 4.1 列出了 CT 和 MRI 在眼眶和视觉通路成像方面各自的优缺点。

4.6.1 CT 检查

骨质、钙化、脂肪以及血液等不同的组织结构,因其对 X 线的吸收率不同,故 CT 表现各异,因此,对于眼眶检查,CT 是非常有效的检查技术(表 4.2)。特殊的吸收率使骨质、软组织或血液在 CT 图像上突出呈现高亮密度。

CT 成像通常为轴位(水平位)图像。也可通过改变患者体位,获取冠状位图像。矢状位图像则需要通过计算机重建。

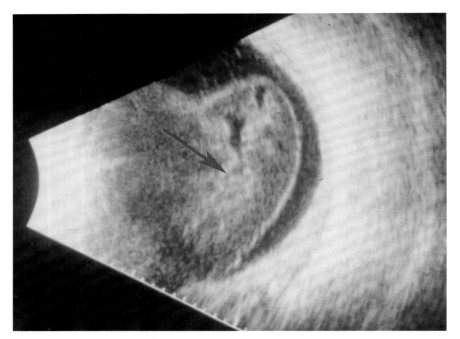

图 4.16   玻璃体积血 B 超图像。可见玻璃体内白色混浊物(箭头)。

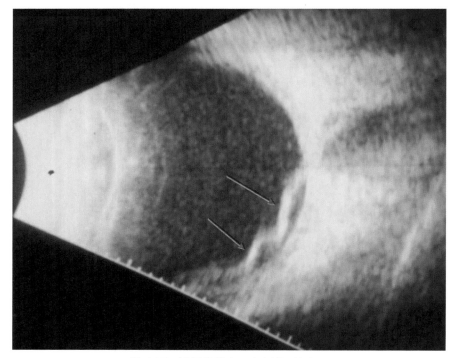

图 4.17   视网膜脱离 B 超图像(箭头)。

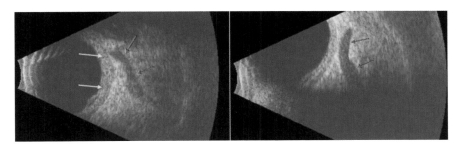

图 4.18　颈动脉海绵窦瘘 B 超图像。致密的脉络膜增厚(黄色箭头),眼上静脉扩张(红色箭头)。

表 4.1　CT 与 MRI 的优点(+)和缺点(−)

CT	MRI
−使用 X 线(放射暴露)	+无放射线
−不适用于妊娠女性	+可用于妊娠女性
对比剂含碘(静脉给药)	对比剂含钆(静脉给药)
−不适用于妊娠女性	−不适用于妊娠女性
−过敏常见	+过敏罕见
−肾毒性(不适用于肾功能不全和糖尿病患者)	+肾毒性少见
+普及率高,便于患者检查	−普及率有限,患者需到有一定规模的医院检查
+检查时间短(数分钟)	−检查时间长(30~45min)
+可应用于意识障碍或幽闭恐惧症患者	−不适用于意识障碍、不能配合或幽闭恐惧症患者(MRI 对运动伪影非常敏感)
+价格适中	−价格昂贵
	−不能用于体内放置有磁性材料或心脏起搏器的患者
−多维重建成像功能有限	+多维重建成像好(可全方位成像)
−对脑部软组织分辨率低	+对脑部软组织分辨率高
成像优势	成像优势
+鲜血	+软组织(脑实质)
+钙质	+脑膜
+骨质	+视神经和眶尖
+眼眶	+海绵窦
+鼻窦、耳、颅底	+脑神经
+所有异物(木制异物除外)	+木制异物
+CTA(动脉成像)适用于颅外、颅内动脉	+MRA(动脉成像)适用于颅外、颅内动脉
+对动脉瘤成像非常准确	−对小的动脉瘤成像不够准确
+CTV(静脉成像)适用于颅外、颅内静脉	+MRV(静脉成像)适用于颅外、颅内静脉
+对静脉窦成像准确	−静脉窦伪影常见

表4.2 各组织结构的 CT 表现

正常脑组织	等密度(灰色)
水肿	低密度(深灰色或黑色)
坏死	
梗死	
新鲜血液	高密度(白色)
大血管中的急性栓子	
骨质	
钙化	
脂肪	
增强扫描(注射对比剂后)	出现强化的部位(高密度):
	血管
	炎性病变
	肿瘤
	血脑屏障破坏(如脑梗死)

常规 CT 扫描层面之间的间距(即层厚)为 3mm 或 5mm,但也可以行层厚为 1mm 的薄层扫描(图像分辨率更高)。

头部 CT 平扫(非增强扫描)仅需要几分钟即可完成,操作方便。常应用于急诊,尤其适用于外伤(头部骨折、眼眶异物)、卒中(图 4.19 和图 4.20)、怀疑有急性颅内或眶内出血的患者 (例如,1 例有炸裂样头痛的患者疑似蛛网膜下隙出血)。然而,在几乎所有的其他情况下,仅行常规头部 CT 平扫是不够的。这样是不可靠的,而且常常导致严重疾病的漏诊。

如出现以下情况,建议选择眼眶 CT 扫描:

- 眼眶外伤(怀疑骨折或异物)。
- 眼外伤,除外异物(眼球破裂)。
- 感染性或非感染性眼眶炎症(图 4.21 和图 4.22)。
- 眶骨病变(骨瘤、骨纤维发育不良、疑似转移瘤等)。
- 眼眶病变的术前检查(当需要检查鼻窦时)。
- 含钙质的病灶(视网膜母细胞瘤、视盘玻璃疣、眼眶静脉曲张、脑膜瘤等)。
- 泪腺病变。

4.6.2 MRI

MRI 在很多方面优于 CT,是神经眼科最常用的辅助检查。MRI 对软组织成

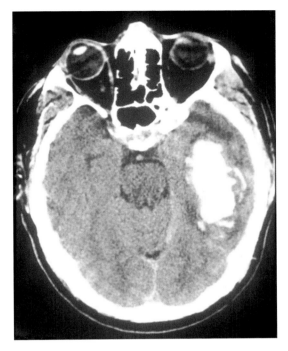

图 4.19　头部 CT 平扫显示左侧颞叶一较大的高密度影,诊断脑出血。

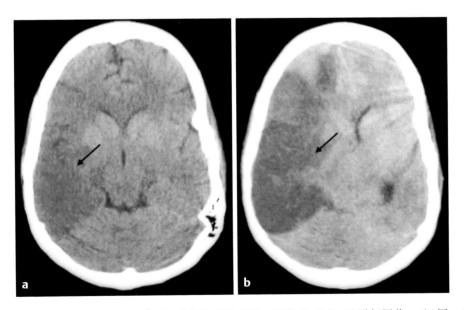

图 4.20　(a)右侧大脑半球脑梗死(略低密度影,箭头)发病 6h 后的 CT 平扫图像。(b)同一患者发病 24h 后的 CT 平扫图像,显示梗死灶(箭头)密度明显加深。注意占位效应明显,脑室受压。

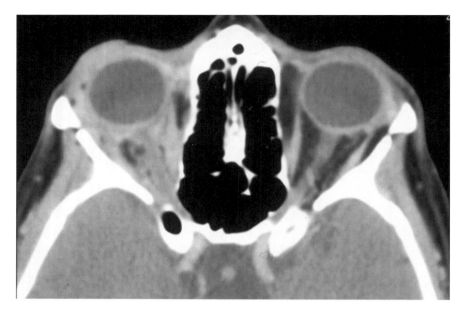

图 4.21   眼眶轴位增强 CT 图像显示右侧眶内组织强化。此患者为乳腺癌眼眶转移。

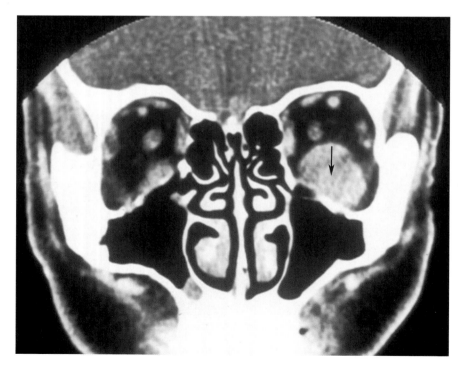

图 4.22   眼眶冠状位增强 CT 图像显示左侧眶下部一较大的黑色素瘤转移瘤。

像分辨率高,而且不需要改变患者体位即可完成多维成像。

　　MRI 可以通过不同的成像序列,把各种组织显像出来。同一组织结构的显像随成像序列的不同而有所变化。

　　T1 加权成像(T1WI)可以提供清晰的解剖细节。在 T1WI 上,脂肪组织呈高信号,玻璃体呈低信号,脑脊液呈低信号,亚急性出血呈高信号。脑灰质呈灰色,白质比灰质信号高一些。脑部的实质性病变大多偏暗(呈低信号),但如果注射钆对比剂,若血脑屏障被破坏,病变变亮(呈高信号)。

　　T1WI 正中矢状位图像,对于神经眼科疾病的诊断非常重要(图 4.23)。它可以显示已被忽视的小脑扁桃体下疝(Chiari 畸形)(图 4.23 蓝线)、脑垂体(红箭)、视交叉(黄箭)和上矢状窦(绿箭)。

　　因为眼眶被丰富的脂肪组织填充, 常规 T1 扫描对眼眶结构的成像并不理想。此外,在增强扫描中,正常的眼外肌和眶内病灶都会出现强化而呈现高信号;因此,如果常规 T1 扫描对于出现的较高信号物质很难与正常的眶部脂肪组织呈现的高信号进行区分。T1 脂肪抑制序列能将脂肪组织的高信号转化为黑色信号,对比增强扫描前后的信号变化,对眼眶的分析非常有帮助(图 4.24)。

　　对于眼眶病变,最好结合轴位、冠状位等多角度成像一起分析。薄层扫描必不可少。

　　眼眶 MRI 检查应包括:

* 轴位 T1 序列
* 轴位 T1 脂肪抑制序列
* 轴位 T1 增强脂肪抑制序列
* 冠状位 T1 脂肪抑制序列
* 冠状位 T1 增强脂肪抑制序列(图 4.25)

　　T2 加权成像(T2WI)适用于脑部实质性病变的排查。在 T2WI 上,脂肪组织信号较暗(低信号),玻璃体较亮(呈高信号),各脑室(脑脊液)较亮(高信号),大脑灰质比白质信号略高。另外,大多数脑部实质性病变均较亮(高信号),尤其是炎性病变和缺血性病变。

　　由于各脑室中充满脑脊液,在常规 T2WI 上,脑室和蛛网膜下隙均呈高信号,影响对脑室旁病变 (如多发性硬化的白质病灶) 的评估。液体衰减反转恢复(FLAIR)的特殊 T2 序列,能够将脑脊液的高信号转化为低信号,但不影响 T2WI 的其他成像特征。FLAIR 就是脑脊液呈低信号的 T2WI(图 4.26)。

　　另一个特殊的 T2 序列(梯度回波),可以更好地显示血液代谢产物,如含铁血黄素。此序列尤其对诊断脑血管畸形、肿瘤、外伤或脑梗死很有帮助。

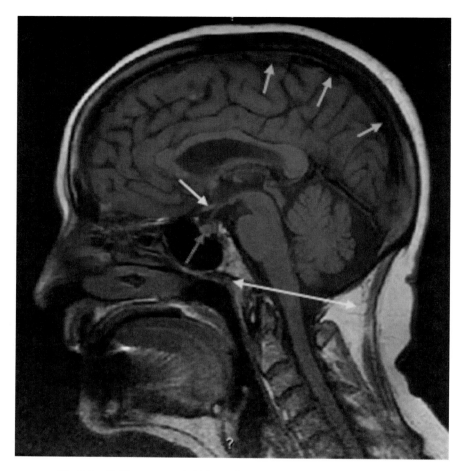

图 4.23   头部 MRI 正中矢状位 T1 加权图像。箭头所示详解见正文。

　　扩散加权成像(DWI)最适用于脑梗死的诊断。DWI 可以在急性脑梗死发生数小时内显示扩散受限(这时 CT 和其他 MRI 序列扫描常常显示正常),对于出现急性神经功能缺损症状或怀疑脑梗死的患者,应尽快行 DWI 检查(图 4.27)。不同时期的脑梗死,在 DWI 上表现各不相同:陈旧性脑梗死不会出现扩散受限;急性脑梗死因扩散受限在 DWI 上呈高信号,在表观扩散系数(ADC)图上呈低信号(图 4.28)。

　　明确采取何种 MRI 序列扫描非常重要。例如,怀疑脑梗死的患者,应选择卒中相关的脑部 MRI 序列, 包括 MRI 平扫 (含矢状位 T1WI、轴位 T1WI、轴位 FLAIR 序列、轴位 T2WI 以及梯度回波明确有无出血)、DWI(显示超急性期脑梗死)、头部(Willis 环)和颈部(颈动脉颅外段)的磁共振血管成像(MRA)。

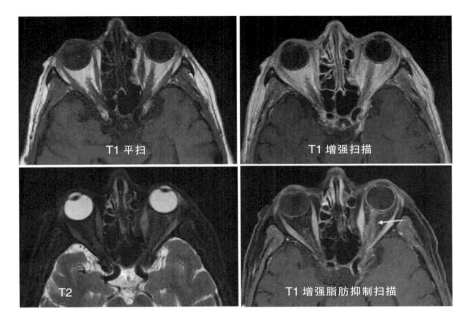

图 4.24　不同 MRI 序列的眼眶表现。脂肪组织在 T1 图像上呈高信号,所以只有当脂肪被抑制时,T1 增强序列才有意义。薄层扫描对分析眼眶疾病很有必要。该病例为左侧视神经炎患者,在 T1 增强脂肪抑制序列上,可见左侧视神经及神经鞘强化(箭头)。在 T2 序列中,眼眶脂肪为低信号。

　　视神经病变需要选择头部和眼眶的增强 MRI。包括常规的头部增强 MRI(含矢状位 T1WI、轴位 T1WI、轴位 FLAIR 序列和增强 T1WI)和专用于眼眶检查的 MRI 序列(含轴位和冠状位的脂肪抑制 T1WI 和非脂肪抑制 T1WI,以及轴位和冠状位增强脂肪抑制 T1WI)。

　　视交叉病变需要选择头部和眼眶的增强 MRI,要注意观察垂体情况。T1、T2 及轴位、冠状位和矢状位增强 T1 扫描是观察蝶鞍和垂体所必需的。

　　脑神经损害需要选择头部增强 MRI 扫描,尤其注意观察较特殊的脑神经。MRI 扫描应包括非常薄的轴位和冠状位 T1WI、T2WI 及增强 T1WI 扫描。扫描部位需涵盖受损脑神经整个解剖路径。

　　如出现以下情况,建议选择 MRI 扫描:

- 视神经病变
- 怀疑视神经肿瘤
- 木制异物
- 眶尖综合征或海绵窦综合征

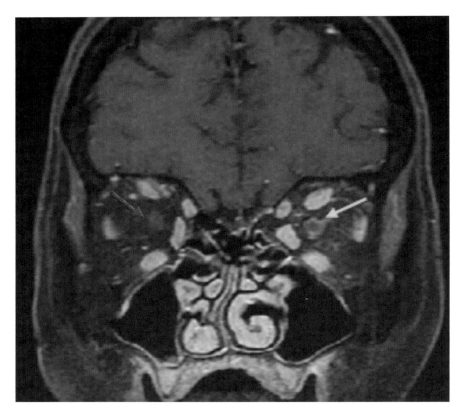

图 4.25 眼眶 MRI 的冠状位 T1 增强脂肪抑制加权像。可见右侧视神经(红色箭头)正常,左侧视神经和视神经鞘(黄色箭头)强化。

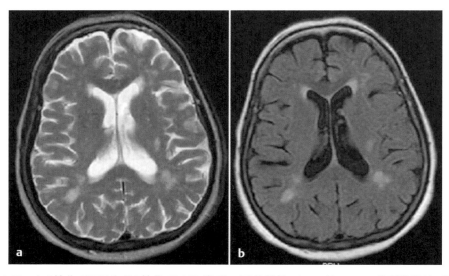

图 4.26 (a)轴位 T2WI 和(b)轴位 FLAIR 序列。两者都是 T2WI,但 FLAIR 序列脑脊液(脑室和蛛网膜下隙)为低信号,便于观察脑室旁的高信号。

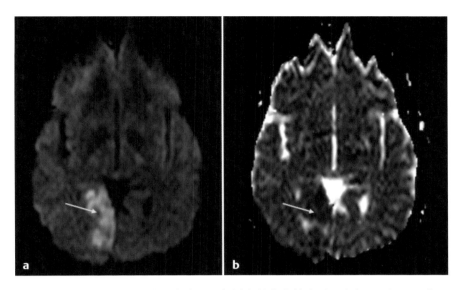

图 4.27　急性右侧枕叶梗死。该患者突发左侧同向性偏盲数小时，头部 CT 和 MRI 的 T1WI、T2WI 未发现异常。(a)DWI 显示在右侧大脑后动脉供血区有高信号影(箭头)，提示扩散受限。(b)ADC 图显示在同一区域的低信号影(箭头)，证实为急性脑梗死。

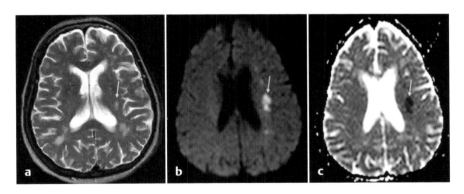

图 4.28　左侧放射冠急性脑梗死。(a)T2WI 显示双侧半球白质多发高信号。(b)DWI 和 (c)ADC 图像分别显示左侧放射冠区高信号(箭头)和低信号(箭头)，证实左侧放射冠病灶为急性梗死灶。

- 视交叉病变
- 脑部病变
- 真菌性鼻窦炎

4.7 血管成像

　　颅内、颅外动静脉的血管成像,可以通过超声、CT、MRI 等无创的检查方法来完成。但是,血管成像的金标准仍是血管造影。

4.7.1 血管超声

　　血管超声检查可以提供颅外颈部动脉和椎动脉可靠的血管影像(图 4.29 和图 4.30)。血管超声将多普勒成像(提供血管内的血流情况)和血管成像(通常是彩色的)结合在一起,定量血管狭窄程度,并对狭窄处的血流动力学变化进行评估。

　　经颅多普勒(TCD)用于检查颅内脑动脉系统和眼动脉。TCD 通过眼窗、颞窗、枕窗来探测颅内大动脉的血流状况。

　　TCD 常规用于颅内动脉狭窄的探查、蛛网膜下隙出血血管痉挛的早期诊断和颈动脉狭窄或闭塞患者颅内血流动力学损害的评估。

　　眼动脉多普勒检查,对有眼部缺血症状的患者的诊断或对严重颈动脉狭窄

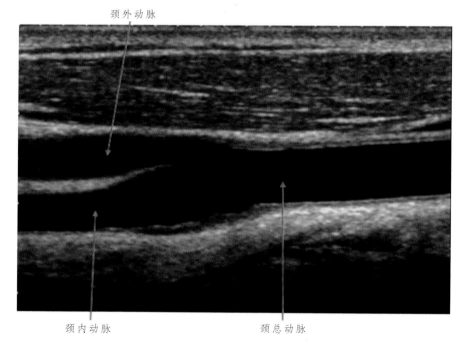

图 4.29　颈动脉超声显示正常的颈总动脉、颈内动脉和颈外动脉。

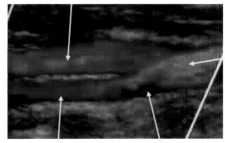

颈外动脉

颈总动脉

颈内动脉

颈总动脉分叉处小斑块

图 4.30 颈动脉彩色超声显示颈内动脉起始处轻度动脉粥样硬化斑块。

甚至闭塞患者血管侧支循环开放情况的评估都很有帮助。可以提供以下信息：

- 眼动脉内血流量正常或减少。
- 眼动脉内无血流(提示眼动脉闭塞)。
- 眼动脉内逆向血流(颈内动脉闭塞患者,同侧前循环动脉血流来自颈外动脉分支)。此类患者出现低灌注性脑梗死和慢性眼部缺血综合征的风险较高。

4.7.2 CT 血管造影术和 CT 静脉成像

CT 血管造影术(CTA)和 CT 静脉成像(CTV)适用于颅内外动脉和静脉的检查。这两项检查需要静脉注射大剂量的对比剂,对于肾功能不全或糖尿病患者存在一定风险。

通过原始图像和三维重建图像可以对动脉狭窄、动脉瘤、静脉狭窄或闭塞进行筛查(图 4.31 至图 4.33)。

4.7.3 磁共振动脉成像和静脉成像

头部 MRA 和磁共振静脉成像(MRV)尽管有时因特殊需要在行 MRA 和 MRV 检查时应用对比剂,但通常情况下是不需要的。临床上,对 MRA 和 MRV 原始图像的判读和对三维重建图像的判读同样重要(图 4.34 至图 4.36)。

对 MRA 或 CTA 等血管成像的解读是比较困难的(图 4.37)。放射科医师常常需要查看数百张扫描图像(超薄层扫描),并且还要与临床紧密结合,才能做出准确的判断。因此,与放射科医师的充分沟通对于临床医师来说非常重要。

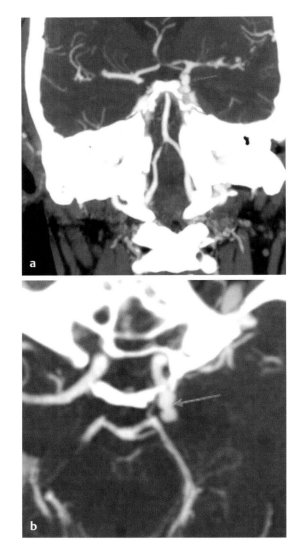

图 4.31　(a)脑血管 CTA(冠状位原始图像),显示左侧后交通动脉一个较大的动脉瘤(箭头)。该患者临床表现为左侧痛性动眼神经麻痹。(b)脑血管 CTA(轴位原始图像),显示左侧后交通动脉瘤(箭头)。

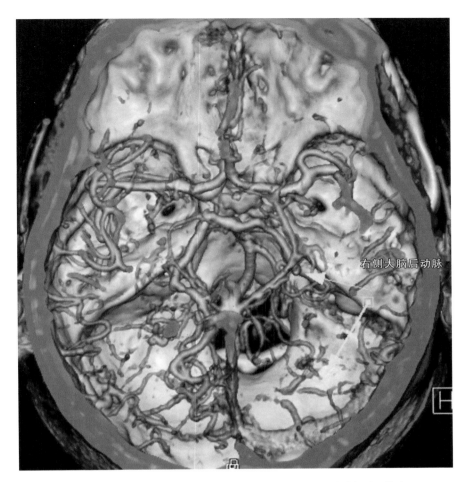

右侧大脑后动脉

图 4.32　Willis 环的 CTA 三维重建影像。右侧大脑后动脉闭塞(箭头)。

4.7.4 脑血管造影

　　脑血管造影是一种有创性检查，需要经验丰富的介入放射科医师来操作完成。造影检查需要局部麻醉并行股动脉穿刺,然后插入导管至主动脉,对颈部动脉和颅内动脉行选择性造影。造影过程中,需要注射大量的造影剂。

　　由经验丰富的介入放射科医师的操作时,血管造影的并发症少见(发生率小于 1%)。但并发症一旦出现,常为灾难性的,主要包括:

- 腹股沟血肿
- 股动脉假性动脉瘤

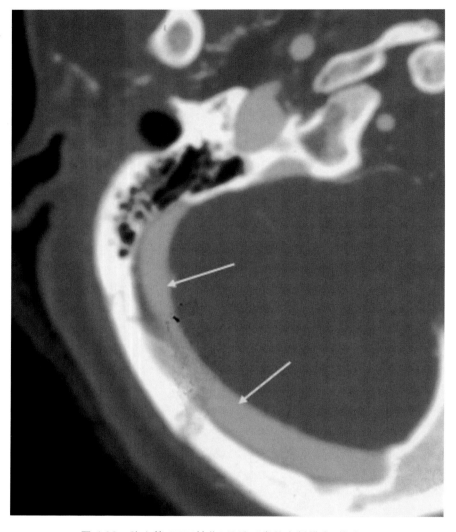

图 4.33　脑血管 CTV(轴位)显示正常的右侧横窦(箭头)。

- 主动脉夹层
- 颈部动脉夹层
- 主动脉中动脉粥样斑块破裂伴远端栓塞
- 脑梗死

尽管无创性血管成像检查有诸多优势,但对于颈动脉海绵窦瘘、动脉瘤、颅内动脉狭窄等一些特殊情况,脑血管造影检查仍然非常必要(图 4.38 和图 4.39)。

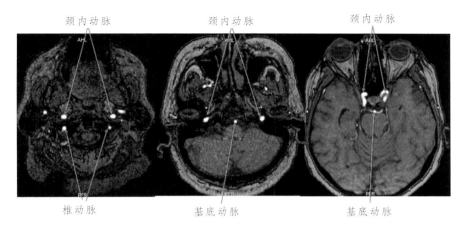

图 4.34　三个不同层面的脑血管 MRA 原始图像，显示正常的颅内血管。

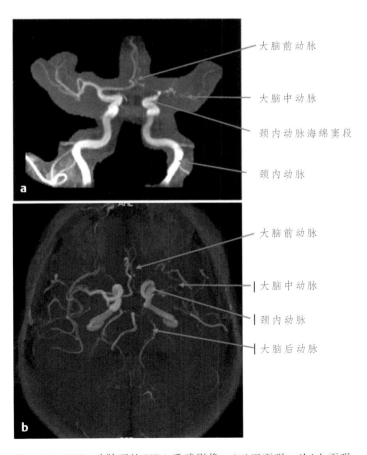

图 4.35　Willis 动脉环的 MRA 重建影像。(a)正面观。(b)上面观。

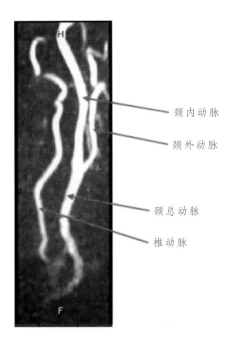

颈内动脉

颈外动脉

颈总动脉

椎动脉

图 4.36 颈部血管颅外段的 MRA 重建图像(侧面观)。

　　脑血管造影也可以像 CTA 那样进行三维重建(图 4.40)。三维重建后,可以获得 Willis 环更清晰的图像和多角度旋转图像。但三维重建可能出现伪影,所以还是需要参考常规的造影图像。

　　在对蛛网膜下隙出血的患者进行急诊血管造影时,如发现动脉瘤,可以同时对动脉瘤行血管内治疗(图 4.41a)。只要条件允许(根据动脉瘤位置、大小、形状以及瘤颈的大小、形状等情况来判定),应借助导管用线圈将动脉瘤填塞。线圈可以促进瘤腔内的血栓形成(从而预防再出血),同时可以减轻动脉瘤的占位效应。

　　线圈由金属铂制成,可在 X 线平片上显影(图 4.41b),但在 CT 或 MRI 上常造成伪影。所以,对于已经做过动脉瘤线圈填塞的患者不适合采用 CTA 或 MRA 等无创性检查手段,而只能采用再次的血管造影来获得颅内血管影像。

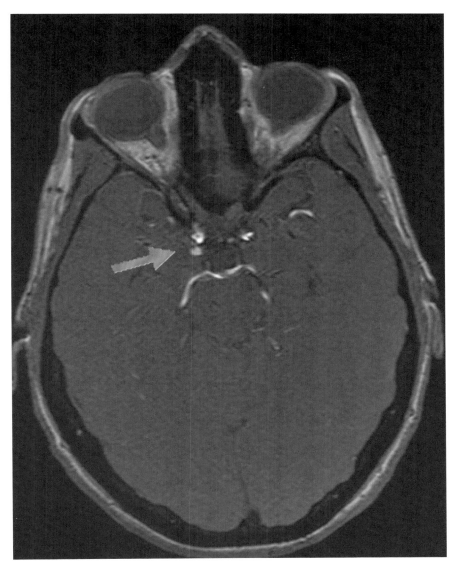

图 4.37　脑血管 MRA 的原始图示右后交通动脉瘤(箭头)。患者临床表现为右侧痛性动眼神经麻痹。MRA 重建影像未能显示出这个小动脉瘤。

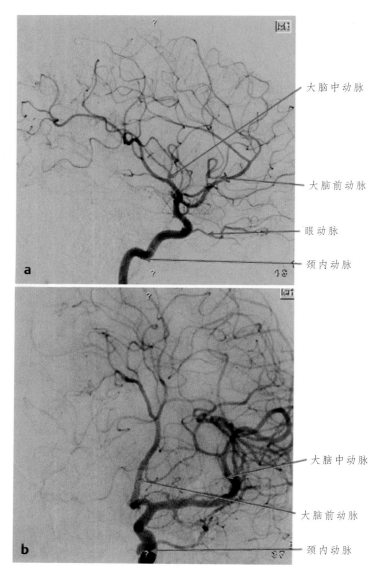

大脑中动脉

大脑前动脉

眼动脉

颈内动脉

大脑中动脉

大脑前动脉

颈内动脉

图 4.38   选择性颈内动脉造影前循环动脉图像。(a)侧面观。(b)正面观。

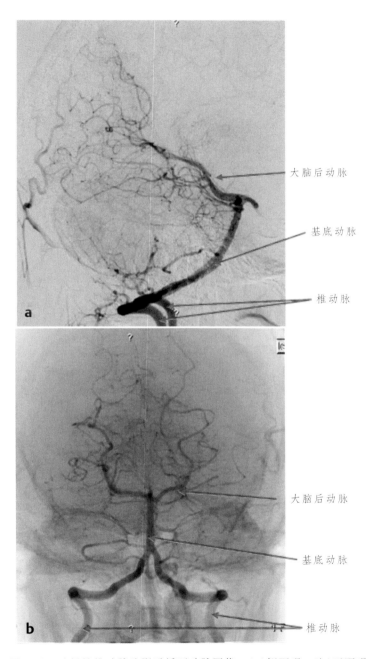

大脑后动脉

基底动脉

椎动脉

大脑后动脉

基底动脉

椎动脉

图 4.39 选择性椎动脉造影后循环动脉图像。(a)侧面观。(b)正面观。

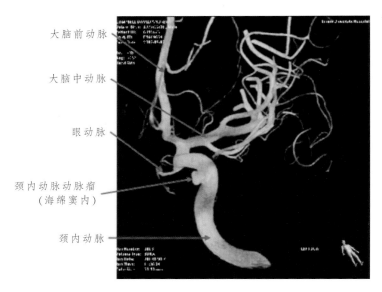

大脑前动脉

大脑中动脉

眼动脉

颈内动脉动脉瘤
（海绵窦内）

颈内动脉

图 4.40　血管造影的三维重建影像示颈内动脉海绵窦段一小动脉瘤。

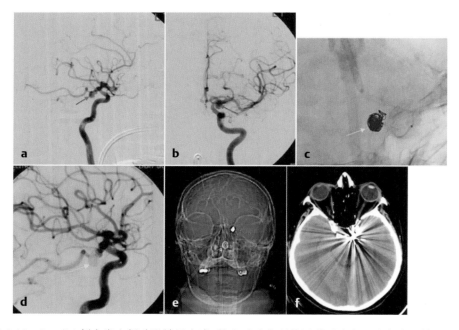

图 4.41　(a~d)1 例突发左侧动眼神经麻痹,数小时后出现蛛网膜下隙出血患者脑血管造影图像。左侧后交通动脉处提示一巨大的动脉瘤(红色箭头)。后动脉瘤被线圈填塞(黄色箭头)。线圈可在 X 线平片上(e)和头部 CT 图像(f)上显示。注:CT 扫描可见线圈造成的伪影。

（刘丽娟　马中华　译　　江汉秋　校）

第 5 章

视力下降:概述

患者就诊时常主诉短暂或持续的视力下降,这可能由眼部疾病、视神经疾病或累及颅内视觉通路的病变引起。视觉通路(图 5.1)占幕上脑容量的 1/3,大脑结构损害和广泛的神经系统疾病均可影响视路。

本章首先概述视力下降患者的诊治路径,然后讨论单眼和双眼视力下降的可能原因。

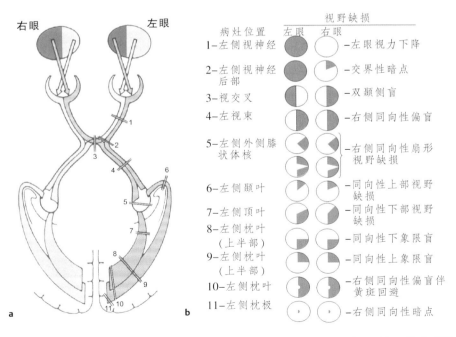

图 5.1 (a)视路损害。(Adapted from Rohkamm R. Color Atlas of Neurology. New York,NY: Thieme;2004;81.)(b)继发于视路疾病的典型视野损害类型。(a)图视路损害中,右眼在左,左眼在右,类似于 CT 或 MRI 成像。(b)图为便于理解,视野缺损显示右眼在右侧,左眼在左侧。

5.1 视力下降诊断思路

在评估视力下降患者时，病史采集的最重要部分是明确单眼还是双眼视力下降。单眼视力下降一般由视交叉前的病损造成，如眼球本身或视神经；而双眼视力下降，可能由于双眼球，或视交叉，或视交叉后的损害。

临床检查可对病变进行解剖定位，并确定视力下降的机制，进一步寻找特殊病因。

对视力下降患者的评估包括要确定视力下降是暂时的还是持续的，急性的还是渐进的。明确任何相关的症状，如眼球疼痛、眼红、眼球突出、结膜水肿、复视和头痛，同时神经系统症状和血压升高等也是基本要求。

重要提示

• 如果通过针孔患者视力可以提高，那么问题在屈光系统或眼球，而不是原发于神经。

• 颜色的饱和度和亮度下降，可能是视神经疾病的早期症状。

• 视力下降眼若有 RAPD，指示视神经病变或严重的视网膜病变（眼底镜检查可见视网膜异常）。眼部疾病，如角膜异常、白内障和多数视网膜疾病都不会出现 RAPD。

• 若怀疑为非器质性视力下降，首先检查立体视，立体视正常说明双眼视力都在 1.0。

• 视动性眼球震颤刺激检查阳性，说明被检眼视力至少在 0.05。

5.2 单眼视力下降

单眼视力下降病变常位于视交叉之前（眼球或视神经）。短暂或持续的单眼视力下降可能由多种机制引起。那些由眼球本身引起的疾病，眼科医师很容易做出诊断。视神经和某些视网膜及眼部血管性疾病引起的单眼视力下降，可能就诊于神经科医师。

涉及眼（图 5.2）或视神经的任何病变均可能造成单眼视力下降，包括：

• 屈光不正

• 角膜疾病

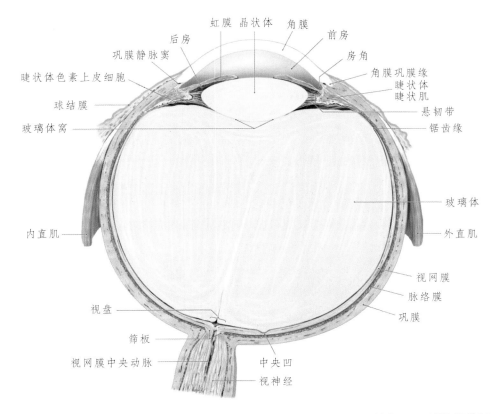

图 5.2　眼球解剖。(From Schuenke M,Schulte E,Schumacher U,Ross LM,Lamperti ED,Voll M. THIEME Atlas of Anatomy,Head and Neuroanatomy,Stuttgart,Germany:Thieme;2007. Illustration by Karl Wesker.)

- 前房炎性改变(前部葡萄膜炎)
- 前房积血
- 晶状体混浊(白内障),晶状体脱位
- 玻璃体积血
- 玻璃体炎性改变(后部葡萄膜炎)
- 视网膜疾病
- 脉络膜疾病
- 视神经疾病

5.2.1 短暂性单眼视力丧失的原因

很多眼部疾病以及短暂性眼部缺血,可以导致短暂性单眼视力丧失(TMVL)(见第 6 章)。

引起 TMVL 的 3 个主要原因是:视网膜血管疾病、眼部疾病和视神经疾病。

• 最常见的视网膜血管病变是一过性黑矇,是由供应视网膜的血流下降(缺血)引起的单眼短暂性视力下降。

• 眼眶(眼动脉)、视网膜(视网膜中央动脉及其分支)、视神经(睫状后短动脉)和脉络膜(睫状后动脉)缺血都能引起 TMVL。

• 可引起 TMVL 的眼前部疾病包括:干眼症、圆锥角膜、前房积血和闭角型青光眼。极少数的视网膜脱离可引起 TMVL。

• 引起 TMVL 的视神经疾病包括:视乳头水肿、视盘玻璃膜疣和视盘先天性异常,这些都可以引起暂时性视物模糊。凝视诱发的单眼暂时视力下降,可能是视神经受压造成的。Uthoff 现象发生于视神经病变的患者(特别是脱髓鞘病患者),即发热或运动后伴随视力下降加重。

5.2.2 单眼持续视力下降的眼部原因

眼科检查通常可以直观地显示引起持续性视力下降的病因。当眼球本身正常时,或视神经不正常时,应怀疑神经眼科疾患。

持续性视力下降可以由眼前节疾病引起(可以用笔形小电筒、直接检眼镜侧照,或用裂隙灯检查),也可由眼后部病变引起(可以用直接检眼镜、裂隙灯,或间接检眼镜检查)。

图 5.3 至图 5.8 显示眼前节疾病伴随的急性或慢性视力下降病例。

对于视力下降患者,必须行眼底镜检查(见第 2 章)。对于屈光间质清晰的中心视力下降患者,常由视神经或视网膜黄斑区病变引起。神经科大夫需用直接检眼镜在床旁对视神经和黄斑区进行检查(图 5.9)。眼科大夫用裂隙灯和间接检眼镜检查全部视网膜和视网膜血管。裂隙灯和间接检眼镜与直接检眼镜相比,需要更多的练习才能熟练掌握,神经科大夫较少应用。此技术可观察到眼底的立体成像,更好地评估视盘抬高、视杯和盘沿情况,以及黄斑的厚度和水肿。

红光反射是眼底检查的第一步(图 5.10,见第 2 章),可用于扫视角膜、晶状体、玻璃体的混浊或异常。红光反射异常通常提示眼屈光间质问题,或累及后极部的严重视网膜疾病(图 5.11)。视神经疾病患者红光反射正常。当红光反射异

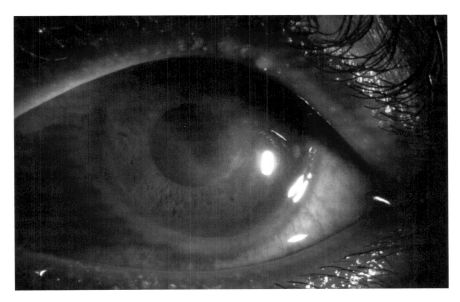

图 5.3 感染性角膜炎。感染性角膜炎和结膜炎患者视力下降伴有眼部疼痛、眼红。光照下可见结膜充血伴有分泌物及角膜混浊。

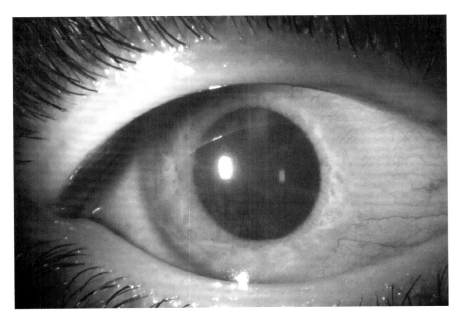

图 5.4 棘阿米巴性角膜炎。由棘阿米巴感染引起的角膜炎会导致视力下降伴严重的眼痛和眼红,这是佩戴角膜接触镜典型的并发症,光照下可见轻度结膜充血和角膜混浊。

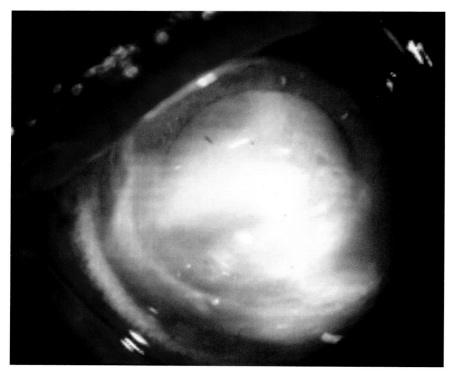

图 5.5　角膜溃疡。继发于感染的角膜溃疡,导致严重视力下降伴眼痛和眼红。角膜致密混浊。

常,眼底无法看清(模糊或窥视不清)时,需说明是混浊的屈光间质阻碍了视线
(图 5.12a)。此时眼 B 超检查可明确屈光间质混浊,并可以检查视网膜,观察是否
有脱离和裂孔(图 5.12b)(见第 4 章)。

重要提示

● 对于视力异常的儿童,可用检眼镜上的红光反射检查屈光间质是否
混浊。

● 红光反射正常说明屈光间质清晰(图 5.10)。

● 红光反射不对称表明屈光间质、视网膜存在问题,或高度屈光不正、眼
位不正(斜视)。因此,检查红光反射的不对称性是筛查儿童眼部疾病和弱视的
好方法。

● 白色反光(也称为白瞳症)表明在此通路上有"白色"物质。视网膜母细
胞瘤、先天性白内障、晶状体后纤维增生症是白瞳症患儿的主要病因。

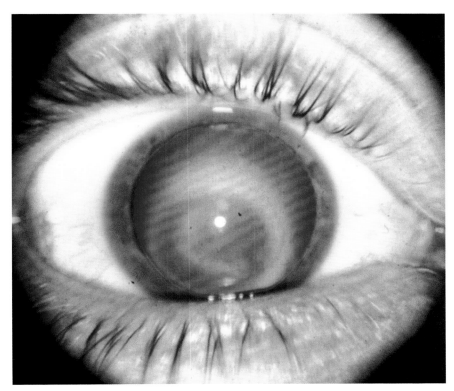

图 5.6　圆锥角膜。慢性、无痛性视力下降。红光反射检查（聚焦于角膜）显示角膜异常反光且锥样变形。

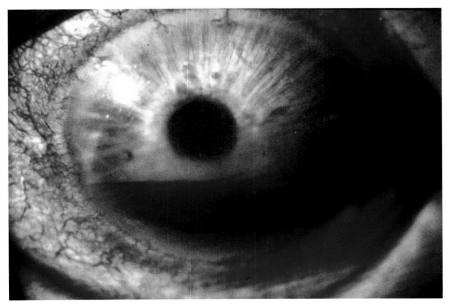

图 5.7　外伤性前房积血。眼外伤后严重视力下降伴有眼痛。前房内可见血液（前房积血）。

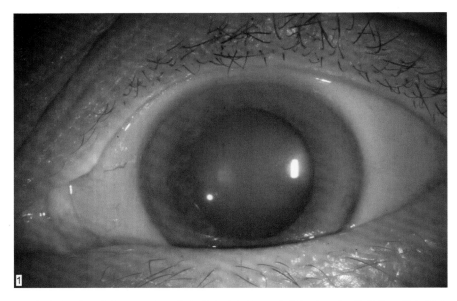

图 5.8   白内障(核硬化性)。继发于白内障的进行性、无痛性视力下降,晶状体呈黄色混浊。眼球无充血。

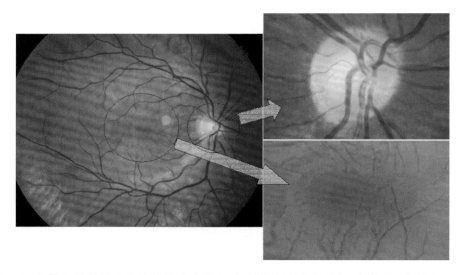

图 5.9   在神经眼科用直接检眼镜检查眼底时,需注意观察视神经(短箭头)和黄斑区(长箭头)。

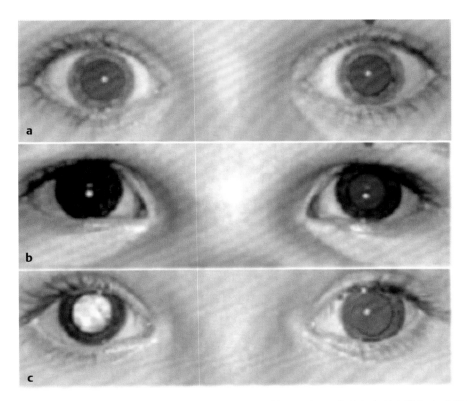

图 5.10　红光反射图例。(a)正常、对称的双眼红光反射。(b)视网膜脱离患者右眼红光反射消失。(c)视网膜母细胞瘤患者右眼白瞳症。

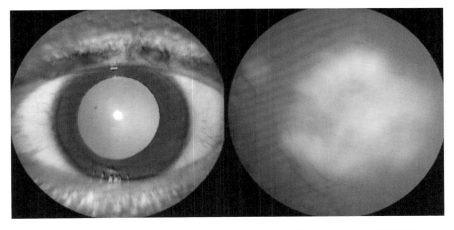

图 5.11　与感染性视网膜炎(弓形虫病)相关的玻璃体炎导致红光反射异常。

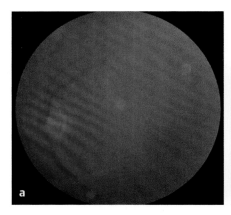
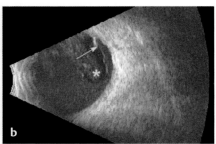

图 5.12   (a)玻璃体积血导致眼底模糊。(b)B 超确定玻璃体积血(＊)并显示视网膜裂孔(箭头)。

图 5.13 提供了单眼视力下降患者的解剖学路径。

5.2.3 易误诊为视网膜疾病的视神经病变

累及视网膜内层(靠近玻璃体)的视网膜病变,如视网膜中央动脉阻塞,通过眼底镜检查通常很容易确诊(见第 7 章)。

视网膜外层(视网膜深层包括光感受器和视网膜色素上皮,图 5.14)疾病初期,眼底通常是正常的。

某些视网膜疾病,特别是累及黄斑区和视网膜外层的疾病,与单眼或双眼视神经疾病类似。RAPD 阴性这一点可以让检查者排除视神经疾病导致的单侧或不对称的视力下降(表 5.1)。

通常黄斑疾病可观察到眼底异常改变,即得到正确诊断。然而,有时可能误诊、漏诊。在这种情况下, 荧光素眼底血管造影、OCT 和 ERG (特别是多焦点ERG)有助于确诊(见第 4 章)。

与视神经病变易混淆的视网膜疾病有中心性浆液性视网膜病变、黄斑变性、黄斑裂孔、黄斑囊样水肿(CME)和后天性生理盲点扩大。

中心性浆液性视网膜病变很常见,特别是在年轻男性(图 5.15)。这种情况下,液体聚集在黄斑区视网膜下空隙,导致中心视力下降。视力下降是急性、无痛性,并伴有视物变形和中心暗点。OCT(图 5.15c)和荧光素血管造影可有特征性表现,可以确定诊断。

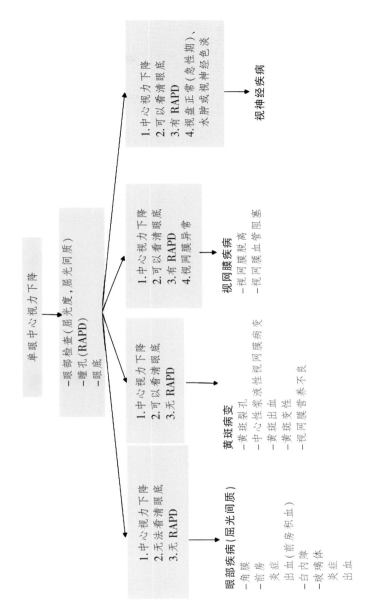

图 5.13 单眼视力下降患者的解剖定位。RAPD,相对性瞳孔传入障碍。

黄斑变性在老年人中很常见。一般是双眼、进行性,与黄斑玻璃疣(边界不规则的黄白色沉积物,这与视盘玻璃疣不同)相关且有视网膜色素上皮(RPE)改变(色素脱失或色素沉着)(干性年龄相关性黄斑变性)(图 5.16)。深层视网膜和RPE 层病变继续进展可以导致视网膜浆液性脱离。RPE 脱离或视网膜下新生血

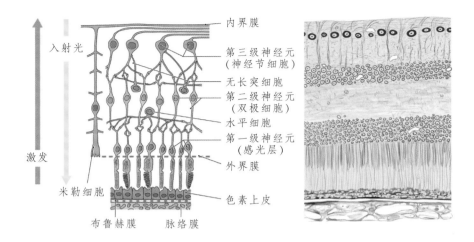

图 5.14 视网膜内层和外层图 。(From Schuenke M,Schulte E,Schumacher U,Ross LM, Lamperti ED,Voll M. THIEME Atlas of Anatomy,Head and Neuroanatomy. Stuttgart. Germany: Thieme;2007. Illustration by Karl Wesker.)

表5.1 黄斑病变和视神经疾病的临床特征

特征	黄斑病变	视神经疾病
中心视力下降	有	有
视物变形	有	无
光应力测试	延迟恢复	正常恢复
中心暗点	有	有
色觉下降	中度	常较严重
疼痛	无	炎症时有
RAPD	无	有

RAPD:相对性瞳孔传入障碍。

管形成伴有出血和纤维增生(湿性年龄相关性黄斑变性),很容易在 OCT 和荧光素血管造影检查中确诊。

黄斑裂孔是黄斑区包括全部中心凹的裂孔,导致中心视力下降(图 5.17)。其继发于玻璃体视网膜牵拉,多发生于老年患者或眼部外伤后。

CME 多发生于眼部炎症和白内障术后(图 5.18a),是由黄斑周围毛细血管渗漏所致。主要表现为黄斑区视网膜水肿增厚。OCT 和荧光素眼底血管造影可确定诊断(图 5.18b)。

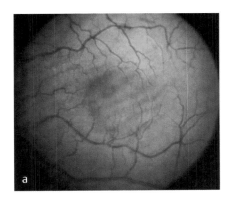
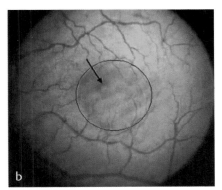
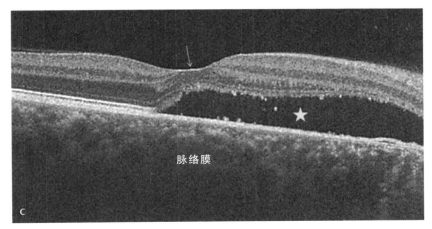

图 5.15 （a）左眼中心性浆液性视网膜病变。（b）黄斑区泡样隆起。（c）OCT 示黄斑区泡样隆起（＊）导致黄斑区视网膜隆起、扭曲（箭头）。

对称性和不对称性后天性生理盲点扩大，通常由视神经乳头水肿引起。然而，偶尔生理盲点扩大也发生于视神经正常但外层视网膜功能障碍的患者，也称为急性特发性生理盲点扩大（AIBSE）综合征[其中部分为急性区域性隐匿性带状外层视网膜病变（AZOOR）]。

AIBSE（图 5.19）以突然发生的生理盲点扩大为特征（患者感觉单眼暂时性暗点），暗点处有闪光感。通常 20~40 岁女性患者多见。视力和色觉一般不受影响，可能有或无 RAPD（约 50%）。眼底镜检查和荧光素眼底血管造影一般正常。然而，视盘周围视网膜可有轻微的灰色改变。ERG 异常。AIBSE 一般在数周或数月恢复，但偶有在同一眼或另一眼复发的病例。

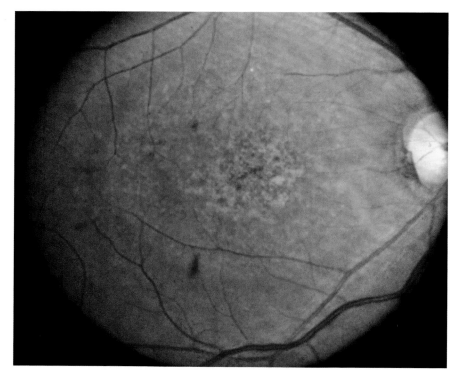

图 5.16   年龄相关性黄斑变性(干性)整个黄斑区玻璃疣和色素上皮改变。

5.2.4 弱视

对于不能解释的单眼视力低下,应考虑之前没有意识到的弱视。

弱视的定义是最佳矫正中心视力低下,没有与视力下降程度相对应的器质性病变。它是从儿童早期开始存在,表现为正常大脑"不听",也就是说,正常大脑可以有两个不同的传入冲动。

导致弱视的原因包括:

- 未矫正的屈光参差(两眼之间的屈光度不同)
- 未矫正的散光
- 斜视(两眼位置错位,导致一眼的视觉被抑制)
- 一眼遮蔽(如先天性上睑下垂)

当患者眼球表现正常,存在不能解释的单眼视力低下,存在未矫正的屈光不正史,"懒惰眼",斜视手术史或儿童期一眼遮盖史,单个字母检测可以提高视力

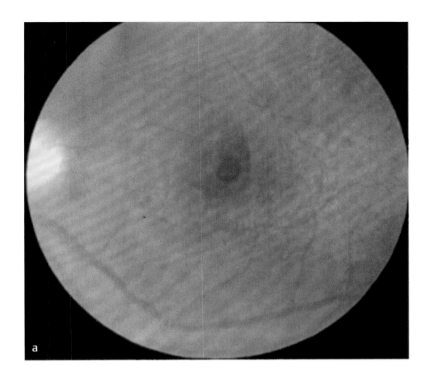

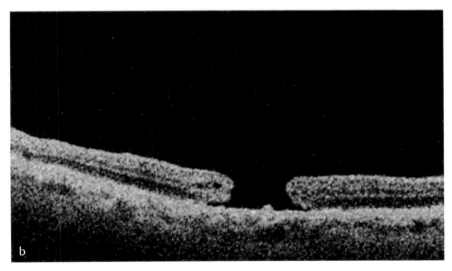

图 5.17　(a)左眼黄斑裂孔。(b)OCT 显示黄斑全层裂孔。

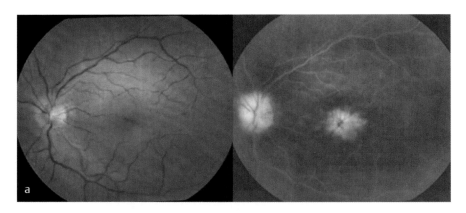

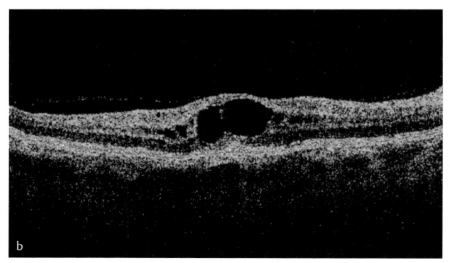

图 5.18 （a）左眼 CME。可见黄斑区视网膜增厚,中心凹反光不显(左图)。荧光素眼底血管造影(右图)显示 CME 花瓣样特征性改变。(b)OCT 显示黄斑区囊样改变。

(拥挤现象),没有或小的 RAPD(最多 0.3~0.6 log 单位),视野正常(或轻度普遍敏感性下降)时,应考虑弱视。

5.3 双眼视力下降

双眼视力下降可以由双眼球、双视神经、视交叉或视交叉后疾病引起（图 5.20,见第 3 章）。

急性病变同时累及双眼或双侧视神经者少见。任何损害视交叉或颅内视路,

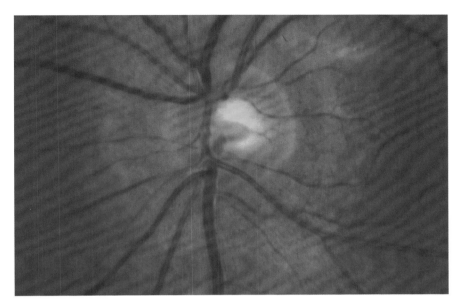

图 5.19　AIBSE 患者视盘周围改变。患者主诉左眼闪光感，并有盲点扩大。

左半视野
右半视野

右眼鼻侧视野
右眼颞侧视野
颞侧视网膜
鼻侧视网膜
视神经
视交叉
视束
外侧膝状体
视皮层
（纹状区）

图 5.20　颅内视通路解剖示意图。（From Schuenke M，Schulte E，Schumacher U，Ross LM，Lamperti ED，Voll M. THIEME Atlas of Anatomy，Head and Neuroanatomy. Stuttgart，Germany：Thieme；2007. Illustration by Markus Voll.）

包括视束、外侧膝状体、视放射和枕叶皮质的病变,都会造成双眼视力下降或视野缺损。

重要提示

　　一侧颅内视路损害,会造成对侧同向偏盲,但视力不受影响。双侧枕叶损害,可能导致双眼严重的视力下降。视力下降的程度双眼对称,除非叠加其他原因导致的视力下降。

5.3.1 与神经眼科相关的双眼视网膜病变

　　双眼视网膜病变很难与双侧对称的原发性视神经病变相鉴别,因为查不出 RAPD。有一组视网膜疾病,通常认为是视网膜变性或营养不良继发双眼视盘苍白。这种视网膜疾病患者动脉变细,黄斑区改变可能延迟,如果没有 ERG 诊断可能会很困难。黄斑区 FAF 照相常常在早期显示黄斑区改变(见图 4.5 和图 5.21)。

　　这类视网膜病变包括:

- 维生素 A 缺乏性视网膜病变
- 中毒性视网膜病变(如羟氯喹)(见图 5.21)
- 肿瘤、黑色素瘤、副肿瘤性视网膜病变
- 视网膜营养不良(特别是锥细胞营养不良)

　　锥细胞营养不良以双眼中心视力下降为特征 (典型的缓慢视力下降至 0.1~0.05)(图 5.22 和图 5.23),进一步出现色觉损害、畏光、在明亮光线下和暗光下一样看不见(昼盲)。除视盘颞侧色淡和视膜动脉变细外,眼底检查相对正常。黄斑区类似"牛眼"的改变是延迟的。尽管本病有遗传方式的报道,但视锥细胞营养不良通常是散发病例。

　　在这类疾病中,ERG 具有诊断价值。当病变局限于黄斑,全视野 ERG 可能正常,而多焦点 ERG 有助于诊断。

　　副肿瘤性视网膜病变[癌症相关的视网膜病变(CAR)和黑色素瘤相关性视网膜病变(MAR)]比其他变性类视网膜疾病进展迅速(图 5.24)。CAR 可能造成早期中心或旁中心视力下降。然而,初期表现常常是双眼视力下降,没有或有很轻微的眼底改变。ERG 可以确定视网膜病变。血清抗体(CAR 抗体)和原发肿瘤的发现可以确定诊断。

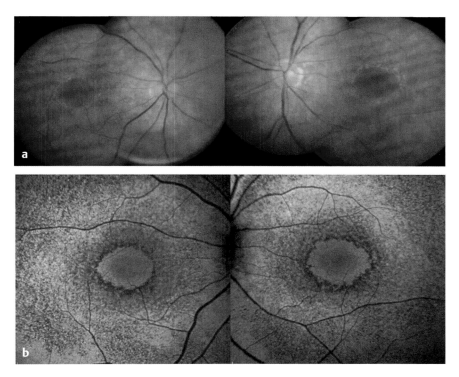

图 5.21 羟氯喹中毒双眼黄斑区牛眼样改变。(a)双眼黄斑随着中心凹周边环状色素增多而改变。(b)眼底自发荧光图像显示双眼中心凹旁区域信号增强。(待续)

5.3.2 双眼暂时性或持续性视力下降的原因

引起双眼暂时性或持续性视力下降的视交叉后部病变的原因有：

- 血管性疾病
  - 椎−基底动脉缺血(大脑后动脉供血区)
  - 脑缺氧
  - 脑静脉血栓形成(上矢状窦)
  - 高血压脑病
  - 恶性高血压(图 5.25)
  - 子痫
- 脑外伤
- 枕叶占位(如肿瘤、脓肿、出血)
- 脱髓鞘病变

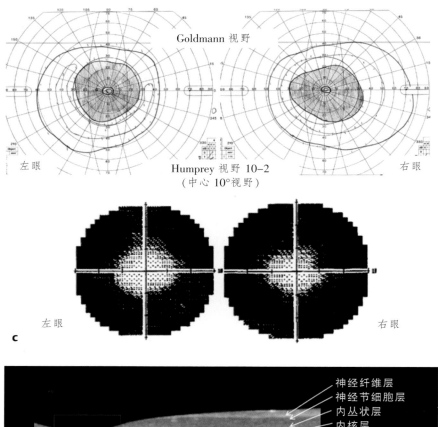

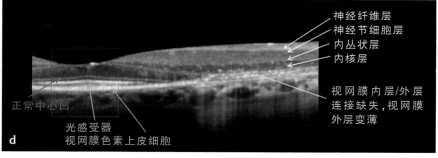

图 5.21(续)   (c)视野检查[Goldmann 视野测试和 10-2 瑞典交互式阈值算法(SITA)标准测试]显示双眼环形暗点。(d)黄斑区谱域 OCT 显示旁中心凹处视网膜内层/外层连接缺失,视网膜外层变薄,而中心凹区这些结构保留,高度怀疑羟氯喹中毒。

- 感染
  - 枕叶脓肿
  - 脑膜炎
  - 进行性多灶性脑白质病
  - 克-雅病

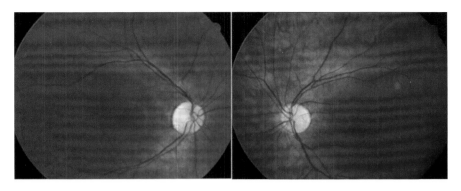

图 5.22　视锥细胞营养不良患者双眼视神经苍白,视网膜动脉变细。此阶段黄斑改变隐匿。双眼视力和色觉下降,无 RAPD。

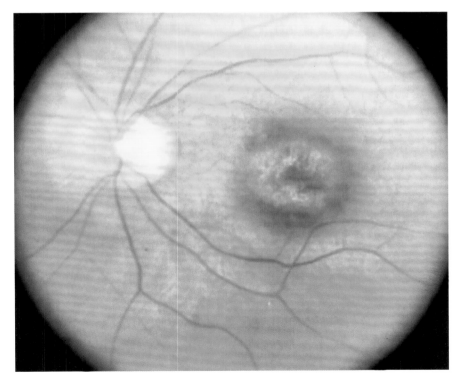

图 5.23　视锥细胞营养不良患者黄斑区典型牛眼样改变,视神经颞侧苍白。

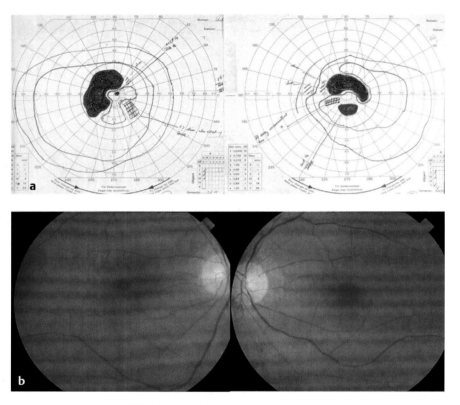

图 5.24 恶性胸腺瘤患者副肿瘤性视网膜病变,CAR 抗体阳性。(a)Goldmann 视野显示双眼环形暗点。(b)眼底显示动脉细,ERG 异常。

- 中枢神经系统(CNS)中毒性疾病
  - 环孢霉素
  - 他克莫司(FK-506)
  - 汞中毒
- 代谢性疾病
  - 低血糖
  - 卟啉症
  - 肝性脑病
- 偏头痛(以视觉为先兆)
- 枕叶癫痫发作
- 变性疾病
  - 阿尔兹海默病

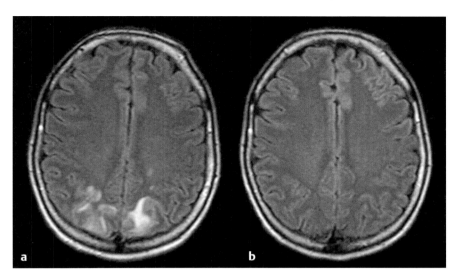

图 5.25 (a)MRI FLAIR 序列显示恶性高血压双侧枕叶损害。患者双眼视力下降,伴有头痛和精神错乱。(b)2 周后血压正常,视功能恢复,MRI 改变恢复。

○ 大脑后部皮质萎缩

可逆性后部白质脑病最常见的原因是恶性高血压、子痫或 CNS 中毒性疾病,如环孢素或他克莫司。

(刘丽娟 译 江汉秋 姜利斌 校)

第 6 章

短暂性视力丧失

短暂性视力丧失很难判断是发生于单眼还是双眼。极少数患者能意识到双眼半侧视野缺损(同向性)会累及双眼视野,其通常只会注意到颞侧视野缺损的那只眼。短暂性视力丧失为双眼受累的最佳提示是阅读障碍(单眼视力下降通常不影响阅读,除非未受累眼之前存在视觉障碍)和视力丧失仅局限于单侧一半的视野,即中线的右侧或左侧沿着垂直径线分布(单眼视力下降通常不会导致这种形式的视力下降)。

本章补充说明了第 5 章中所述视力下降的概况以及提供了有关短暂性单眼、双眼视力丧失的鉴别诊断和治疗建议。

重要提示

评估短暂性视力丧失患者最重要的步骤是明确视力下降是单眼 (病变为眼球或前部视路)还是双眼(病变为视交叉或交叉后视路)。

6.1 短暂性双眼视力丧失

鉴别诊断

偏头痛视觉先兆

有视觉先兆的偏头痛是导致短暂性双眼视力丧失最常见的原因(图 6.1)。患者典型描述为视野中出现同向性小盲点,周围有锯齿状、发光、闪烁的边缘。该盲点在数分钟后扩大,然后逐渐消失。这种视力丧失会扩大至完全同向性偏盲。随

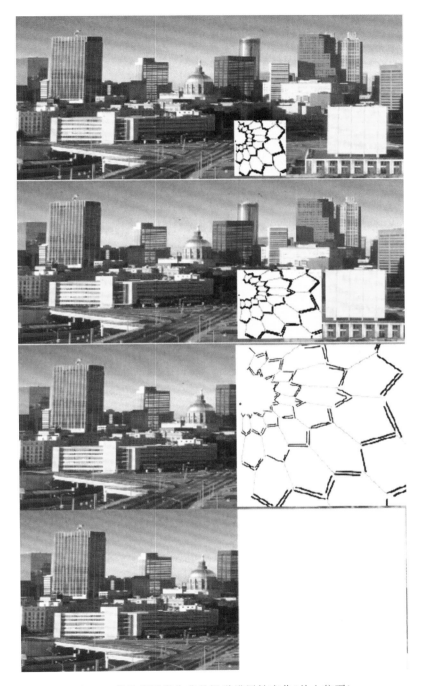

图 6.1 偏头痛视觉先兆的视觉进展性变化(从上往下)。

后出现典型的单侧搏动性头痛(见第 19 章)。

有些患者可出现偏头痛的视觉先兆,而没有头痛的症状,通常在先兆后 20~30min 之内视力和视野恢复至正常(时间通常小于 1h)。

枕叶短暂性脑缺血发作

老年患者出现短暂性、完全性双眼视力丧失可能提示基底动脉或大脑后动脉供血区的短暂性脑缺血发作(TIA)。单侧枕叶 TIA 表现为短暂性同向性偏盲。

与偏头痛相反,缺血所致的偏盲事件典型表现为一过性或仅持续数分钟的视力丧失。通常伴有头痛,特别在视野缺损对侧的眉弓上方,但是这种疼痛通常与视力丧失同时发生,而不像偏头痛是发生在视力丧失之后。TIA 在脑动脉前循环中导致同侧单眼视力丧失,而在后循环中则导致双眼视力丧失(通常为对侧同向性偏盲)。这可通过脑部血液供应的解剖结构来解释(图 6.2 和图 6.3)。

颈内动脉提供双侧大脑前半球及眼部的血液供应。椎基底动脉系统提供双侧大脑后半球(包括枕叶)以及颅窝(脑干和小脑)的血液供应(图 6.2)。

枕叶由起源于基底动脉的大脑后动脉供血(图 6.3)。基底动脉狭窄或闭塞会导致双侧枕叶缺血及双眼完全视力丧失(皮层盲)。大脑后动脉闭塞可引起单侧枕叶缺血及对侧同向性偏盲。

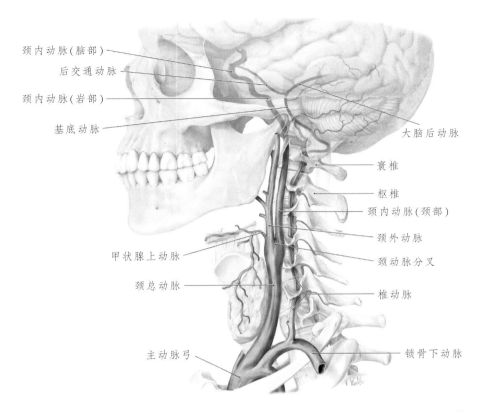

颈内动脉(脑部)

后交通动脉

颈内动脉(岩部)

基底动脉

大脑后动脉

寰椎

枢椎

颈内动脉(颈部)

颈外动脉

甲状腺上动脉

颈动脉分叉

颈总动脉

椎动脉

主动脉弓

锁骨下动脉

图 6.2　脑部供血。(From Schuenke M,Schulte E,Schumacher U,Ross LM,Lamperti ED,Voll M. THIEME Atlas of Anatomy,Head and Neuroanatomy. Stuttgart,Germany:Thieme;2007. Illustration by Karl Wesker.)

枕叶癫痫

枕叶癫痫在任何年龄段均可发病,但儿童较常见,其可原发或继发于枕叶病变。患者典型主诉为反复发作的一过性单纯阳性视觉现象,例如,闪光或气泡。本病累及双眼,可导致半侧视野或全视野弥漫受累。

表 6.1 比较了偏头痛视觉先兆、枕叶 TIA 及枕叶癫痫三者的特征。

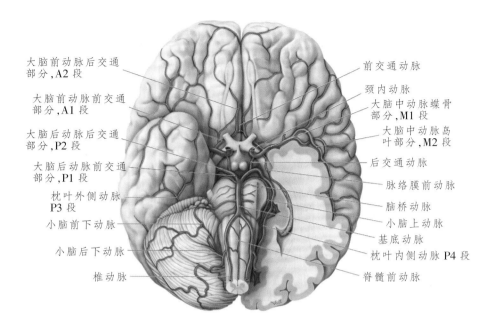

大脑前动脉后交通部分, A2 段

大脑前动脉前交通部分, A1 段

大脑后动脉后交通部分, P2 段

大脑后动脉前交通部分, P1 段

枕叶外侧动脉 P3 段

小脑前下动脉

小脑后下动脉

椎动脉

前交通动脉

颈内动脉

大脑中动脉蝶骨部分, M1 段

大脑中动脉岛叶部分, M2 段

后交通动脉

脉络膜前动脉

脑桥动脉

小脑上动脉

基底动脉

枕叶内侧动脉 P4 段

脊髓前动脉

图 6.3 颅底 Willis 环。(From Schuenke M, Schulte E, Schumacher U, Ross LM, Lamperti ED, Voll M. THIEME Atlas of Anatomy, Head and Neuroanatomy. Stuttgart, Germany: Thieme; 2007. Illustration by Markus Voll.)

表 6.1 双眼短暂性视力丧失最常见的三种病因的特征			
	偏头痛视觉先兆	枕叶短暂性缺血发作	枕叶癫痫
视觉症状	阳性;非常丰富、多变;通常为黑白色、闪烁、发亮的,有锯齿状边缘	阴性(偏盲或全盲)	阳性;单纯视觉现象(视幻觉、气泡),彩色的,发作期失明
症状进展	典型"偏头痛进行曲",随时间延长症状呈进展性	突发突止	通常不进展
视觉症状的持续时间	典型为 20~30min	数分钟	常为一过性(数秒钟),经常反复
头痛	偏头痛典型出现在先兆之后,也可能不发生	眉弓疼痛 可能与视觉症状同时发生	无
伴随症状	跟随头痛;视觉先兆可能跟随着其他偏头痛先兆(多数为感觉性)	椎基底动脉缺血: • 眩晕、头昏 • 平衡感差 • 复视 • 双侧肢体无力	通常没有 可能伴随其他癫痫发作

导致短暂性双眼视力丧失的其他不常见的原因有头部外伤,尤其见于儿童、高血压脑病、妊娠毒血症、药物中毒,例如,环孢素可能导致持续数小时或数天的皮质盲(见图 5.25)。

6.2 单眼—过性黑矇

TMVL 是单眼突发一过性视力丧失的首选术语。TMVL 最常见原因是短暂性眼部缺血(即一过性黑矇),但也有可能是其他机制所致,例如,视盘水肿和其他眼部疾病。详见第 5 章讨论。

6.2.1 鉴别诊断

TMVL 可能为血管性原因所致(眼动脉、视网膜中央动脉及其分支、睫状后动脉或视网膜中央静脉供血区短暂性缺血),或病因可能源自眼球(例如,干眼症或闭角型青光眼急性发作),也可能由于视神经乳头发育异常所致。

> **重要提示**
>
> 短暂性视物模糊(TVO)的特征表现为一过性黑矇或"灰矇",常发生于身体姿势的突然改变,例如,弯腰。这通常提示可能存在视神经乳头水肿或视神经发育异常所致的视神经乳头压力增高。虽然导致视盘水肿的原因很多,但导致 TVO 最常见的原因是颅内压增高所致的视乳头水肿。

眼眶占位可能导致凝视诱发的 TMVL 发作。当占位相对较小时,发作间期查体可能是正常的。眼球运动导致视神经牵拉以及神经或血供间歇性受压,造成短暂性视力丧失(图 6.4)。

前房角窄可能导致自发缓解的闭角型青光眼发作(图 6.5)。在发作期,眼压升高,患者主诉痛性、短暂性单眼视物模糊伴眼前灯光周围有光晕。

干眼症患者经常主诉视力波动,尤其是阅读时。

6.2.2 患者评估

临床病史及详细的眼科检查有助于确定 TMVL 的发病机制。

首先需要询问患者的问题是 TMVL 的发病形式和持续时间。答案有助于确定病因。例如,视网膜动脉栓塞导致的急性 TMVL,持续 1~4min 不等。眼球低灌注

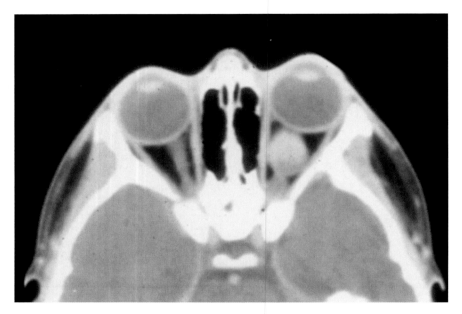

图 6.4 眼眶轴位增强 CT 图像显示左侧眼眶占位。

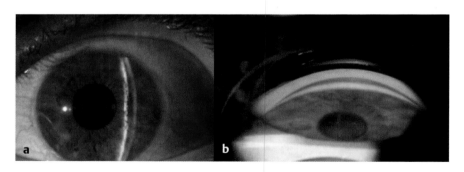

图 6.5 (a)裂隙灯检查示浅前房。(b)反复发作痛性单眼视力丧失患者,房角镜示房角窄。

导致的 TMVL 可能呈进行性,至少持续 5~10min,常发生于站起或注视强光时。静脉阻塞导致进行性视力丧失,持续至少 10~20min。视神经乳头发育异常所致 TVO 为一过性,仅持续数秒钟,常发生于弯腰或 Valsalva 动作。

以下伴随症状有助于确定 TMVL 的发病机制:

- 头痛,头皮触痛,间歇性下颌功能障碍及复视:巨细胞动脉炎。
- 眼部或眉弓疼痛:间歇性闭角型青光眼或巨细胞动脉炎。
- 颈部疼痛:颈段颈动脉夹层。
- 同侧 Horner 征:颈动脉夹层。

- 同时对侧半身感觉或运动异常:同侧颈动脉狭窄。
- 晕厥先兆:系统性低血压或高黏滞综合征。
- 眼球运动时出现 TMVL:眼眶占位。
- 阅读时出现视物模糊:干眼症。

眼科检查有助于排除 TMVL 的局灶病因并发现视网膜动脉栓塞、视网膜缺血、静脉阻塞性视网膜病变或视神经缺血的证据。

前房角狭窄可导致自发缓解的闭角型青光眼发作(图 6.5)。在发作期,眼压升高,患者主诉痛性、短暂性单眼视物模糊伴眼前灯光周围有光晕。

6.2.3 血管性 TMVL

血管性 TMVL 是颈动脉闭塞性疾病最常见的,同时也可能是最重要的眼科症状(见第 20 章)。血管性 TMVL 患者主诉孤立性或复发性急性单眼部分或完全视力丧失发作。

图 6.6 显示眼球及眼眶的供血情况。眼球及眼眶内容物的主要血供来源于眼动脉,为颈内动脉的一个分支(图 6.7)。任何血管性疾病累及心脏与眼动脉之间的动脉都可能导致眼缺血和视力丧失。

颈外动脉及其分支也参与眼球及眼眶内容物的供血。当颈内动脉狭窄或闭塞时,整个眼球的供血可能来源于颈外动脉。这种情况下可能会出现从眼球到脑部的盗血现象,眼动脉的血流可能反流,从而导致大部分血流参与同侧大脑半球的供血。

眼动脉的分支(图 6.8 和图 6.9)包括分布至视网膜内层的视网膜中央动脉,分布至脉络膜和视神经的睫后短动脉,分布至睫状体和虹膜的睫后长动脉,以及由肌动脉发出的睫前动脉。眼动脉闭塞导致整个眼球缺血,而视网膜中央动脉闭塞导致视网膜缺血。

> **重要提示**
>
> 当颈内动脉发生严重闭塞性疾病时, 颈外动脉对于眼眶及脑部的侧支循环十分重要(图 6.10 和图 6.11)。

血管性 TMVL 的发病机制

血管性 TMVL 的发病机制有栓塞、眼低灌注(血流动力学性 TMVL)、血管炎(通常指巨细胞动脉炎)、动脉痉挛(视网膜中央动脉)以及静脉阻塞(视网膜中央

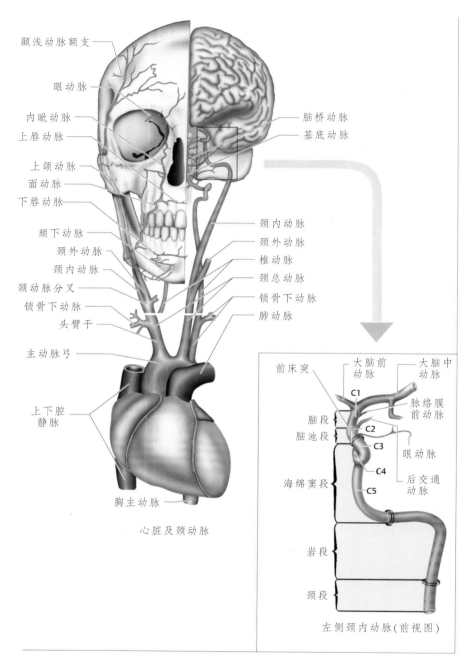

颞浅动脉额支

眼动脉

内眦动脉

上唇动脉

上颌动脉

面动脉

下唇动脉

颏下动脉

颈外动脉

颈内动脉

颈动脉分叉

锁骨下动脉

头臂干

主动脉弓

上下腔静脉

胸主动脉

脑桥动脉

基底动脉

颈内动脉

颈外动脉

椎动脉

颈总动脉

锁骨下动脉

肺动脉

心脏及颈动脉

前床突

大脑前动脉

大脑中动脉

C1

脑段

脑池段

C2

C3

C4

海绵窦段

C5

脉络膜前动脉

眼动脉

后交通动脉

岩段

颈段

左侧颈内动脉(前视图)

图 6.6　眼球及眼眶的血供。(From Rohkamm R. Color Atlas of Neurology. New York, NY: Thieme; 2004; 11. Reprinted by permission.)

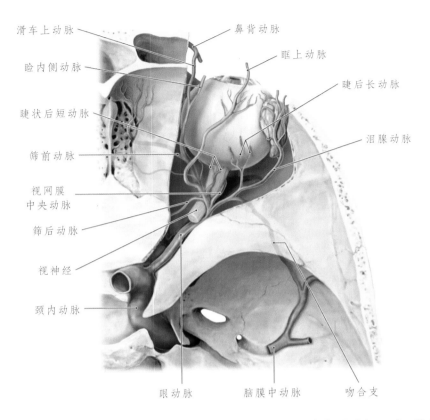

滑车上动脉
鼻背动脉
眶上动脉
睑内侧动脉
睫后长动脉
睫状后短动脉
筛前动脉
泪腺动脉
视网膜
中央动脉
筛后动脉
视神经
颈内动脉
眼动脉
脑膜中动脉
吻合支

图 6.7　右眼眶上面观所示眼动脉及其分支。(From Schuenke M,Schulte E,Schumacher U,Ross LM,Lamperti ED,Voll M. THIEME Atlas of Anatomy,Head and Neuroanatomy. Stut tgart,Germany:Thieme;2007. Illustration by Karl Wesker.)

静脉)。

• 进入视网膜循环的栓子(图 6.12 至图 6.14)(视网膜中央动脉和分支动脉)最常来源于颈总动脉或颈内动脉,其病变所致栓塞物进入视网膜循环。栓塞最常导致受累眼视野中出现黑色或暗影扩散,数分钟之后消失。有时可以用检眼镜观察到栓子在视网膜动脉内通过。

重要提示

栓塞(位于视网膜中央动脉或眼动脉)是导致短暂性或永久性视网膜缺血最常见的原因,需要迅速完善检查以明确栓塞来源。颈动脉疾病是导致视网膜缺血最常见的原因。

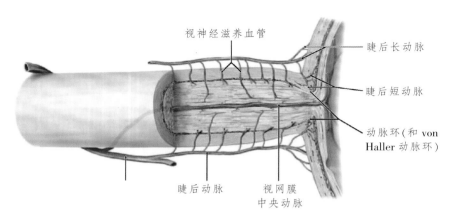

图 6.8   视神经侧视图显示视神经动脉血供。视网膜中央动脉(眼动脉第一分支)在眼球后 1cm 处自下方进入视神经,在其内部向前行到达视网膜,并在此处发出多个分支。睫后动脉发出一些细小分支供应眶内段视神经。视神经乳头的血供来自睫后短动脉各分支间的吻合支形成的动脉环(zinn 动脉环)。(From Schuenke M,Schulte E,Schumacher U,Ross LM,Lamperti ED,Voll M. THIEME Atlas of Anatomy,Head and Neuroanatomy. Stuttgart,Germany:Thieme;2007. Illustration by Karl Wesker.)

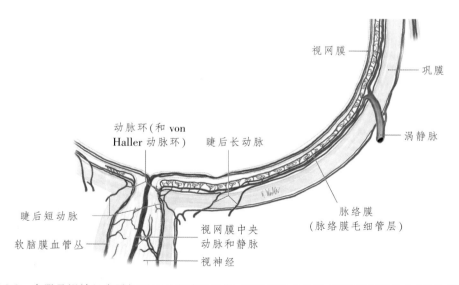

图 6.9   右眼及视神经水平切面显示眼球的血供。视网膜中央动脉(营养视网膜的内层)的管径相对大,可以被栓子阻塞并向其分支移动(视网膜分支动脉)。睫后短动脉(脉络膜和视神经)太小以至于不受栓子影响。(From Schuenke M,Schulte E,Schumacher U,Ross LM,Lamperti ED,Voll M. THIEME Atlas of Anatomy,Head and Neuroanatomy. Stuttgart,Germany:Thieme;2007. Illustration by Karl Wesker.)

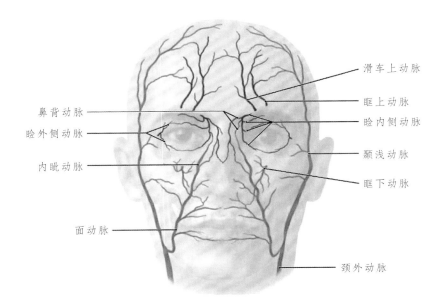

图 6.10　颈外动脉的分支。(From Schuenke M, Schulte E, Schumacher U, Ross LM, Lamperti ED, Voll M. THIEME Atlas of Anatomy, Head and Neuroanatomy. Stuttgart, Germany: Thieme; 2007. Illustration by Karl Wesker.)

- 眼低灌注(图 6.15 和图 6.16)见于颈动脉循环严重狭窄,因视网膜或脉络膜的低灌注从而导致 TMVL。眼低灌注可能与暂时性,但是长时间的视力丧失(数分钟至数小时)和阳性视觉现象有关。发生 TMVL 的典型情况包括灌注压下降(例如,姿势改变),视网膜需氧量增加(例如,暴露于强光)以及血流被全身其他部位分流时(例如,餐后或运动中)。静脉阻塞性视网膜病变或眼缺血综合征可以观察到新生血管形成。血管再生过程中眼灌注恢复正常可能防止眼缺血综合征进展。

- 在 50 岁以上的老年人中, 巨细胞颞动脉炎是导致反复 TMVL 的重要原因。眼科检查可能正常,也可能发现视神经水肿,动脉炎性 AION 提示即将发生永久性视力丧失。这些患者需要紧急应用大剂量糖皮质激素治疗以防止永久性视力丧失(见第 20 章)。

- 视网膜中央动脉痉挛可导致孤立发作的、无痛性、突发、完全性单眼视力丧失,通常持续 30~60s。血管痉挛最常见于青年和健康人群,发病原因不明。预后良好,未来没有发生眼或脑梗死的风险。通常予以抗血小板药物或钙离子拮抗剂治疗。

- 视网膜中央静脉阻塞(图 6.17)可能出现在短暂性单眼视物模糊之后。本

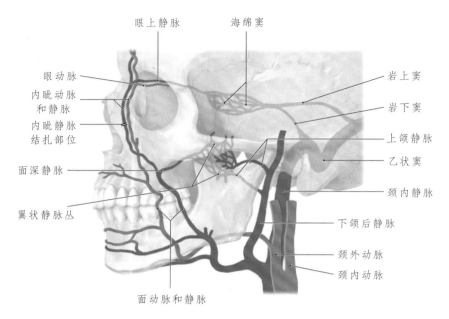

眼上静脉　　　海绵窦

眼动脉

内眦动脉
和静脉

内眦静脉
结扎部位

面深静脉

翼状静脉丛

面动脉和静脉

岩上窦

岩下窦

上颌静脉

乙状窦

颈内静脉

下颌后静脉

颈外动脉

颈内动脉

图 6.11　颈外动脉参与眼眶的血供。(From Schuenke M,Schulte E,Schumacher U,Ross LM, Lamperti ED,Voll M. THIEME Atlas of Anotomy,Head and Neuroanatomy. Stuttgart,Germany: Thieme;2007. Illustration by Karl Wesker.)

病发作持续时间较动脉缺血时间长,且视力丧失通常是不完全性的。

自然病程

血管性 TMVL 的发病过程因患者的年龄和病因而有所差异。血管性 TMVL 是全身性血管疾病的显著标志,应该在神经科卒中专科医师的帮助下尽快进行评估检查。

血管性 TMVL 患者面临许多风险。其中不可逆的视力丧失(视网膜中央动脉阻塞)在颈内动脉狭窄患者中的风险约为每年 1%。脑梗死的发生率因 TMVL 的原因不同而有所差异。TMVL 患者合并同侧动脉粥样硬化性颈内动脉狭窄≥50% 者,在 3 年内发生脑梗死的风险为 10%,并且大部分在 TMVL 发作后的数日内出现。颈动脉狭窄程度越重脑梗死的风险越大。此外,TMVL 患者合并动脉粥样硬化性疾病的血管性死亡风险(心肌梗死)约为每年 4%。

患者评估

患者的评估因其临床表现和特点不同而有所差异(图 6.18)。在 TMVL 发病

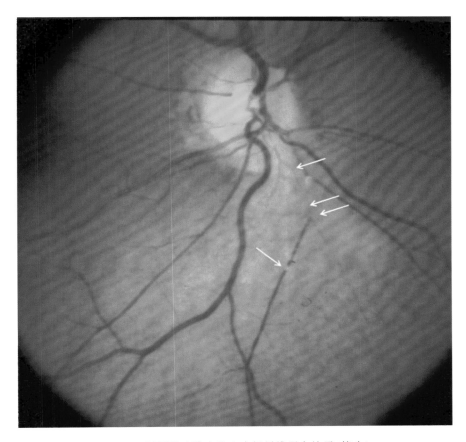

图 6.12　视网膜动脉内的血小板纤维蛋白栓子(箭头)。

当日就诊的患者需紧急评估,年龄在 50 岁以上的患者均需要除外巨细胞性动脉炎。

重要提示

巨细胞性动脉炎患者间断性脉络膜和视神经缺血可导致 TMVL 出现。年龄在 50 岁以上的 TMVL 患者均需要检查红细胞沉降率(ESR)和 C 反应蛋白(CRP)。

需要立即进行眼科检查。如果怀疑病因为血管源性,需要急查全血细胞计数(CBC)、血小板计数、ESR 和 CRP。

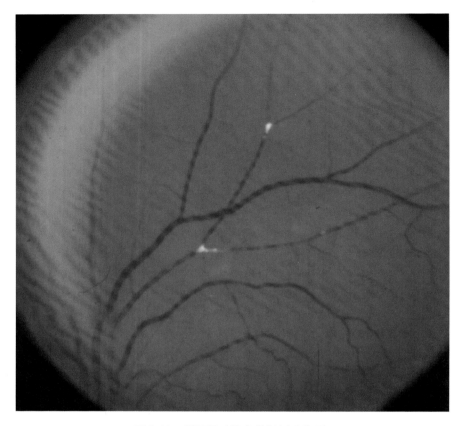

图 6.13　视网膜动脉内的胆固醇栓子。

重要提示

　　血管性 TMVL 是一种类似于 TIA 的临床急症。美国心脏病协会建议,疑诊为 TMVL 的患者需要与 TIA 一样立即进行评估检查,包括头颅影像(最好为 DWI 的头部 MRI)。孤立性 TMVL 患者的头部 MRI 常可发现无症状性脑梗死。

6.2.4　TMVL 的治疗

　　治疗首先针对眼部原因。血管性 TMVL 的治疗需要针对眼部和脑梗死的二级预防。

　　控制危险因素包括如下:

　　• 高血压和非高血压患者均需要降血压。

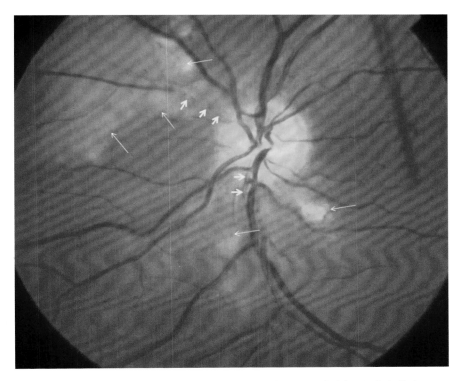

图 6.14　视网膜动脉内的多发栓子(黄色箭头)合并视网膜小梗死(白色箭头)。

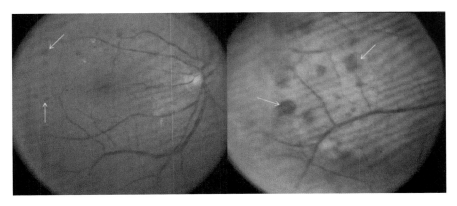

图 6.15　慢性眼低灌注所致视网膜静脉阻塞性视网膜病变。注意视网膜赤道部的多发性斑点
状出血(箭头)。

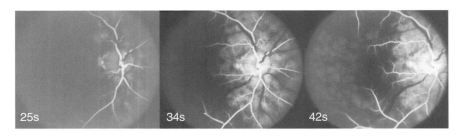

图 6.16　慢性眼缺血综合征的视网膜荧光造影。由于重度颈动脉闭塞性疾病导致脉络膜和视网膜血管充盈延迟明显。

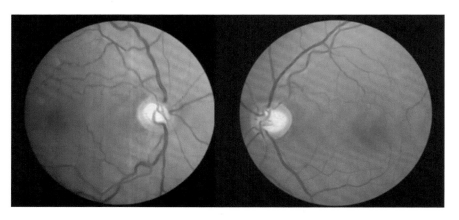

图 6.17　继发于视网膜中央静脉阻塞前期的右眼(左图)视网膜静脉扩张。该患者右眼视物模糊反复发作,最长持续 20min。1 周后,进展为视网膜中央静脉阻塞及永久性视力丧失。左眼静脉正常(右图)。

- 戒烟。
- 适当治疗冠心病、心律失常、充血性心力衰竭以及瓣膜性心脏病。
- 杜绝过量饮酒(限制一天 1~2 杯)。
- 建议治疗高脂血症,若使用降脂药,推荐他汀类药物。
- 建议快速将血糖控制在 126mg/dL(7mmol/L)以下。
- 建议锻炼身体。
- 没有禁忌证的非心源性栓塞 TMVL 患者需要长期使用抗血小板药物治疗(阿司匹林每日 50~325mg、阿司匹林 25mg 和双嘧达莫缓释片 200mg 联合用药每日两次、氯吡格雷每日 75mg 都是可选的初始治疗方案)。
- 房颤、其他心源性栓塞高危患者及一些高凝状态患者需要长期抗凝治疗

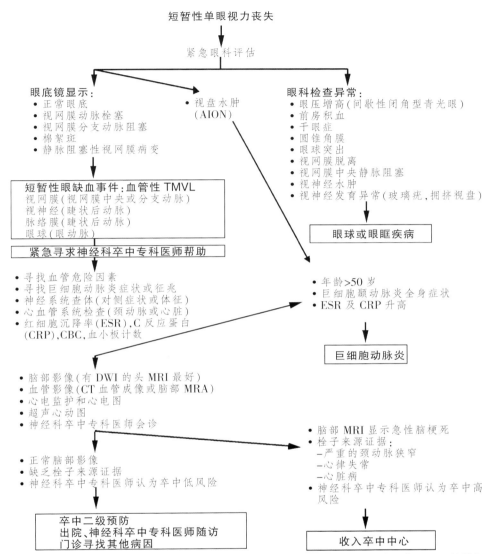

图 6.18　TMVL 患者评估。CBC，全血细胞计数；CTA，计算机断层扫描血管成像；DWI，扩散加权成像；MRA，磁共振血管成像；MRI，磁共振成像；TMVL，短暂性单眼视力下降。

（国际标准化比值 2.5）以预防卒中。

　　• 同侧颈内动脉狭窄 70%~99%、经选择适合外科手术的高危患者 TMVL 发作后短期内需要考虑颈动脉内膜剥脱术。

（颜榕　译　刘丽娟　校）

第7章

视网膜血管疾病

视网膜动脉或静脉阻塞可导致视网膜局部缺血和视力丧失。由于眼球和眼眶均是由大脑供血,故视网膜血管疾病是神经系统的常见病。

7.1 视网膜动脉闭塞

视网膜中央动脉和视网膜分支动脉阻塞可导致急性单眼视力丧失。除继发于巨细胞性动脉炎或继发于颈动脉夹层的视网膜血管阻塞外,其他原因导致的视网膜血管阻塞所引起的视力丧失均是无痛性的。

永久性的视力丧失之前通常会出现一次或多次短暂性的单眼视力丧失。

视觉功能预后通常较差。这类患者存在复发性眼部或脑部梗死的风险。怀疑脑梗死的患者应立即进行紧急评估。

7.1.1 视网膜动脉闭塞的类型

无症状性胆固醇视网膜动脉栓塞

无症状性视网膜动脉栓塞(最常见的病因是胆固醇)在年龄>50 岁的患者中的发病率为 1%~2%(图 7.1)。这些患者需要进行动脉粥样硬化血管危险因素的评估,这些危险因素需要进行积极干预。

视网膜中央动脉阻塞

视网膜中央动脉阻塞可导致严重的单眼视力丧失(图 7.2 至图 7.4),并出现带有樱桃红斑(黄斑中心凹呈红色,其周围缺血的视网膜呈白色)的视网膜水肿。黄斑中心凹处的视网膜非常薄,其下面富含血管的正常的脉络膜呈红色。视网膜水肿发生的最初数小时内,眼底大多是正常的。视网膜动脉通常会变得纤

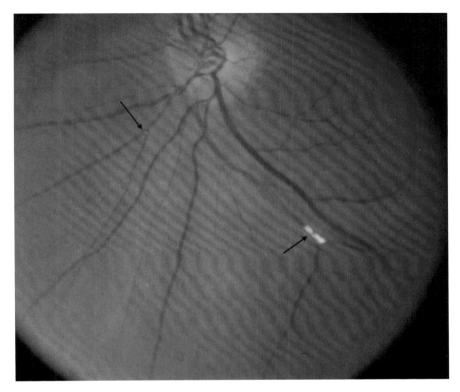

图 7.1　无症状性胆固醇视网膜动脉栓塞(箭头)。栓子位于动脉分叉处,可见反光。

细,有时伴见栓子。由于视网膜内层,包括神经纤维层受累,故会出现明显的 RAPD。

约 30% 的患者有睫状视网膜动脉,它是由后睫状环发出的。在视网膜中央动脉阻塞的病例中, 含有睫状视网膜动脉的视网膜不受累, 可以保留一部分视力(图 7.5)。如果睫状视网膜动脉为黄斑中心凹供血,那么中心视力可得以保留。

眼动脉阻塞

与视网膜中央动脉阻塞相同,眼动脉阻塞也可出现严重的单眼视力丧失,并伴有明显的 RAPD;视网膜动脉变细,有时可伴见栓子;视网膜水肿(图 7.6)。与视网膜中央动脉阻塞不同的是,眼动脉阻塞没有樱桃红斑(脉络膜也存在缺血)。视神经缺血常伴有轻度的视盘水肿。

眼动脉阻塞通常与颈内动脉疾病有关,如在眼动脉起始端出现较大的栓塞。巨细胞性动脉炎也是导致其发病的原因。

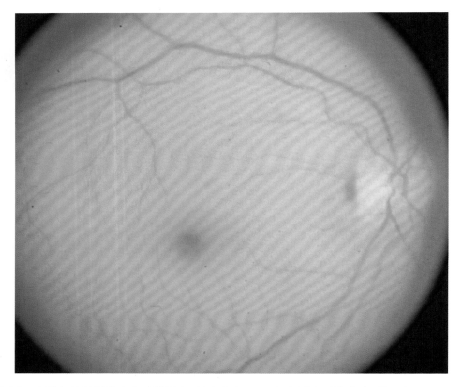

图 7.2　右眼急性视网膜中央动脉阻塞(视力丧失 24h)。视网膜广泛性苍白,黄斑中心凹呈红色(樱桃红斑),动脉变细。

视网膜分支动脉阻塞

　　视网膜分支动脉阻塞可出现单眼部分视力丧失、中度 RAPD 和视网膜分支动脉纤细,通常可见一个或多个栓子,并出现局部视网膜水肿(图 7.7 至图 7.9)。同时可出现与受累区域相应的视野缺损(通常是上部或下部视野缺损)。其形成主要与视网膜分支动脉栓塞有关。不同栓塞的临床特征可有助于我们了解栓子的性质和来源(表 7.1)。巨细胞性动脉炎相对少见。

　　Susac 综合征是罕见的可引起复发性视网膜分支动脉阻塞的病因,其病因不明,可引起视网膜、耳蜗和脑部的小动脉阻塞,在青年女性中多见。其临床表现三联征包括:视网膜分支动脉阻塞、听力下降以及伴有 CNS 症状和精神异常的脑病。

　　建议进行眼科检查,包括荧光素眼底血管造影,可发现多发的分支动脉阻塞,单眼受累还是双眼受累;听力图,判断听力下降累及单耳还是双耳;增强

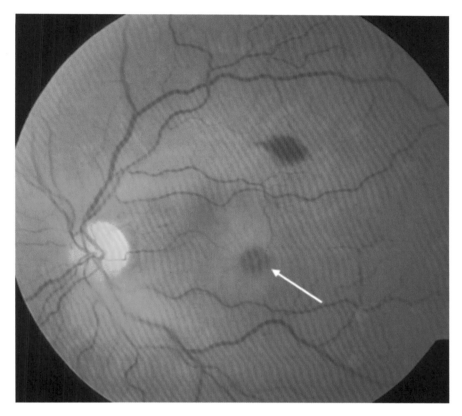

图 7.3　左眼急性视网膜中央动脉阻塞,可见樱桃红斑(箭头)(视力丧失 3h)。黄斑上方可见视网膜出血,但视网膜尚未水肿,因此未表现苍白。

MRI,用来发现脑白质及脑灰质中多发性、较小的强化病灶。

巨细胞性动脉炎

巨细胞性动脉炎可引起视网膜缺血(图 7.10),其通常与视神经缺血和脉络膜缺血有关(见第 20 章)。

重要提示

视网膜分支动脉阻塞或视网膜中央动脉阻塞与 PION 同时发生时,高度提示存在巨细胞性动脉炎的可能。

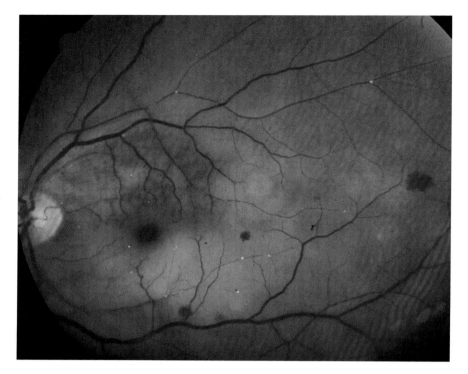

图 7.4　左眼急性视网膜中央动脉阻塞,可见多发视网膜动脉栓塞(视力丧失至少 10h)及散在视网膜出血。

7.1.2　急性视网膜动脉缺血患者的病因及评估

巨细胞性动脉炎、颈动脉疾病与其他来源的栓塞是视网膜缺血的典型病因(表 7.2)。

7.1.3　急性视网膜动脉缺血的治疗

急性期治疗:

• 急性发病的患者需要神经专科的卒中医师尽快进行病情的检查,并进行卒中二级预防。

• 如采用的大多数治疗方法都没有效果,应针对具体病情而做出决定。

• 降低眼压(眼睛按摩,滴眼液)。

• 视网膜中央动脉阻塞的溶栓治疗,应选择视力丧失数小时内的患者。

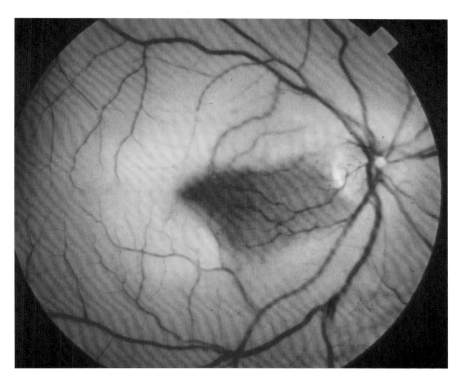

图 7.5　右眼急性栓塞性视网膜中央动脉阻塞伴睫状视网膜动脉回避。缺血区域的视网膜呈苍白色,睫状视网膜动脉供血区域的视网膜正常。

- 确诊巨细胞性动脉炎的患者需使用大剂量静脉糖皮质激素治疗（甲泼尼龙 250mg 每 6h 一次,疗程 3~5 天）,之后改为口服泼尼松[1mg/(kg·d)]。

眼梗死和脑梗死的二级预防:

- 诊断后立即开始。
- 与脑梗死和短暂性视力丧失所建议的治疗相似(见第 6 章)。

7.2 眼缺血综合征

慢性眼灌注不足可导致弥漫性眼缺血。眼缺血多发生于有同侧颈内动脉严重狭窄或阻塞和侧支循环不良的患者。这些患者眼动脉血流量较低。有时,眼动脉血流反流入同侧脑部,以保护脑功能(存在眼盗血现象)(见第 6 章,图 6.15 和图 6.16)。

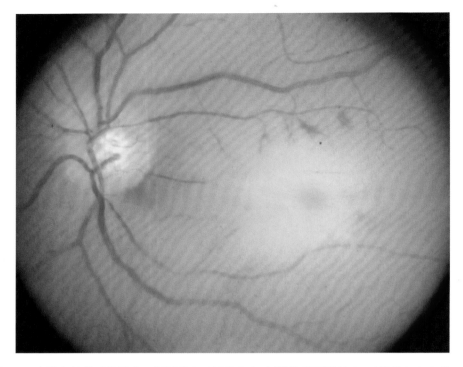

图 7.6   左眼急性眼动脉阻塞。视网膜广泛呈苍白色,因脉络膜同样缺血,无樱桃红斑出现。动脉非常纤细,可见上部少量出血。

7.2.1 特征

静脉淤血性视网膜病变(图 7.11)或低血压性视网膜病变是慢性眼缺血的首发表现。与糖尿病视网膜病变和视网膜中央静脉阻塞相似,其表现为单眼发病,视网膜静脉纡曲、扩张,可见点状出血,上述表现大多发生在视网膜赤道部。

静脉淤血性视网膜病变通常是无症状的。可在站起、饭后或暴露在强光下时,患者出现因血流改变而产生的一过性 TMVL。

眼缺血综合征的其他特征包括:站起时出现眼周钝痛(躺下时恢复),巩膜外层动脉扩张(是由于颈外动脉分支进到眼的侧支循环所致),低眼压和假性眼内炎。

新生血管出现在视网膜和眼前节,可引起新生血管性青光眼(眼压升高)、无张力虹膜迟缓(瞳孔扩大,无对光反应)、白内障或角膜水肿。

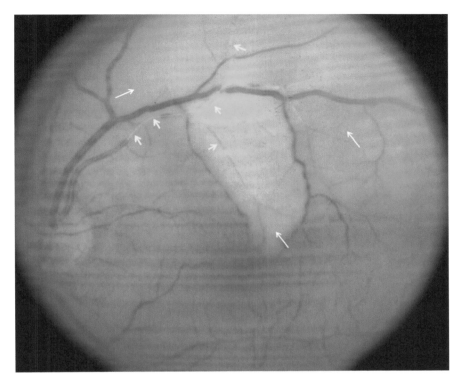

图 7.7　左眼急性上部视网膜分支动脉阻塞。多处动脉内可见血小板纤维蛋白栓子(黄色箭头)。缺血性视网膜水肿,呈苍白色(白色箭头)。

7.2.2　治疗和预后

在这种情况下,眼部的血管重建(例如,患侧颈内动脉狭窄行颈动脉内膜切除术)能改善视网膜病变。如果没有眼部的血管重建,眼缺血综合征仍会进展(图7.12)。

眼缺血综合征的预后不佳。

缺血性视网膜的全视网膜光凝术可减少新生血管形成(例如,对增殖性糖尿病视网膜病变的处理)。这些患者通常伴有患侧颈内动脉阻塞,然而血管重建有时是不可行的(颅内外搭桥手术有时可行)。即使存在眼部的血管重建,视力预后仍然较差。

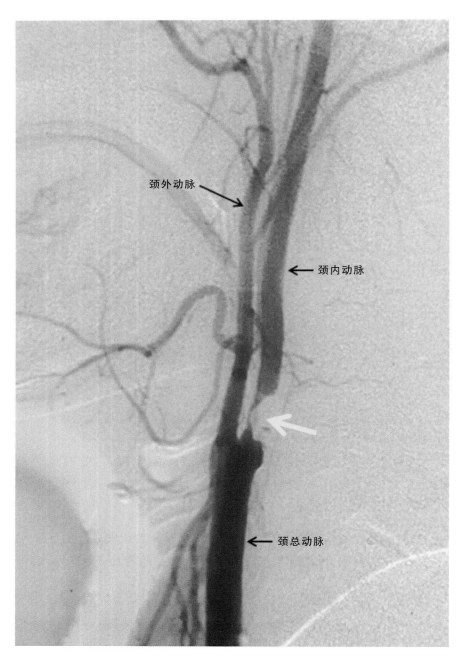

颈外动脉

颈内动脉

颈总动脉

图 7.8 视网膜分支动脉阻塞患者的左侧颈总动脉导管选择性血管造影,可见明显的颈内动脉狭窄(黄色箭头)。

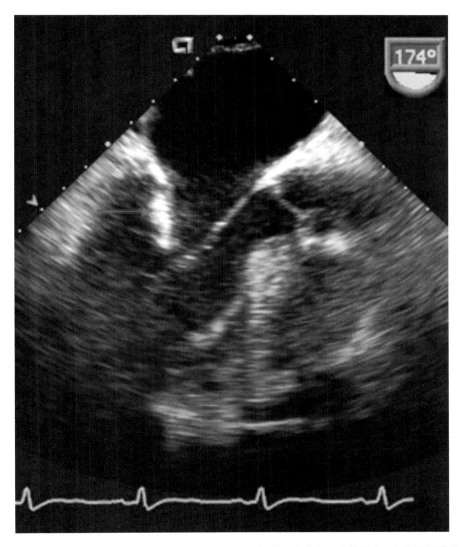

图 7.9　双眼反复发作的 TMVL 患者,2 周后出现了右眼视网膜中央动脉阻塞,左眼视网膜分支动脉阻塞,经食管超声心动图可见二尖瓣上血栓形成(箭头)。

重要提示

　　快速进展的眼缺血综合征的老年患者需注意巨细胞性动脉炎的可能。巨细胞性动脉炎可累及颈外动脉分支。当发生颈内动脉阻塞时,眼部的大部分血液通常由颈外动脉分支通过侧支循环供应。影响颈外动脉分支的任何疾病(例如,巨细胞性动脉炎)都可能损害侧支循环,并导致急性眼缺血疾病的发生。

表 7.1　视网膜动脉栓塞的特征

视网膜动脉栓塞	眼底表现	栓塞来源
胆固醇(Hollenhorst 斑块)	黄色,反光的栓塞(70%的病例是多发的);不仅累及小动脉;通常分布在小动脉分叉处	患侧颈内动脉或主动脉弓动脉粥样硬化
血小板纤维蛋白	白色、灰色的栓塞,苍白色,无反光,通常多发;大多在视网膜小动脉的远端	血栓(颈动脉或主动脉弓动脉粥样硬化),心脏血栓,心脏人工瓣膜
钙	白色,较大的栓塞,通常是孤立的;分布在视网膜中央动脉或其分支的近端	二尖瓣钙化或钙化的动脉粥样硬化斑块
滑石	多发的黄色栓塞;有反光	静脉内药物注射
脂肪	多发的白色斑点,可见出血,棉絮斑	长骨骨折
赘生物	白色、灰色栓塞,通常多发	心脏黏液瘤
感染	多发白斑(Roth 斑)	细菌性心内膜炎,念珠菌

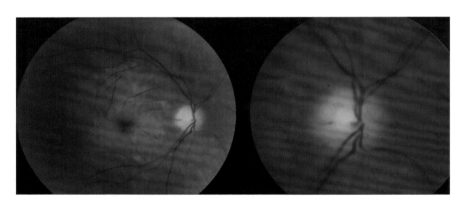

图 7.10　患有巨细胞性动脉炎的 78 岁老年女性右眼急性视网膜中央动脉阻塞和前部缺血性视神经病变(AION)。视力仅存光感,有明显的右眼 RAPD,动脉纤细,可见樱桃红斑。视盘水肿,呈苍白色(右侧放大图),与后部缺血性视神经病(PION)有关。

7.3　视网膜静脉阻塞

7.3.1　特征

视网膜中央静脉阻塞和视网膜分支静脉阻塞(图 7.13 至图 7.15)均可导致亚

表 7.2 急性视网膜动脉缺血患者的病因及评估 [a]

病因	相关检查
巨细胞性动脉炎	CBC,血小板,ESR,CRP
	可考虑荧光素眼底血管造影
	若高度怀疑则行颞动脉活检
脑梗死相关(无症状)	脑部 MRI DWI 或头部 CT
颈动脉疾病(同侧)	颈动脉超声(使用经颅多普勒评估眼动脉和颅内动脉
• 动脉粥样硬化	环)或头颈部 CT 血管造影或 MRA
• 血栓或心源性栓塞所致的阻塞	
• 夹层	
• 肌纤维发育不良	
• 血管炎(Takayasu)	
• 肿瘤,压迫	
主动脉弓动脉粥样硬化	经食管超声心动图
	主动脉弓 CT 血管造影或主动脉弓 MRA
心源性栓塞	心电图;心脏监测
	经胸±经食管超声心动图
	如果需要行 Holter 监测
高凝状态	寻找高凝状态和高黏因素的血液学检测,包括易栓症、
• 易栓症	抗磷脂抗体综合征、高同型半胱氨酸血症、镰状细胞
• 获得性	病、单克隆丙种球蛋白病、癌症、感染和弥漫性血管
	内凝血

缩写:CBC:全血细胞计数;CRP:C 反应蛋白;CT:计算机断层扫描;ESR:红细胞沉降率;MRI:磁共振成像;MRA:磁共振血管造影。

[a] 急性视网膜动脉阻塞的原因及其需要完善的最急需的或常规需要的检查。

急性单眼视力丧失。视力丧失通常持续发展数天,主要继发于黄斑水肿和黄斑缺血。永久视力丧失之前会出现持续相对较长时间的 TMVL（长达 30min）(见第 6章,图 6.17)。

7.3.2 视网膜静脉阻塞的类型

急性视网膜中央静脉阻塞

急性视网膜中央静脉阻塞的特点为超过数小时或数天的无痛性单眼视力丧失;静脉扩张、纡曲;视网膜出血;视网膜和视神经水肿。视网膜缺血和棉絮斑提示缺血状态。如果视网膜缺血范围广泛,可见 RAPD(预后差)。急性视网膜中央静

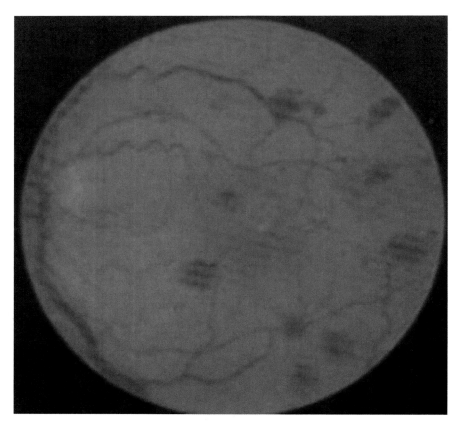

图 7.11 颈内动脉阻塞患者的静脉血栓性视网膜病变。静脉扩张、纤曲,在视网膜赤道部可见多发大片点状出血。

脉阻塞可出现孤立的视神经水肿(图 7.16)。这些患者经常被误诊为急性视神经病变,如 PION。

远离视神经水肿部位出现的视网膜出血通常提示视网膜中央静脉阻塞。荧光素眼底血管造影可用来鉴别静脉阻塞与其他原因所致的视盘水肿。

表 7.3 描述了急性视网膜静脉缺血的病因和相关检查。

急性视网膜分支静脉阻塞和半侧视网膜静脉阻塞

急性视网膜分支静脉阻塞和半侧视网膜静脉阻塞均表现为无痛性单眼视力丧失,持续数小时或数天;静脉扩张、纤曲;静脉闭塞区域可见视网膜水肿出血(图 7.14 和图 7.15)。

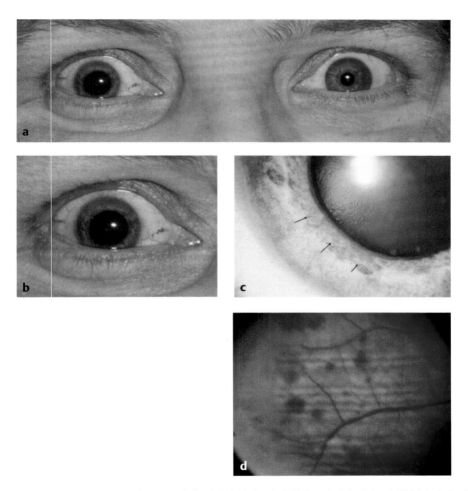

图 7.12　(a)右眼眼缺血综合征。巩膜外层动脉扩张,瞳孔散大,无对光反应,右眼视力丧失,伴全眼痛。(b)右眼近放大图,可清楚看到扩张的巩膜动脉。(c)虹膜新生血管形成(箭头所示为新生血管),轻度白内障。新生血管侵入前房角,并导致眼内压升高(新生血管性青光眼)。(d)静脉血栓性视网膜病变可见视网膜赤道部点状出血。

7.3.3　自然病史和患者评估

　　视网膜静脉阻塞大多数发生于年龄>50 岁伴有血管危险因素的患者。这些患者需要积极控制血管危险因素,但收效甚微。寻找高凝状态的血液检查,只对高度怀疑有高凝状态的患者[反复发作的视网膜静脉阻塞,双侧视网膜静脉阻塞,年轻患者和(或)有静脉阻塞的个人史或家族史]实施(见第 20 章)。

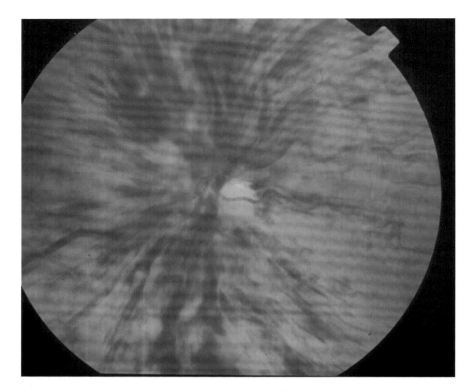

图 7.13   左眼视网膜中央静脉阻塞。

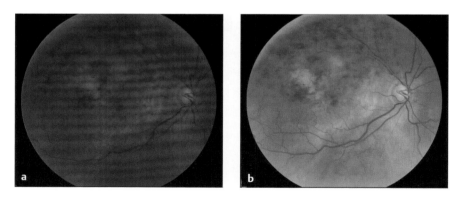

图 7.14   (a)右眼上部视网膜分支静脉阻塞。(b)荧光素眼底血管造影提示静脉充盈迟缓。

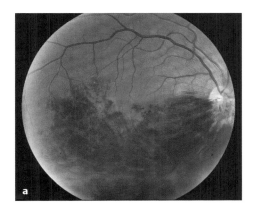
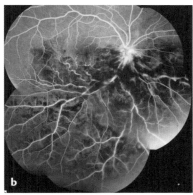

图 7.15　(a)急性下半视网膜静脉阻塞，伴见局部视盘水肿和视网膜出血。(b)荧光素眼底血管造影合成图像，显示了数周后弥漫性视网膜低灌注(缺血型)。

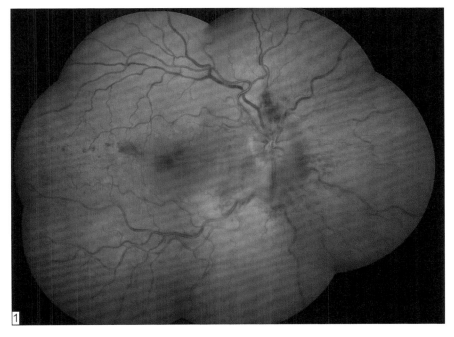

图 7.16　右眼视网膜中央静脉阻塞导致的视盘水肿，可见黄斑出血和黄斑区暂时性出血。

表 7.3   急性视网膜静脉缺血的病因和相关检查

病因	相关检查
局部小动脉硬化	寻找血管危险因素
动脉粥样硬化或硬化的动脉对静脉的压迫	血液学检测,血脂代谢
高凝状态	寻找高凝状态和高黏因素的血液学检测,包
• 易栓症	括易栓症、抗磷脂抗体综合征、高同型半胱
• 获得性	氨酸血症、镰状细胞病、单克隆丙种球蛋白
	病、癌症、感染和弥漫性血管内凝血
眼眶内视神经或静脉的压迫来自:	眼眶影像学
• 眼眶肿块	
• 视神经鞘脑膜瘤	
静脉充血,由于:	脑部和眼眶影像学
• 颈内动脉海绵窦瘘	
• 海绵窦血栓形成	
• 严重的视乳头水肿	

只有存在眼眶综合征、海绵窦综合征或视神经病变临床证据的患者,才需进行眼眶影像学检查。

7.3.4 预后和治疗

静脉阻塞的类型(缺血型或非缺血型)决定了视力的预后。由黄斑水肿所致的视力丧失,视力通常可以随时间改善。黄斑缺血时(患眼有明显的 RAPD),视力预后较差。

大多数情况下,出血和视网膜水肿在数周或数月后症状可自行缓解。非缺血型视网膜中央静脉阻塞患者的视力预后较好, 黄斑水肿消退后视觉功能即可改善;而缺血型是眼内新生血管形成和永久性视力丧失的高危因素。眼底病专家会提供多种治疗方案,如降低眼压、视网膜激光、玻璃体内注射糖皮质激素和抗血管内皮细胞生长因子(VEGF)等药物。

视网膜中央静脉阻塞后可出现分流血管(图 7.17)。常规眼科检查就可发现这些扩张的分流血管。视神经鞘脑膜瘤需要通过眼眶 MRI 的增强和压脂相来排除。

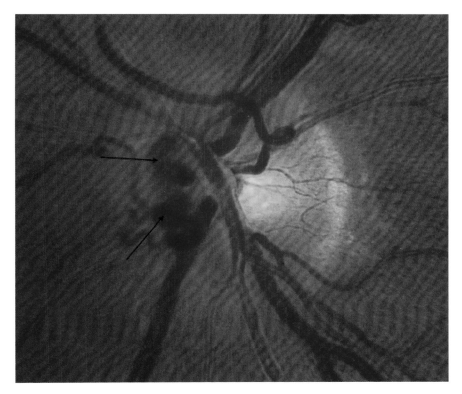

图 7.17　视网膜中央静脉阻塞数月后,视盘表面的分流血管(箭头)。

7.4 糖尿病视网膜病变

糖尿病视网膜病变(图 7.18 至图 7.20)是常见的导致视力丧失的原因。黄斑水肿和视网膜缺血可导致严重的视力下降。缺血是弥漫性的,经常累及黄斑(导致中心视力下降),因新生血管形成而导致的视力损害更加严重(增殖性糖尿病视网膜病变)。

增殖性糖尿病视网膜病变中新生血管形成可导致出血和牵拉性视网膜脱离。激光破坏周围视网膜(全视网膜光凝)可减少新生血管形成,但会引起夜盲症和视野缩小。

7.5 高血压视网膜病变

本病的视网膜血管改变是由于长期的动脉压升高所致,通常双侧受累。高血

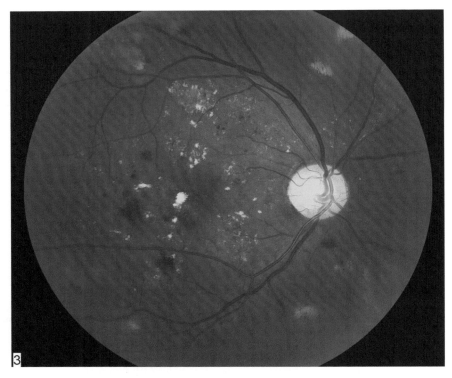

图 7.18 　非增殖性糖尿病视网膜病变（右眼）。可见视网膜渗出、出血和棉絮斑，无新生血管生成。

压视网膜病变（图 7.21 至图 7.23）与高风险心血管疾病相关，包括冠状动脉疾病和卒中。它是高血压控制不佳的一个标志。

特征

以下为高血压视网膜病变的关键特征：

- 双侧视网膜血管受累（可能是非对称性的）。
- 视网膜动脉变细，形状不规则。
- 动静脉压迹（动静脉交叉处视网膜静脉变细）。
- 视网膜出血。
- 微动脉瘤。
- 棉絮斑。

中度慢性高血压视网膜病变通常是无症状性的。黄斑渗出、黄斑水肿和慢性

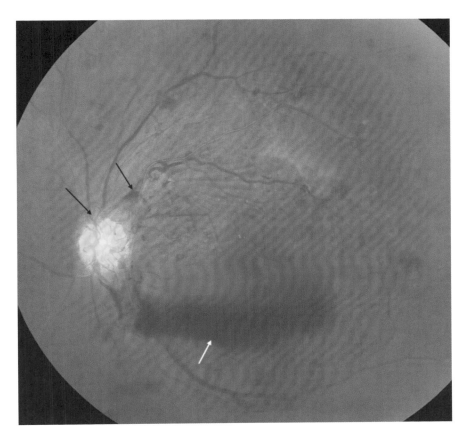

图 7.19　增殖性糖尿病视网膜病变(左眼)。动脉非常纤细,可见透明膜下大量出血及视网膜出血(白色箭头);黑色箭头所示为视网膜和视神经上的新生血管形成。

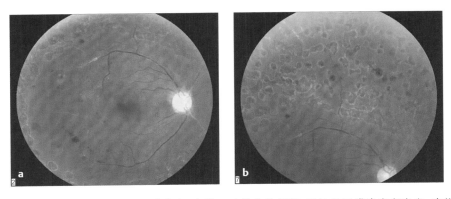

图 7.20　(a)严重的糖尿病视网膜病变(右眼)。动脉非常纤细,可见视网膜渗出和出血。在视网膜赤道部可见全视网膜光凝后的激光斑。视神经苍白。(b)严重的糖尿病视网膜病变(右眼上部视网膜)。可见全视网膜光凝后的激光斑。

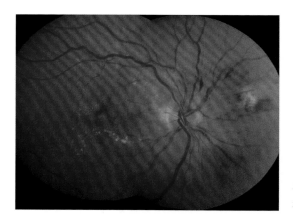

图 7.21　高血压视网膜病变,伴有黄斑水肿和视力下降。可见黄色渗出和火焰样出血,动脉变细。

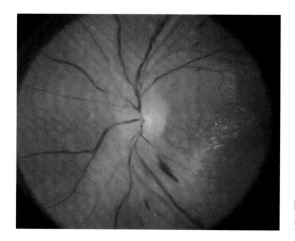

图 7.22　中度高血压视网膜病变。可见黄色渗出和火焰样出血,动脉变细。

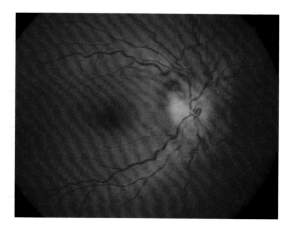

图 7.23　急性高血压视网膜病变中孤立的视神经水肿。未见视网膜出血或视网膜渗出。

视网膜缺血可导致视力丧失。

　　双侧视神经水肿的患者均需进行血压测量。急性全身动脉压升高可与双侧视神经水肿和头痛同时出现,可能不存在视网膜病变。

　　急性高血压视网膜病变(图 7.24 和图 7.25)是由于急性升高的全身动脉压导致的视网膜和脉络膜血管病变。

　　以下是急性高血压视网膜病变的关键特征:

- 视网膜小动脉痉挛

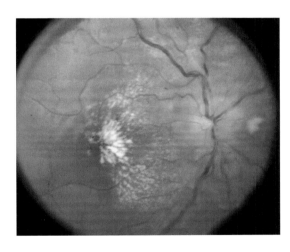

图 7.24　重度急性高血压视网膜病变。可见视神经水肿和黄斑渗出导致的严重视力下降。

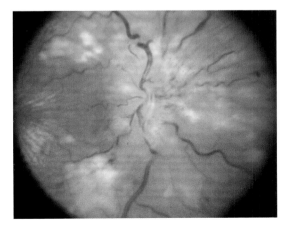

图 7.25　重度急性高血压视网膜病变。可见重度视神经水肿和多发性大量棉絮斑。

- 视网膜出血
- 棉絮斑
- 视网膜渗出
- 浆液性视网膜脱离
- 视神经水肿

急性高血压视网膜病变常合并脉络膜缺血、视网膜色素上皮改变和 ION, 其可导致永久性视力丧失。其他可导致双眼视力丧失的并发症包括皮质盲(可逆性后部脑白质病)、颅内出血和肾衰竭。

7.6 视网膜血管炎

视网膜血管炎(图 7.26 和图 7.27)可累及动脉、静脉, 或二者均受累, 并导致视力丧失。与脑血管炎一样, 视网膜血管炎是发生于血管壁内或血管壁周围的炎症, 因此可以确定视网膜血管炎属于继发于炎症的病变。例如, Susac 综合征是视网膜血管病变, 而不是血管炎, 尽管荧光素眼底血管造影提示血管渗漏, 但是并没有炎症。

视网膜血管炎的病因是多种多样的, 其中包括了脑血管病和全身血管炎的所有经典病因(见第 20 章)。对于血管炎是累及动脉还是静脉的识别, 相关的眼科检查结果是有帮助的。

例如, 白塞综合征中的视网膜血管炎累及静脉, 一般是广泛受累, 与前房炎症有关。多发性硬化伴见的静脉周围炎只累及静脉, 影响视网膜周围, 一般是无

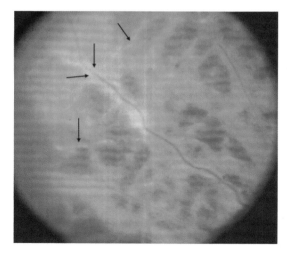

图 7.26　视网膜血管炎。可见多发性视网膜出血和血管鞘(黑色箭头)。

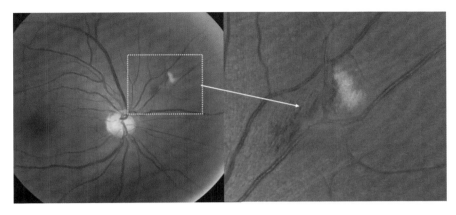

图 7.27　局灶性视网膜血管炎。可见带有鞘膜的狭窄动脉,出血和棉絮斑(视网膜缺血)。

症状的。受累的血管变得纤细(变小),出现血管鞘(沿血管走行的白线),有时会出现血管阻塞(图 7.28)。视网膜出血和棉絮斑继发于视网膜缺血。荧光素眼底血管造影可以发现小血管的阻塞和荧光渗漏(图 7.29)。

视网膜血管炎可以是局限的、轻度的。在视网膜缺血区域发现血管鞘可高度提示存在血管炎。

以下为与视网膜血管炎相关的典型的全身性疾病:

- 感染
  - 梅毒
  - 巨细胞病毒(图 7.30)
  - 弓形体病

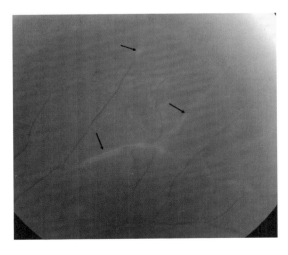

图 7.28　多发性硬化患者的视网膜血管鞘。可见视网膜周围血管鞘(黑色箭头)。

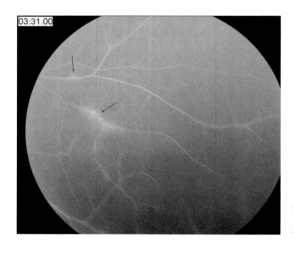

图 7.29　视网膜血管炎的荧光素眼底血管造影。可见荧光渗漏(箭头)。

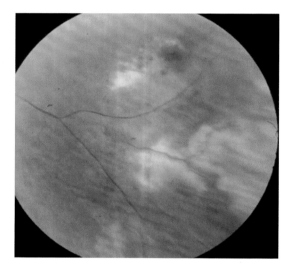

图 7.30　HIV 感染的患者巨细胞病毒性视网膜炎。可见苍白和出血的视网膜病变中存在血管鞘。

- ○ 猫抓病
- ○ 单纯疱疹和带状疱疹(图 7.31)
- • 炎性疾病
  - ○ 结节病
  - ○ 系统性红斑狼疮
  - ○ 白塞综合征
  - ○ 多发性硬化(视网膜静脉周围炎)(见图 7.28)

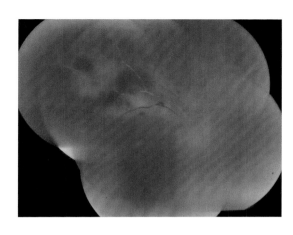

图 7.31　带状疱疹病毒感染引起的急性视网膜坏死。可见伴有眼部炎症的广泛视网膜血管炎(影子血管)影响眼底的观察。视网膜坏死、苍白,伴有出血。

7.7　放射性视网膜病变

放射性视网膜病变是一种慢性进行性发展的视网膜血管病,它是由放射线引起的,可导致进行性加重的无痛性视力下降(图 7.32)。

放射性视网膜病变可累及单眼,也可累及双眼,取决于放射线的类型。其可发生于放射治疗后的数月或数年内,在具有潜在性视网膜血管疾病(例如,高血压、糖尿病)的患者中更常见。

以下为疾病的特征性表现:

- 视网膜出血

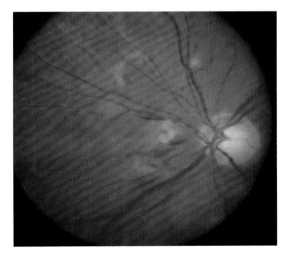

图 7.32　放射性视网膜病变,可见视网膜出血和棉絮斑。

- 视网膜微血管瘤
- 视网膜渗出
- 棉絮斑
- 黄斑水肿

放射性视网膜病变包括视网膜缺血、视网膜新生血管形成、玻璃体积血、牵拉性视网膜脱离、眼前段新生血管形成和视神经萎缩。

7.8 远达性(Purtscher)视网膜病变

远达性(Purtscher)视网膜病变的主要特征为双侧视盘周围视网膜梗死,伴有大量的棉絮斑(图 7.33)。这种视网膜病变经常出现在外伤、急性胰腺疾病和羊水栓塞后。

7.9 视网膜血管纡曲

视网膜血管纡曲(图 7.34)为双眼受累,累及动脉和静脉系统。通常是无症状的,可以通过常规眼底镜检查发现。很少合并视网膜出血和脑白质病,可有家族史。

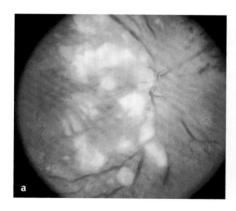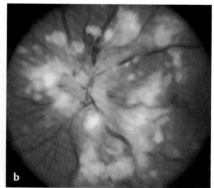

图 7.33　急性胰腺炎患者的双侧远达性视网膜病变。(a)右眼。(b)左眼。

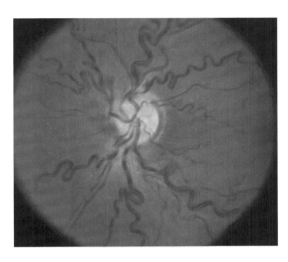

图 7.34　先天性视网膜血管纡曲。

7.10　视网膜血管畸形

视网膜血管畸形通常在常规眼底检查中发现(图 7.35 和图 7.36)。

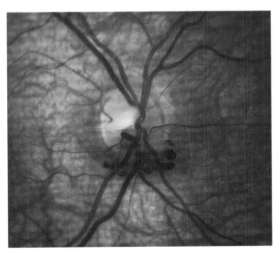

图 7.35　多发性颅内钙化患者的视盘周边海绵状血管瘤的葡萄串样表现。

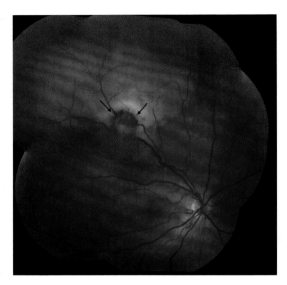

图 7.36　von Hippel–Lindau 病患者视网膜血管瘤(箭头)。这些血管瘤可破裂,导致视网膜渗出。在视神经附近出现时,表现类似于视神经水肿。

(孔秀云 译　刘丽娟 校)

第 **8** 章

视神经病变

视神经病变(optic neuropathy)泛指累及视神经的各种类型的病变。急性期视盘正常的视神经病变称为"后部视神经病"(posterior optic neuropathy)或"球后视神经病"(retrobulbar optic neuropathy)。伴视乳头水肿的视神经病变称为"前部视神经病"(anterior optic neuropathy)。即便视觉功能最终得以恢复,几乎所有视神经病变患者在发病 4~6 周后,都会出现视盘苍白(视神经萎缩)(图 8.1 和图 8.2)。

8.1 诊断

视神经病变的诊断主要基于以下临床检查:

- 视力丧失。
- 色觉障碍。
- 视野缺损。
- 在单侧或双侧不对称的视神经病变中,可见 RAPD(图 8.3)。
- 视盘表现
  - 急性期:正常或水肿。
  - 慢性期(发病 4~6 周后):苍白。

电生理检查在大多数情况下并非必需。但若诊断不明确(如 RAPD 阴性的双眼视力下降, 或诊断更倾向于视网膜病变而非视神经病变), 视觉诱发电位和 ERG 则有助于明确诊断。视神经病变患者的视觉诱发电位异常表现为 P100 潜伏期延长及波幅降低(图 8.4)。

8.1.1 定位诊断

视神经病变可累及视神经眶内段、管内段或颅内段。眶内段视神经的病变可以独立发生。但如伴随其他症状、体征,如复视、上睑下垂和眼球突出,则提示病变累及

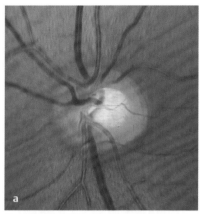

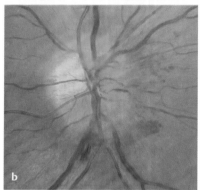

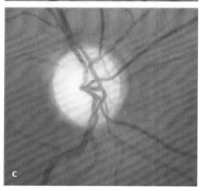

图 8.1　(a)后部视神经病变,左侧视盘正常(发病时间<6 周)。(b)前部视神经病变,右侧视盘肿胀(水肿)。(c)视神经病变慢性期,右侧视盘苍白(发病时间>6周)。

范围不仅局限于视神经,常见病因包括炎症、感染或肿瘤性病变(图 8.5 和图 8.6)。

重要提示

糖尿病患者罹患痛性眶尖综合征,高度提示毛霉菌感染。

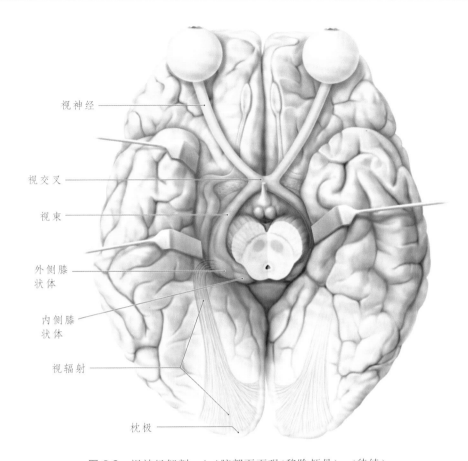

视神经

视交叉

视束

外侧膝
状体

内侧膝
状体

视辐射

枕极

图 8.2 视神经解剖。(a)脑部下面观(移除颅骨)。(待续)

许多神经血管结构经由视神经管和眶上裂出入眼眶。视神经通过视神经管出眼眶,眼动脉则经视神经管入眼眶。眼上静脉经由眶上裂出眶,同时第Ⅲ(动眼神经上支和下支)、第Ⅳ、第Ⅴ脑神经第一支(泪腺神经、额神经、鼻睫神经)及第Ⅵ脑神经则均经眶上裂入眶(图 8.7)。

累及视神经颅内段的疾病也会导致视神经病变。如病变靠近视交叉,视野检查可见交界性暗点型视野缺损(图 8.8)。

8.2 视神经病变类型(表 8.1)

视神经病变的主要类型(包括亚型)列举如下:
- 炎性病变(视神经炎)

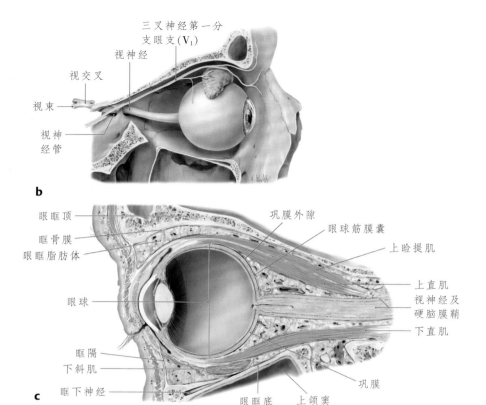

b

c

图 8.2(续)　(b)眼眶侧面观(移除眼眶外侧壁)。(c)眼眶矢状位断层。眼眶内视神经鞘(由脑膜形成)包绕视神经。注意眶内脂肪与眼外肌的关系。(待续)

- ○ 特发性脱髓鞘性视神经炎(IDON)(多发性硬化相关性)
- ○ 视神经脊髓炎(NMO,又称 Devic 病)
- ○ 急性播散性脑脊髓炎(ADEM)
- ○ 系统性感染性疾病
- ○ 系统性非感染性炎性病变(如结节病)
- 血管性病变(ION)
  - ○ 前部/后部
  - ○ 动脉炎性/非动脉炎性
- 压迫性/浸润性病变
  - ○ 肿瘤性
  - ○ 非肿瘤性

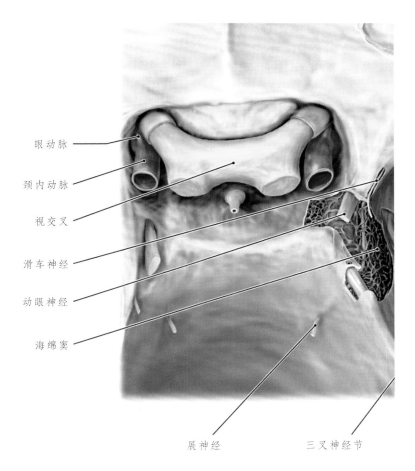

眼 动 脉

颈 内 动 脉

视 交 叉

滑 车 神 经

动 眼 神 经

海 绵 窦

展 神 经   三 叉 神 经 节

图 8.2(续)　(d)视神经颅内段,邻近颈内动脉和眼动脉起始部,下方为垂体。(a,b)From Schuenke M,Schulte E,Schumacher U,Ross LM,Lamperti ED,Voll M. THIEME Atlas of Anatomy,Head and Neuroanatomy. Stuttgart,Germany;Thieme;2007. Illustration by Markus Voll.(c,d)From Schuenke M,Schulte E,Schumacher U,Ross LM,Lamperti ED,Voll M. THIEME Atlas of Anatomy,Head and Neuroanatomy. Stuttgart,Germany;Thieme;2007. Illustration by Karl Wesker.

- 遗传性病变
- 中毒性/营养不良性病变
- 外伤性病变
- 颅内压增高(视乳头水肿)
- 青光眼性视神经损害
- 视神经结构发育异常

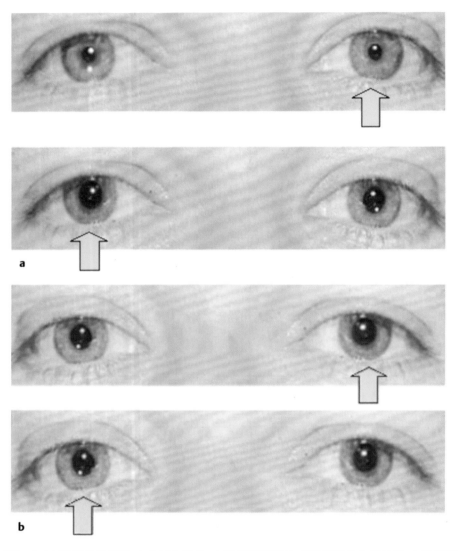

图 8.3 (a)右眼视神经病变,右 RAPD 阳性。左眼受到光照时,双侧瞳孔均收缩灵敏;右眼受到光照时,双侧瞳孔均扩张。(b)双眼对称性视神经病变,RAPD 阴性,但双侧瞳孔对光反射均迟钝。

　　◦ 先天性发育异常

　　◦ 玻璃疣

　　视神经病变和黄斑病变有一些交叉重叠的临床表现, 均可导致中心视力损害和色觉障碍。许多慢性黄斑病变均可出现轻度的视盘苍白。如果黄斑部位外观正常,则很难将视神经病变与黄斑病变相鉴别(表 8.2)。当眼底镜检查显示黄斑

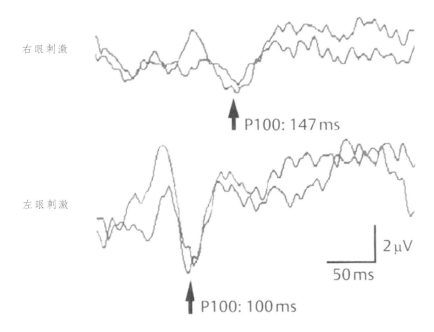

右眼刺激

↑ P100: 147 ms

左眼刺激

2 μV

50 ms

↑ P100: 100 ms

图 8.4　视觉诱发电位(右眼视神经炎,右侧视觉诱发电位异常,左侧正常)。

正常时,黄斑自体荧光造影(图 4.5)和频谱 OCT(图 4.12)检查有助于鉴别视神经病变和黄斑病变。

8.3 患者评估

以下临床特征有助于明确视神经病变的病因:
- 视力丧失的发病方式
  - 急性(缺血性和炎性视神经病变)
  - 进行性[压迫性或中毒性视神经病变(TON)]
- 色觉[缺血性视神经病变(ION)通常无明显症状,炎性视神经病变则通常明显异常]
- 转眼痛(高度提示炎性病变)
- 眼底表现(炎性视神经病变的眼底表现各异,AION 伴视盘水肿,压迫性和遗传性视神经病变有时可有视盘凹陷)
- 视神经网膜炎相关的视网膜改变

疑似为视神经病变的患者应进行以下评估:

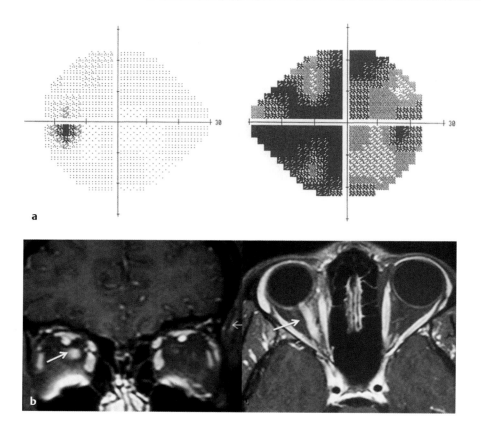

图 8.5　(a)孤立性炎性视神经病变,视野损害为大中心暗点,在 24−2 Humphery 视野检测中表现为弥漫性视野缺损。(b)在增强 MRI 的冠状位及轴位 T1 加权压脂序列中,表现为右侧视神经眶内段增粗强化(箭头)。

（1）通过临床检查以确定视神经病变诊断。

（2）寻找相关的症状和体征。

（3）对视神经病变的具体部位进行定位（球内段、眶内段、眶尖段或颅内段）。

（4）判断可能的病因类型。

（5）获取辅助检查结果,如影像学和实验室检查,以便在诊疗前明确诊断。

推荐进行以下辅助检查:

● 脑部和眼眶的增强 MRI 检查（眼眶 MRI 应行压脂序列检查）

● 血液学检测

　○ 根据不同的可能病因,进行不同的血液学检测。

　○ 相关检测包括:梅毒,结节病[血管紧张素转化酶（ACE）]、猫抓病（Bar-

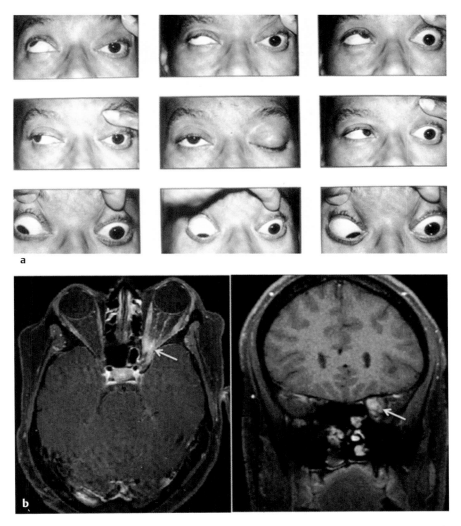

图 8.6　(a)左侧眶尖综合征。表现为左眼视力下降(视神经病变),左眼局部疼痛(三叉神经第一支受累)、上眼睑下垂和眼肌麻痹(第Ⅲ、Ⅳ、Ⅵ脑神经受累)。(b)在增强 MRI 的轴位及冠状位的 T1 加权压脂序列中,表现为左侧眶尖处视神经强化。注意邻近的蝶窦炎。此例为糖尿病患者,蝶窦活检证实为毛霉菌感染(箭头)。

tonella 抗体)、莱姆病、HIV、感染性炎症(全血细胞计数、C 反应蛋白和动态红细胞沉降率)、自身免疫性疾病相关抗体[抗核抗体(ANA)]和抗中性粒细胞胞浆抗体(ANCA)]、维生素 B_{12} 及叶酸水平(双眼进行性无痛性视神经病变),以及遗传基因检测明确有无 Leber 遗传性视神经病(LHON)(严重的单眼或双眼视神经

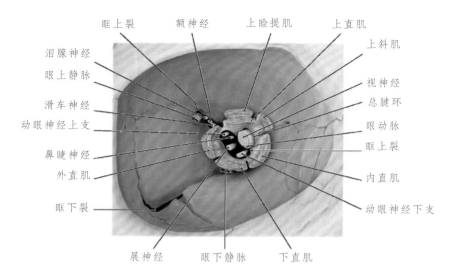

图 8.7 右侧眼眶后面观。(From Schuenke M, Schulte E, Schumacher U, Ross LM, Lamperti ED, Voll M. THIEME Atlas of Anatomy, Head and Neuroanatomy. Stuttgart, Germany: Thieme; 2007. Illustration by Karl Wesker.)

病变)和显性遗传性视神经萎缩(DOA)(双眼进行性无痛性视神经病变)。

- 脑脊液检查(腰椎穿刺)
  - 有助于双侧视神经病变的病因诊断,疑诊感染性、系统性炎性病变或肿瘤性病变的病因诊断时,脑脊液检查也可能提供有用信息。

8.4 炎性视神经病变(视神经炎)

视神经炎泛指累及视神经的各种不同类型的炎性病变。

8.4.1 临床特征

视神经炎的典型表现为亚急性痛性中心视力丧失,7~10 天达峰(视力损害程度轻重不等);眼痛通常因眼球运动而加剧,可先于或与视力丧失同时出现;常见色觉障碍,并且通常与视力损伤程度成正比。

视盘的表现取决于炎症累及视神经的部位。急性期视盘正常者称为球后视神经炎,视盘水肿者称为前部视神经炎或视乳头炎。二者均会在发病 4~6 周后出现视盘颞侧苍白。

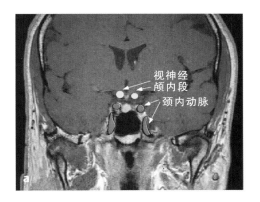

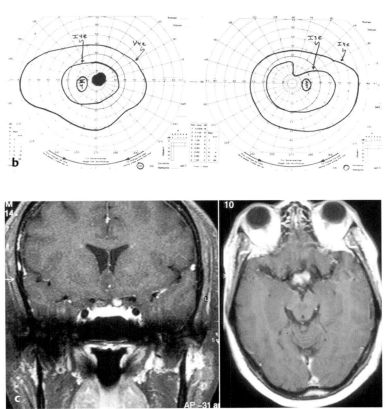

图 8.8　(a)视神经颅内段。(b)Goldmann 视野计检查提示交界性暗点型视野缺损,表现为左眼中心暗点(左侧视神经病变)和右眼不超过垂直子午线的颞上象限视野缺损(左侧后部视神经病变累及视交叉)。(c)在增强 MRI 的冠状位及轴位的 T1 加权序列中,显示左侧视神经及视交叉强化(箭头)。此病例为神经结节病。

表 8.1　视神经病变常见类型的临床特征

	视神经炎	AION	压迫性/浸润性	中毒性/营养不良性	遗传性	视乳头水肿
年龄	青中年	中老年(年龄>50岁)	30~40岁:脑膜瘤 儿童:胶质瘤	任何年龄	青少年	任何年龄
受累眼别	单眼	单眼	单眼	双眼	双眼	双眼
视力损伤	快速进展性;罕见情况下视力正常	急性;视力下降程度不等	进行性	慢性进展性	亚急性(LHON);进展性(DOA)	晚期视力保留
眼痛	眼眶疼痛,常为转眼痛	少见(GCA除外)	无	无	无	头痛(ICP升高)
色觉	异常	相对保留	异常	异常,早期即受累	异常	晚期视力保留
视野	中心型缺损	水平型缺损	程度不等	中心盲点型暗点	中心盲点型暗点	周围视野缩窄
视盘 急性期	正常(2/3)或水肿(1/3)	视盘水肿;±节段性;小杯盘比	程度不等	正常或充血	假性水肿(LHON)	视乳头水肿
视盘 慢性期	颞侧苍白	节段性苍白	苍白	苍白,凹陷	苍白	苍白肿胀
视功能预后	良好	程度不等;5年内对侧眼受累概率15%	程度不等	可改善	差	早期治疗视功能可逆
相关的系统性疾病	有发展为多发性硬化的风险	HTN(51%),DM(24%),须除外GCA	多发性神经纤维瘤;恶性病变	营养不良,周围神经病	线粒体疾病,DIDMOAD综合征	颅内压增高综合征

缩写:AION,前部缺血性视神经病变;DIDMOAD,尿崩症,糖尿病,视神经萎缩,耳聋;DM,糖尿病;DOA,显性遗传性视神经萎缩;GCA,巨细胞性动脉炎;HTN,高血压;ICP,颅内压;LHON,Leber 遗传性视神经病变。

表 8.2 视神经病变与黄斑病变的鉴别要点

	视神经病变	黄斑病变
视力	程度不等	程度不等
色觉	重度减退	轻度减退
阿姆斯勒方格表 (Amsler grid)	暗点	视物变形
视野	程度不等	中心暗点或弥漫性缺损
瞳孔	**RAPD** 阳性 (单侧或双侧不对称视神经病变)	**RAPD** 阴性 (黄斑弥漫性病变除外)
光照黄斑恢复时间	正常	延迟
视觉诱发电位	异常	正常或轻度异常
视网膜电图	正常	异常 (全视野 ERG 多正常，多焦点 ERG 多异常)

缩写：ERG，视网膜电图；RAPD，相对性瞳孔传入功能障碍。

眼眶 MRI 检查常可见视神经增粗强化。

8.4.2 病因

视神经炎有多种病因，包括感染性疾病如梅毒和猫抓病，以及非感染性炎症如结节病。然而多数情况下视神经炎为特发性的，并且与多发性硬化相关。视神经炎也可与其他类型的原发性脱髓鞘疾病有关，如 NMO (Devic 病) 和 ADEM。

8.4.3 患者评估

评估视神经炎患者需收集以下信息：
- 猫接触史。
- 近期旅行史。
- 蜱虫叮咬史。
- 免疫抑制情况。
- 相关的系统性症状和体征，包括发热、淋巴结病、体重减轻、皮肤病、咳嗽和关节痛。
- 相关的神经系统症状和体征，包括神经系统局灶体征；眩晕、复视、肢体麻木等病史，Lhermitte 征或 Uhthoff 现象；头痛；以及假性脑膜炎。
- 相关的眼科病变，包括眼内炎和视网膜炎。

通过病史收集和临床检查，通常可以初步判定视神经炎的病因类型，再结合相关的辅助检查以明确诊断。

根据上述的临床评估选择合适的辅助检查,具体如下:

- 脑部和眼眶的增强 MRI(明确视神经强化,发现脑部脱髓鞘病变)。
- 胸部 X 线检查(可发现结节病)。
- 血液学检测(根据预先判定的病因类型):全血细胞计数,血小板,ACE 水平,梅毒检测。
- 腰椎穿刺:疑诊感染性疾病或潜在的系统性炎性病变者,或双侧视神经炎和儿童视神经炎者。
- 脊髓增强 MRI:神经系统体征提示脊髓病变或疑诊视神经脊髓炎者。
- 视神经脊髓炎抗体:双侧视神经炎、复发性视神经炎、视功能恢复不佳的重症视神经炎、伴有脊髓病变或提示横贯性脊髓炎症状者。

8.4.4 分类

(1)脱髓鞘疾病相关的视神经炎

- 特发性视神经炎。
- 视神经炎作为下列疾病的表现之一:
  - 多发性硬化。
  - 视神经脊髓炎。
  - 急性播散性脑脊髓炎。

(2)感染性疾病相关的视神经炎

- 细菌感染:梅毒、猫抓病(Bartonella 抗体)、莱姆病、各种细菌性脑膜炎、肺炎支原体、结核病、Whipple 病(梅毒和猫抓病为最常见的病因)。
- 病毒感染:带状疱疹病毒、单纯疱疹病毒、HIV、EB 病毒、柯萨奇病毒、腺病毒、巨细胞病毒、甲型肝炎和乙型肝炎病毒、麻疹病毒、流行性腮腺炎病毒、风疹病毒(带状疱疹病毒为最常见的病因)。
- 寄生虫感染:弓形虫病、囊虫病、弓蛔虫病、眼线虫病(弓形虫病为最常见的病因)。
- 真菌感染:隐球菌病、曲霉菌病、毛霉菌病、组织胞浆菌病(隐球菌病为最常见的病因)。

(3)疫苗接种后视神经炎

- 乙型肝炎疫苗,狂犬病疫苗,破伤风疫苗,天花疫苗,天花、破伤风、白喉联合疫苗,麻腮风联合疫苗,流感病毒疫苗,卡介苗(BCG)。

(4)其他炎性疾病相关的视神经炎

- 结节病。
- 系统性红斑狼疮。
- 干燥综合征。
- 结节性多动脉炎。
- 韦格纳肉芽肿。
- 炎性肠病。
- 白塞综合征。
- 蜂蜇伤。

(5)孤立性复发性视神经炎(自身免疫性视神经炎)。

8.4.5 特发性脱髓鞘性视神经炎(IDON)

IDON 是 45 岁以下中青年人最常见的视神经病变，也是最常见的视神经炎类型,常作为多发性硬化的首发表现。

临床特征

IDON 女性发病率高于男性(3:1)。多为单眼(偶为双眼)急性或亚急性起病(通常在几天之内快速进展),表现为视力下降(程度不等)、色觉障碍(通常较显著)和转眼痛(>90%的病例),症状易在高温或运动时加重(Uhthoff 现象)。

> **重要提示**
>
> 视神经炎和多发性硬化关系密切，大多数多发性硬化患者最终会因视神经炎而导致视力损害,而许多急性视神经炎患者最终会进展为多发性硬化。

患者评估

常规应进行以下检查:

- RAPD(单侧或双侧不对称性视神经炎)
- 眼底镜检查
  - 视盘正常(2/3 的病例)或水肿(1/3 的病例)
  - 黄斑和视网膜正常(无渗出,无出血)
  - 视盘苍白(发病后 4~6 周,或既往有视神经炎病史)
- 视野检查

　　○ 常为中心暗点(Humphrey 视野检查常提示弥漫性缺损)

　　超过 90%的病例可于几周内自发缓解;如视觉功能无明显改善,则应慎重考虑其他诊断的可能。另外亦应评估转化为多发性硬化(图 8.9)的风险。

重要提示

　　超过 90%的典型急性特发性脱髓鞘视神经炎患者,视力可于 6 个月内自发恢复至 0.5 以上。如视力不恢复,则应重新考虑其他诊断的可能。

IDON 与多发性硬化的关系

　　孤立性 IDON 患者进一步发展为多发性硬化的风险很高(15 年累积转化风险高达 74%)。疾病初期的 MRI 有助于将视神经炎转化为多发性硬化的风险进行分层[根据北美视神经炎治疗试验(ONTT)研究结论]:

- 15 年的总体转化风险为 50%。
- 如脑部 MRI 正常,15 年的转化风险为 23%。
- 如脑部 MRI 显示 1 个直径>3mm 的卵圆形长 T2 信号白质病灶(高度提示多发性硬化),15 年的转化风险为 56%。
- 如脑部 MRI 显示至少 6 个提示多发性硬化的长 T2 信号白质病灶,15 年的转化风险为 74%。

　　IDON 患者行腰椎穿刺可检测到脑脊液寡克隆区带。然而只有当脑部 MRI 正常时,其才有额外的提示意义(脑部 MRI 异常是视神经炎转化为多发性硬化最强的预测指标)。

　　脑部增强 MRI 是典型急性孤立性视神经炎转化为多发性硬化的唯一有明确预测意义的检查。有时也需要进行其他辅助检查(根据患者的临床特征和就诊医院各有不同),例如,眼眶增强 MRI(压脂序列),腰椎穿刺行脑脊液寡克隆区带检测,血液学检测(梅毒检测和结节病 ACE 水平检测),NMO 抗体以及胸部 X 线检查。

　　视功能可自发缓解,预后良好。

　　急性脱髓鞘性视神经炎的治疗需考虑以下因素:

- 甲泼尼龙静脉滴注(250mg,每 6h 1 次,持续 3 天)联合口服泼尼松序贯治疗[1mg/(kg·d),持续 11 天;之后 3 天内逐渐减停]
　　○ 可加快 2 周内的视觉功能恢复速度,但不改变视觉功能的最终预后。
　　○ 可有助于缓解疼痛。

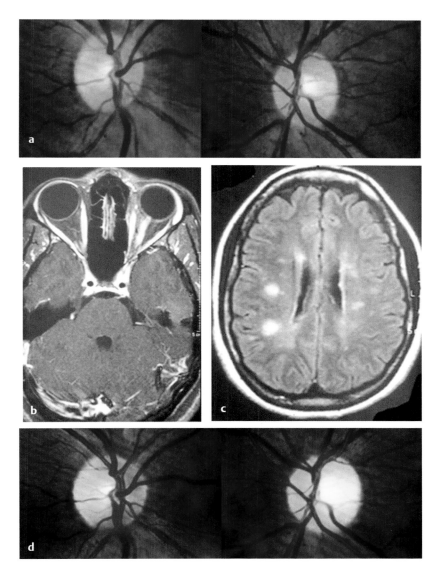

图 8.9 青年女性,左眼急性孤立性视神经炎。(a)发病初期视盘正常,左眼视力 0.1,左眼 RAPD 阳性,左眼中心暗点型视野缺损。(b)眼眶轴位增强 MRI T1 加权压脂序列图像(发病初期),显示左侧视神经强化。(c)脑部轴位 MRI T2 FLAIR 序列,显示大脑半球白质多发高信号病灶,多数位于侧脑室周围,高度提示可能存在多发性硬化。(d)2 个月后,左侧视盘颞侧苍白,视力恢复至 0.8,视野检查正常。

　　　　○ 延缓 2 年内进展为多发性硬化的风险,但不改变 2 年后进展为多发性硬化的概率。
　　　• 不应给予单纯口服泼尼松药物治疗[1mg/(kg·d)]
　　　　○ 在促进视觉功能恢复和降低多发性硬化转化风险方面均无获益。
　　　　○ 使视神经炎复发的概率加倍(ONTT)。
　　• 疾病修饰药物可降低转化为多发性硬化的风险,高危患者(伴有脑部 MRI 白质脱髓鞘病灶的典型特发性视神经炎患者)应考虑选择服用。

重要提示

　　静脉注射甲泼尼龙治疗可加快急性孤立性视神经炎患者的视觉功能恢复速度,但并不改变其视觉功能的长期预后。

　　在 ONTT 中,单纯口服泼尼松治疗[1mg/(kg·d)]使视神经炎复发的概率加倍,故不应给予急性孤立性视神经炎患者单纯口服激素治疗。

8.4.6　视神经脊髓炎(NMO)

　　NMO 又称 Devic 病,是指急性或亚急性的单眼或双眼的重症视神经炎,合并视力丧失之前或之后发生的横贯性脊髓炎。经典 NMO 的影像学可表现有颈髓 MRI 异常(超过 3 个脊髓节段的长 T2 信号病灶),脑部 MRI 多正常或伴非多发性硬化样的长 T2 信号病灶(不累及脑室旁区域,不散在于白质各处)。NMO–IgG 阳性也是 NMO 诊断的主要依据之一。

　　NMO 预后通常较差,遗留长期重度视力丧失和截瘫。治疗方面,通常需给予大剂量激素静脉冲击合并口服激素缓慢序贯减量,以及长期的免疫抑制剂治疗。急性期有时可给予血浆置换治疗(图 8.10)。

8.4.7　急性播散性脑脊髓炎(ADEM)

　　ADEM 或亚急性脑脊髓炎多发生于各种感染性疾病的病程中, 通常为感染后诱发的自身免疫反应介导所致。儿童最常见,但可发生于任何年龄段。

　　其临床症状及 MRI 改变与多发性硬化类似,但不同于多发性硬化的复发–缓解病程,ADEM 通常为单相病程。ADEM 病程中可发生单侧或双侧视神经炎(常伴视盘水肿)。

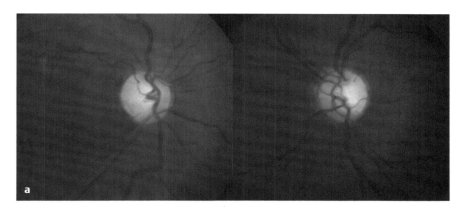

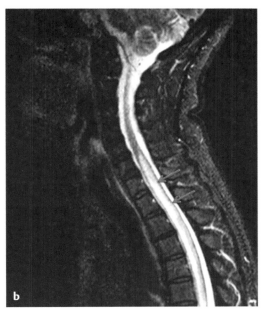

图 8.10　(a)NMO,双侧视神经萎缩,重度视力丧失。(b)颈髓 MRI 矢状位 T2 加权序列显示广泛长节段高信号病灶,提示脊髓炎(箭头)。患者截瘫。

8.4.8　其他病因类型的视神经炎

少数情况下,视神经炎不与视神经或中枢神经系统的脱髓鞘病变相关,而是作为系统性感染性疾病或系统性炎性疾病的一部分或首发表现。

全身性的症状和体征、患者的临床特点以及相关的眼部表现(例如,视神经网膜炎)直接决定进一步相关检查的选择。

梅毒性视神经炎

在二期或三期梅毒中视神经炎多见。通常与淋巴细胞性脑膜炎有关，是神经梅毒的表现之一。梅毒性淋巴细胞性脑膜炎常可致颅内压增高和视乳头水肿。视神经炎患者应考虑行梅毒血清学检测[快速血浆反应素试验(RPR)和荧光密螺旋体抗体吸附试验(FTA-ABS)]。如果血清学检测为阳性，则必须行腰椎穿刺[颅内压、脑脊液常规化验及性病研究实验室试验(VDRL)]和 HIV 检测。梅毒性视神经炎应按神经梅毒的诊疗方案进行治疗。视觉功能预后通常较好(图 8.11)。

HIV 感染者的视神经炎

在 HIV 感染者中，视神经炎导致的视力丧失并不少见(见第 20 章)。梅毒感染是 HIV 感染者罹患视神经炎最常见的病因。

大多数累及中枢神经系统的机会性感染都可导致视神经炎。巨细胞病毒、弓形虫和隐球菌感染是其中最常见的病因。

此类患者均应常规行腰椎穿刺，对脑脊液进行 HIV 感染者易合并的常见感染和肿瘤性疾病(例如，淋巴瘤)的相关检测(图 8.12)。

结节病性视神经炎

结节病性视神经炎可孤立发生，也可伴发于神经结节病(见第 20 章)。腰椎穿刺常可见脑脊液异常 (淋巴细胞性脑膜炎)，MRI 可显示受累视神经增粗强化的典型表现，有时可伴脑膜强化。

系统检查(常规检查、ACE 水平、胸部 X 线、胸部 CT、镓同位素扫描、FDG-PET 扫描)可提示系统性结节病。病灶活检(通常选皮肤、淋巴结、肺部或泪腺病灶)可确诊结节病。

结节病性视神经炎可由神经结节病中的淋巴细胞性脑膜炎导致。如果颅内压增高，则可出现单侧或双侧视乳头水肿。结节病肉芽肿性病变可浸润视乳头导致视神经炎和视乳头水肿，并常伴有视网膜病变(渗出和血管炎)和玻璃体细胞性反应。此外，肉芽肿性病变浸润视神经的颅内段和视交叉也可导致视神经炎。

多数病例对激素敏感，且可能存在激素依赖性，需要长期使用免疫抑制剂治疗(图 8.13)。

视神经网膜炎

视神经网膜炎指同时累及视神经视乳头和视网膜的炎性病变。检眼镜下的典型表现为视乳头水肿以及黄斑部星芒状的脂质渗出。通常在视力下降数天或

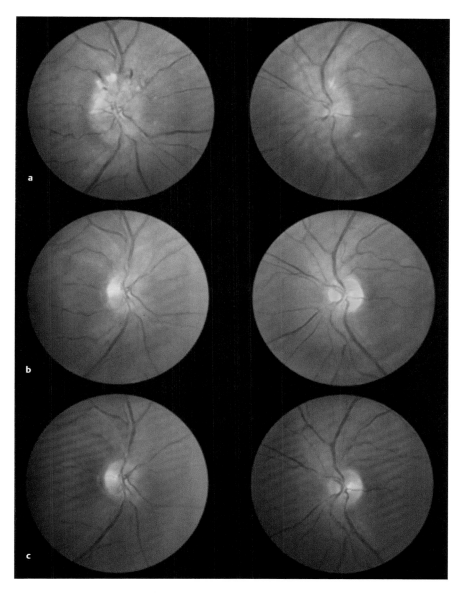

图 8.11 继发于梅毒的双侧视神经炎。右眼视力下降，右眼 RAPD 阳性，右眼中心暗点型视野缺损，同时发现患者的 HIV 检测阳性。(a)右侧视盘重度水肿，伴黄色渗出及少量盘周出血。注意左侧视盘轻度水肿伴渗出。(b)给予青霉素静点驱梅治疗数周后，双侧视盘肿胀逐渐消退。(c)治疗 3 个月后，视盘水肿完全消失，遗留右侧视盘轻度颞侧苍白，双眼视觉功能均正常。

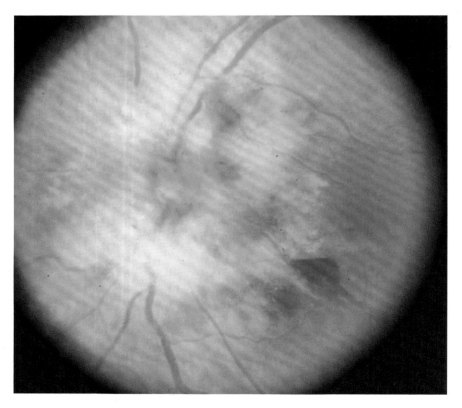

图 8.12　获得性免疫缺陷综合征(AIDS)患者巨细胞病毒感染导致左侧视神经炎。眼底呈现视网膜弥漫性白色渗出和出血,视盘显示不清,并伴视网膜血管炎。

数周后才出现典型的视网膜病变。

此种类型的视神经炎并非脱髓鞘病变所致,而是常常发生于猫抓病患者中,或与其他类型的系统性感染性疾病(例如,莱姆病和梅毒)以及结节病相关。视神经网膜炎患者通常没有进一步转化为多发性硬化的风险(图 8.14 和图 8.15)。

儿童视神经炎

与成人视神经炎类似,儿童视神经炎也常常是多发性硬化的首发表现。感染性病因也比较常见。儿童的双眼视神经炎较成人多见。儿童急性视神经炎的评估和治疗与成人视神经炎类似。

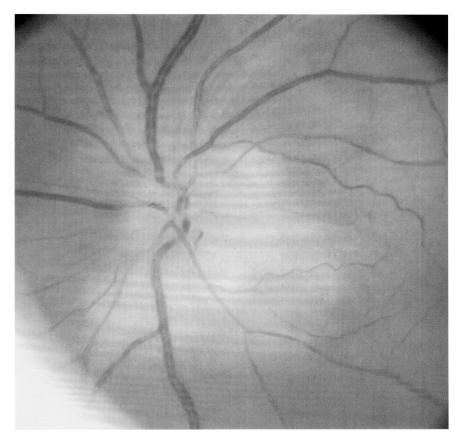

图 8.13　左侧结节病性视神经炎。左侧视盘下方水肿抬高(肉芽肿),注意视网膜血管因黄色渗出物而抬高。

8.5 缺血性视神经病(ION)

ION 是 50 岁以上人群中最常见的急性视神经病变,年轻人很少罹患 ION,因此必须将其与其他病因类型的视神经病变(如视神经炎)仔细鉴别。ION 泛指累及视神经的各种病因类型的缺血性病变。

8.5.1 临床解剖

视神经的血液供应由眼睫状后动脉提供(睫后短动脉供应视乳头,睫后长动脉供应球后视神经)。这些小动脉均为眼动脉的分支,可被局部病变所累及,如动

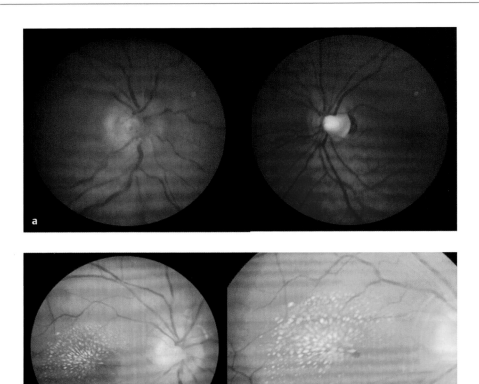

图 8.14　(a)右眼视神经网膜炎,视力丧失 1 周后,眼底表现为右侧视乳头水肿,伴轻度盘周视网膜水肿。(b)视力下降 2 周后(同一患者),黄斑部星芒状渗出。视网膜黄斑部被覆渗出物(渗出物位于视网膜外丛状层,故呈星芒状)。

脉粥样硬化和血管炎。栓塞性病变通常不会累及这些小动脉(图 8.16)。

　　由于睫状后动脉的解剖学特点,视神经的缺血性病变常常导致视神经上部(多见)或下部的节段性萎缩,出现仅累及视乳头上半部或下半部的苍白改变。这也解释了 ION 出现水平型视野缺损的原因。视神经上部节段性萎缩产生下半部水平型视野缺损(图 8.17)。

> **重要提示**
>
> 　　虽然通常认为 ION 等同于"视神经卒中",但 ION 与脑梗死并不属于同一类疾病。ION 的病因、发病机制和相应的评估检查均与视网膜梗死或脑梗死不同。

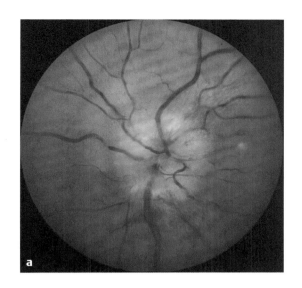

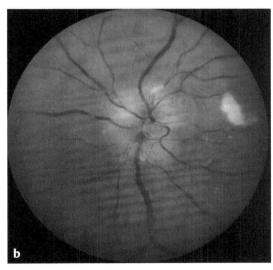

图 8.15　(a) 与猫抓病相关的左眼视神经网膜炎。视力丧失数天后,出现视乳头水肿和视网膜白色渗出物。(b) 同一患者,2 周后,视乳头水肿自发缓解,视网膜异常改变逐渐显现,出现黄斑部星芒状渗出。

8.5.2　分类

ION 包括前部缺血性神经病(AION)和后部缺血性神经病(PION),其中 AION 伴随视盘水肿,PION 急性期视盘正常。AION 远比 PION 多见,占到 ION 的 90% 以上。

ION 可分为非动脉炎性缺血性视神经病变和动脉炎性缺血性视神经病变(常为巨细胞性动脉炎所致)。巨细胞性动脉炎所致的 ION 患者如果不进行及时

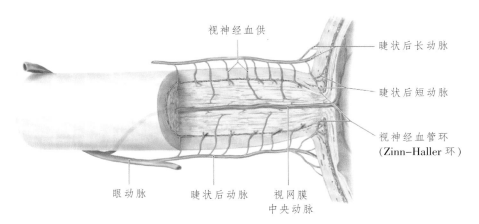

视神经血供

睫状后长动脉

睫状后短动脉

视神经血管环
(Zinn-Haller 环)

眼动脉　　　　睫状后动脉　　　视网膜
中央动脉

图 8.16　视神经的血液供应。(From Schuenke M, Schulte E, Schumacher U, Ross LM, Lamperti ED, Voll M. THIEME Atlas of Anatomy, Head and Neuroanatomy. Stuttgart, Germany: Thieme; 2007. Illustration by Karl Wesker.)

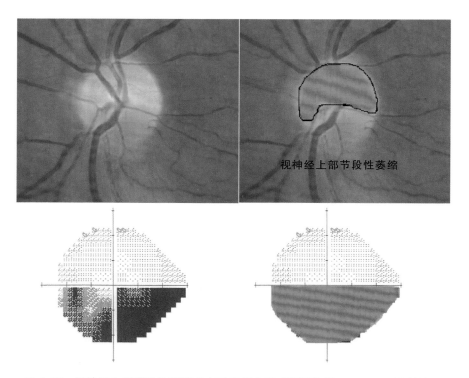

视神经上部节段性萎缩

图 8.17　视神经上部节段性萎缩对应下半部水平型视野缺损(Humphrey 视野计)。

的糖皮质激素治疗,则可能出现双眼不可逆性失明的灾难性后果。

　　典型的非动脉炎性 AION 患者的视盘多为高危视盘(disc-at-risk)(视盘小而拥挤,小杯盘比)(图 8.18)。无高危视盘的 AION 患者应考虑巨细胞性动脉炎或其他病因的可能。

　　疑诊 ION 的患者,首先需要考虑有无巨细胞性动脉炎的可能。

　　正确诊断 ION 是至关重要的。在急性视神经病变患者,特别是 50 岁以下的患者中,视神经炎经常被过度诊断。此类患者通常都会进行脑部 MRI 检查,如果在 T2 加权序列中发现高信号病灶,就有可能促使医生做出视神经炎和多发性硬化的错误诊断,从而对患者的生活和治疗造成很大的不良影响。另外,一旦 ION 被漏诊,巨细胞性动脉炎的诊断也很有可能被忽略(表 8.3)。

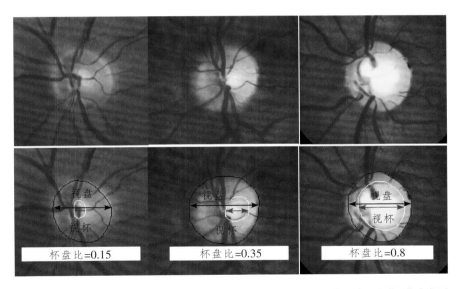

图 8.18　几乎所有非动脉炎性 AION 的患者均存在小杯盘比的拥挤视盘(也称"高危视盘")。视盘的杯盘比可在检眼镜下估测出来,为中心视杯直径和整个视盘直径的比值。小视杯是先天性的和生理性的(左图)。多数人的杯盘比为 0.2~0.5(中图)。大杯盘比者(右图)应怀疑青光眼。

表 8.3　非动脉炎性和动脉炎性 AION 与视神经炎的临床特征比较

	视神经炎	非动脉炎性 AION	动脉炎性 AION
年龄	青年人(<45 岁)	中老年人(>50 岁)	老年人(多数>65 岁)
眼别	单眼	单眼	单或双眼
视力下降	快速进展性， 罕见情况下视力 正常	急性， 视力程度不等	急性， 重度视力下降
眼痛	常伴转眼痛	常无眼痛	常伴眼痛
色觉	通常异常	如视力好,通常保留	通常异常
视野	中心暗点	水平型缺损	各种类型缺损(重度)
视盘:急性期	正常(2/3)或水肿 (1/3)	视盘水肿,小杯盘比	视盘水肿,视网膜苍白 性梗死
视盘:慢性期	颞侧苍白	节段性苍白	弥漫性苍白
视功能预后	好	5 年内对侧眼受累风险为 15%	10 天内对侧眼受累风 险较大
相关的系统性 疾病	存在发展为多发 性硬化的风险	HTN,糖尿病,须排除 GCA	GCA

缩写:AION,前部缺血性视神经病变;GCA,巨细胞性动脉炎;HTN,高血压。

8.5.3　非动脉炎性前部缺血性视神经病

临床特征

　　非动脉炎性前部缺血性视神经病(NA-AION)(图 8.19)在年龄>50 岁的白种人中非常多见。典型表现为在数小时或数天内进行性加重的急性无痛性单眼视力丧失;伴 RAPD 阳性和视盘水肿,常伴盘周出血。数周后视盘逐渐变苍白,水肿消退。视盘水肿偶可在视力丧失前出现(AION 初期)。典型视野缺损类型为水平型或弓形,特别是下半部分视野缺损。部分患者在急性期可出现视盘的"过度灌注",表现为水肿的视盘上或苍白的视盘周围毛细血管扩张(图 8.20)。

　　糖尿病性视乳头病变常发生于胰岛素依赖型糖尿病的年轻患者中,是一种不典型的 AION,与 NA-AION 的临床特征不同,表现为轻度(甚至没有)视力下降、多见双眼受累(50%)、视盘水肿持续时间长、视觉功能恢复好(图 8.21)。

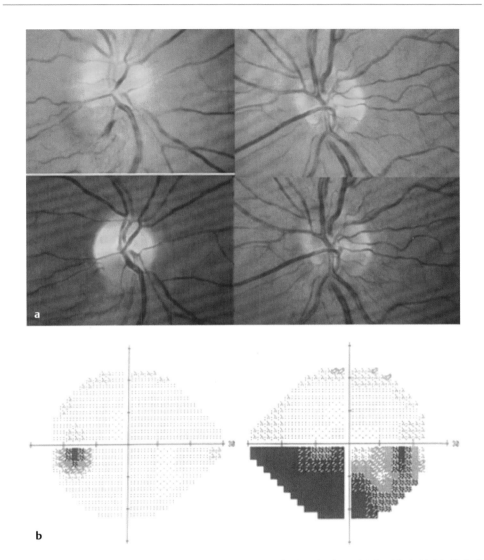

图 8.19　(a)右眼 NA-AION,伴高危视盘(左眼可见小杯盘比视盘)。视力下降急性期,视盘水肿伴少量盘周出血(上图)。2 个月后,视盘水肿消退,视盘上部节段性萎缩(视盘上部苍白)(下图)。(b)相应的 Humphrey 视野检查提示:左眼正常,右眼下半部水平型视野缺损。

病因

　　虽然 NA-AION 为供应视神经前部的小血管发生阻塞所致,但确切病因尚不清楚。解剖性因素,如先天性小杯盘比的拥挤视盘(高危视盘)可能是血管性事件的机械性危险因素。NA-AION 是小血管病变,与同侧颈内动脉狭窄并没有直接

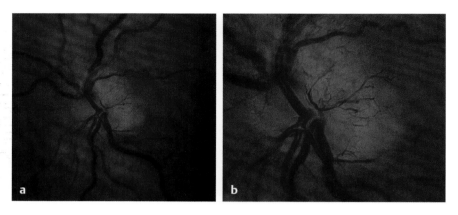

图 8.20　AION 的视盘"过度灌注"。

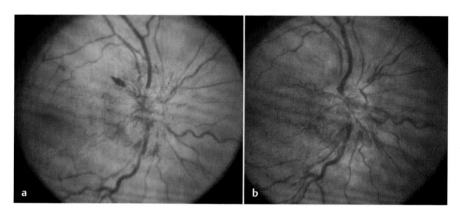

图 8.21　(a)2 型糖尿病患者的糖尿病性视乳头病变,同时伴非增生性糖尿病视网膜病变。无视力下降,右侧视盘慢性水肿,维持至少 6 个月。(b)6 个月后同侧视盘仍持续水肿,并伴毛细血管扩张。

相关性,而且栓塞性 AION 极为罕见。

危险因素

NA-AION 的相关危险因素包括:
- 小杯盘比的拥挤视盘(高危视盘)(图 8.18)
- 视盘的其他异常
  - 视盘玻璃疣
  - 视盘结构发育异常

       ◦ 重度视乳头水肿
- 严重低血压
  - 手术相关性(图 8.22)
  - 系统性大出血
  - 心脏骤停
  - 肾脏透析
- 重度贫血
- 高凝状态
- 放射性视神经病变(RON)
- 急性眼内压增高(眼部手术中,玻璃体注射激素后,或闭角型青光眼发作期)
- 动脉粥样硬化性病变的血管病危险因素在 AION 中很常见。

重要提示

    NA-AION 并不是栓塞性疾病。典型的孤立 AION 患者进行颈内动脉评估没有特殊的提示意义。AION 患者发生脑血管疾病的风险并没有明显增加,但此类患者的血管病危险因素很常见,应进行相应控制。

    在罕见情况下,AION 可发生于伴有视盘玻璃疣或视乳头水肿的患者。玻璃疣或视乳头水肿使得视盘更加拥挤,从而阻塞视盘,促使缺血性病变的发生(图 8.23)。部分药物如胺碘酮可导致类似于 AION 的视神经病变。

自然病史

    半数患者的视力可保留在 0.3 或以上。同侧眼的再次复发很罕见(<5%)。存在高危视盘的对侧眼在 5 年内受累的概率为 15%。

治疗

    NA-AION 尚无成熟的治疗方法。临床医生的首要任务是要排除巨细胞性动脉炎、控制血管病危险因素、治疗贫血和防治低血压(例如,肾脏透析造成的低血压)。

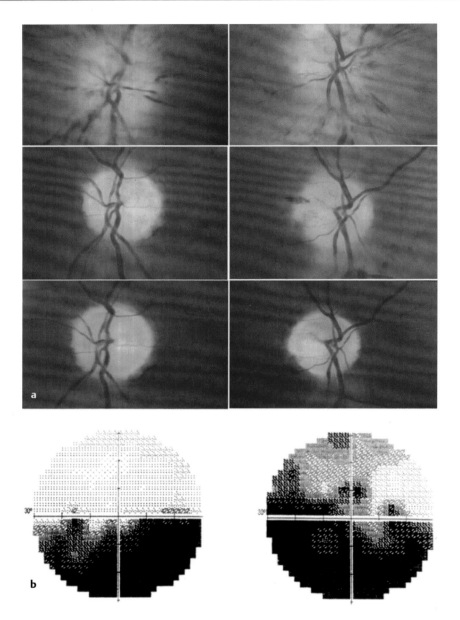

图 8.22 (a)冠状动脉搭桥术中发生双侧 AION。双侧视盘水肿伴小片状出血(上图)。1 个月后,多数出血被吸收,视盘水肿部分消退(中图)。2 个月后,双侧视盘萎缩(下图)。视觉功能无改善。(b)视力下降 2 个月后的 Humphrey 视野,显示右眼弥漫性视野缺损(右图)和左眼下半部分水平型视野缺损(左图)。右眼视力 0.05,左眼视力 0.5。

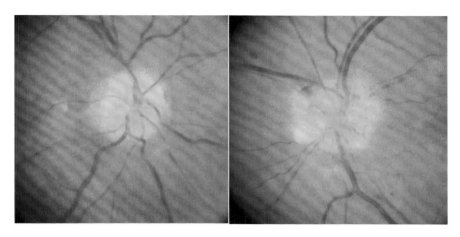

图 8.23　视盘玻璃疣患者的左眼 AION(右图)。双眼均可见视盘玻璃疣。左眼视盘水肿伴小片状出血。

8.5.4 非动脉炎性后部缺血性视神经病(PION)

临床特征

非动脉炎性 PION(图 8.24)典型表现为在数小时或数天内进行性加重的急性无痛性单眼视力丧失;伴 RAPD 阳性,急性期视盘正常。4~6 周后视盘逐渐苍白。典型的视野缺损类型为水平型或弓形,特别是下半部分视野缺损。

诊断和病因

非动脉炎性 PION 非常罕见,可发生于长时间的脊髓和心脏手术中,或急性系统性低血压患者中。该病通常为排除性诊断,要通过高质量的眼眶增强 MRI 扫描排除视神经后部的压迫性病变,并且经过广泛性、系统性的检查排除潜在系统性炎性病变后,才可做出非动脉炎性 PION 的诊断。年龄>50 岁的非手术相关性 PION 通常提示巨细胞性动脉炎存在的可能。

危险因素

非动脉炎性 PION 的相关危险因素包括:
- 手术相关性
  - 脊髓(俯卧位,长时程)
  - 冠状动脉搭桥

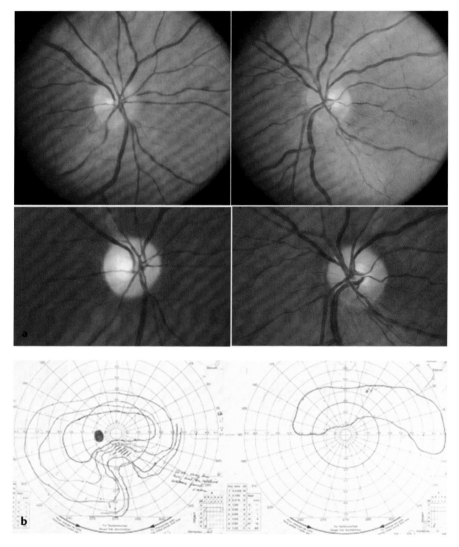

图 8.24　(a)脊髓手术中发生的双侧后部缺血性视神经病变(PION)。患者在俯卧体位下接受长时程多节段脊髓融合术，术程顺利；麻醉清醒后发现右眼重度视力下降和左眼轻度视力下降。急性期视盘正常(上图)，瞳孔对光反射迟钝，提示双侧 PION。2 个月后(下图)，双侧视盘苍白，右眼更为显著。(b)视力下降 2 个月后的 Goldmann 视野计检查，显示右眼上方残存视岛和左眼不完全性水平型视野缺损。右眼视力为眼前指数，左眼视力 0.8。

- 严重低血压
  - 系统性出血
  - 心脏骤停
  - 肾脏透析
- 重度贫血
- 高凝状态
- 放射性视神经病

8.5.5 放射性视神经病(RON)

RON 是亚急性视神经病变,发生于曾接受过脑部、颅底或眼眶放射性治疗的患者,多数为颅底肿瘤、垂体瘤和颅咽管瘤的患者(放射治疗部位靠近视神经或视交叉)。发生机制通常认为是放射性血管病变,导致视神经缺血性损伤。

放射性视神经病变可发生于放射治疗后数月或数年内。典型表现为快速进行性无痛性视力丧失,多数为后部视神经病变(无视盘水肿)。MRI 提示受累视神经明显增粗强化。视功能预后差,目前尚无确切的有效治疗(可尝试糖皮质激素和高压氧治疗,但疗效并不肯定)。

8.5.6 动脉炎性 AION 和 PION

AION 是巨细胞性动脉炎最常见的眼部病变,巨细胞性动脉炎是 PION 最常见的病因(见第 20 章)。

> **重要提示**
>
> 年龄>50 岁的 ION 患者均应怀疑和排除巨细胞性动脉炎的可能。

临床特征

动脉炎性 ION 多见于老年白种人,特别是 70 岁和 80 岁以上的老人。通常伴随一些系统性症状,如头痛、头皮压痛、颌跛行(咀嚼肌疼痛导致的咀嚼暂停)、风湿性多肌痛、疲劳和体重减轻。但视力丧失也可为巨细胞动脉炎的唯一临床症状[故称为巨细胞性动脉炎的"隐匿型"(occult form)]。

动脉炎性 ION 的视力丧失通常很严重,甚至可完全无光感、仅光感或手动。常为双眼受累,可同时伴视网膜和脉络膜梗死。持续性视力下降前,可有反复发作的单眼短暂性视力丧失或短暂性复视。

诊断

ESR 和 CRP 升高高度提示该病。确诊依靠颞浅动脉活检发现巨细胞性肉芽肿和内弹力层破坏。如未及时治疗,视功能会持续恶化,且对侧眼在数天或数周内受累的风险极高。

动脉炎性 AION 的视力下降相当严重,甚至可在急性期就出现视盘苍白。视盘周围视网膜常呈苍白色,提示脉络膜和视网膜缺血,并常可出现"棉絮斑"样渗出,提示眼内弥漫性缺血性改变(图 8.25)。

病因

动脉炎性 AION 和 PION 的病因包括巨细胞性动脉炎和其他类型的系统性血管炎,例如,系统性红斑狼疮、结节性多动脉炎和 Churg–Strauss 综合征。

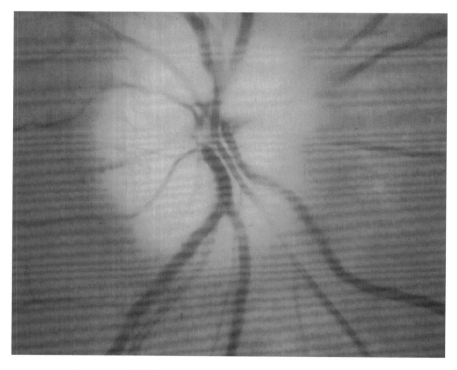

图 8.25　动脉炎性 AION,视力丧失同时出现视盘水肿伴苍白。

治疗

动脉炎性 AION 和 PION 应予紧急治疗以防止完全失明。一旦高度疑诊,应立即启动全身激素治疗,不应为等待颞浅动脉活检结果而延迟治疗(见第 20 章)。

8.6 压迫性和浸润性视神经病变

多种病变可以对眶内段、颅内段或视交叉前的视神经产生压迫性或浸润性损害。眼眶前部病变或眶内的巨大占位性病变常可引起视盘水肿(图 8.26),而颅内、视神经管内以及眼眶后部的压迫性病变则通常不会引起视盘水肿。

8.6.1 临床特征

临床表现因占位性病变的种类和部位不同而有所不同:
- 进行性单侧视神经病变(进行性视力下降、色觉障碍、视野缺损和视盘苍白或水肿)。
- 视交叉附近的颅内病变可导致双眼视力下降(双侧视神经病变、双颞侧偏盲、交界性暗点)。
- 通常无眼球转痛。
- 如果颅内压增高(巨大肿瘤、脑积水)或三叉神经分支受累(海绵窦),可出现头痛。
- 眼眶病变常伴眼球突出和复视。
- 如病变迁延累及海绵窦,常出现脑神经麻痹。

视神经压迫性病变可导致视神经睫状分流血管的形成(图 8.26 和图 8.27)。

视神经可因肿瘤(图 8.28 至图 8.35)或炎性病变引起压迫性或浸润性病变,如眼眶炎性假瘤或甲状腺相关眼病(图 8.31)。

视盘凹陷在慢性压迫性病变中并不少见,表现为视盘边缘呈苍白色;这种视盘凹陷与青光眼的视盘凹陷不同,青光眼的视杯扩大凹陷,但视盘边缘仍保持粉红色(图 8.30)。

8.6.2 病因

压迫性视神经病变的病因包括如下:
- 肿瘤性

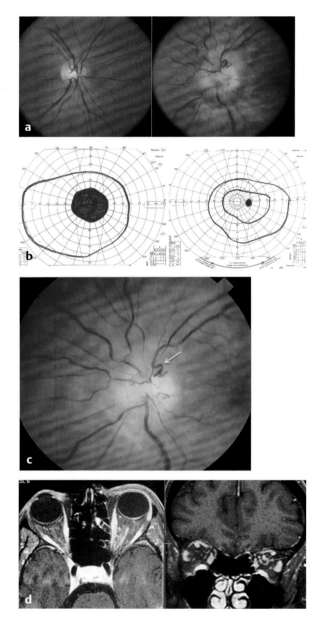

图 8.26　(a)左侧视神经鞘脑膜瘤,伴左侧视盘水肿(右图)。(b)Goldmann 视野计检查示左眼中心暗点(左图)。(c)数月后,左侧视盘苍白,伴持续轻度水肿及愈加明显的视神经睫状分流血管(箭头)。(d)眼眶增强 MRI 轴位(左图)及冠状位(右图)T1 加权压脂序列,显示左侧视神经鞘脑膜瘤,视神经鞘强化(绿色箭头),视神经本身无强化(黄色箭头)。

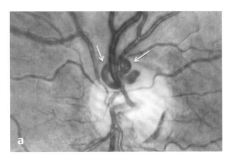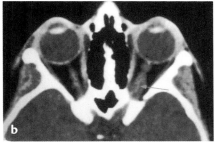

图 8.27　(a)左侧视神经鞘脑膜瘤。视盘颞侧苍白,伴随视盘上部睫状分流血管(箭头)。(b)眼眶轴位增强 CT 显示左侧视神经鞘脑膜瘤(箭头)。

- ○ 视神经鞘脑膜瘤
- ○ 眼眶内肿瘤(血管瘤、淋巴管瘤、转移瘤等)
- ○ 蝶骨嵴脑膜瘤
- ○ 垂体瘤
- ○ 颅咽管瘤
- 非肿瘤性
  - ○ 甲状腺相关眼病
  - ○ 眼眶炎性假瘤
  - ○ 眼眶出血
  - ○ Paget 病
  - ○ 骨纤维异常增殖症
  - ○ 眼动脉瘤
  - ○ 颈内动脉扩张

浸润性视神经病的病因(表 8.4):

- 肿瘤性
  - ○ 视神经胶质瘤
  - ○ 转移癌
  - ○ 鼻咽癌和其他邻近的肿瘤
  - ○ 淋巴瘤
  - ○ 白血病
  - ○ 脑膜癌病
- 非肿瘤性
  - ○ 结节病

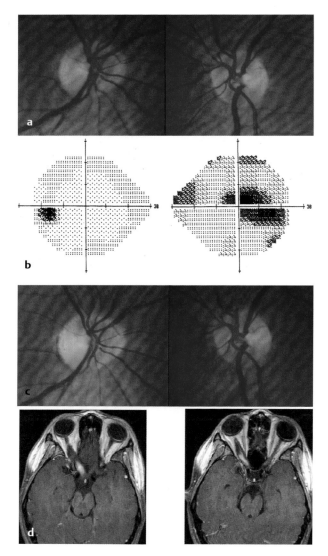

图 8.28　(a)毛细胞性星形细胞瘤累及右侧视神经,致快速进行性无痛性右侧视神经病。视力
丧失数周后,右侧视盘仅轻度苍白。(b)Humphrey 视野检查提示右眼中心暗点。(c)2 个月后右
侧视盘苍白加重(左图)。(d)眼眶增强 MRI 轴位 T1 加权序列,显示右侧视神经眶内段及颅内段
增粗强化(箭头)。

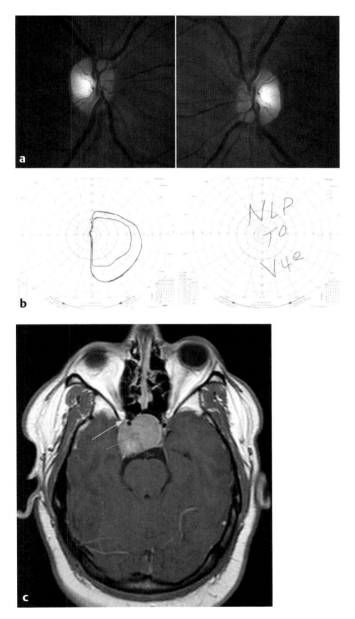

图 8.29 （a）双侧压迫性视神经病变，进行性视力丧失伴视盘苍白。右眼（左图）视力无光感，左眼（右图）视力 0.25。（b）Goldmann 视野计检查显示右眼无光感，左眼完全性颞侧偏盲（垂直于子午线），提示视交叉和右侧视神经病变。（c）脑部 MRI 显示巨大垂体瘤（红色箭头）压迫右侧视神经（黄色箭头）和视交叉。NLP，无光感。

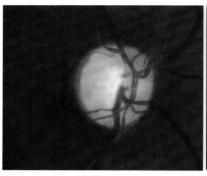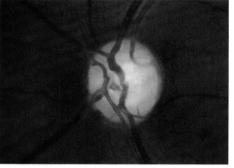

图 8.30　颅咽管瘤导致压迫性视神经病变,双侧视神经萎缩,杯盘比扩大。

重要提示

　　压迫性视神经病变的确诊需要依靠影像学检查。但是,前视路的肿瘤压迫性病变,如仅使用常规脑部 CT 或 MRI 检查则很可能会漏诊;当临床疑诊时,认真检查眼眶、蝶鞍或海绵窦是非常必要的,最好进行上述部位的增强 MRI 检查。

8.6.3　诊断

　　多数情况下,根据临床表现和影像学检查即可初步诊断压迫性或浸润性视神经病变。活检是确诊的唯一方法,但在罹患视神经肿瘤或视神经鞘脑膜瘤时活检却几乎不可行,因为视神经活检通常会导致永久性视力丧失。故多数病例是基于初步诊断进行治疗的。

　　视神经鞘脑膜瘤来源于眶内段视神经的硬脑膜鞘。多发生于中年女性,表现为单眼无痛性、进行性视力丧失,短暂性单眼视力丧失常见。明确诊断时通常已出现视盘苍白,也可同时伴随视盘水肿和视盘睫状分流血管(视网膜中央静脉慢性压迫性病变导致静脉扩张)(图 8.26 和图 8.27)。视神经鞘脑膜瘤在常规影像学检查中很难发现,特别是在没有眼眶 MRI 的增强和压脂序列检查的情况下经常漏诊。如不进行治疗,视力状况会持续恶化,肿瘤甚至可以通过视神经管扩散至颅内。但是,该病总体上进展非常缓慢,治疗方案的选择主要决定于视力损害程度和肿瘤大小。预后主要取决于肿瘤的类型和部位,以及视功能损害的持续时间。治疗后视力通常可有所改善(至少可改善一部分)。

　　毛细胞性星形细胞瘤和视神经胶质瘤在儿童中更常见,也较成人患者更趋于良性(图 8.28)。垂体瘤是压迫性视神经病变中最常见的病因(图 8.29)。

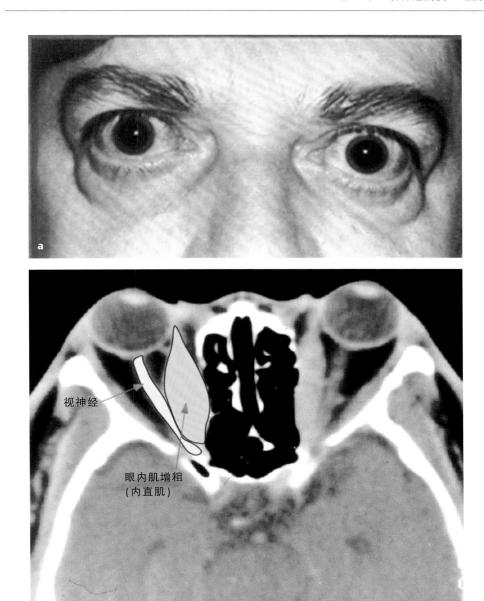

图 8.31　(a)甲状腺相关眼病引起双侧视神经病变。表现为眶周水肿、眼球突出和眼睑退缩。(b)甲状腺相关眼病引起内直肌增粗,压迫右侧视神经。

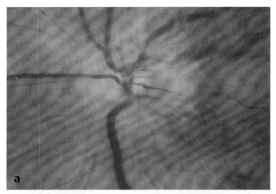

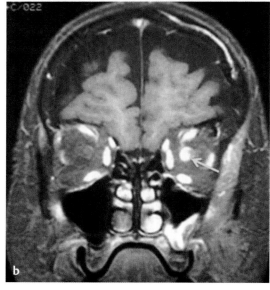

图 8.32　(a)乳腺癌导致左侧视神经病变。视盘水肿伴小片火焰状出血。(b)眼眶增强 MRI 冠状位 T1 加权压脂序列，提示左侧视神经强化(箭头)。

8.7 遗传性视神经病变

　　遗传性视神经病变(hereditary optic neuropathy)通常导致双眼无痛性视神经病变和永久性视力丧失。即便缺乏视力丧失相关的家族病史，任何原因不明的视神经病变均应考虑遗传性病变的可能。最常见的遗传性视神经病变为显性遗传性视神经萎缩(DOA)，在成人患者中经常会被漏诊并被误诊为青光眼。遗传性神经病变虽多见于儿童和年轻人，但实际上可发生于任何年龄；可孤立发病，也可作为系统性代谢病或神经系统退化性疾病的一部分。遗传性视神经病变无有效治疗方法。

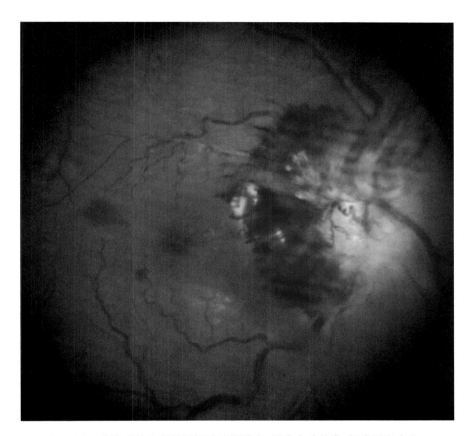

图 8.33　乳腺癌转移瘤侵犯视神经视乳头，视盘水肿抬高，视盘浸润出血。

8.7.1　遗传性视神经病变的分类

单症状性遗传性视神经病变

有两种类型：

- Leber 遗传性视神经病（LHON）
- 显性遗传性视神经萎缩（Kjer 病）

合并其他神经系统或系统性症状的遗传性视神经萎缩

主要类型包括如下：

- Wolfram 综合征/尿崩症、糖尿病、视神经萎缩和耳聋（DIDMOAD）综合征
- 常染色体显性视神经萎缩和耳聋

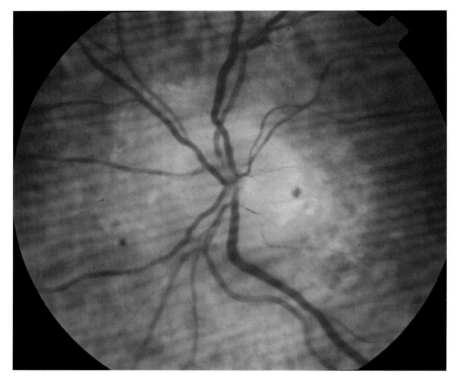

图 8.34 淋巴瘤累及左侧视神经和邻近脉络膜。视盘水肿抬高,脉络膜苍白。

- 常染色体显性视神经萎缩伴耳聋及其他神经系统症状
- Behr 综合征

视神经病变作为遗传性退行性或发育性疾病的表现之一

遗传性退行性或发育性疾病伴视神经病变包括:
- 遗传性共济失调
  - Friedreich 型共济失调
  - 脊髓小脑型共济失调
- 遗传性多发性神经病
  - Charcot–Marie–Tooth 病
  - 家族性自主神经失调症(Riley-Day 综合征)
- 遗传性痉挛性截瘫
- 遗传性肌营养不良
- 儿童贮积病和大脑变性病

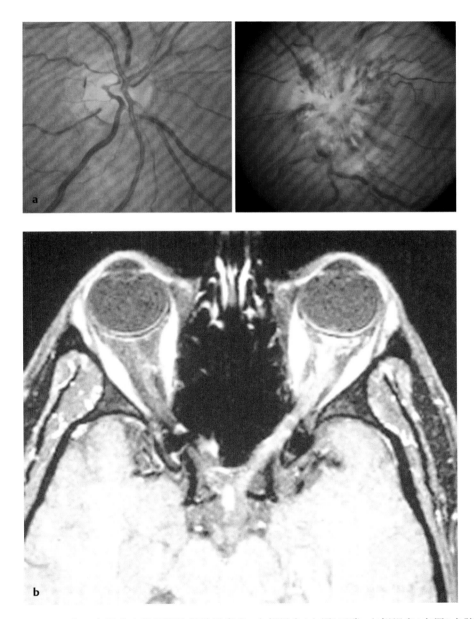

图 8.35　(a)白血病导致左侧浸润性视神经病变。右侧视盘(左图)正常，左侧视盘(右图)水肿、浸润出血。(b)眼眶增强 MRI 轴位 T1 加权压脂序列，显示左侧视神经因白血病浸润性病变而弥漫性强化。

表 8.4 累及视神经和视交叉的常见肿瘤性疾病

	高危人群	临床特点	影像学特征	预后	治疗
视神经鞘脑膜瘤	成人 女性>男性	慢性进行性单眼视力丧失 视盘水肿伴视神经睫状分流血管	视神经鞘增粗强化（轨道征）	成人进展非常缓慢（儿童进展相对迅速）	取决于视觉功能；放射治疗（视力进行性下降）手术（侵犯颅内或视力完全丧失）
视神经胶质瘤/毛细胞性星形细胞瘤	年龄<10岁 男性=女性 30%为神经纤维瘤I型	进行性视力丧失 眼球突出 斜视（幼童常有眼球震颤）	视神经梭形增粗；常侵犯视交叉	儿童进展缓慢；成人为恶性，进展迅速	放射治疗或化疗（肿瘤进展）手术（视力完全丧失）
蝶骨嵴脑膜瘤	成人 女性>男性	慢性进行性单眼视力丧失	邻近蝶骨嵴的占位病变强化 CT可见钙化	进展非常缓慢 视功能预后良好（若早期减压）	取决于肿瘤大小和视功能 手术和放射治疗
垂体瘤	成人 女性=男性	进行性双颞侧偏盲 单眼或双眼进行性视力丧失 内分泌功能障碍	鞍区占位病变伴强化	进展缓慢 视功能预后良好（若早期减压）复发常见	取决于激素分泌水平、肿瘤大小和视功能 内分泌治疗、手术、放射治疗

（待续）

表 8.4(续)

	高危人群	临床特点	影像学特征	预后	治疗
颅咽管瘤	年龄<20岁 50~70岁 女性=男性	进行性双颞侧偏盲或同向性偏盲 单眼或双眼进行性视力丧失 头痛,脑积水 视盘水肿 内分泌功能障碍	鞍上区占位病变,伴强化及囊样变	视觉功能预后差; 常见复发	取决于肿瘤大小和视觉功能 内分泌替代治疗,手术,放射治疗 囊腔穿刺抽吸 脑脊液分流术(必要时)
生殖细胞瘤	年龄<30岁 男性=女性	进行性双颞侧偏盲 单眼或双眼进行性视力丧失; 内分泌功能障碍	鞍上区占位病变,伴强化及浸润	常见复发	取决于肿瘤大小和视觉功能 内分泌替代治疗,手术,放射治疗
转移瘤	少见 年轻人:白血病 和淋巴瘤 老年人:乳腺癌	单眼或双眼快速进行性视力丧失 视乳头水肿(ICP增高) 头痛	占位病变伴强化,浸润	预后差	取决于癌症类型和肿瘤部位 手术,放射治疗,化疗

缩写:CT,计算机断层扫描;ICP,颅内压。

- 儿童线粒体病
  - Leigh 综合征
  - 线粒体脑肌病伴高乳酸血症和卒中样发作综合征(MELAS)
  - 肌阵挛癫痫和破碎红纤维(MERFF)综合征
  - 慢性进行性眼外肌麻痹(CPEO)/Kearns-Sayre 综合征

8.7.2　LHON

　　LHON(图 8.36)是由线粒体 DNA 点突变所致的母系遗传性线粒体疾病,即突变由母亲向下遗传。所有的孩子都可以继承这种突变,但仅由女性(即便临床上未发病)遗传给下一代,男性不会将此病遗传给下一代。LHON 为双眼先后或同时发病的视神经病变,好发于健康年轻男性,但任何性别和年龄均可发病。视力通常永久下降至 0.1 或更差,视野表现为中心或中心盲点性暗点。

　　在视力丧失的急性期,眼底检查可能正常,也可能表现为视盘充血、假性水肿和视网膜血管扩张纡曲,最终会发展为视盘苍白。

　　LHON 大多表现为孤立性视力丧失,也可伴发心脏传导功能障碍、轻度神经系统异常或类似多发性硬化样表现。

　　确诊依靠血液遗传学检测:筛选线粒体 DNA 的 3 个原发性突变位点(11778、14484 和 3460 位点)。并非所有突变基因携带者都会出现视力丧失(20%~50%男性和 4%~32%的女性会发病)。11778 位点突变是最常见的类型。

　　LHON 患者中, 有 70%的 14484 位点突变者可出现自发性视觉功能恢复,11778 位点突变者中仅 4%~20%可出现视觉功能恢复。

重要提示

　　诊断为线粒体疾病(如 LHON)的患者均应进行电生理检查以筛查心脏传导功能障碍。

8.7.3　显性遗传性视神经萎缩(Kjer 病)

　　DOA 或称 Kjer 病,男女皆可发病,50%的后代携带突变基因(图 8.37)。典型表现为发生于 10 岁以内的对称性隐匿性视力丧失。视力丧失程度常较轻,因而诊断通常会被延迟[患者平均每 10 年下降 1 行视力(Senllen 视力表)]。视力下降的程度因人而异,从轻度下降到 0.1 不等。伴色觉异常,视野缺损为中心盲点性暗

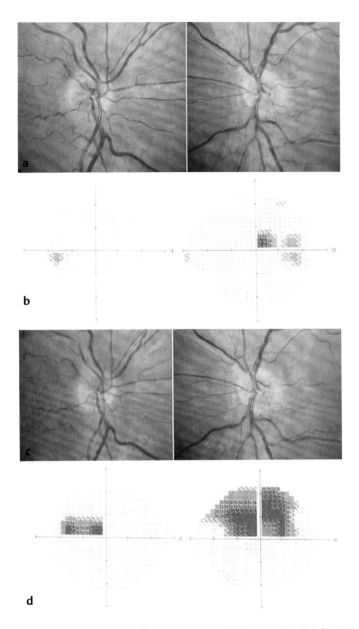

图 8.36 (a)12 岁男性,LHON,右眼急性视力丧失。右侧视盘(左图)充血伴毛细血管扩张,无真性视盘水肿。(b)Humphrey 视野计检查示右眼中心盲点性暗点,左眼正常。(c)1 个月后,左眼急性视力丧失,双眼视力目前均为 0.05。(d)Humphrey 视野计检查示左眼中心盲点性暗点,右眼视野缺损较前加重。

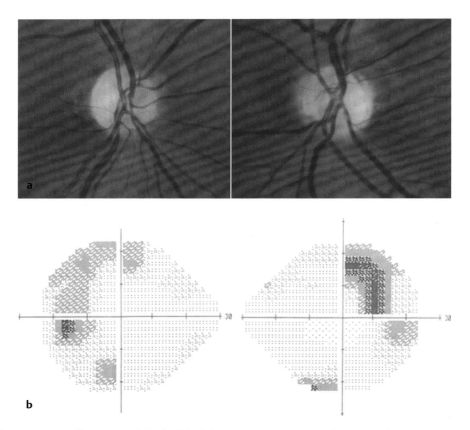

图 8.37 （a）双眼 DOA。双侧视盘颞侧苍白。（b）Humphrey 视野计检查示双侧视野缺损，类似于双颞侧偏盲。

点。双侧视盘颞侧苍白伴凹陷。其他神经系统异常并不多见，但一些家庭可出现听力下降，甚至进行性神经系统障碍，包括 CPEO，该病具有遗传异质性，与第 3 号染色体（最常见）和第 18 号染色体相关。基因产物是维持正常线粒体功能所必需的蛋白质，因而 DOA 也是一种"线粒体疾病"，只不过是通过核基因遗传的。特定的实验室可进行 DOA 相关遗传基因的筛查。

8.8 中毒性和营养不良性视神经病变

中毒性视神经病变（toxic optic neuropathy）与营养不良性视神经病变（nutritional optic neuropathy）通常具有类似的临床特征，两种病变甚至可以同时见于同一患者。

8.8.1 临床特征

典型临床特征为进行性对称性中心视力损害,色觉异常和中心盲点性暗点型视野缺损。急性期视盘可正常或轻度水肿,视力下降至少 6 周后可出现视盘颞侧苍白。

8.8.2 病因

多数病例的病因很可能是多因素的。对于人类来说,被明确证实由公认的单一毒性物质中毒或单一营养物质缺乏导致的视神经损害是很少见的。部分病例可因停止毒物接触或补充维生素而使视觉功能有所恢复。但是,视力丧失常常是不可逆转的。

与视神经病变可能相关的毒性物质包括:甲醇、乙二醇、钴、铅、锌、有机溶剂、甲苯、烟草(通常为雪茄烟)、乙胺丁醇、胺碘酮、利奈唑胺和双硫仑。营养性因素包括:维生素 B_{12}、叶酸以及铜的缺乏。下面章节中将讲述部分中毒性和营养不良性视神经病变。

8.8.3 类型

甲醇

甲醇摄入是中毒性视神经病变最广泛公认的病因, 多数情况下都是意外误服造成的(误认为乙醇或在乙醇中添加了甲醇)。甲醇相关的视神经病变为急性起病,常伴视盘水肿。

双侧视神经病变引起双眼视力丧失,伴头痛和恶心。急性甲醇中毒后 18~48h,可出现严重视力丧失、腹痛、呼吸窘迫、意识模糊,重者可出现昏迷甚至死亡。代谢性酸中毒是甲醇中毒的显著标志之一。

乙二醇

乙二醇是机动车防冻剂的活性成分,可因误服或企图自杀而中毒。对视神经的损伤很大,中毒的症状和体征多数类似于甲醇中毒,但乙二醇更常引起肾功能不全。

乙胺丁醇

乙胺丁醇是治疗结核病的抗分枝杆菌药物, 是引起中毒性视神经病变最常

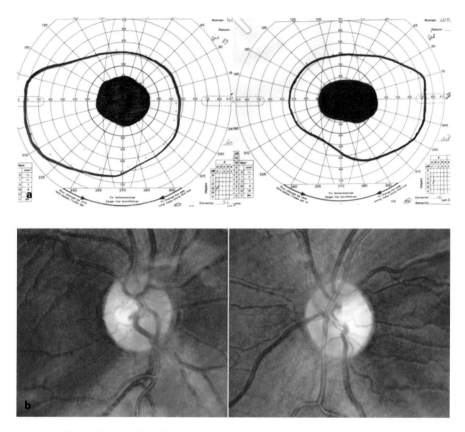

图 8.38　(a)接受乙胺丁醇治疗的结核病患者,Goldmann 视野计检查示双眼中心盲点性暗点。
(b)乙胺丁醇中毒性视神经病变,双侧视盘颞侧苍白。

见的药物之一(图 8.38)。毒性常与剂量呈相关性(易发生于用药数月的患者——通常至少 2 个月,平均 7 个月)。

　　双颞侧偏盲提示视交叉可能早期受累,色觉障碍也是早期的临床表现。双眼视力缓慢进行性下降,停药后视觉功能可能有所改善。

胺碘酮

　　尽管尚有争议,但在使用胺碘酮治疗心律失常的患者中确实有可能发生双侧视神经病变。毒性与剂量相关,常发生于持续用药数月的患者。典型表现类似于非动脉炎性 AION,伴视盘水肿(图 8.39)。视力丧失可为亚急性或慢性进行性加重,停药后视力可能有所改善(需心脏科医师会诊后方能停药)。

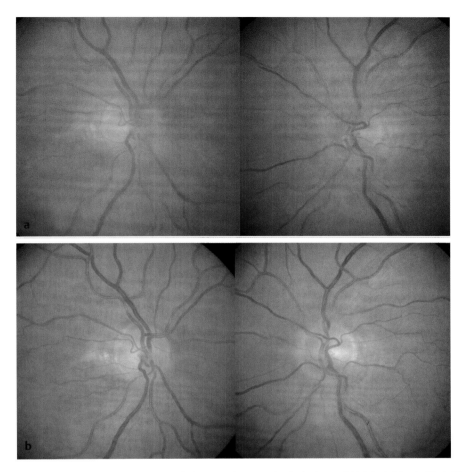

图 8.39　(a)接受胺碘酮治疗的心房颤动患者,左眼视力丧失,双侧视盘水肿(左眼显著)。(b)停用胺碘酮 1 个月后,视盘水肿消退,视觉功能改善。

> **重要提示**
>
> 　　中毒性视神经病变通常为排除性诊断,需进行系统性评估除外其他病因的双侧视神经病变,如压迫性病变、维生素 B_{12} 缺乏和遗传性视神经病变。

维生素 B_{12} 缺乏

　　重度维生素 B_{12} 缺乏(通常由于吸收障碍)可导致双眼慢性进行性视神经病变(图 8.40)。视神经病变常为维生素 B_{12} 缺乏的首发症状,可出现在贫血和其他神经系统症状、体征之前。

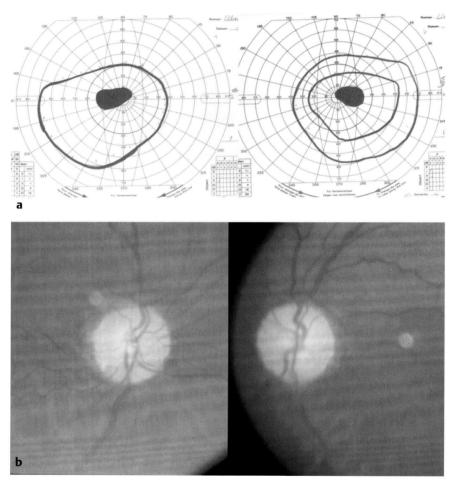

图 8.40　(a)维生素 B_{12} 缺乏性视神经病变,Goldmann 视野计检查示双眼中心盲点性暗点。
(b)双侧视神经萎缩。

铜缺乏

　　慢性铜缺乏非常罕见,可导致许多血液学症状,如骨髓异常增生、贫血、白血病和中性粒细胞减少,也可出现共济失调、周围神经病和双侧视神经病变。

重要提示

　　慢性进行性双眼视力丧失和双侧视神经萎缩的患者,均应常规检测血清维生素 B_{12} 和血清铜的水平。

8.9　外伤性视神经病变

外伤性视神经病变(TON)是头部外伤可能出现的并发症之一,不常见但后果可能很严重。任何伴随头外伤而出现视神经功能障碍的患者均应考虑该病的可能(例如,其他原因无法解释的视力下降、RAPD 阳性或色觉障碍)。由于头外伤经常合并其他神经系统症状和外伤性损伤,TON 的诊断常被延误。然而,即便是反应迟钝或昏迷而不能配合查体的患者,在急诊室进行瞳孔的系统性检查(筛查 RAPD)都有助于早期诊断 TON。

8.9.1　发病机制

视神经外伤性损伤的机制包括两种:第一种为眶内异物或眼眶骨折导致视神经直接损伤(直接外伤性视神经损害,图 8.41);第二种为头部(特别是前额部)外伤导致的视神经震荡性损伤(间接外伤性视神经损害,图 8.42),这种震荡可以同时导致视神经机械性挫伤和缺血性损伤,最常见的损伤部位是视神经管。

8.9.2　治疗

直接外伤性视神经损害通常需要紧急手术为视神经减压并修复眼眶骨折。

间接外伤性视神经损害的治疗尚存争议。尽管有时可能是永久性的严重视力丧失,但视觉功能有时也可以自发恢复。对间接性视神经损伤,并无行减压手术的指征,糖皮质激素(即便为高剂量)也无明确助益,如果在损伤后 8 小时内给予激素治疗甚至是有害的。另外,存在多系外伤和脑部损伤的患者,因存在较高的感染风险,应避免使用激素治疗。

> **重要提示**
>
> 所有外伤患者均应检查视力和瞳孔,如果存在异常,应请眼科会诊,并进行脑部和眼眶的常规 CT 平扫检查(含骨窗)。

8.10　青光眼性视神经病变

慢性开角型青光眼(chronic open-angle glaucoma)是非急性进行性双侧视神经病变最常见的病因。典型表现为慢性进行性周边视野缩窄、眼压升高(正常眼

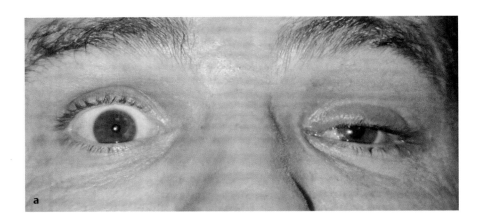

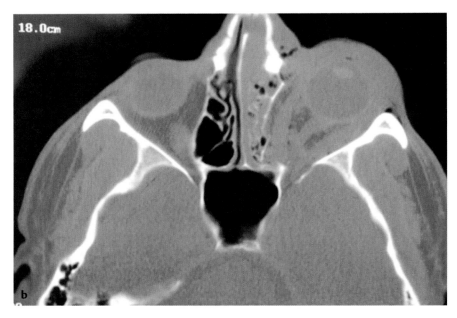

图 8.41　左眼直接外伤性视神经损害。(a)左侧眼眶外伤,致眼球内陷、左侧眼球运动障碍、左眼重度视力丧失。左侧 RAPD 阳性,眼底正常。(b)脑部和眼眶 CT 平扫(骨窗)示左侧眼眶内壁广泛性骨折,累及视神经管。

压为 8~21mmHg)和视盘凹陷。开角型青光眼通常需要具备上述 3 个表现才能明确诊断。

　　因为该病最初的视野缺损主要影响鼻侧周边区,所以中心视力可以一直保留至发病晚期(图 8.43)。

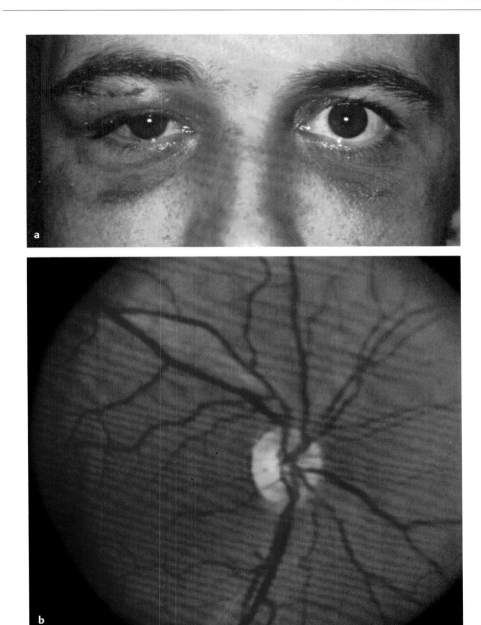

图 8.42　右眼间接外伤性视神经损害。(a)面部外伤致双侧眶周瘀伤和间接外伤性视神经损害。右眼视力丧失,瞳孔检查示右侧 RAPD 阳性,眼底正常。脑部和眼眶 CT 正常,无眼眶骨折和眶内异物。(b)6 周后出现轻度视盘苍白。

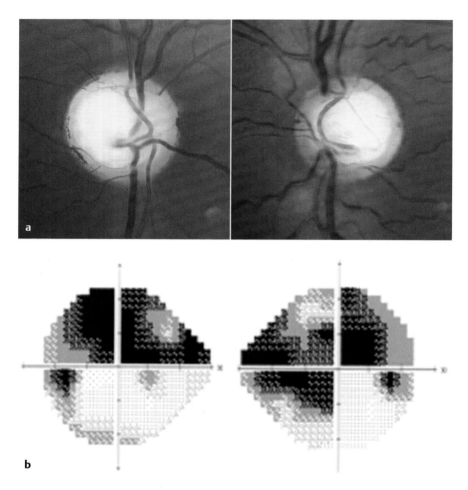

图 8.43　(a)青光眼性视神经病变的视盘表现：视杯垂直型扩大,视盘血管向鼻侧移位,盘沿保留的神经纤维组织无苍白改变。(b)Humphrey 视野检查示双眼鼻侧视野缺损和视野向心性缩窄,中心视力和色觉均保留至病程晚期。

重要提示

　　低眼压性青光眼(low-tension glaucoma)是一种罕见的青光眼类型,患者眼压正常,仍可引起青光眼性视神经病变。这是一种排除性诊断,需要排除其他病因的视神经病变才能诊断,特别是通过神经影像学检查排除压迫性视神经病变。

8.11 视神经发育异常

8.11.1 视盘玻璃疣

视盘玻璃疣(optic nerve head drusen)是位于视盘上小的钙化沉积物,见于1%~2%的人群(图8.44)。大多数病例可能为常染色体显性遗传。

视盘玻璃疣一般是双侧的,但有时也不对称。青少年和成人可在眼底检查时发现视盘玻璃疣(儿童时期常为隐藏型玻璃疣),并随着时间推移而缓慢增多。玻

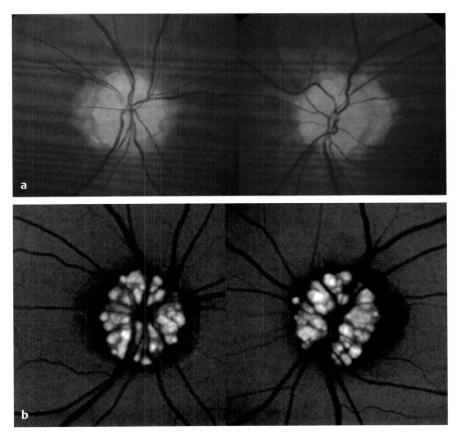

图 8.44　(a)双眼视盘玻璃疣。视盘内可见晶体样的钙化沉积物。玻璃疣可抬高视盘血管,引起小血管梗死或神经轴突受压,从而造成视野缺损。(b)同一患者,眼底自发荧光造影检查可见双眼视盘玻璃疣(荧光血管造影照相机拍摄的无赤光照片)。(待续)

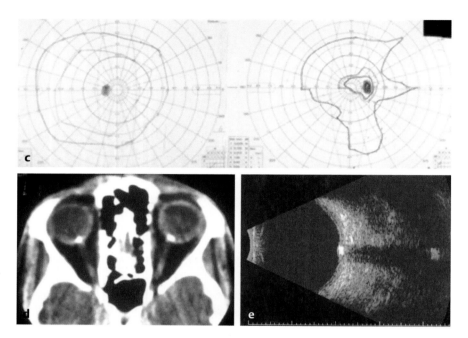

图 8.44(续)   (c)Goldmann 视野计检查示视盘玻璃疣患者的右眼周边视野缩窄。(d)眼眶 CT 平扫示双侧视盘玻璃疣(视盘处高密度钙化物)。(e)眼部 B 超提示视神经玻璃疣钙化斑。

璃疣多为无症状性的,通常在常规眼底检查时偶然发现。一些患者有短暂性黑矇发作。

　　玻璃疣隐藏在视盘中时,可造成类似视盘水肿的外观。视盘玻璃疣可引起随时间推移而缓慢加重的周边视野缺损(一般不导致中心视力损害)。

　　玻璃疣显露在视盘表面时,很容易在眼底检查时被发现。隐藏型玻璃疣需要进行眼底自发荧光造影、OCT、眼部 B 超和眼眶 CT 检查才能发现(图 8.44)。

　　视盘玻璃疣的并发症少见,可因 AION(拥挤视盘)和视盘周围脉络膜新生血管膜而导致急性视力丧失。目前无有效治疗方法。

　　重要提示

　　偶然发现视盘玻璃疣的情况并不少见,而且多数是无症状的。

　　对于出现症状的患者应注意筛查导致视神经病变的其他病因,因为有些病例中的视神经玻璃疣是无症状性的,并不是真正的问题所在。

8.11.2　先天性视盘发育异常

先天性视盘发育异常可孤立发生,也可以合并系统性疾病或畸形。先天性视盘发育异常导致的视力丧失程度不等,可为轻度视功能障碍,也可为完全失明。

儿童单侧视盘发育异常最常见的表现是斜视,而双侧视盘发育异常则多表现为视力差或眼球震颤。一些成人病例则是在常规眼底检查时才发现视盘发育异常。

视神经发育不全

视神经发育不全(optic nerve hypoplasia)(图 8.45)是先天性视盘发育异常最常见的类型。特征性表现为小视盘(直径变小),有时视盘周围有一圈晕轮(双环征),可为单侧或双侧。

> **重要提示**
>
> 所有视神经发育不全的患者均应进行脑部 MRI 检查以了解有无透明隔-视束发育不全和垂体异位。所有透明隔-视束发育不全和垂体异位的患者均应进行内分泌功能评估,以明确有无全垂体功能减退症,该病如不能及时诊断将危及生命。

合并系统性疾病和畸形的视神经发育不全包括:
- 中线发育异常。
  - 透明隔-视束发育不全(de Morsier 综合征):透明隔缺失,胼胝体变薄,垂体功能减退和垂体异位。
- 白化病,先天性无虹膜,眼球后退综合征以及大量其他先天性眼部综合征。
- 妊娠糖尿病。
- 胎儿酒精综合征。
- 女性在妊娠期间服用药物或其他物质,如苯妥英钠、奎宁、盐酸苯环利定(PCP)、麦角酸二乙酰胺(LSD)和酒精。

视盘缺损

视盘缺损(optic disc coloboma)是视柄和视杯的胚胎脉络裂闭合不良所致。可孤立发生,也可合并虹膜、视网膜和脉络膜缺损。少数情况下可合并前脑发育异常(基底脑膨出),故对视盘缺损患者常规行脑部影像学检查非常必要。视盘缺

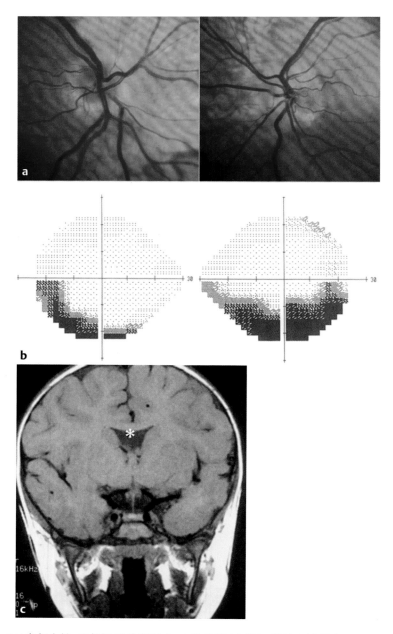

图 8.45 （a）青年女性，双侧视盘发育不全，右眼显著（左图），其母患糖尿病。（b）Humphrey 视野检查提示双眼下部视野缺损，对应于视盘上半部更明显的发育不全。（c）透明隔–视束和双侧视神经发育不全患者，脑部 MRI 冠状位 T1 加权序列显示透明隔缺失。

失(图 8.46)的典型特征包括视盘区凹陷、不对称缺损,视力根据视盘缺损的大小和部位不同而程度不等,轻度视盘周围存在色素改变。视网膜血管正常。

牵牛花综合征(牵牛花样视盘发育异常)

牵牛花综合征(morning glory disc anomaly)的形成机制尚存争议,目前认为至少一部分成因是视柄和视杯的胚胎脉络裂闭合不良。因其可合并经蝶骨基底脑膨出畸形,故对出现此类发育异常的患者进行常规脑部影像学检查非常必要。牵牛花综合征(图 8.47)的典型特征包括眼底后极部的先天性漏斗样凹陷(视盘位于凹陷中),重度视盘周围色素改变,以及视网膜血管畸形变直。

视盘小凹

视盘小凹(optic pit)(图 8.48)是视柄和视杯的胚胎脉络裂闭合不良所致(形成机制等同于视盘缺损——另一种更严重的先天性发育不良)。典型表现为位于视盘颞侧下方盘沿附近的小凹陷。视盘小凹常引起相应区域的弓形视野缺损。视

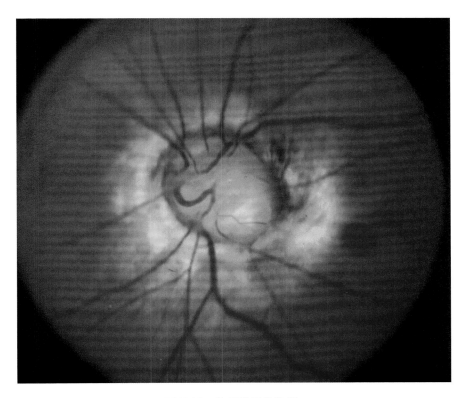

图 8.46　先天性视盘缺损。

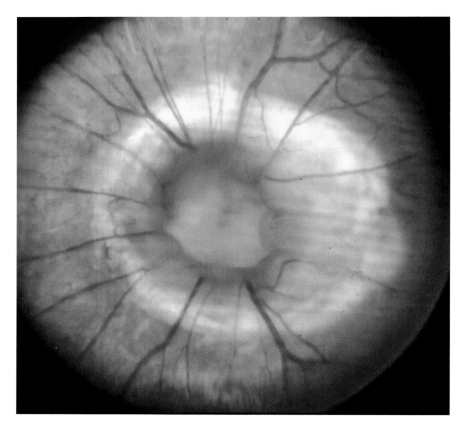

图 8.47 牛牛花综合征。

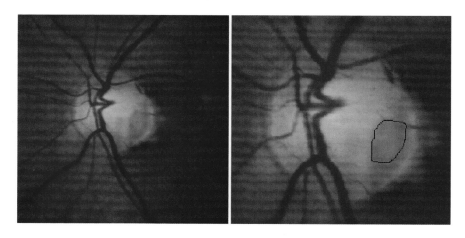

图 8.48 左侧视盘颞下方边缘的视盘小凹(右侧放大图像中描出轮廓的部分)。

盘小凹可并发黄斑部浆液性视网膜脱离,从而引起视力下降。

倾斜视盘

倾斜视盘(tilted disc anomaly)(图 8.49)是由于视神经以倾斜角度进入脉络膜所致。常见于高度近视患者,并易导致相对性双颞侧视野缺损(不严格垂直于子午线)。

有髓神经纤维(Myelinated nerve fiber)

正常情况下,视神经在筛板之后的部分是有髓神经纤维,但通常髓鞘并不进入眼球。球内的视网膜有髓神经纤维在<1%的人群中可见(图 8.50)。仅当球内广泛存在有髓神经纤维时才出现视野缺损,当有髓神经纤维围绕视盘时常表现为生理盲点扩大。

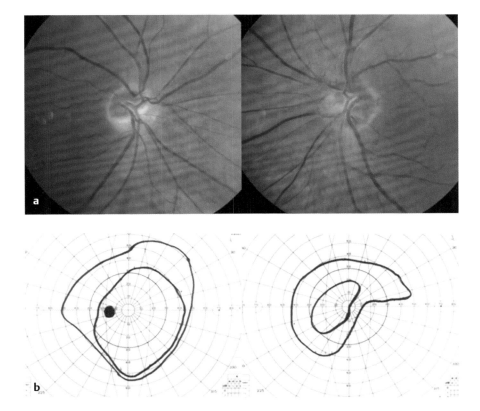

图 8.49　(a)高度近视患者的倾斜视盘(右眼显著)。(b)Goldmann 视野计检查显示不垂直于子午线的双颞侧视野缺损。

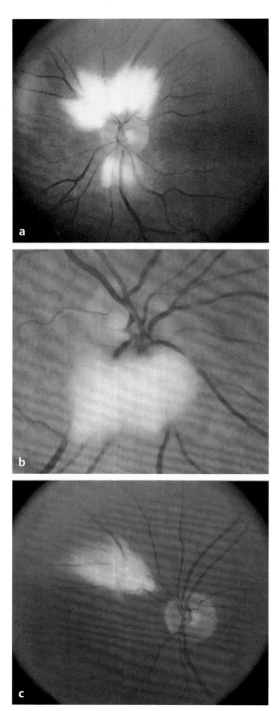

图 8.50 (a)有髓神经纤维。(b)视盘下方的有髓神经纤维。(c)与视盘有一定距离的有髓神经纤维。

（彭静婷 译 崔世磊 校）

第 **9** 章

视盘水肿

视盘水肿(edema of the optic nerve head, disc edema)是描述筛板前视盘局部水肿的非特异性术语(图 9.1)。

9.1 视盘水肿的形成机制

视盘水肿的形成机制包括:

(1)视神经局部损伤。如炎性病变(前部视神经炎或视乳头炎)、前部缺血性视神经病变(AION)、眼压波动(急性青光眼的高眼压,或眼内压过低)以及中毒引起的前部视神经损伤。

(2)逆向轴浆运输阻滞。如视神经压迫性病变(视神经肿瘤或眶内占位)和颅内压增高(视乳头水肿)引起的轴浆运输阻滞。

9.2 视盘真性水肿与假性水肿的鉴别

鉴别视盘水肿是真性的还是假性的非常有必要(表 9.1,图 9.2 和图 9.3)。多数情况下,假性视盘水肿是视神经先天性发育异常的结果,并不需要进行系统性检查;而真性视盘水肿则可合并多种疾病。

9.3 视盘水肿的鉴别诊断

假性视盘水肿:

- 视盘发育异常
  - 有髓神经纤维(图 8.50 和图 9.4)
  - 玻璃疣(图 8.44 和图 9.5)

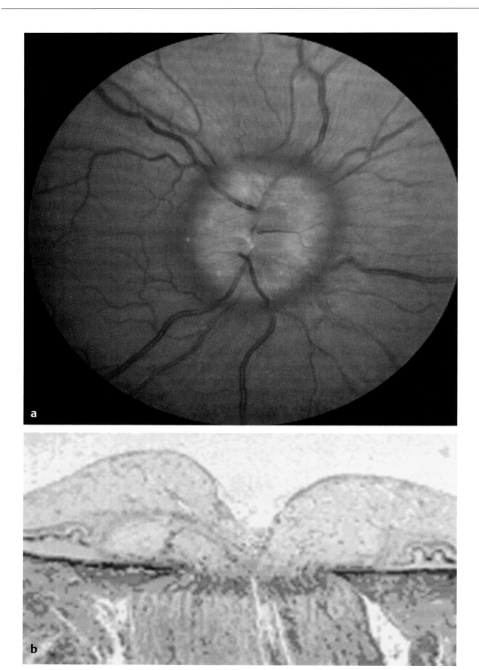

图9.1　(a)右眼视盘水肿。视盘边缘模糊,中心视杯消失。(b)视盘水肿的矢状切面。

表 9.1　真性视盘水肿与假性视盘水肿临床特征比较

真性视盘水肿 (图 9.2)	假性视盘水肿 (图 9.3)
视盘抬高	视盘抬高
边缘模糊	边缘锐利
血管模糊	血管不模糊
静脉扩张纡曲	中心视杯消失
盘周出血和渗出	视网膜血管发育异常 (动脉分支)
荧光造影可见渗漏	荧光造影无渗漏

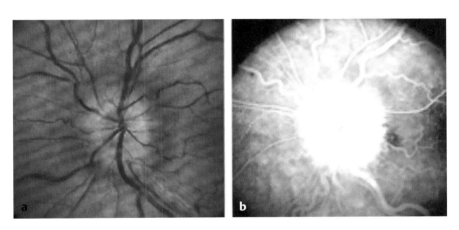

图 9.2　(a)真性视盘水肿。(b)荧光血管造影检查可见视盘周边荧光素渗漏(晚期)。

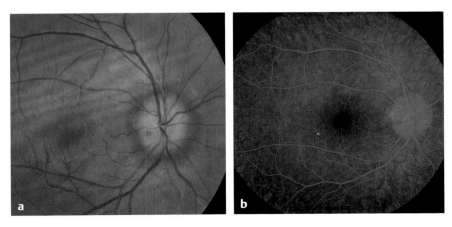

图 9.3　(a)假性视盘水肿。(b)荧光血管造影检查无荧光素渗漏(仅见晚期着染)。

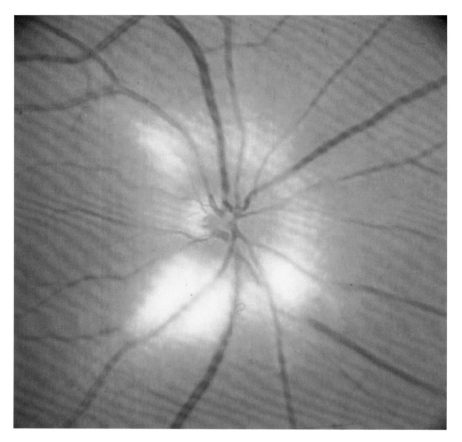

图 9.4 有髓神经纤维。

- ○ 倾斜视盘(图 8.49)
- ○ 拥挤视盘
- • 视盘浸润
- • LHON

真性视盘水肿

- • 颅内压增高(视乳头水肿)(图 9.6)
- • 炎性视神经病变(图 9.7)
  - ○ 脱髓鞘病变
  - ○ 结节病或其他炎性病变
  - ○ 感染
- • 视神经视网膜炎

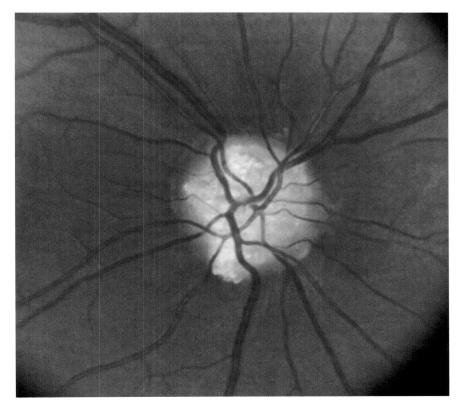

图 9.5　视盘玻璃疣。

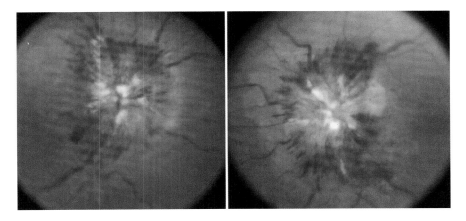

图 9.6　双侧视乳头水肿。

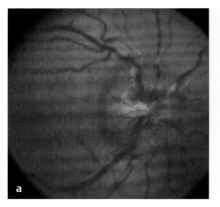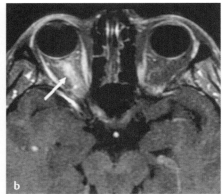

图 9.7　(a)右眼 AION,伴视盘中度水肿。(b)眼眶轴位增强 MRI T1 加权压脂序列,显示右侧视神经强化(箭头)。

- 血管性视神经病变
  - AION(图 9.8)
    - 非动脉炎性
    - 动脉炎性
  - 糖尿病性视乳头病变
  - 视网膜中央静脉阻塞(图 9.9)
  - 颈动脉-海绵窦瘘
  - 恶性系统性高血压(图 9.10)

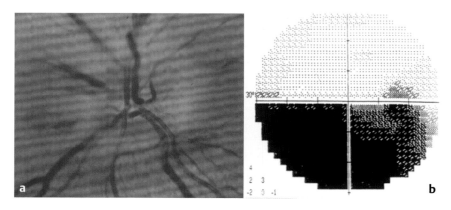

图 9.8　(a)右眼 AION,伴视盘轻度水肿和少量盘周出血。(b)Humphrey(30-2)视野检查示相应的下半部分水平型视野缺损。

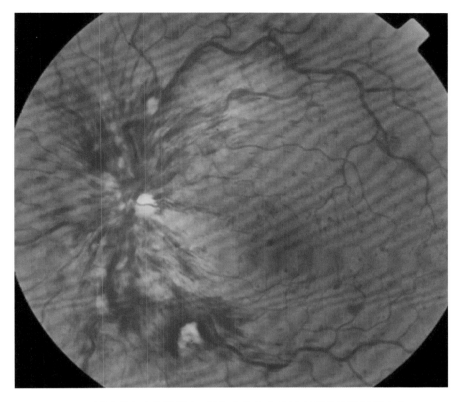

图 9.9　视网膜中央静脉阻塞,视盘水肿和大量远离视盘的视网膜出血。

- 压迫性视神经病变
  - 肿瘤性
    - 脑膜瘤(图 9.11)
    - 血管瘤
    - 淋巴管瘤
  - 非肿瘤性
    - 甲状腺相关眼病
    - 眼眶炎性假瘤
- 浸润性视神经病变
  - 肿瘤性
    - 白血病
    - 淋巴瘤
    - 胶质瘤

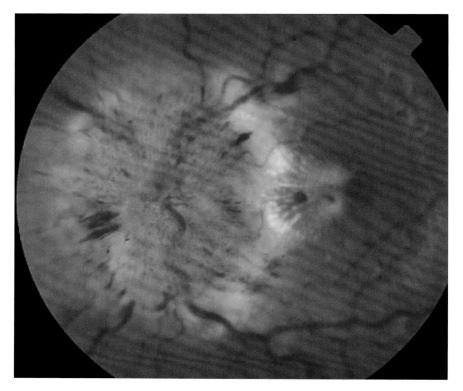

图 9.10 恶性系统性高血压,重度视盘水肿、视网膜出血和渗出。

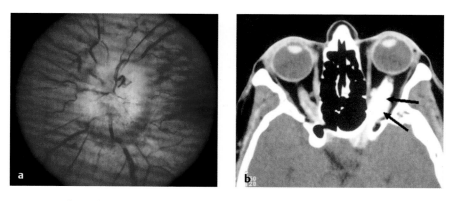

图 9.11 (a)左侧视神经鞘脑膜瘤,伴视盘水肿和分流血管。(b)眼眶轴位增强 CT 示沿左侧视神经的强化信号(箭头)。

　　　○ 非肿瘤性
　　　–结节病
- 中毒
- 代谢性障碍/营养不良
- 外伤性视神经损害
- 眼内压过低(低眼压)

9.4　视盘水肿患者的评估

　　视盘水肿的诊断一经确定，就需要鉴别其病因究竟是某种视神经病变还是颅内压增高。视乳头水肿是用于描述因颅内压增高所致视盘水肿的专用术语(图9.12)。所有其他病因的视盘水肿则用视盘水肿 (disc edema) 或视神经肿胀 (swollen optic nerve)来描述。表 9.2 比较了前部视神经病变所致视盘水肿与颅内

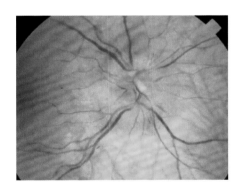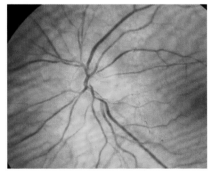

图 9.12　颅内压增高所致的双侧非对称性轻度视乳头水肿(右眼重于左眼)。

表 9.2　前部视神经病变和颅内压增高所致视盘水肿的临床特征比较

视神经病变所致视盘水肿	视乳头水肿(颅内压增高)
视力下降	视力正常(直至晚期)
色觉障碍	色觉正常
中心型、弓形或水平型视野缺损	生理盲点扩大,鼻侧缺损,周边视野缩窄
多为单眼视盘水肿	多为双侧视盘水肿
常为孤立性(或伴随系统性疾病的症状和体征)	颅内压增高的其他症状和体征(头痛,恶心,第 Ⅵ 脑神经麻痹引起的复视,搏动性耳鸣,短暂性发作性黑矇)
	如为局部颅内压增高,则伴局灶性神经系统症状

压增高所致视乳头水肿的临床特征。

　　颅内压增高和视乳头水肿的病因列举如下：

- 脑积水(图 9.13)
- 颅内占位性病变
  - 肿瘤、脓肿(图 9.14)
  - 颅内出血
  - 硬膜下/硬膜外出血
  - 大血管畸形

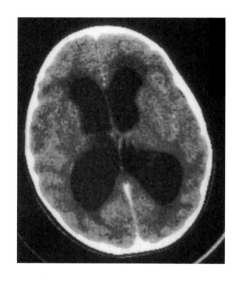

图 9.13　脑部轴位 CT 平扫图像，显示梗阻性脑积水(脑室扩张)。

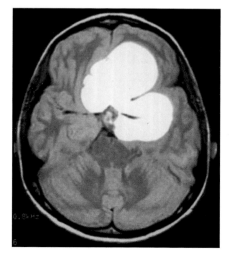

图 9.14　脑部轴位 MRI FLAIR 序列图像，显示巨大颅内肿瘤伴占位效应，引起颅内压增高。

- 脑膜病变
  - 感染性
  - 炎性
  - 肿瘤性
- 静脉压力增高
- 颅内静脉血栓形成
- 特发性颅内压增高

大多数导致颅内压增高的疾病都可能是危及生命的急症。一旦发现视乳头水肿,应立即启动系统性检查流程,理想情况下该程序应在一个专门的诊疗中心内进行,该中心应配备最新的神经影像学设备和神经科、眼科的会诊医师。

系统性检查流程应包括:

- 寻找潜在的神经系统病变。
- 仔细评估视觉功能(视力和正规视野检查),因为视乳头水肿可引起视神经萎缩和永久性视力丧失。
- 血压监测(重度系统性高血压或恶性高血压可引起类似于视乳头水肿的双侧视盘水肿)。

重要提示

视乳头水肿是诊断颅内压增高的可靠体征,但表现为头痛的患者即便没有视盘水肿,也不能完全除外颅内压增高的可能性。

静脉压力增高可引起颅内压增高的症状和体征,包括视乳头水肿。

所有影响静脉回流的疾病均可导致静脉压力增高(图 9.15):

- 右心功能不全
- 肺动脉高压
- 睡眠呼吸暂停综合征
- 上腔静脉综合征
- 颈静脉闭塞
- 硬脑膜瘘
- 脑血管狭窄
- 颅内静脉血栓形成

颅内静脉血栓形成是颅内压增高的经典病因(图 9.16,另见第 20 章)。患者可表现为孤立性颅内压增高,类似于特发性颅内压增高。早期识别有助于预防灾

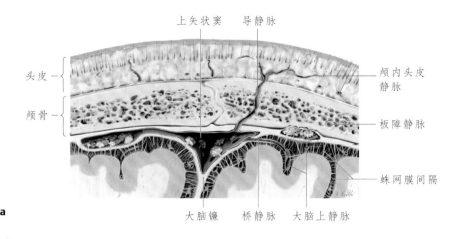

上矢状窦　导静脉

头皮

颅骨

颅内头皮静脉

板障静脉

蛛网膜间隔

a

大脑镰　桥静脉　大脑上静脉

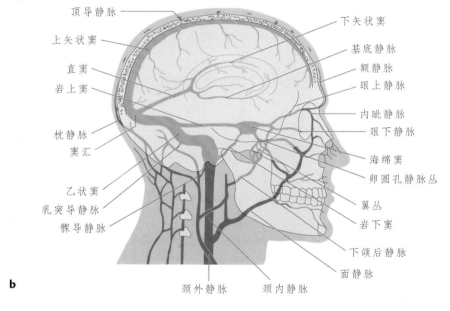

顶导静脉

上矢状窦

直窦

岩上窦

枕静脉

窦汇

乙状窦

乳突导静脉

髁导静脉

b

下矢状窦

基底静脉

额静脉

眼上静脉

内眦静脉

眼下静脉

海绵窦

卵圆孔静脉丛

翼丛

岩下窦

下颌后静脉

面静脉

颈外静脉　颈内静脉

图 9.15　(a)脑脊液引流至颅内静脉窦。脑脊液通过蛛网膜颗粒(多数位于上矢状窦)重吸收。当静脉高压或静脉血栓形成时,脑脊液重吸收受阻,脑脊液压力增高。(b)颅内静脉系统解剖。
[(a)From Schuenke M,Schulte E,Schumacher U,Ross LM,Lamperti ED,Voll M. THIEME Atlas of Anatomy,Head and Neuroanatomy. Stuttgart,Germany:Thieme;2007. Illustration by Karl Wesker.]
[(b)from Schuenke M,Schulte E,Schumacher U,Ross LM,Lamperti ED,Voll M. THIEME Atlas of Anatomy,Head and Neuroanatomy. Stuttgart,Germany:Thieme;2007. Illustration by Markus Voll.]

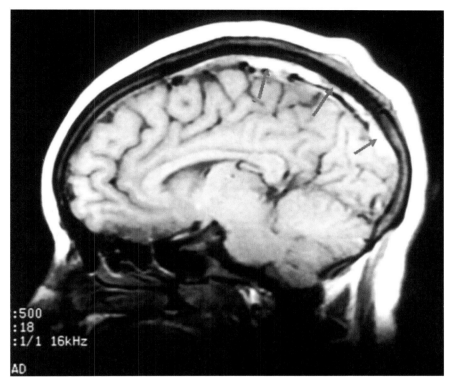

图 9.16　脑部矢状位 MRI 平扫 T1 加权序列图像,显示上矢状窦高信号(箭头),提示颅内静脉窦血栓形成。

难性脑卒中以及慢性视乳头水肿引起的视力丧失。

　　对于拟诊为视乳头水肿(颅内压增高)的患者,应紧急进行神经影像学检查以排除颅内病变(图 9.17)。脑部增强 MRI 是最理想的检查,对于发现颅内占位、浸润性病变、脑膜病变和颅内静脉系统血栓形成都有很高的敏感性。CT 平扫通常是急诊室首选的检查方法,但对于这类患者帮助有限,除非随后安排脑部 MRI 检查。虽然 CT 在发现颅内出血、脑积水和较大的占位性病变方面很有帮助,但是并不能排除其他的颅内病变。脑部 CT 正常的患者应进一步行脑部 MRI 检查(见第 4 章)。如果视乳头水肿的患者脑部 MRI 正常,则提示颅内压增高的原因为脑膜病变、静脉高压或特发性高颅压。应常规行腰椎穿刺测量脑脊液压力,并进行脑脊液化验分析。

9.5　视乳头水肿的分类和演变

　　视乳头水肿患者初期常常没有视觉症状,可能在体位改变时(如弯腰后站

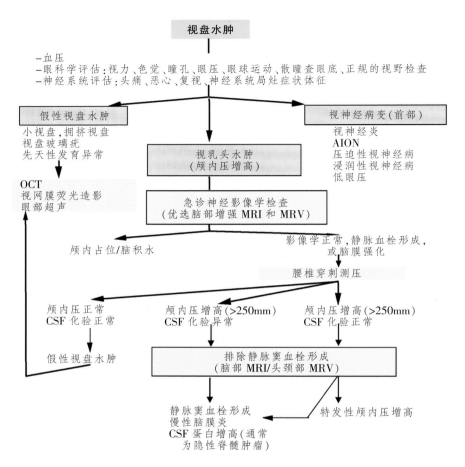

图 9.17　视盘水肿诊断流程图。CSF,脑脊液;AION,前部缺血性视神经病变;OCT,光学相干断层成像。

起)出现"眼前闪光感"或"短暂性黑矇"(单眼或双眼的短暂发作性视力丧失)。未经治疗的慢性视乳头水肿会引起视力丧失,患者中心视力会保留至晚期,周边视野隐匿性进行性缩窄(图 9.18 至图 9.22)。

　　视乳头水肿的正规视野检测(Humphrey 视野计,图 9.23)通常是异常的。初期表现为生理盲点扩大和鼻侧视野缺损(图 9.23 上图);视野缺损通常由周边向中心 30°视野逐渐进行性发展(图 9.23 中图);如颅内压增高未经积极治疗,则经常发生永久性的重度视野缺损(图 9.23 下图)[请注意,即便出现如图 9.23 下图病例的重度视野缺损,视力仍可相对保留至 OD(右眼)0.8、OS(左眼)0.5]。

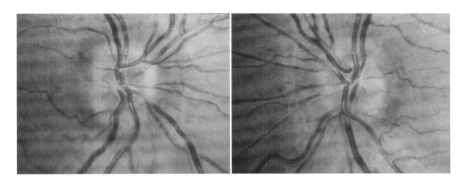

图 9.18　早期视乳头水肿。视盘边缘模糊抬高,伴随视乳头周围光晕。

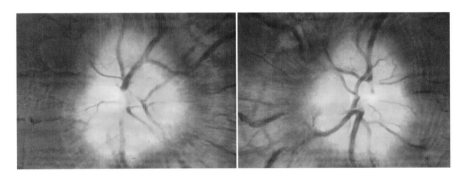

图 9.19　中度视乳头水肿。视盘全部边缘模糊,视盘看起来变大,视盘血管模糊,伴随视乳头周围光晕。

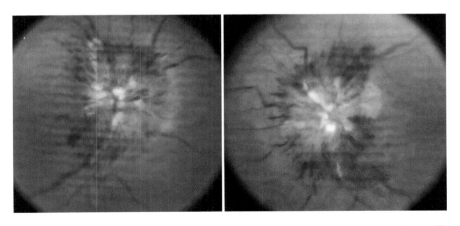

图 9.20　重度视乳头水肿。整个视盘均抬高、模糊,并伴大量出血和渗出。视盘边缘和血管已不可见,眼底静脉血管扩张纡曲。

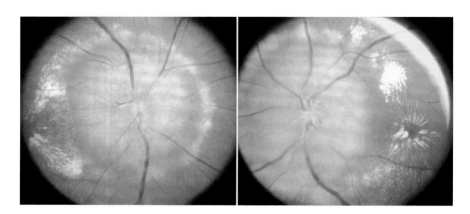

图 9.21　重度慢性视乳头水肿。视盘凸起呈圆顶状，渗出物扩展至黄斑部。

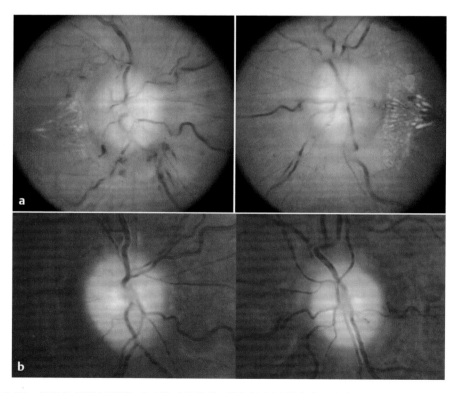

图 9.22　继发性视神经萎缩。(a)随时间推移，即使颅内压增高未经治疗而持续存在，视乳头水肿也会减轻，但视盘逐渐萎缩，视网膜血管变窄并形成血管鞘。(b)视盘变平变白，视盘周围结构变化同前。

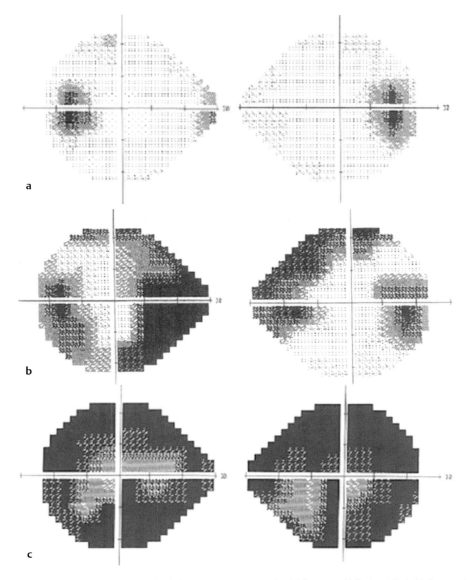

图 9.23　视乳头水肿的视野缺损演变(24-2 Humphrey 视野计)。(a)早期生理盲点扩大。(b)视野缩窄,鼻侧显著。(c)重度视野缩窄。

> **重要提示**
>
> 　　任何原因的视乳头水肿均可引起视力丧失。因此,对于所有伴随头痛或已确诊脑积水、颅内肿瘤或脑膜炎的患者,明确有无视乳头水肿,并且阻止视乳头水肿的视力损害都是非常重要的。

9.6 特发性颅内压增高

特发性颅内压增高(IIH),以前称为假性脑瘤(pseudotumor cerebri),指的是影像学检查和脑脊液成分均正常的颅内压增高症。从定义而言,脑膜病变或大脑静脉血栓形成所致的视乳头水肿不属于 IIH。IIH 患者表现出颅内压增高的症状和体征,如头痛、恶心、搏动性耳鸣、视乳头水肿(和视力丧失)以及由于单侧或双侧第Ⅵ脑神经麻痹所致的复视。治疗方案的选择主要依据头痛以及视力丧失特别是视野缺损的严重程度。

9.6.1 IIH 的诊断

特发性颅内压增高的诊断标准如下:

- 颅内压增高的症状和体征(包括视乳头水肿)。
- 除展神经麻痹外,无其他神经系统局灶定位体征。
- 神经影像学检查正常 [神经影像学检查应包括高质量的 MRI 扫描±MR 静脉成像(MRV)或 CTV,以排除颅内静脉血栓形成]。常见颅内压增高的非特异性影像学征象,包括空蝶鞍、眼球变扁、视神经周围蛛网膜下腔增宽、脑脊膜膨出、横窦狭窄。
- 颅内压增高(≥250mmH$_2$O),但脑脊液成分正常。
- 需除外导致颅内压增高的原发结构性或系统性病变(例如,慢性脑膜炎或大脑静脉血栓形成)。

9.6.2 IIH 的病因

IIH 病因尚不明确。IIH 多累及青年肥胖女性,也可能和其他因素有关。IIH 主要的相关因素包括肥胖或短期内体重增加、睡眠呼吸暂停综合征、慢性贫血和一些特殊药物服用史(维生素 A、维 A 酸、四环素、环孢菌素)。

9.6.3 IIH 的治疗

IIH 的治疗目的:缓解头痛和复视,保护视觉功能(图 9.24)。本病有较高的自发缓解概率。

腰椎穿刺作为 IIH 确诊的依据之一,通常也是治疗的第一步,因为腰穿可以立即降低颅压(至少是暂时性的)。如果腰椎穿刺后头痛没有立即改善(至少短暂

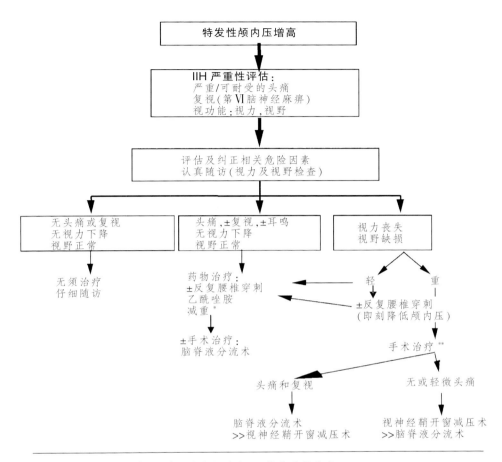

图 9.24 特发性颅内压增高(IIH)的诊疗流程。

*所有超重患者均应减肥;对于病态肥胖者,可推荐减肥手术。

**少数情况下,对于持续双侧横窦狭窄的患者,可考虑行血管内支架置入术。

改善),提示头痛并非完全是由颅内压增高所致。

少数情况下,患者会因快速进行性视力丧失而需要接受紧急手术治疗。这种情况下,短疗程的静脉激素治疗可能是有效的,但 IIH 患者不应常规或长期使用激素治疗(因可引起体重增加和反跳效应)。

特发性高颅压的手术治疗包括:

- 脑脊液分流术(由神经外科医师实施)(图 9.25)
  - 多将脑脊液引流至腹腔。
  - 腰大池腹腔分流术或脑室腹腔分流术。

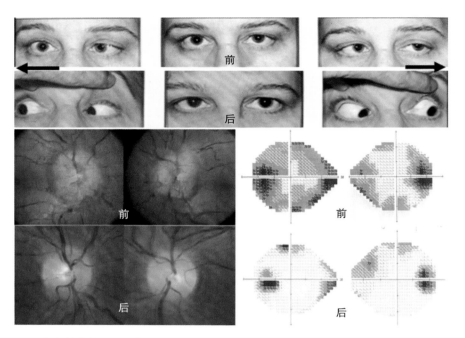

图 9.25　特发性高颅压。腰大池腹腔分流术后,症状和体征明显改善(上图:分流术前;下图:分流术后)。伴有双侧第Ⅵ脑神经麻痹(双侧展神经麻痹)、双侧视乳头水肿和视野缺损。

  ○ 头痛严重患者首选。

  ○ 约 50% 的患者在腰大池腹腔分流术后会出现引流管堵塞,需进一步手术修复。

● 视神经鞘开窗减压术(由眼科医师实施)(图 9.26)

  ○ 经眶内侧或外侧结膜入路切开视神经硬脑膜鞘,从而使视神经减压。

  ○ 先在视觉功能较差的一侧眼睛进行手术(另一侧眼经常需要手术)。

  ○ 视力丧失严重而头疼较轻的患者首选。

  ○ 高达 1/3 的患者在开窗减压术后 3 年内手术失效。

● 横窦狭窄的血管内支架置入术(由神经介入放射科医师实施)(图 9.27)

  ○ 大多数 IIH 患者都存在双侧横窦远端狭窄(图 9.27)。尽管这种横窦狭窄对高颅压的形成有一定作用(图 9.28),但并不一定是颅内压增高的主要原因,大多数患者的横窦狭窄并不需要治疗。

  ○ 少数情况下,给狭窄的静脉窦进行支架置入有可能降低颅内静脉高压,从而降低颅内压。

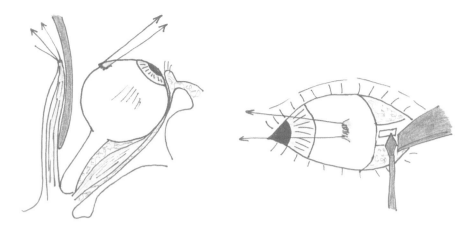

图 9.26 视神经鞘开窗减压术。经眶内侧或外侧结膜入路暴露视神经鞘,用锋利的手术刀在视神经鞘上切开数个裂缝样或小窗样的裂口,使脑脊液流出(箭头)。

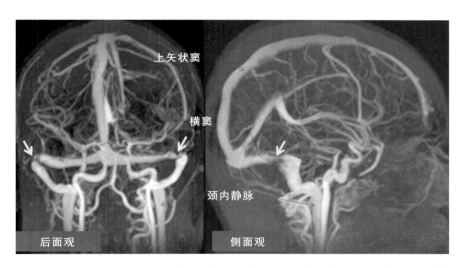

图 9.27 特发性高颅压患者,MRI 增强成像显示主要的颅内静脉窦(红色箭头)和双侧横窦远端局限性狭窄(黄色箭头)。左图显示颅内静脉窦后面观,右图显示颅内静脉窦侧面观。

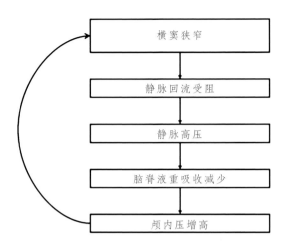

图 9.28　特发性颅内压增高的静脉高压。横窦狭窄阻碍从大脑到颈内静脉的静脉回流,从而增加颅内静脉压力。颅内静脉压力升高,可阻碍脑脊液向颅内静脉的重吸收,从而对颅内压增高的形成有一定作用。颅内压增高会导致横窦塌陷,进一步加重横窦狭窄和颅内静脉高压。

(彭静婷 译　崔世磊 校)

第**10**章

高级皮质功能障碍

　　前部视通路和膝距束(外侧膝状体发出,终止于枕叶距状裂的视放射纤维)的主要功能是将基础的视觉信息由眼球传递到枕叶皮质,而相关的视觉皮质区域(高级皮质区域)则要对接收到的视觉信息进行更为复杂的整合。许多高级视觉皮质的功能障碍均继发于纹状皮质和其他视觉皮质之间的视觉信息通道阻断。当这些区域被破坏时,即使视力、视野正常,视觉信息的处理过程也是异常的。

　　本章重点介绍神经眼科几类常见的视觉高级皮质功能障碍的临床和影像学表现以及病因。

10.1 分类

　　视觉高级皮质的功能通常是通过两个信息流处理途径实现的。第一个途径是用于目标识别的下部(腹侧)或枕颞通路,由距状裂下方延伸至邻近的颞叶。主要功能为参与目标识别和颜色感知。该途径病变导致的功能障碍包括全色盲、脸盲症、失读症和地形失认。

　　第二个途径是用于目标空间定位的上部(背侧)或枕顶通路,由距状裂下方延伸至邻近的顶叶。主要功能为参与处理目标的视觉空间属性,包括空间位置和运动信息。该途径病变导致的功能障碍包括运动失认、巴林特综合征(整体性失认症,眼失用症,视觉性共济失调)和半侧忽略。

　　表 10.1 中列出了这些高级皮质功能障碍的临床表现、推荐的检查方式、伴随临床症状和病损部位。

表 10.1　高级皮层视觉功能障碍的临床及影像学表现

高级皮层障碍	临床表现	检查	伴随的临床症状	病变定位
失读症，不伴失写	能书写但不能阅读	阅读并书写一段文字	右侧同向性偏盲	左侧枕叶和胼胝体压部
偏侧色盲	半侧视野无法识别颜色	• Ishihara 色盲检查图 • Farnsworth Lanthony 色觉检查法	同侧同向同向性上象限盲	对侧枕颞叶下部
脸盲症	不能辨认出名人或熟人的面孔	辨认杂志中的名人	• 失读症，不伴失写 • 视觉失认	双侧枕颞叶下部
视觉失认症	不能通过视觉辨认物体，但是能用语言描述或通过其他感官辨认	命名向其展示的物体	• 双侧上方视野缺损	双侧枕颞叶
视觉性失语症	不能命名向其展示的物体（能命名各和辨认出听到或感觉到的物体）	命名自己看到的物体	• 失读症，不伴失写 • 脸盲症 右侧同向同向性偏盲	左侧枕叶
半侧忽视（左）	只注意到右半边的情况	画钟试验	注意力不集中	右侧顶叶下部
地形失认 运动失认	不能辨认熟悉的地标和建筑物 对运动感觉存在感知障碍	在熟悉的环境中失判断正在靠近的物体的速度	左侧感觉运动性轻偏瘫 脑盲症，色盲	右侧枕颞叶下部 双侧枕颞叶皮质
整体性失认症	能分辨颜色，但不能读出 Ishihara 色盲检查图上的数字；仅能识别整个场景中的一部分	Ishihara 色盲检查图 杂志图片	• 巴林特综合征： 眼失用症 整体性失认症 视觉性共济失调	双侧顶枕叶
眼失用症（精神性凝视麻痹，固视痉挛）	无法随意注视物体	按指令注视各种物体	巴林特综合征的一部分	
视觉性共济失调（视动性共济失调）	患者能看到物体，但是不能准确触摸	触摸各种物体	巴林特综合征的一部分	

10.2　几类特殊疾病的临床及影像学表现

10.2.1　巴林特综合征(Balint syndrome)

巴林特综合征通常是由于双侧顶枕叶皮质或白质损害所致，如分水岭脑梗死、进行性多灶性白质脑病、阿尔茨海默病和克-雅病(CJD)。主要表现为：①眼失用症(ocular apraxia)(不能自发性随意地改变注视目标)；②视觉性共济失调(optic ataxia)(视觉定位不准，无法准确拿取或触碰目标)；③整体性失认症(simultagnosia)(可以识别图片中的单个组成元素，但无法全面理解整张图片的含义)。患者可识别风景画中的一棵小树，但是却无法理解整幅画面的含义；或者，患者的视力检测是正常的(可以识别 Snellen 视力表上 20/20 的字母)，但是却不能理解一个完整单词的意思。

10.2.2　格斯特曼综合征(Gerstmann syndrome)

格斯特曼综合征是由优势半球顶叶病变所导致的，因而常常(但并非总是)伴有失语症，从而增加了格斯特曼综合征的诊断难度。

格斯特曼综合征的表现包括左右失认，手指失认(不能区分、命名或识别手指)，失算(不能进行简单的数学计算)和失写(不能通过书写进行交流)。

10.2.3　半侧忽视(Hemineglect)

半侧忽视通常是因非优势(右侧)半球病变所致。患者对于来自病变对侧的刺激无法察觉或不能做出应答。半侧忽视不仅影响视觉，还可以影响其他感觉和运动感觉。半侧忽视症状的产生与大脑注意力网络系统的损害有关，这个系统包括顶叶下部、额叶皮层和丘脑。

表 10.2 列举了半侧忽视与偏盲的鉴别要点，有时二者也可以同时存在。

10.3　高级皮层功能障碍的病因

皮层视觉功能障碍可由任何累及视觉皮层或皮层下白质的病变导致。通常是双侧大脑病变，多见于双侧分水岭脑梗死所致的脑缺氧、双侧大脑后动脉供血区脑梗死、弥漫性脑病、脑炎、退行性病变所致痴呆的患者。

表 10.2 半侧忽视与偏盲的鉴别

	半侧忽视	偏盲
刺激察觉能力：		
能否意识到忽略	不能	能
形式	常对多种形式的刺激均忽略	仅对视觉刺激不能察觉
感觉对消	经常	不经常
对侧的提示	可改善忽视	无影响
评价测试：		
线段二等分试验	偏向病变侧	无偏向或偏向病变对侧
画图(例如,画钟等)	对侧细节缺失	正常
空间探索：		
对侧扫视	减少	增加
目标搜索测试	忽略搜索对侧	重点搜索对侧
半球病变部位	多为右侧(非优势半球)	右侧或左侧

脑部 CT 和 MRI 检查有时是正常的，或在大多数退行性痴呆病例中表现为非特异性脑萎缩。通常很难诊断,在以视力障碍为主诉的患者中诊断常被延误。

10.3.1 大脑后部皮质萎缩(Posterior cortical atrophy)

大脑后部皮质萎缩是一种进展性疾病,表现为记忆力障碍、理解力和判断力障碍、伴或不伴不能书写的失读症、视觉失认、部分性或完全性 Balint 综合征、格斯特曼综合征和经皮层感觉性失语(复述能力相对保留的流利型失语)。神经影像学检查显示脑萎缩,以大脑后部皮质萎缩更为显著。病因包括阿尔茨海默病和其他类型的痴呆。

10.3.2 阿尔茨海默病(Alzheimer disease)

阿尔茨海默病是一种慢性进展性退行性痴呆,常伴视觉功能障碍(例如,阅读困难),在疾病早期甚至可能以视觉功能障碍为主要症状。虽然患者可以有各种各样的视觉主诉(例如,阅读困难、视物困难、对所看到的东西理解困难),但是他们的视力、眼科检查、甚至视野都可以是正常的,因此经常延误诊断。脑部 CT 和 MRI 检查通常是正常的,或提示顶枕叶交界区的后部脑皮质萎缩。功能影像可有助于诊断,例如,正电子发射计算机断层显像(PET)和单光子发射计算机断层显像(SPECT)。

10.3.3　克–雅病

克–雅病是一种快速进展性痴呆，通常数月内即可致死。其与库鲁病、格斯特曼综合征和致命性家族性失眠症一起组成了一组痴呆性疾病，被称为人类传播性海绵状脑病。散发型克–雅病的 Heidenhain 变异型早期即可出现显著的视觉功能障碍(例如，视幻觉、阅读困难、同向性偏盲、视物变形)。

诊断依据：

- 头部 MRI 检查的常规序列正常，DWI 序列异常。
- 脑电图异常(节律性活动)。
- 脑脊液中朊蛋白基因 14–3–3 突变阳性。
- 脑组织活检异常。

(孔秀云　译　彭静婷　校)

微信扫码，添加本书
智能阅读助手

帮助您提高本书阅读效率

第 **11** 章
视觉异常：幻觉和错觉

视觉异常在精神性疾病、眼科疾病和神经系统疾病中很常见，也可由各种药物和毒素引起。

本章中，"幻觉"（hallucination）是指患者感知到了一种在现实中并不存在的感觉刺激，例如，震颤性谵妄（delirium tremens）患者描述在卧室的墙上看到了虫子和蛇。"错觉"（illusion）是指患者对外界环境中真实存在的感觉刺激出现了错误感知，例如，一位老年人把昏暗房间中的一把椅子错认成了一个人。

11.1 精神性疾病

幻觉在精神性综合征中很常见，通常表现为复合性幻觉和听幻觉。孤立的视幻觉在精神性疾病中并不常见。

> **重要提示**
>
> 原发性精神疾病常出现视错觉和视幻觉，并常伴有其他感觉异常（通常为听觉）；但不伴精神状态的改变和神经系统局灶性体征。

11.2 眼科疾病

11.2.1 屈光系统病变

可引起视觉异常的屈光系统病变包括泪膜异常（干眼症和异常瞬目征）、角膜形态异常（圆锥角膜和角膜瘢痕）或晶状体病变（白内障）。内视现象（entoptic phenomenon)是指由于眼球内部结构改变所引起的视觉体验(如飞蚊症)。

11.2.2 视网膜疾病(黄斑病变)

视网膜疾病或黄斑病变可引起视幻觉。

黄斑病变引起的视物变形(metamorphopsias)可由阿姆斯勒方格表很好地检测出来。黄斑水肿可引起视物变小(micropsia)(视网膜光感受器细胞的间距增加),视网膜前膜可引起视物变大(macropsia)(光感受器细胞过度拥挤)(图11.1)。

玻璃体视网膜牵拉可引起光幻视(phosphenes)(闪光感),在暗环境中更加明显。飞蚊症(玻璃体后脱离和玻璃体碎屑)在均匀照明的背景下更明显。外层视网膜疾病可引起单纯白色闪光感,例如,癌性视网膜病变、急性区域性隐匿性外层

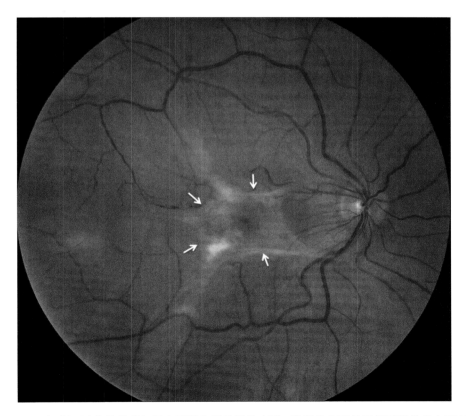

图 11.1 右眼视网膜前膜引起视力下降和严重视物变形。眼底检查可显示视网膜前的白膜(箭头)。

视网膜病变和多发性一过性白点综合征。

11.2.3 视神经疾病

视神经病变患者有时也可主诉出现光幻视(闪光感),这种闪光感有时可由噪声或眼球运动诱发。

单侧或双侧不对称的视神经病变患者可出现普尔弗里希现象(Pulfrich phenomenon),即观察钟摆运动时,会感觉摆球似乎在沿平面椭圆形轨道运动。这是一种由于双眼间传导延迟程度不匹配所导致的立体错觉。

11.2.4 邦纳综合征(Charles Bonnet syndrome)

邦纳综合征的特征性表现为重度视力下降的患者出现视幻觉,如黄斑变性。高达10%的双眼重度视力下降患者可出现单纯性和复杂性幻视,推测可能的机制是由于功能正常的视皮层通过前视觉通路"释放"信息造成的一种视觉释放性幻觉。该病症在老年患者中更常见。

幻视并不刻板,可出现生动的动物、花朵和人物等幻象。这些幻象可以是发作性的或持续性的,在夜间当患者睁开眼睛时更常见。如果患者能够打消疑虑,他们常能很好地耐受这些幻觉,不过治疗通常无效。

11.3 神经系统疾病

各种脑病或局灶性脑损伤可以引起幻觉和错觉。这些症状常常是视觉和触觉性的,而精神性幻觉则常表现为幻听。这些症状在清醒或昏昏欲睡的情况下均可发生,患者常意识不到这是幻觉,可能还感到害怕。

11.3.1 意识模糊(confusion)和痴呆(dementia)

意识模糊和痴呆可引起视幻觉和视错觉。

震颤性谵妄(delirium tremens)可伴发令人恐惧的、清晰的视幻觉,包括虫子、怪兽和蛇。

路易体痴呆常伴有视幻觉。

其他类型的痴呆,如阿尔茨海默病、Pick病、HIV相关性痴呆、亨廷顿舞蹈病、克–雅病和多发脑梗死性痴呆,可伴有妄想偏执型的幻觉和错觉。

治疗帕金森病的药物也可引起幻觉。

11.3.2 偏头痛

偏头痛的视觉先兆可出现各种各样的视觉现象(表 11.1)。

这些视觉现象常常是一些"阳性"现象,因此可被描述为幻觉。

偏头痛性视觉现象通常持续 10~30min, 并且随时间延长出现进展扩散(migrainous march)(见第 6 章,图 6.1)。可伴随其他神经系统症状,如同侧刺痛和语言功能障碍,并可随之出现经典的偏头痛发作。偏头痛患者能意识到看到的影像是不真实的。

阳性或阴性视觉现象可同时在双眼的全视野或半视野中出现。这些现象包括光幻视(phosphenes),出现明亮或白色的闪光感;以及闪光暗点(scintillating scotoma),表现为逐渐扩大、边缘锐利的明亮暗点(图 11.2)。也可出现视物变小和视物变大的图像扭曲感(爱丽丝漫游仙境综合征,Alice in Wonderland syndrome)或物体倾斜感。

11.3.3 枕叶癫痫

枕叶癫痫可引起双眼同时出现的、简单的、五颜六色的阳性或阴性视觉现象,包括火花、风车、泡沫、暗点和圆点。这些视觉现象常是活动的,但并不像偏头痛中的视觉现象那样出现刻板的进展扩散。持续时间短(通常仅持续数秒钟),并可以孤立出现。同一患者的视觉现象通常是刻板发作的。

枕叶癫痫可由各种枕叶疾病引起,或作为原发性枕叶癫痫的一部分,后者在儿童中更常见。

表 11.1　伴视觉先兆的偏头痛和枕叶癫痫的视觉现象特点比较

特点	伴视觉先兆的偏头痛	枕叶癫痫
视觉现象	阳性和阴性	阳性和阴性
颜色	明亮的,闪烁的,黑白的	五颜六色的
描述	简单的,但可出现由视野中心向周边刻板扩散;双眼同时出现;常局限于半侧视野中	经常是简单的(火花、风车、泡沫、圆圈);双眼同时出现;常局限于半侧视野中
持续时间	10~30min(可长达 1h)	数秒钟
复发	是,常改变侧别,多种形式	是,常每天发作,形式刻板,同侧
伴随症状	先兆后出现头痛	通常是孤立的,或伴随其他痫性症状
相关检查	发作间期正常	可能存在视野缺损

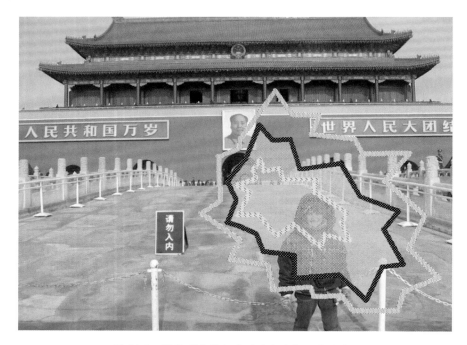

图 11.2　锯齿形状的闪光暗点高度提示偏头痛。

11.3.4 大脑脚幻觉(peduncular hallucinosis)

大脑脚幻觉是一种罕见的神经系统综合征,以出现生动的、完整的、彩色的人物、动物和复杂运动场景的视觉幻象为特点。其常与大脑脚区域的中脑梗死有关,类似一种"释放现象"(图 11.3)。

患者经常伴有睡眠/觉醒周期紊乱,且能意识到这些现象是不真实的。幻觉通常在损伤发生数天后出现,可持续数周至数月。

11.3.5 发作性睡病(narcolepsy)

视幻觉是发作性睡病的常见症状。可出现彩色的人物、动物和全景式场景。

患者经常模糊地感觉到有其他人在房间里。他们也能意识到自己处于清醒状态而并非做梦。

发作性睡病的经典四联征包括:

- 猝倒发作(cataplexy)(短暂的肌张力丧失)。
- 睡眠瘫痪(sleep paralysis)(患者刚醒来时不能活动)。

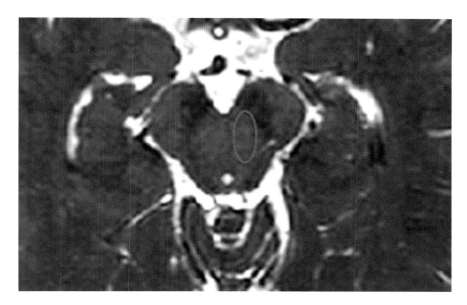

图 11.3　中脑水平的轴位脑部 MRI,显示产生大脑脚幻觉的经典病变部位(红圈)。

- 发作性嗜睡(sleep attacks)(不可抗拒的疲劳感导致患者快速入睡 10~30min)。
- 入睡前(hypnogogic)和觉醒时(hypnopompic)幻觉,持续数分钟。幻觉可以是视觉的、听觉的或触觉的。

11.3.6　视像存留(palinopsia)

视像存留是指视觉刺激停止后,视觉影像仍持续或间断再现(视像持续或多个残留影像)(图 11.4)。影像在半侧视野中呈短暂性周期性重复出现。通常认为视像存留也是一种释放现象,大多数由非优势半球的顶枕叶病变引起。

以下为视像存留的常见病因:

- 药物:麦角酸二乙酰胺(LSD),精神安定剂。
- 偏头痛视觉先兆。
- 癫痫发作:颞叶、枕叶。
- 局灶性脑部病变:顶叶和枕叶病变,多数在非优势半球。
- 克-雅病。
- 脑病:CO 中毒、肝性脑病、高血糖和低血糖。

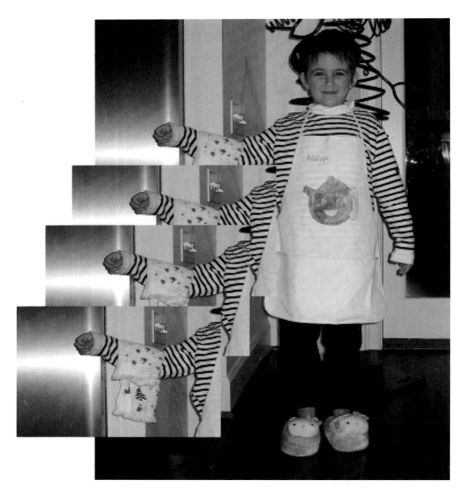

图 11.4　视像存留的效果表现为手臂的影像在左半侧视野中多次复制出现。

11.3.7　视物显多症(polyopia)(皮层复视)(cerebral diplopia)

　　视物显多症或皮层复视是一种罕见的枕叶皮层病变的表现。两眼看到的图像是相同的,图像数量从一个半到数百个不等。这种复视或视物显多症状在闭上一只眼睛时不会消失,佩戴针孔眼镜也无法改善。常伴有同向性偏盲。

11.3.8　视物大小不对称症(dysmetropsia)(视物显大症或视物变形症)(dysmegalopsia or metamorphopsia)

　　视物大小不对称症(也称为视物显大症或视物变形症)是一种对物体大小的

感知障碍，物体看起来可能变小（视物显小症，micropsia）或变大（视物显大症，macropsia）。病因包括视网膜病变（最常见，仅单眼受累）和偏头痛（爱丽丝漫游仙境综合征，双眼受累）。

11.3.9　异处视觉(Visual allesthesia)

当看到的物体从半侧视野换位到另半侧视野时会发生异处视觉感（图 11.5）。异处视觉多数为短暂的，且反复发作，多见于顶枕叶病变或偏头痛视觉先兆。

11.3.10　环境倾斜感

环境倾斜感现象表现为急性环境倾斜 90°或 180°（图 11.6）。其持续时间短暂，可自发缓解。

这种现象大多与延髓背外侧综合征有关。也可见于枕叶病变或伴先兆的偏头痛。

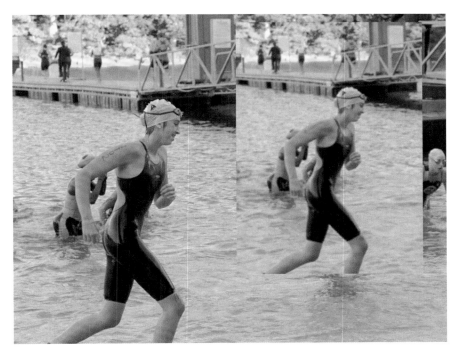

图 11.5　异处视觉感的效果表现为，当目标从视野的左半侧换位到右半侧后，会感觉目标的位置变得更远了，且目标形态不那么清晰了。无论是背景或前景中的目标都会出现这种现象。

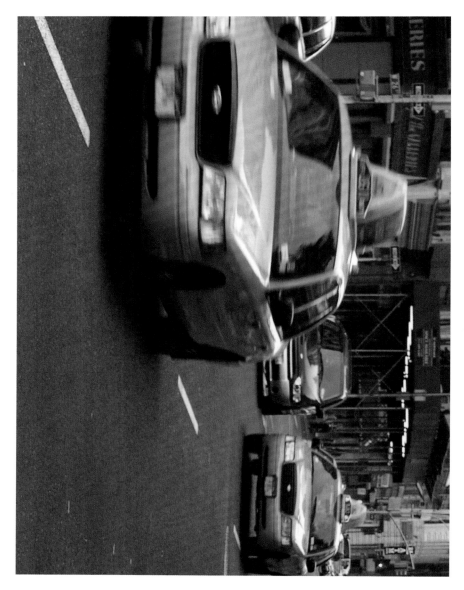

图 11.6　偏头痛患者环境倾斜 90°。

11.3.11 Riddoch 现象

Riddoch 现象是指可以感知视野中移动的目标、却对静态目标无视的一种现象,见于枕叶病变。

11.3.12 盲视和残余视力

有研究表明膝纹束传导通路(外侧膝状体发出、终止于枕叶纹状皮层的视放射纤维)病变并不能完全破坏所致盲区内的全部视觉功能。

盲视(blindsight)是指患者某半侧视野完全失明,对相应盲区中的视觉刺激无反应,然而当被要求猜测该视觉刺激的某些性质时,他们猜对的概率远远高于随机猜测。

残余视力(residual vision)是指,重度视野缺损的患者在相应盲区内仍能接收到一定程度的视觉信息,表明虽然程度严重,但仍然是一种相对性偏盲。

11.3.13 振动幻视(oscillopsia)

振动幻视是一种感觉周围环境运动的错觉,通常由以下原因引起:
- 前庭系统损害导致的前庭–眼反射异常。
- 眼球震颤。
- Tullio 现象(噪声诱发的外周前庭功能紊乱)。
- 上斜肌肌纤维颤搐(单眼)。
- 搏动性眼眶肿物(单眼)。

11.3.14 安东综合征(Anton syndrome)

安东综合征是指皮质盲患者(双侧枕叶病变)否认视力下降,坚信自己能看到。该症机制不明。

11.4 药物和毒物

多种药物和毒物可导致视幻觉和视错觉。
以下为其中最常见的一些:
- 术后谵妄:全身麻醉后短暂的幻觉。
- 迷幻剂
  - 可卡因、LSD、大麻、墨斯卡灵、阿片类、盐酸苯环己哌啶(PCP)、磷酰羟基二甲色胺和羟基二甲色胺(提取自蘑菇的迷幻药),3,4–亚甲基二氧基–N–甲基苯丙胺(MDMA;也称摇头丸或莫莉)。
  - LSD 可引起延迟的似曾相识感或闪回感;即使仅单次使用 LSD,该症状也可持续数年。

- 所有抗胆碱能药物(包括阿托品、莨菪碱、环戊酮)。
- 所有抗帕金森病药物(多巴胺激动剂、溴隐亭、抗胆碱能药物等)。
- 抗抑郁药。
- 抗精神病药。
- 地高辛:中毒水平与黄视症有关(典型表现为异常的黄绿色错觉)。
- 磷酸二酯酶-5 抑制剂(勃起功能障碍的治疗药物):蓝色视觉。
- 乙醇。

乙醇和苯二氮䓬类药物的戒断也可引起幻觉。

(孔秀云 译　彭静婷 校)

微信扫码,添加本书
智 能 阅 读 助 手

帮助您提高本书阅读效率

第 **12** 章
瞳孔

瞳孔功能是视力下降和神经系统疾病患者非常重要的临床客观体征。

评价瞳孔的 4 个问题可以记忆为 PERRLA[瞳孔等大(pupils equal)、圆(round)、光反射(reactive to light)及调节(accommodation)],具体为:

- 瞳孔等大吗?
- 瞳孔的形状是圆的还是不规则的?
- 瞳孔光反射灵敏吗?
- 如果光反射不灵敏,视近物反射如何?

正常瞳孔的大小根据周围环境光线而有所变化。双侧瞳孔通常是对称的,但约 20% 的正常人可以有生理性瞳孔不等大(双侧瞳孔大小不一致),相差 0.4mm 或以上。

12.1 瞳孔检查

检查时应在暗室,要求患者固视远处,用强光照射瞳孔(见第 1 章,图 1.16 至图 1.20)。瞳孔检查需记录如下内容:

- 大小(mm)
- 是否存在双侧瞳孔不等大
- 光反射(直接及间接对光反射)
- 是否存在相对性瞳孔传入障碍(RAPD)
- 暗处放大
- 近反射

当瞳孔反射异常时,应在裂隙灯下检查前节和虹膜,因前节和虹膜病变可导致瞳孔大小及形状异常,如粘连、葡萄膜炎、虹膜撕裂、虹膜节段性收缩、虹膜肿瘤和晶状体半脱位(图 12.1,表 12.1)。

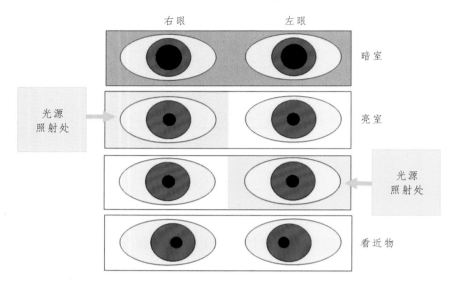

图 12.1　瞳孔检查。

表 12.1　瞳孔检查(如何记录)

	右眼	左眼
黑暗处	6mm	6mm
明亮处	3mm	3mm
对光反射	灵敏(3+)	灵敏(3+)
相对性瞳孔传入障碍	阴性	阴性
暗室放大	正常	正常
近反射	2mm	2mm

重要提示

　　光源照射一只眼时,正常情况下双侧瞳孔会出现相同程度的缩小。直接照射眼的瞳孔反射叫作直接对光反射,非照射眼的瞳孔反射叫作间接对光反射。

12.2　瞳孔临床解剖和生理

　　正常情况下光照任何一侧瞳孔均可引起双侧瞳孔收缩。

　　任一侧瞳孔均接受双侧交感(开大肌:支配瞳孔散大)和副交感(括约肌:支

配瞳孔缩小)神经支配。任何情况下瞳孔的大小均由支配虹膜括约肌的副交感神经兴奋性与支配虹膜开大肌的交感神经兴奋性之间的平衡所决定。这个平衡是不断变化的,所以瞳孔的大小也相应不断发生变化。

虹膜震颤(hippus)是瞳孔正常的节律性震荡,通常光照任一只眼时均可出现。双侧瞳孔震荡是同步的,振幅和节律多变(表 12.2)。

瞳孔神经支配的变化可导致瞳孔扩大或缩小。此外,局部病变,如虹膜病变(肿瘤、虹膜晶状体粘连、虹膜外伤性撕裂、瞳孔手术后),可改变瞳孔的形状和反射。

瞳孔的大小由虹膜两组拮抗肌肉之间的平衡所决定,即:虹膜开大肌(支配瞳孔扩大)和瞳孔括约肌(支配瞳孔缩小)。瞳孔大小的改变是瞳孔对周围环境光线明暗程度的一种反应。瞳孔大小也以年龄、情感状态(肾上腺素释放)、觉醒状态和眼内压为基础而变化。

图 12.2 显示了正常的瞳孔和虹膜。

12.2.1 瞳孔对光反射通路

瞳孔对光反射通过第Ⅲ对脑神经的副交感(胆碱能)神经纤维调节。当光照一只眼后,双侧瞳孔同时收缩(直接和间接对光反射)。光线从视网膜节细胞经视神经、视交叉(鼻侧纤维交叉)和视束,到达中脑背侧顶盖前核(图 12.3)。

瞳孔传入纤维在外侧膝状体神经核前离开视交叉,经上丘臂到达顶盖前核(因此,膝状体神经核、视放射或视皮层病变对瞳孔的大小或光反射均无影响,而上丘臂病变可在不出现视力下降的情况下导致 RAPD)。

双侧顶盖前核每一侧均接受来自双眼的传入纤维,之后每侧顶盖前核发出

表 12.2　支配瞳孔变化的交感和副交感神经系统的影响药物一览表

	交感(肾上腺素能)兴奋	副交感(胆碱能)抑制
瞳孔扩大	刺激扩大:	抑制收缩:
	• 药物:去氧肾上腺素、肾上腺素、可卡因、苯丙胺	• 药物:托吡卡胺、环戊酮、后马托品、阿托品
	• 肾上腺素分泌增加(疼痛、恐惧和嗜铬细胞瘤等)	• 副交感系统病变:第Ⅲ对脑神经麻痹、埃迪瞳孔
	交感(肾上腺素能)抑制	副交感(胆碱能)兴奋
瞳孔缩小	抑制扩大:	刺激收缩:
	交感系统病变:霍纳综合征	药物:毛果芸香碱

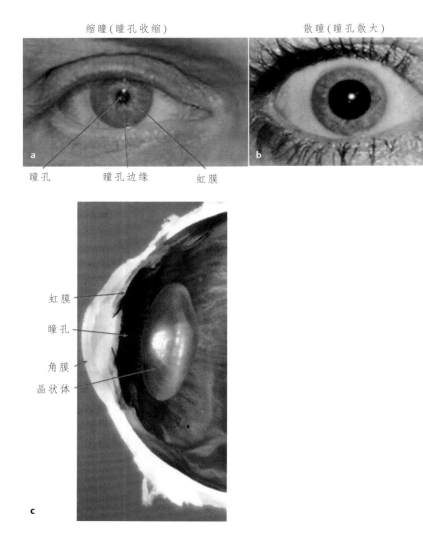

图 12.2　(a,b)正常瞳孔和虹膜。(c)正常眼的矢状面。虹膜和晶状体把眼睛分为前房和后房。晶状体紧贴在虹膜的后面,这就是晶状体病变或虹膜晶状体粘连(后粘连)时瞳孔大小和形状发生变化的原因。

神经纤维到达双侧埃-魏核(虽为双侧,但来自对侧神经核的纤维联络占优势)。支配瞳孔收缩的副交感神经纤维离开埃-魏核,沿着同侧第Ⅲ对脑神经到达眼眶内的同侧睫状神经节。

　　副交感节后纤维按 30:1 的比例来分别支配睫状肌(调节晶状体)和瞳孔括约肌(使瞳孔缩小)[这一点有助于理解强直(埃迪)瞳孔的病理生理机制]。虹膜括约

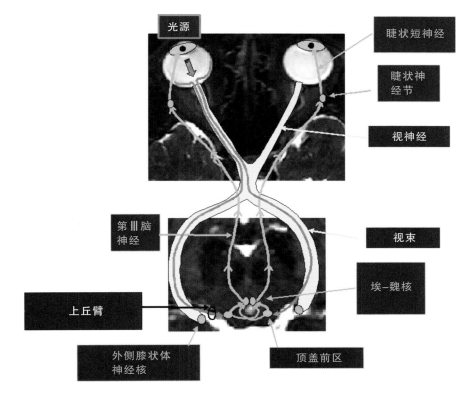

图 12.3　瞳孔对光反射(副交感通路)。红色为传入通路,绿色为传出通路。

肌的神经肌肉接头处释放出乙酰胆碱使瞳孔缩小。

12.2.2　相对性瞳孔传入障碍(RAPD)

当光照一只眼时,双侧瞳孔呈现均等程度的收缩。光源越亮,双侧瞳孔收缩幅度越大。因此,相同亮度光源引起的双侧瞳孔收缩程度应该是相同的。

RAPD,当刺激一只眼后双侧瞳孔的收缩程度小于刺激另一只眼时瞳孔的收缩程度,这是视神经疾病非常重要的客观体征。该项检查简单易行,在床旁即可完成,同时也可以定量(见第 1 章)。

在单侧视神经或视网膜神经节细胞功能障碍时,当相同光源照入患侧眼时,脑干传出中枢接收到的光信号相对较少。因此,当光照患侧眼后双侧瞳孔收缩程度小,光照健侧眼后双侧瞳孔收缩程度大(图 12.4)。

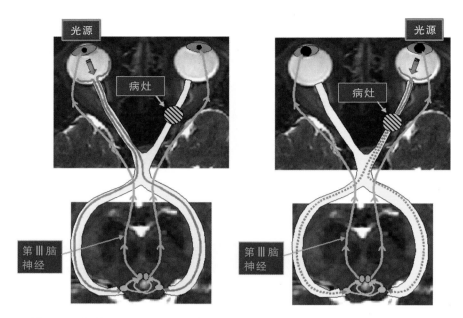

图 12.4 左眼 RAPD。RAPD 现象可以通过对比双侧瞳孔的对光反射检查发现。

重要提示

相对性瞳孔传入障碍不会引起双侧瞳孔不等大(双侧瞳孔大小不等)。

视力下降同侧眼的 RAPD 阳性提示为视神经病变或严重视网膜疾病(眼底镜检查可见视网膜异常)。眼部疾病,如角膜异常、白内障和大多数视网膜病变,不会导致 RAPD 现象。

单侧顶盖前核或上丘臂的病变会损伤来自同侧视束的纤维,就像视束本身病变一样可引起对侧 RAPD 阳性,但却不像视束病变那样会引起视力下降或视野缺损。

在健侧眼前放置中性密度滤光片进行 RAPD 检查,可产生抵消 RAPD 的效果,由此通过对数单位(log units)来定量 RAPD 的严重程度(见第 1 章)。滤镜的对数单位范围通常是从 log0.3(小 RAPD)到 log1.8(重度 RAPD)。

引起 RAPD 的原因如下:

- 单侧或非对称性视神经病变(log0.3~log1.8)。
- 严重单侧视网膜病变(log0.3 至>log1.8)。
- 视力小于 0.1 的黄斑病变(log0.3 的小 RAPD)。

- 弱视(log0.3 的小 RAPD)。
- 严重单侧白内障：可以产生对侧小 RAPD(重度白内障使视网膜暗适应，当光线从各方向照入时，可通过重度白内障边缘对视网膜产生过度光刺激)。
- 单眼遮盖(或完全睑下垂)可能会产生短暂的对侧 RAPD(遮盖的眼睛存在视网膜暗适应，对光线有高敏性；当遮盖移除后，可致对侧眼产生持续时间长达 30min 的高达 log1.5 的重度 RAPD)。
- 视束病变产生对侧 RAPD(log0.3~log0.6)，并出现病灶对侧的同向性偏盲(见第 3 章，图 3.22)。
- 上丘臂或顶盖前核病变产生对侧 RAPD，不伴视力下降或视野缺损。

重要提示		

如果患者疑诊视神经病变(无论何种原因)，但 RAPD 检查阴性，则患者或不存在视神经病变，或为双侧视神经病变。

12.2.3 瞳孔调节反射

近物刺激瞳孔收缩是通过副交感通路完成的。近反射通路并不途经中脑背侧的顶盖前核，而是从高级皮层中枢直接下降抵达埃-魏核。

光反射与近反射通路的差异是某些类型的瞳孔光-近分离现象(pupillary light-near dissociation)的结构基础(瞳孔光-近分离即指瞳孔对光反射消失但近反射存在)，当病变累及中脑背侧和顶盖前核、但近反射通路与埃-魏核未受损的情况下，即可出现瞳孔光-近分离现象(图 12.5 和图 12.6)。

由于光反射和近反射的传入通路在解剖学上的差异，严重视神经病变的患者可以保留完好无损且灵敏的瞳孔近反射，但其瞳孔对光反射却是消失或是重度迟钝的(图 12.7)。

12.2.4 瞳孔散大

瞳孔散大是由起源于下丘脑的交感神经(肾上腺素能)通路支配的(图 12.8)。支配瞳孔散大的交感通路(眼交感神经纤维)为三级神经元通路：

- 一级神经元：神经传导束从下丘脑发出，下行至位于颈髓的一级神经元(C8~T2 水平，也称为中间外侧柱或布吉睫脊中枢)。在中脑，交感神经通路位于滑车神经核附近。

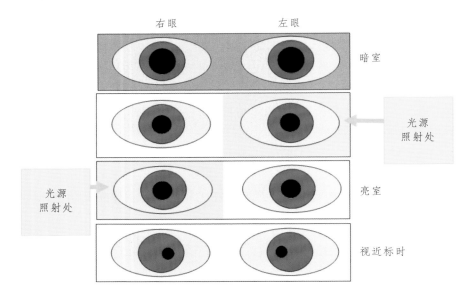

右眼　　　　左眼

暗室

光源
照射处

光源
照射处

亮室

视近标时

图 12.5　光–近反射分离。由于光反射和近反射传入通路解剖学上的差异,严重视神经病变的患者,瞳孔近反射仍完好无损且灵敏,而瞳孔对光反射消失或迟钝(图 12.7)。

- 二级神经元:发出纤维经交感神经干,沿臂丛神经,经肺尖上方,上行至颈上神经节(位于下颌角及颈总动脉分叉处附近)。
- 三级神经元(颈上神经节远端):发出纤维在颈内动脉外膜内上行,穿过海绵窦(紧邻第 VI 对脑神经),经第 V 对脑神经第一分支眼支(V1)进入眼眶。

眼交感神经纤维支配瞳孔开大肌、Müller 肌(上眼睑的小肌肉,协助一小部分提上睑的功能)以及下睑板肌(相当于在下眼睑的 Müller 肌)。

眼交感通路的其余神经纤维离开颈上神经节后, 支配面部出汗和血管扩张[因此第三级神经元损害引起的霍纳综合征患者通常不伴有无汗症(出汗减少)]。

12.3　昏迷患者的瞳孔异常

代谢性因素所致的昏迷通常导致瞳孔缩小,但瞳孔反射保留(图 12.9)。很多毒物和药物也会影响瞳孔大小。此外,拔管后应用喷雾性药物治疗的患者也可发生易忽视的药物性瞳孔散大。

12.4　瞳孔不等大

瞳孔不等大或双侧瞳孔大小不一致通常是急性发生,易引发患者的焦虑心

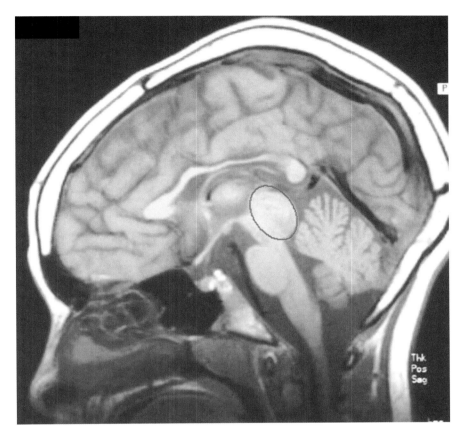

图 12.6　顶盖前区病变导致瞳孔光−近分离,患者为顶盖区肿瘤(红椭圆形区域)伴中脑背侧综合征。

情而就诊于急诊室。事实上,由第 Ⅲ 脑神经麻痹引起的瞳孔不等大提示颅内动脉瘤的可能, 如果诊断不及时, 可发生动脉瘤破裂而导致致命性的蛛网膜下隙出血。这种对颅内动脉瘤潜在致命风险的恐惧,经常会促使医师进行过度检查。然而,在充分理解瞳孔不等大机制的基础上,通过简单合理的临床方法,可以迅速识别真正的急症,从而避免对其他病例进行创伤性和昂贵的检查。

12.4.1 诊断

明确瞳孔不等大的原因,第一步要确定哪个瞳孔是异常的,通过在暗处及光照下进行细致的瞳孔反射评估,以明确是大的瞳孔还是小的瞳孔是异常的(图12.10 至图 12.12)。

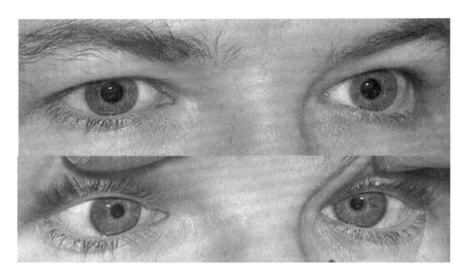

图 12.7　严重双侧视神经病变导致瞳孔光-近分离。瞳孔对光反射消失(上图),但视近标时瞳孔收缩(下图)。

接下来的步骤就是要查找相关的症状和体征:

- 瞳孔小的一侧睑裂也小,提示霍纳综合征。
- 复视,瞳孔散大侧出现上睑下垂和眼外肌运动麻痹,提示第Ⅲ脑神经麻痹。
- 孤立性瞳孔散大,无上睑下垂或复视,提示埃迪瞳孔或药物性瞳孔散大。
- 瞳孔散大的患者,经常主诉近视力下降(调节功能受损)和对光线敏感(畏光)。

12.4.2　导致瞳孔不等大的原因

生理性瞳孔不等大

生理性瞳孔不等大是指一种良性的瞳孔大小不等,且不等大的程度会随时间有所改变。约20%的正常人会有此现象(图 12.13)。

- 观察患者驾驶证或身份证上的老照片(用放大镜或裂隙灯)可协助诊断,因为生理性瞳孔不等大通常都是持续存在的。
- 无论在亮室或暗室中,双侧瞳孔不等大的程度通常是大致相同的(可能暗室比亮室下略明显)。
- 双侧瞳孔相差通常<0.5mm。

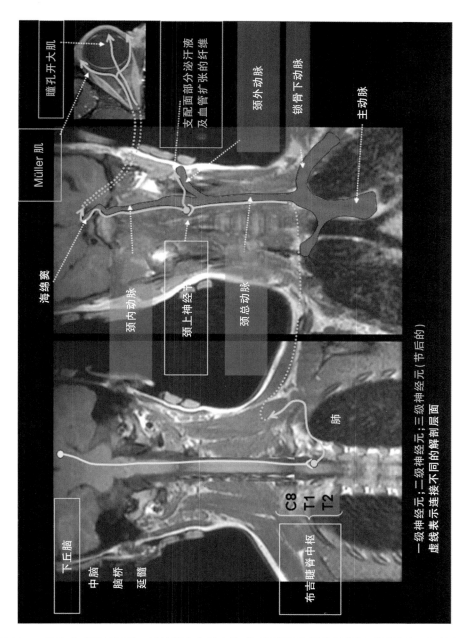

图 12.8 瞳孔交感神经通路。通过两个包括上胸部、颈部及头部的冠状层面图显示三级神经元通路。

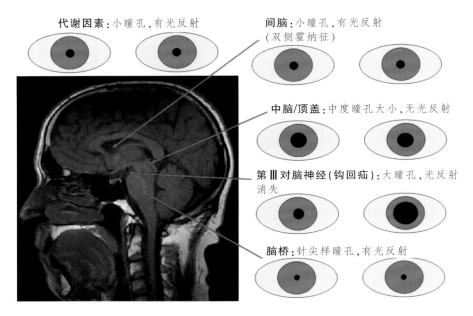

代谢因素:小瞳孔,有光反射

间脑:小瞳孔,有光反射
(双侧霍纳征)

中脑/顶盖:中度瞳孔大小,无光反射

第Ⅲ对脑神经(钩回疝):大瞳孔,光反射消失

脑桥:针尖样瞳孔,有光反射

图 12.9　昏迷患者的瞳孔异常。

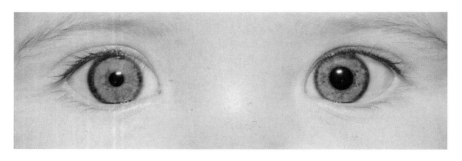

图 12.10　瞳孔不等大。是左侧瞳孔比右侧大,还是右侧瞳孔比左侧小?

- 随周围环境采光程度的变化,双侧瞳孔不等大可能看起来会有所变化,看上去也不稳定。
- 偶尔瞳孔不等大会转换侧别。

引起瞳孔不等大的眼部原因

眼科医师应用裂隙灯检查眼前节以确定诊断(图 12.14 至图 12.21)。

虹膜的结构性缺陷可导致瞳孔不等大和瞳孔形状异常。

先天性缺陷,如无虹膜、虹膜缺损、先天性异位瞳孔、瞳孔膜、多瞳、先天性异

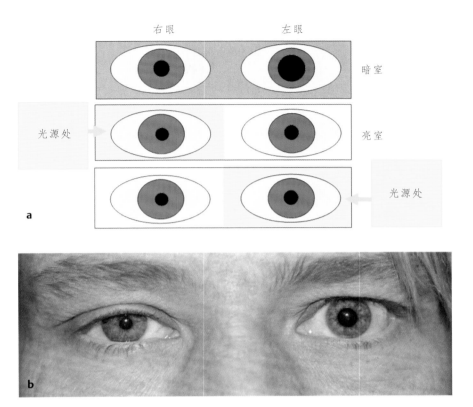

图 12.11　(a)小瞳孔(右眼)是异常的(在暗室中不放大)。瞳孔不等大程度在暗处比亮处明显(提示不能散大侧瞳孔是患眼)。提示交感神经系统异常。(b)右侧霍纳综合征。右侧瞳孔在暗室中不能放大,而且右眼睑裂变小。眼外肌运动充分。

色症、虹膜角膜内皮(ICE)综合征及其他前节发育异常,通常在儿童期就发现瞳孔不等大。

　　大多数获得性眼部疾病,如眶内炎症(前葡萄膜炎)、前节缺血、虹膜新生血管、外伤、手术或外伤性虹膜括约肌萎缩、眶内肿瘤所致机械性变形、闭角型青光眼,也可以产生瞳孔不等大。除瞳孔不等大外,通常会伴随视力下降、眼红和眼痛等症状。

瞳孔缩小(瞳孔异常缩小)

　　瞳孔缩小,或一侧瞳孔明显变小或收缩,当偏小一侧的瞳孔不能像对侧瞳孔一样在暗室中散大时就可诊断。

　　瞳孔异常缩小与眼部疾病(如葡萄膜炎、眼部手术史或剥脱综合征)或药物

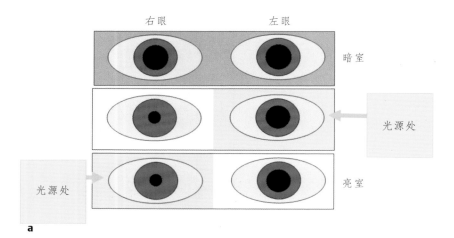

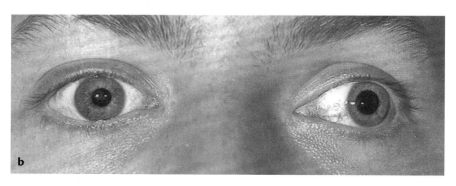

图 12.12　(a)大瞳孔(左眼)是异常的(散大的瞳孔对光反射迟钝)。瞳孔不等大程度在亮处较暗室明显(提示瞳孔收缩差的眼是患眼)。提示副交感神经系统病变。(b)左动眼神经麻痹。左侧瞳孔光照时不能收缩,同时左眼内收、上视和下视受限。

(滴眼液,如毛果芸香碱)有关。酒石酸溴莫尼定(局部用药治疗青光眼)通常会使瞳孔缩小。这种影响在双眼均用药时不明显,但当用于治疗单侧青光眼时就可导致瞳孔不等大。

　　当除外眼部疾病或药物性因素后,瞳孔缩小通常是由于同侧交感神经通路功能障碍或霍纳综合征所致。

霍纳综合征(眼交感神经麻痹)

特点及诊断

　　霍纳综合征的表现包括以下几点(图 12.22):

　　• 眼裂变小:交感神经支配的 Müller 肌麻痹,引起同时累及上下眼睑的轻度眼睑下垂。

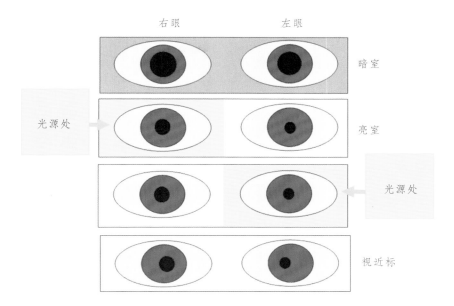

图 12.13　生理性瞳孔不等大(右侧瞳孔较左侧大)。

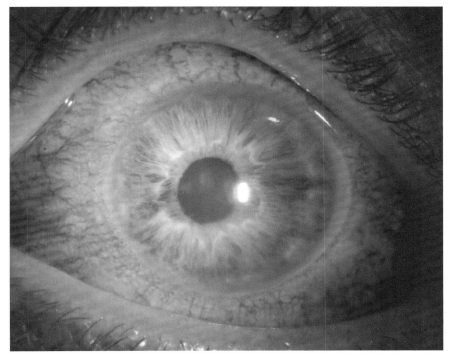

图 12.14　前葡萄膜炎伴后粘连。瞳孔不规则,在暗室中或应用散瞳药瞳孔不散大。眶内炎症产生虹膜和晶状体相黏着(粘连)。注意眼红。

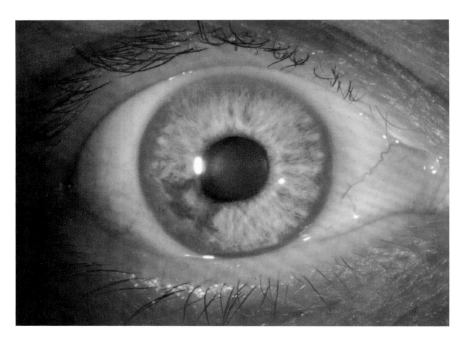

图 12.15   虹膜色素痣。瞳孔不规则，在暗室中不能充分散大。

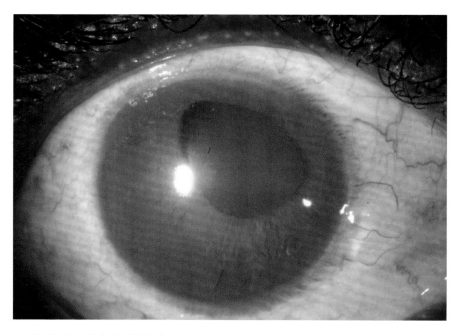

图 12.16   前房先天性发育不全所致瞳孔异位。瞳孔散大，不规则且偏离中心。

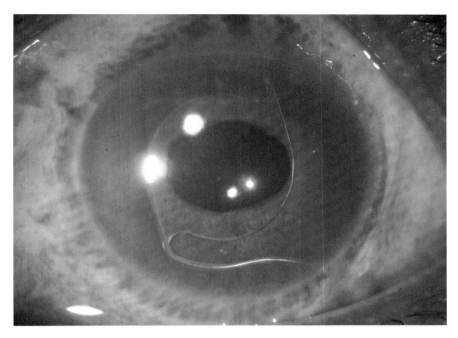

图 12.17　术后瞳孔。白内障术后并发瞳孔散大,呈椭圆形。前房内的晶状体牵拉虹膜。

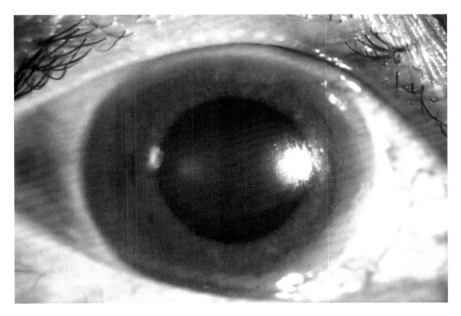

图 12.18　闭角型青光眼。瞳孔散大(光反射消失),视力下降伴眼痛,眼红,眼压升高,且角膜水肿。

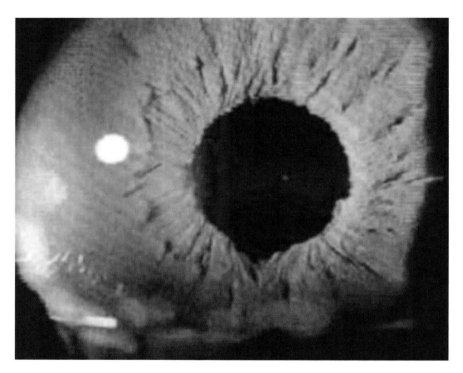

图 12.19　肿瘤性虹膜撕裂。瞳孔散大、不规则,由于虹膜撕裂导致瞳孔光反射迟钝。

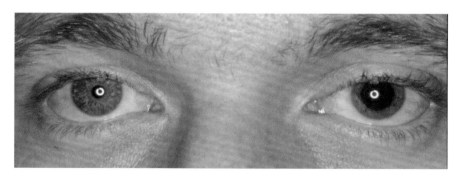

图 12.20　左眼金属异物所致眼内铁质沉积。左眼虹膜色素沉着,左瞳孔散大、光反射迟钝。

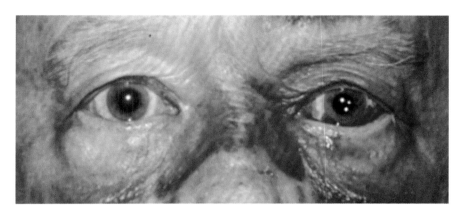

图 12.21　面部外伤所致瞳孔不等大。双侧瞳孔散大，轻度不规则，由于虹膜撕裂引起瞳孔光反射迟钝。左眼结膜下出血。

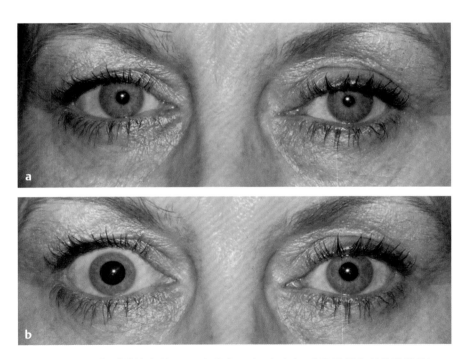

图 12.22　左侧霍纳综合征。(a)在亮室。(b)在暗室(瞳孔不等大变得更明显)。

- 由于眼裂变小引起假性眼球内陷。
- 单侧瞳孔缩小。
- 在暗处缓慢放大(受累瞳孔放大缓慢)。

先天性霍纳综合征伴随异色症(受累眼的虹膜颜色较浅)(图 12.23)。

相关的神经系统症状及体征包括:

- 同侧面部无汗(无汗液分泌),提示为节前病变(第一或第二级神经元霍纳综合征)。
- 脑干和脊髓的症状和体征,提示第一级神经元霍纳综合征。
- 上肢痛、手无力、颈部手术史、颈部外伤,提示第二级神经元霍纳综合征。
- 同侧面部疼痛,提示为第三级霍纳综合征。

通过药物试验可确诊霍纳综合征。

可使用可卡因滴眼液,但该药较难获得。现在用阿拉可乐定滴眼液取代可卡因用于诊断霍纳综合征(阿拉可乐定常规用于青光眼治疗,且容易获得)。可卡因或阿拉可乐定可用于儿童霍纳综合征的诊断,但阿拉可乐定要避免用于 1 岁以内的婴幼儿(儿童及妊娠女性用药滴眼时,应该用一个手指按压堵塞泪孔,以减少全身性影响)。

应用可卡因试验(图 12.24):

(1)双眼各滴入 2 滴 4%或 10%的可卡因。

(2)45~60min 后

- 正常侧瞳孔散大。
- 霍纳瞳孔散大困难。
- 双侧瞳孔不等大程度增加。

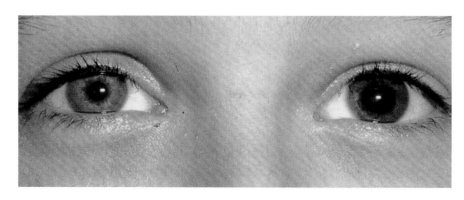

图 12.23　异色症伴随先天性霍纳综合征(受累眼的虹膜颜色较浅)。

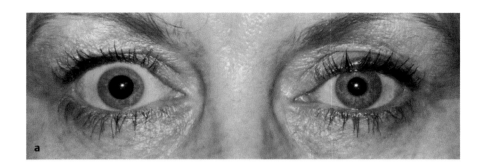

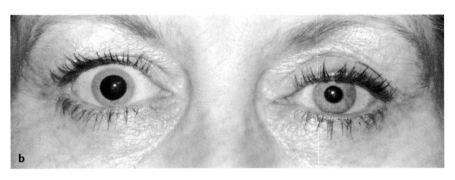

图 12.24　应用可卡因滴眼诊断霍纳综合征。(a)左霍纳综合征在暗室中。(b)可卡因滴眼后的左霍纳综合征(霍纳瞳孔不散大)。

可卡因可以阻断支配虹膜开大肌的交感神经突触处的去甲肾上腺素再摄取。所以,无论交感神经通路的具体损伤部位在哪儿,可卡因均可使交感神经未损伤侧的瞳孔散大,而交感神经受损侧的瞳孔则无反应(突触间隙的去甲肾上腺素释放很少或几乎没有)。

应用阿拉可乐定试验(Iopidine,爱尔康公司,沃斯堡,得克萨斯州;图 12.25):

(1)双眼各滴入 2 滴 0.5% 或 1.0% 的阿拉可乐定。

(2)30~45min 后

- 正常眼瞳孔不散大。
- 霍纳瞳孔散大。
- 瞳孔不等大被反转。
- 霍纳综合征侧睑裂变大。

阿拉可乐定是 α 受体直接激动剂(强 α-2,弱 α-1)。无论交感神经通路的具体损伤部位在哪儿,阿拉可乐定对未受损的交感神经无影响,而去交感神经支配眼则出现轻度瞳孔散大(去神经超敏反应,α-1 效应是使霍纳瞳孔散大、睑裂变

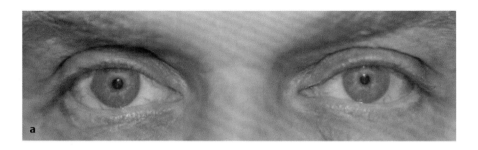

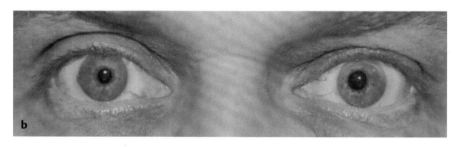

图 12.25 应用 0.5% 的阿拉可乐定诊断霍纳综合征。(a) 左侧霍纳综合征在暗室中。(b) 阿拉可乐定滴眼后左侧霍纳综合征 (瞳孔不等大被反转,左上眼睑抬起)。

大)。阿拉可乐定可反转霍纳综合征。

定位

走行于头部、眼部及颈部的交感神经通路的任何部位病变都可引起霍纳综合征。相关的症状和体征通常可提示病灶的位置。

药物试验可辅助明确交感通路病灶的定位 (羟苯丙胺试验)(图 12.26 和图 12.27)。理论上,除极少数急症外,成人患者均应在行影像学检查前进行药物试验,以协助病灶定位。由于药物试验在儿童的可靠性欠佳,通常儿童患者不实施药物试验。

羟苯丙胺试验如下:

(1) 双眼各滴入 2 滴 1% 的羟苯丙胺。

(2) 45min 后

- 正常瞳孔散大。
- 如果为节后病变(三级神经元),霍纳瞳孔不能散大或散大不明显。
- 如果为节前病变(第一、第二级神经元),霍纳瞳孔散大。

羟苯丙胺可以促使节后肾上腺素能神经末梢释放储存的去甲肾上腺素。当交感神经或节后纤维未受损时,可使瞳孔散大(图 12.27),而当交感神经节后纤

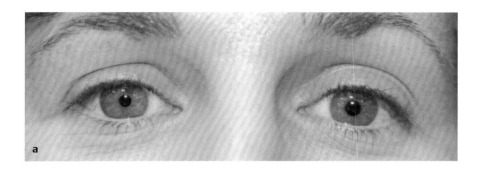

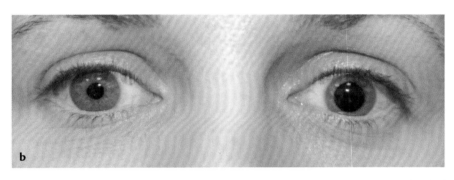

图 12.26　应用羟苯丙胺滴眼液药物性定位第三级霍纳综合征。(a)暗光中,右侧霍纳综合征。(b)羟苯丙胺滴眼后的右侧霍纳综合征(第三级)。右侧瞳孔散大程度不如左侧瞳孔(瞳孔不等大程度增大)。

维受损时,则对瞳孔不产生或仅产生部分作用(对第三级神经元霍纳综合征无作用)。

　　由于可卡因可能会干扰羟苯丙胺滴眼液的吸收和作用,因此建议两个试验实施之间至少间隔 72h。这就是为什么霍纳综合征大多数情况下先做出临床诊断,在进一步系统检查前,仅实施羟苯丙胺试验以进行定位诊断。

成人霍纳综合征

　　成人霍纳综合征的评估大多数以病灶的位置为基础。

　　第一级霍纳综合征最典型的病因是同侧延髓梗死(延髓背外侧综合征,Wallenberg 综合征);其他原因包括各种累及同侧丘脑、中脑及脊髓的病变(图 12.28)。第二级霍纳综合征大多数提示颈髓下段、臂丛或肺尖部的肿瘤或外伤(图 12.29)。第三级霍纳综合征提示颈内动脉病变,如夹层和海绵窦动脉瘤(图 12.30)。

　　表 12.3 总结了成人霍纳综合征的原因。

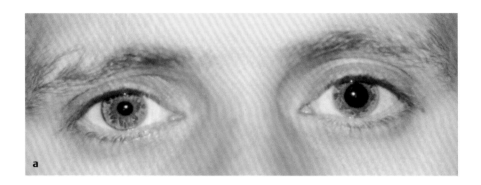

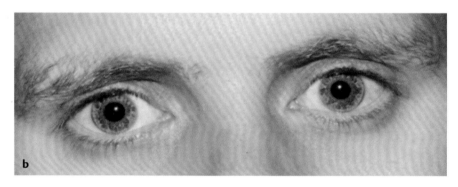

图 12.27   应用羟苯丙胺滴眼液药物性定位第二级霍纳综合征。(a)右侧臂丛损伤后所致右侧霍纳综合征。(b)羟苯丙胺滴眼后，双侧瞳孔对称性散大，证实为节前病变。

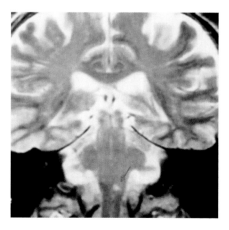

图 12.28   延髓背外侧综合征(Wallenberg 综合征)(左侧延髓梗死)(箭头)，伴有左侧第一级霍纳综合征(冠状位 MRI T2 加权图像)。

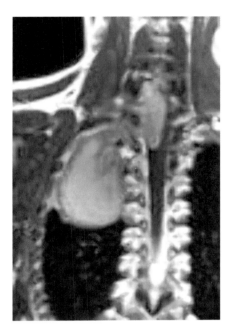

图 12.29 肺尖(托拜厄斯)综合征伴有第二级右侧霍纳综合征,病因为肺尖占位(冠状位 MRI 增强扫描 T1 加权图像)。

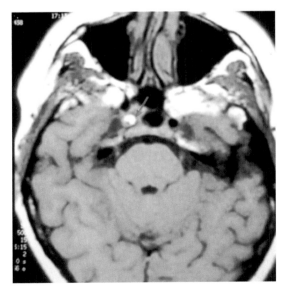

图 12.30 右侧颈内动脉夹层(箭头)伴有右侧痛性第三级霍纳综合征(轴位 MRI T1 加权图像)。

表 12.3　不同病变部位成人霍纳综合征的常见原因

中枢(一级)	节前(二级)	节后(三级)
下丘脑	颈髓病变	颈上神经节
• 卒中	臂丛损伤	• 外伤
• 肿瘤	肺尖病变	• 颈静脉扩张
脑干	• 肺尖肿瘤	• 医源性(颈部手术)
• 卒中(延髓外侧梗死)	• 纵隔肿瘤	颈内动脉
• 脱髓鞘	• 外伤	• 夹层
• 肿瘤	• 颈肋	• 动脉瘤
脊髓	医源性(颈静脉或锁骨下动脉插	• 外伤
(颈胸段)	管、胸椎手术)	• 动脉炎
• 外伤	锁骨下动脉动脉瘤	• 肿瘤
• 脊髓空洞症	甲状腺肿瘤	颅底病变
• 肿瘤(髓内)		• 鼻咽癌
• 脱髓鞘		• 淋巴瘤
• 脊髓炎		海绵窦病变
• 动静脉畸形		• 肿瘤
		• 垂体肿瘤
		• 炎症
		• 血栓
		• 颈内动脉瘤
		丛集性头痛

重要提示

　　同侧霍纳综合征(第一级)合并对侧上斜肌麻痹(第Ⅳ脑神经麻痹)提示病变位于滑车神经核或其脑干内纤维。

　　同侧霍纳综合征(第三级)合并外直肌麻痹(第Ⅵ脑神经麻痹)提示病变位于海绵窦(图 12.31 和图 12.32)。

　　急性痛性霍纳综合征,除非已证实为其他疾病,否则应重点考虑同侧颈内动脉夹层的可能。患者有罹患脑梗死的风险,应紧急评估。

　　评估成人孤立性霍纳综合征,首先需要询问症状持续的时间、有无疼痛及其他症状或体征。然后明确病灶的位置是位于第一级、二级还是三级神经元。最后进行体格检查(眼部、神经系统、颈部、锁骨上区及胸部)。

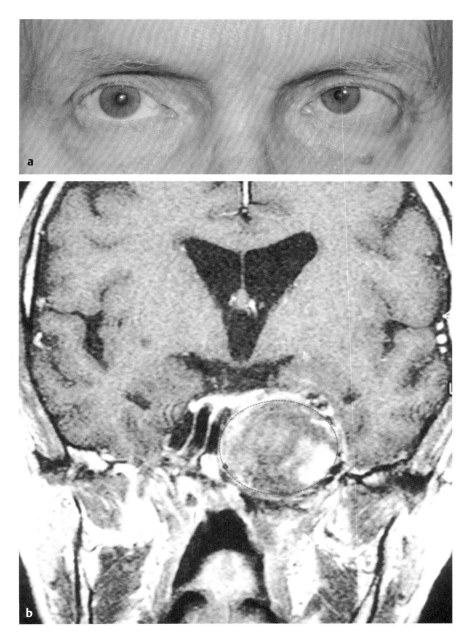

图 12.31　(a)左侧外展受限(第Ⅵ脑神经麻痹)伴有左侧霍纳综合征(瞳孔缩小及眼裂变小)。第Ⅵ脑神经麻痹伴同侧霍纳综合征定位于海绵窦，交感神经通路与第Ⅵ脑神经在此处短暂伴行。(b)冠状位 MRI T1 增强扫描显示左侧海绵窦巨大动脉瘤(红色箭头)。

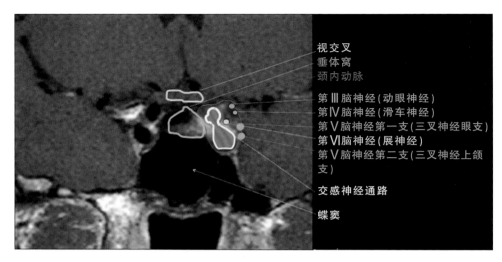

视交叉
垂体窝
颈内动脉

第Ⅲ脑神经(动眼神经)
第Ⅳ脑神经(滑车神经)
第Ⅴ脑神经第一支(三叉神经眼支)
第Ⅵ脑神经(展神经)
第Ⅴ脑神经第二支(三叉神经上颌支)

交感神经通路

蝶窦

图 12.32　海绵窦解剖图示交感神经通路(白色)包绕于颈内动脉(红色)周围。第Ⅵ脑神经(黄色)紧邻颈内动脉。

　　根据病灶的位置、伴随的症状或体征、检查的急缓程度及放射科医师的选择,进一步选择各种必要的辅助检查。

　　●对于第一级或第二级霍纳综合征,应进行胸部 X 线、CT 或 MRI 扫描(观察肺尖),以及头颈部增强 MRI 扫描。必要时可行主动脉弓 MRA 或头颈部 CTA。

　　●对于第三级霍纳综合征,检查应包括头 MRI 增强扫描、头颈部 MRA 或 CTA 扫描。

　　●如病灶定位不明确,需进行头部、颈部、脊髓、颈动脉和肺尖部的扫描(可能需要多项影像学检查)。优先进行头部、颈部和胸部的 CT/CTA 扫描,可良好评估脑部和脊髓、相关软组织、头颈及胸部的大血管以及肺尖的情况。

婴儿及儿童霍纳综合征

　　婴儿和儿童霍纳综合征的病因与成人不同。典型病因包括产伤、神经母细胞瘤、大动脉血管畸形和胸部手术(表 12.4,图 12.33 和图 12.34)。

　　评估婴幼儿孤立性霍纳综合征,应首先明确是否有产伤史,并进行相关体格检查,查找锁骨上区或腹部的占位。排除神经母细胞瘤,需行头、颈、胸 MRI 增强扫描。如果临床上高度怀疑,需行腹部扫描。还需行尿儿茶酚胺检测[香草扁桃酸(VMA)和高香草酸(HVA)]。通常也会对颈部和主动脉弓行 MRA 扫描。

　　在镇静状态下,婴幼儿可一次性完成头、颈、胸部 MRI 及头、主动脉弓 MRA 扫描。腹部 MRI 扫描通常需要与以上检查分开进行(因而需再次镇静),故对于孤

表 12.4 儿童霍纳综合征的常见病因

先天性[a]	获得性	
产伤相关	神经母细胞瘤	
颈肋	横纹肌母细胞瘤	
先天性感染	脑干血管畸形	
神经母细胞瘤	脑干肿瘤(胶质瘤)	
先天性颈内动脉发育不全	脱髓鞘(脑干)	
特发性	颈动脉夹层	
	颈部外伤	
	术后:	
	颈静脉插管	
	颈部手术	
	胸部手术	
	特发性	

[a] 先天性是指发生在出生后 4 周内。

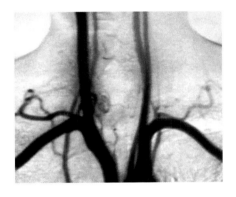

图 12.33 左侧颈内动脉先天性发育不全(导管造影)。

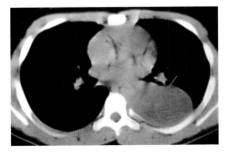

图 12.34 儿童左侧霍纳综合征，胸部 CT 扫描示转移性神经母细胞瘤(红色箭头)。

立性霍纳综合征和腹部体格检查正常的儿童,通常无须进行腹部 MRI 检查。

　　婴幼儿孤立性霍纳综合征应尽早进行神经母细胞瘤的相关检查。

霍纳综合征的治疗

　　大多数霍纳综合征患者没有视力改变,上睑下垂也在可承受的范围内。罕有患者要求行眼睑矫正手术,以改善持续的上睑下垂症状。局部应用阿拉可乐定可短暂(数小时)改善霍纳综合征引起的上睑下垂,因而可间断应用,以改善外观或减轻上睑下垂所致的上部视野遮挡。

瞳孔散大(瞳孔异常散大)

　　当较大侧瞳孔在光照时不能像较小侧瞳孔一样收缩时, 较大一侧的瞳孔即为异常(瞳孔散大)。病史和相关症状或体征,如视力下降、复视和上睑下垂,可协助诊断。

　　只有明确瞳孔散大的机制后,方可进行进一步辅助检查。事实上,在急诊室对瞳孔散大的患者进行常规的非增强的头部 CT 检查是无用且错误的。

病因

眼部疾病

　　使瞳孔无法收缩的眼部疾病(如虹膜后粘连、闭角型青光眼、眼部手术史、眼外伤、假剥脱综合征、慢性散瞳药物的应用)可导致各种程度的瞳孔散大、瞳孔光反射迟钝或消失(见图 12.14 至图 12.18)。

外伤性瞳孔散大

　　眼部外伤所致瞳孔散大通常是由于损伤了瞳孔括约肌。瞳孔可能出现形状不规则和典型的瞳孔散大。瞳孔对光反射和调节反射的程度与损伤的程度有关。由外伤性瞳孔括约肌损伤引起的瞳孔不等大在强光下更明显。此种瞳孔异常是孤立的,不伴有上睑下垂或复视(见图 12.19)。

药物性瞳孔散大

　　药物常可导致孤立性的单侧或双侧瞳孔散大。机制为刺激了支配瞳孔开大肌的交感神经或抑制了支配瞳孔括约肌的副交感神经。局部用药(如滴眼液或有毒物质意外或有目的进入眼部)可导致单侧瞳孔散大,作用于全身的系统性药物可导致双侧瞳孔散大(表 12.5 和表 12.6)。当患者接触到影响自主神经系统的物质并用相同的手指擦拭眼睛时,也可发生药物性瞳孔散大。有时,患者应用治疗

表 12.5　产生瞳孔散大的局部治疗药物

副交感神经阻断药物	拟交感神经药物
阿托品	肾上腺素
后马托品	去氧肾上腺素(也是局部的抗过敏药)
环喷托酯	可乐定
托吡卡胺	阿拉可乐定

表 12.6　产生瞳孔散大的其他药物

副交感神经阻断药物	拟交感神经药物
莨菪碱贴片(用于晕动病)	支气管扩张剂(雾化)
接触颠茄类植物	
化学暴露,如有机磷农药(抗副交感神经药物,用作杀虫剂)	
支气管扩张剂(雾化)	

支气管哮喘或支气管炎的喷雾剂,如果面罩没有安置好,一些喷雾接触到一只眼时,也可导致瞳孔不等大。大多数应用于干眼症或过敏性结膜炎的溶液或药物可能会导致药物性瞳孔散大。

局部用药,如散瞳滴眼液所致的瞳孔散大通常很明显(瞳孔直径至少为 7mm 或 8mm)(图 12.35)。近视力下降(睫状肌麻痹所致调节反射麻痹),瞳孔光反射消失,视近物不能收缩。如果是阿托品滴眼,这种状态至少会持续 10 天。

诊断药物性瞳孔散大的药物性试验:

(1)双眼滴入两滴稀释的毛果芸香碱(0.1%),明确瞳孔散大并非强直瞳孔所

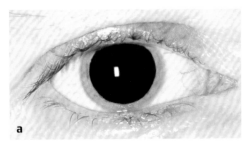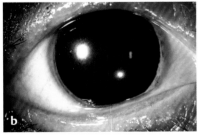

图 12.35　(a)药物性瞳孔散大(局部滴入散瞳药)。(b)明显的药物性瞳孔散大(局部滴入散瞳药)。

致(强直瞳孔时由于去神经超敏反应会使散大的瞳孔收缩,而正常或药物性散大的瞳孔则不会有改变)。

(2)如果45min后无反应,每只眼滴入2滴1%或2%的毛果芸香碱。正常的瞳孔会收缩。如果散大的瞳孔仅部分收缩或无收缩,则证实为药物性瞳孔散大。

同侧副交感通路功能障碍

支配瞳孔收缩的副交感神经沿第Ⅲ脑神经走行, 到达同侧眼眶内的睫状神经节。因此,第Ⅲ脑神经麻痹以及睫状神经节病变导致的强直瞳孔(埃迪瞳孔),可出现瞳孔散大、光反射迟钝或消失。

强直瞳孔(埃迪瞳孔)

强直瞳孔是由于睫状神经节或节后的睫状短神经(眼眶内)损伤以及异常的神经再生,导致孤立性虹膜括约肌和睫状肌功能障碍。

强直瞳孔的临床症状和体征(图12.36至图12.38)包括:

- 散大侧瞳孔对光反射迟钝或消失。

- 视近物时瞳孔收缩相对好(由于支配调节反射的神经纤维与支配瞳孔收缩的神经纤维纤维比例约为30:1, 因此支配近反射的再生调节纤维是占绝对数量优势的,而支配瞳孔括约肌的再生纤维数量少且可能为异常再生;这就解释了在强直瞳孔时出现的经典光–近分离现象)。

- 由于括约肌存在去神经超敏性,从近处向远处看时强直瞳孔缓慢放大。

- 患者经常主诉视近物模糊(调节反射麻痹)且对亮光敏感(瞳孔散大)。

药物试验明确埃迪瞳孔诊断。稀释的毛果芸香碱可用于埃迪瞳孔的药物性诊断(图12.39)。去神经的超敏感性可使埃迪瞳孔对稀释的毛果芸香碱敏感。去神经支配5~7天后,开始出现器官终末端的胆碱能超敏反应。这可通过双眼滴入稀释的毛果芸香碱(0.1%)证实。如果虹膜括约肌具有胆碱能超敏,滴入稀释的毛果芸香碱30~45min后,散大的瞳孔(强直瞳孔)将会变得比正常瞳孔小(正常瞳孔对稀释的毛果芸香碱无反应)。用1mL结核菌素注射器,在0.9mL的生理盐水中加入1%的毛果芸香碱0.1mL,即可配制成稀释的毛果芸香碱。

强直瞳孔的病因包括各种损伤睫状神经节的眼眶局部病变,如外伤、肿瘤、缺血(颞动脉炎)和感染(病毒,如带状疱疹病毒或单纯疱疹病毒,或梅毒螺旋体)。也可以发生在全视网膜光凝术后以及累及广泛的系统性疾病(糖尿病、淀粉样变性、干燥综合征)的一部分。埃迪瞳孔综合征特发于20~40岁女性。该综合征经常伴有下肢深反射消失。大多数病例为单侧病变,但约20%的患者数年后可变为双侧病变。

评估强直瞳孔的患者大多数基于其他的症状或体征、外伤或感染史、患者年

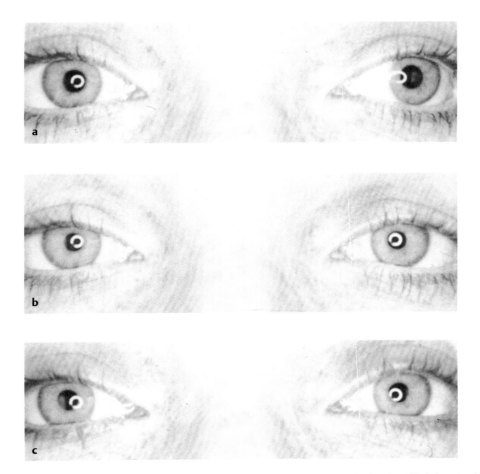

图 12.36 左侧强直(埃迪)瞳孔。(a)瞳孔在光照下(远处)。左侧瞳孔较大,光反射消失。(b)当患者视近物时,双瞳孔缩小。(c)双眼滴入稀释的毛果芸香碱(0.1%)45min 后,强直瞳孔(左侧)收缩。正常瞳孔对稀释的毛果芸香碱无反应。

龄,还包括血细胞计数、红细胞沉降率、C 反应蛋白、快速血糖、血红蛋白 A1C、梅毒及 HIV 检测,以及眼眶扫描。然而,大多数经药物试验证实的埃迪瞳孔,尤其是20~60 岁的女性患者,无须进行其他检查。

随着时间的延长,强直瞳孔会变小(小的陈旧埃迪瞳孔)。患者可能需要佩戴阅读放大镜来纠正调节麻痹。部分患者由于畏光,需要佩戴有色眼镜。尽管稀释的毛果芸香碱可以纠正瞳孔散大,可偶尔用于改善外观,但长期应用并不推荐。

第Ⅲ脑神经麻痹

单侧动眼神经麻痹引起的瞳孔散大基本上都伴随眼外肌运动障碍(出现复

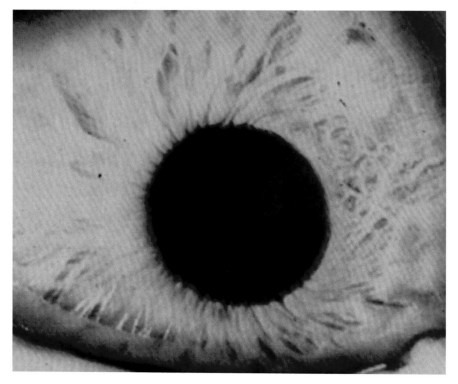

图 12.37　强直瞳孔在强光下形状不规则,且存在节段性收缩(6~12 点)。

视)和(或)上睑下垂(见第 13 章)。

　　第Ⅲ脑神经麻痹的症状和体征包括上睑下垂、瞳孔散大和眼外肌运动异常,包括眼球内收、下视和上视受限。有些患者为动眼神经不全麻痹,但总会有轻度眼外肌麻痹导致部分上睑下垂和复视(图 12.40)。

　　完全孤立性瞳孔散大与第Ⅲ脑神经麻痹完全不相关。应通过临床评估和药物试验除外埃迪瞳孔或药物性瞳孔散大,以进行下一步检查。

　　不是所有的第Ⅲ脑神经麻痹均有瞳孔改变。第Ⅲ脑神经的核性、束性和蛛网膜下隙段受损会影响瞳孔。由于支配瞳孔的纤维位于动眼神经的表面,易受到压迫性病变的影响,如巨大动脉瘤,各种肿瘤,如垂体卒中和钩回疝(图 12.41 和图 12.42)。

　　评估患者第Ⅲ脑神经麻痹需依靠相关的症状和体征、眼球运动神经的损伤形式以及患者年龄。第Ⅲ脑神经损伤的详细介绍见第 13 章。

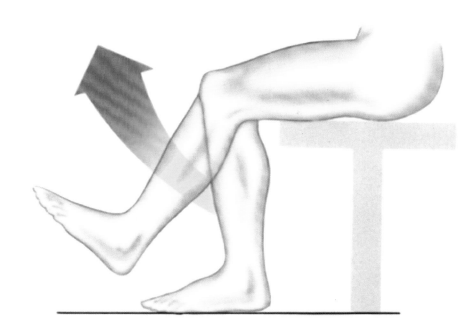

图 12.38 埃迪瞳孔综合征,深反射消失。(From Rohkamm R. Color Altas of Neurology. New York,NY:Thieme;2004:41. Reprinted with permission.)

> **重要提示**
>
> 孤立性动眼神经麻痹伴有瞳孔散大提示可能存在颅内动脉瘤或垂体卒中,尤其是在伴有急性头痛时。

瞳孔不等大患者的诊断路径详见图 12.43。

12.5 其他瞳孔异常

12.5.1 蝌蚪样瞳孔

蝌蚪样瞳孔(tadpole pupil)是指瞳孔形状不规则,形似蝌蚪状(图 12.44)。这是一种自发、可逆的良性现象。在瞳孔恢复正常前,会出现持续数分钟的节段性散大(虹膜开大肌节段性痉挛)。蝌蚪样瞳孔可在数天或 1 周内发生多次,之后消失。

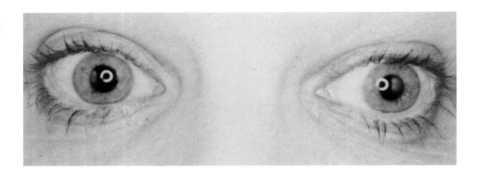

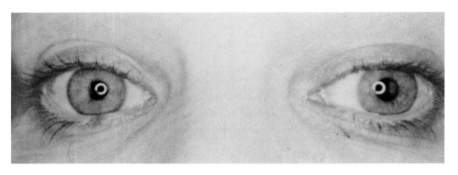

图 12.39　通过药物试验证实埃迪瞳孔。(a)暗室中,右侧强直瞳孔。右瞳孔较大,光反射消失。(b)滴入稀释的毛果芸香碱(0.1%)后,右侧强直瞳孔收缩。

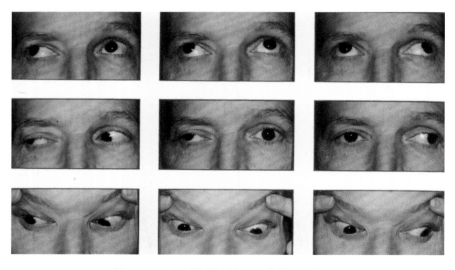

图 12.40　右侧第Ⅲ脑神经麻痹伴瞳孔散大。

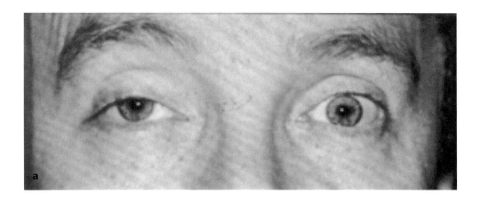

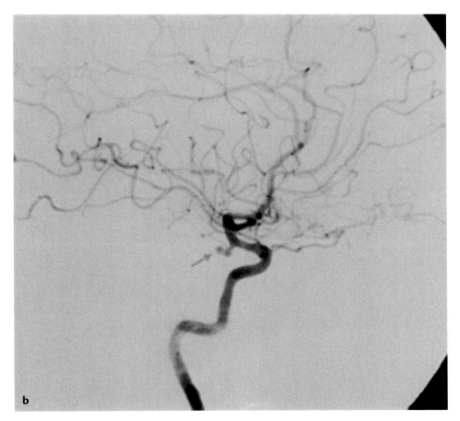

图 12.41　(a)不全右侧第Ⅲ脑神经麻痹伴有轻度上睑下垂、轻度瞳孔散大和右眼内收、上下视受限。(b)脑血管造影提示后交通动脉瘤压迫右侧动眼神经(箭头)。

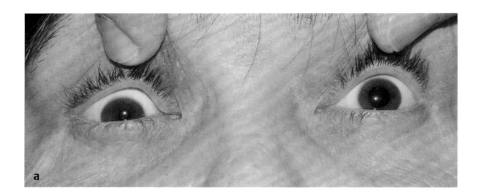

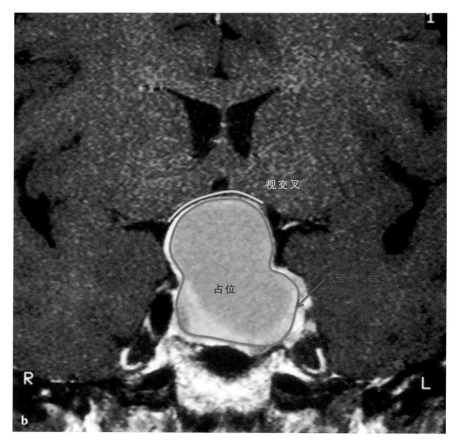

图 12.42 （a）完全左侧第Ⅲ脑神经麻痹伴有上睑下垂、瞳孔散大和左眼内收、上下视受限。
(b)MRI T1 冠状位增强扫描提示巨大垂体瘤压迫左侧海绵窦。

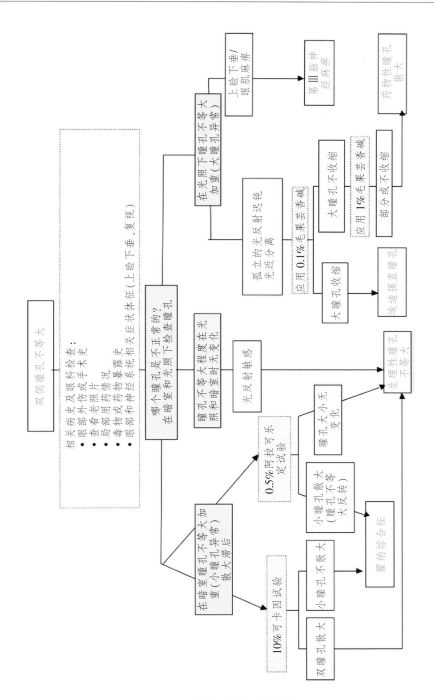

图 12.43　瞳孔不等大诊断路径。

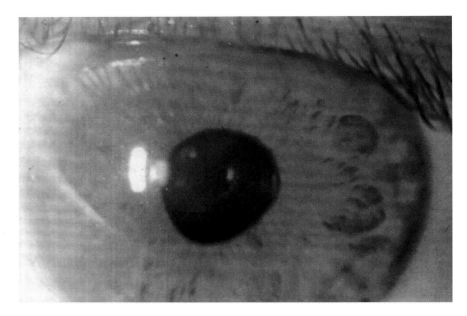

图 12.44　蝌蚪样瞳孔。

12.5.2 中脑瞳孔异位

中脑瞳孔异位(midbrain correctopia)是指偏心或卵圆形瞳孔,偶见于中脑尖嘴病变。

12.5.3 阿-罗瞳孔

阿-罗瞳孔(Argyll Robertson pupil)直径小(<2mm)且形状不规则(绝大多数为双侧)。特点是光反射消失、近反射存在(光-近分离),通常存在虹膜萎缩、虹膜透视缺损及散瞳药无效。经典阿-罗瞳孔出现在三期梅毒,糖尿病患者较常见,脑炎患者也可能出现。

12.5.4 光-近分离

光-近分离(light-near dissociation)是指瞳孔光反射消失但近反射灵敏(表12.7)。

表 12.7　引起瞳孔光-近反射分离的病因

病因	病变位置	光-近反射分离机制
严重视力下降	前视觉通路(视网膜、视神经、视交叉)	视网膜或视神经损伤
广泛视网膜光凝术,视网膜冷冻疗法	睫状后短神经	支配虹膜括约肌的调节纤维异常再生
强直(埃迪)瞳孔	睫状神经节	支配虹膜括约肌的调节纤维异常再生
阿-罗瞳孔(传入光线无法通过顶盖区传至埃-魏核)	中脑顶盖区	中脑顶盖各种病变 (梅毒是经典病因,但不是最常见原因)
第 Ⅲ 脑神经异常再生	第 Ⅲ 脑神经	支配眼外肌或睫状体的神经纤维异常再生，导致虹膜括约肌功能障碍(调节纤维)
周围神经病	睫状后短神经	轴突损伤

12.5.5 反常瞳孔反应(paradoxical pupillary reactions)

在暴露于强光后再处于暗室中,严重先天性视网膜病变的儿童患者,如先天性静止性夜盲和先天性色盲,可出现反常的瞳孔收缩。

12.5.6 良性发作性瞳孔散大(benigh episodic pupillary mydriasis)

也称为弹跳瞳孔(springing pupil)。良性发作性瞳孔散大通常发生在年轻的健康人中。该病一般持续数分钟或数小时,有时伴有类似偏头痛的头痛发作。可自行缓解,与其他潜在疾病没有关联。

12.5.7 双侧瞳孔散大

双侧瞳孔散大、光反射消失,通常在强直阵挛发作中出现,少数情况下可出现一侧瞳孔发作性散大或收缩。昏迷患者的双侧瞳孔散大通常与脑死亡相关。双侧瞳孔散大在清醒的患者中通常是生理性的(在暗室更明显,或年轻人由于紧张或疼痛而肾上腺素分泌增多所致)或药物性(如应用可卡因后)。双侧对称性强直瞳孔非常少见。

12.5.8 近反射三联征痉挛(会聚痉挛)

近反射三联征痉挛（spasm of the near triad)[也叫作会聚痉挛（spasm of convergence]是指所有近反射的三联征——瞳孔缩小、调节和会聚均间歇性亢进。可出现假性单侧或双侧外展受限。当患者"试图"将眼球外展时,会出现双侧瞳孔收缩,证实其实是自发性眼球会聚(图 12.45)。由于近反射是自主控制的,这种异常瞳孔通常是功能性(非器质性)的,与其他潜在疾病没有关联。

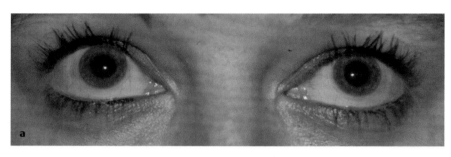

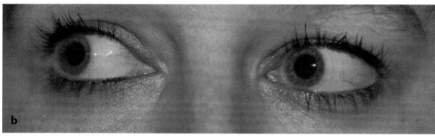

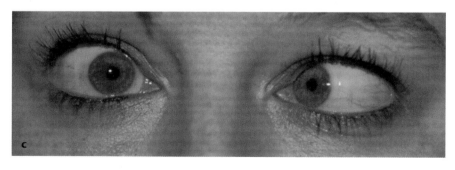

图 12.45 近反射痉挛。(a)患者直视远处,双瞳孔正常。(b)患者向右看,瞳孔无变化。(c)向左看时,此患者主诉左眼不能外展,双眼水平复视。注意,此时患者双侧瞳孔缩小,证实她实际上是在使用近反射三联征。

（江汉秋 译 彭静婷 校）

第13章
复视

眼球的正常运动能够使物像分别落在双眼视网膜中心凹,以获得单一的、稳定的视觉效果。任一方向眼位偏斜将导致视力下降及重影(复视)。复视是常见主诉且提示可能的神经系统疾病。

第一步是检查主诉复视的患者,判断复视是单眼(闭合一眼后仍有)还是双眼(闭合一眼后症状缓解)。

13.1 单眼复视

单眼复视通常源于光学疾病(如屈光异常),与神经系统疾病无关。一般是眼部疾病的伴随症状(白内障)或屈光问题所致(如散光或眼镜问题)。

患者通过针孔看时复视可缓解(一孔不透明挡板或多个直径 1~1.5mm 的多孔挡板),即光线通过针孔后成为较窄光带从而不受屈光异常影响将单一物像投射于视网膜。如果单眼复视源于光学疾病,那么针孔成像可以消除复视像(图13.1)。

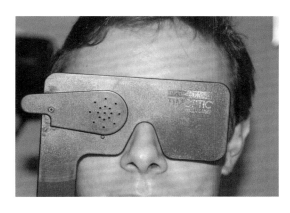

图 13.1 针孔成像。患者通过针孔看物标。视力提高提示屈光不正或屈光间质浑浊。继发于光学像差的单眼复视,可通过针孔成像消除或改善。

屈光不正及屈光间质浑浊可能导致单眼复视。并非所有屈光不正佩戴框架眼镜都能矫正。对单眼复视,需要试配角膜接触镜。

位于视轴的晶状体浑浊是单眼复视的常见病因,可通过白内障手术治疗消除(图 13.2)。

单眼复视的其他原因有角膜表面不规则(如:翼状胬肉或圆锥角膜引起的不规则散光、角膜水肿、角膜瘢痕、干眼症)、白内障术后(如:植入体偏心、倾斜、多焦点或后囊浑浊)和视网膜表面不规则(如:黄斑水肿、黄斑前膜)。

视觉联合区损害极少导致复视。在这种情况下,双眼均可出现单眼复视或复视症(单眼遮盖后,患者看视物重影)。脑源性单眼复视导致单眼多视症(如:两个以上图像)。

源于脑损伤的单眼复视或多视症很少单独出现,常同时伴有其他症状,如同侧视野缺失及其他高级视觉功能障碍,如失读症、脸盲症和视觉失认症(见第 10 章和第 11 章)。

13.2 双眼复视

眼外肌、神经肌肉接头、支配眼球运动的脑神经或核间神经及核上神经通路受损导致眼位偏斜,从而引发双眼复视(图 13.3)。

13.3 解读眼球运动

6 条眼外肌在第 Ⅲ 对脑神经(动眼神经)、第 Ⅳ 对脑神经(滑车神经)及第 Ⅵ 对脑神经(展神经)支配下,协同作用完成眼球运动。改变或维持固视需要双眼同时

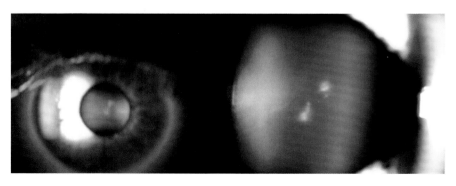

图 13.2 晶状体浑浊导致单眼复视。视轴区晶状体混浊(放大的右眼照片观察更明显)且导致入射光的异常衍射。

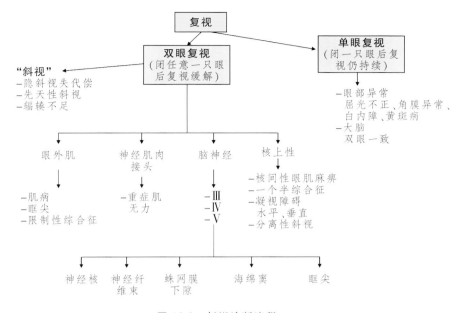

图 13.3 复视诊断流程。

精确地移动。这需要每只眼的各肌肉及肌群具有高度协调性。为达到此目的,第Ⅲ、Ⅳ、Ⅵ对脑神经作为一个整体接受脑干及小脑更高级中枢的调控。

根据眼球运动在视觉中所起到的作用,将其归纳为以下几点:

(1)使图像稳定地落在视网膜上。

- 固视:头不运动时,使静止物体的图像投射到黄斑中心凹。

- 前庭[前庭-眼反射(VOR)]:头部做短暂运动时,使物像稳定落于视网膜上(用于检查眼头反射)。

- 视动:头部做持续运动时,使物像稳定落于视网膜上。

(2)使图像稳定地落在黄斑中心凹上。

- 扫视:使感兴趣的物像快速落于中心凹上。

- 追随:小范围运动物体的物像落于中心凹上。

- 聚散:双眼反向运动(汇聚或分离)使单一物像同时落于两眼黄斑中心凹。

6条眼外肌支配眼球运动:

- 内直肌:内收作用。

- 外直肌:外展作用。

- 上直肌和下直肌:分别使眼球向上、向下运动,当眼球外转时作用明显。

- 上斜肌和下斜肌:肌肉附着在眼球后部,作用原理类似吊索/滑轮机制。视物时斜肌在垂直及水平方向起到旋转眼球的作用(顺时针或逆时针旋转),眼球内转时起到使其向上、向下的运动。

○ 上斜肌:主要作用是内旋作用(使眼球沿着鼻梁这一垂直轴向上旋转,对于检查者来讲,右眼为顺时针旋转);同时该肌肉还使眼球内转时使其下转。

○ 下斜肌:主要作用是外旋作用,同时在眼球内转时使其上转。

第一眼位注视,上、下斜肌及上、下直肌共同起到垂直和旋转作用。

13.3.1 眼球运动法则

主动肌使眼球向注视目标转动。拮抗肌使眼球向主动肌作用相反的方向运动。根据交互神经支配的谢林顿(Sherrington)法则,同一只眼,当主动肌接收到兴奋性信号起作用时,拮抗肌接收到抑制性信号(如向左凝视时,右内直肌兴奋而右眼外直肌抑制)。配偶肌来源于双眼,使双眼向同一方向运动(如左外直肌和右内直肌同时收缩使双眼向左凝视)。根据海林(Hering)神经支配定律,配偶肌获得等量神经支配,使双眼协同运动。

13.3.2 眼外肌的功能

当眼睛向前看时(第一眼位),一条眼外肌的主要功能即在第一眼位时其对眼睛所起到的主要作用。眼外肌的次要功能即第一眼位时对眼睛的额外作用(表13.1,图13.4)。

临床检查中,先检查患者的第一眼位,即眼睛正前方看时的眼位,然后嘱患者向右、向左、向上、向下注视,以及右上、右下、左上、左下注视(图13.5)。

上斜肌及下斜肌使眼球旋转,下斜肌向外(外旋),上斜肌向内(内旋)(图13.6至图13.8)。

表 13.1 眼外肌的作用

眼外肌	一级作用	二级作用	三级作用
外直肌	外转	无	无
内直肌	内转	无	无
上直肌	上转	内旋	内转
下直肌	下转	外旋	内转
上斜肌	内旋	下转	外转
下斜肌	外旋	上转	外转

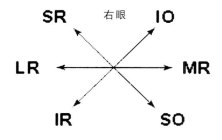

图 13.4　6 条眼外肌的功能（右眼，检查者所视）。LR，外直肌，受展神经支配（第Ⅵ对脑神经）；SO，上斜肌，受滑车神经支配（第Ⅳ对脑神经）；SR，上直肌；IO，下斜肌；MR，内直肌；IR，下直肌，均受动眼神经支配（第Ⅲ对脑神经）。动眼神经还支配提上睑肌及瞳孔括约肌。

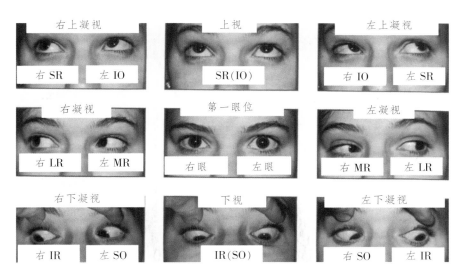

图 13.5　正常眼球运动（检查者所视）。眼球运动必须在 9 个运动方位进行检查。IO，下斜肌；IR，下直肌；LR，外直肌；MR，内直肌；SO，上斜肌；SR，上直肌。

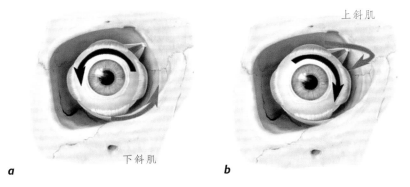

图 13.6　斜肌的旋转作用（右眼）（检查者所视）。(a) 右眼右下斜肌外旋。(b) 右眼左上斜肌内旋。红色箭头显示肌肉作用方向，黑色箭头显示眼球运动。(Adapted from Shuenke M, Schulte E, Schumacher U, Ross LM, Lamperti ED, Voll M. THIEME Atlas of Anatomy, Head and Neuroanatomy. Stuttgart, Germany: Thieme; 2007. Illustration by Karl Wesker.)

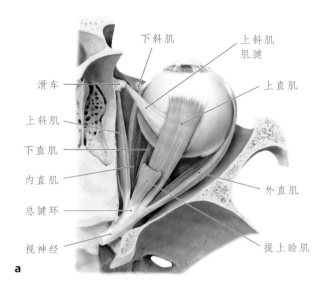

下斜肌

上斜肌
肌腱

滑车

上斜肌

下直肌

内直肌

总腱环

视神经

上直肌

外直肌

提上睑肌

a

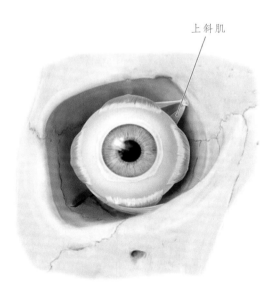

上斜肌

b

图 13.7　眼眶内的眼外肌（右眼）。(a) 从上看。(b) 从前看。(From Shuenke M，Schulte E，Schumacher U，Ross LM，Lamperti ED，Voll M. THIEME Atlas of Anatomy，Head and Neuroanatomy. Stuttgart，Germany：Thieme；2007. Illustration by Karl Wesker.)

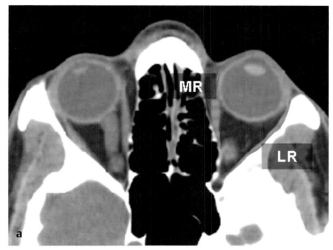

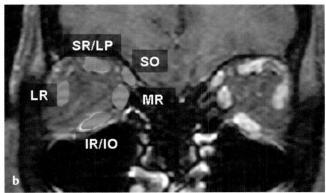

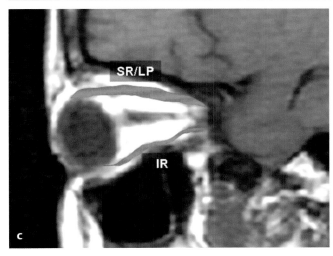

图 13.8 (a)眼眶轴位 CT 图像显示眼外肌。在此层面可见内外直肌(标红)。(b)眼眶 MRI 冠状位显示眼外肌(内直肌、下直肌及与下斜肌复合体、外直肌、上直肌、上斜肌均标红)。提上睑肌不能从上直肌中区分开。(c)眼眶矢状位 MRI 显示上下直肌。IO,下斜肌;IR,下直肌;LP,提上睑肌;LR,外直肌;MR,内直肌;SO,上斜肌;SR,上直肌。

13.3.3 脑神经

　　三根眼球运动相关的脑神经(Ⅲ、Ⅳ和Ⅵ)支配每只眼的6条外肌、提上睑肌及副交感神经(瞳孔收缩及晶状体调节)(图13.9)。

　　第Ⅲ对脑神经(动眼神经)支配内直肌、下直肌、上直肌、下斜肌、提上睑肌及副交感神经通路(瞳孔收缩及调节)。

　　第Ⅳ对脑神经(滑车神经)支配上斜肌。

　　第Ⅵ对脑神经(展神经)支配外直肌。

　　所有脑神经均起源于脑干,脑干也是其核团所在位置。每个脑神经在出脑干前形成,并在脑干内短暂走行后到达蛛网膜下隙。这时,所有眼球运动脑神经进入海绵窦和眶上裂,随后到达眼眶内各自支配的眼外肌。了解每一个脑神经的解剖路径对于脑神经麻痹患者的诊断至关重要。结合患者的伴随症状,通常可能能确切定位病灶位置(图13.10)。

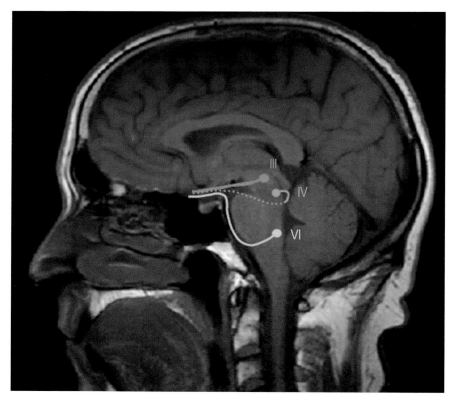

图 13.9　头矢状位显示支配眼球运动神经的起源。

13.3.4 核间性及核上性神经通路

双眼协调运动的始动受第Ⅲ、Ⅳ和Ⅵ脑神经核团以上的通路和中枢(核上神经通路)的控制及核团之间相互作用(核间神经通路)的影响。前庭系统传入的神经纤维(前庭-眼反射)对于运动时保持眼位具有重要作用。

13.4 眼球运动检查法

通常易混淆的眼球运动术语

斜视

斜视用于描述眼位不正,是一个非特异性术语,没有指出潜在作用机制。但眼科医师通常用其描述先天性眼位偏斜(如先天性斜视)而不是获得性眼位偏斜。神经科医师不用该术语。

共同性 / 非共同性斜视

斜视分为共同性及非共同性斜视。

● 共同性斜视向不同方向注视时斜视角度都相等,且不受注视眼别的影响。

● 非共同性斜视向不同方向注视时斜视角度不等。大多数非共同性斜视由肌肉麻痹性或限制性病变引起。当双眼向麻痹性肌肉方位注视时的偏斜度最大。非共同性斜视的偏斜度随注视眼的变化而变化。当健眼注视时,偏斜度称为第一斜视角。当麻痹眼注视时,偏斜度称为第二斜视角。在非共同性斜视,第二斜视角大于第一斜视角,因为麻痹眼注视物体需要增加神经支配量。根据海林(Hering)定律,配偶肌获得等量的神经支配,所以导致斜视角增大。

非共同性斜视原因如下:

● 眼外肌病变

● 重症肌无力

● 第Ⅲ、Ⅳ或Ⅵ脑神经麻痹

● 核间性眼肌麻痹

● 一个半综合征

共同性斜视的原因如下:

● 儿童期早发的斜视

- 融合功能受损(一只眼视力极差)
- 获得性聚散功能受损(汇聚及分离)
- 长期的第Ⅵ脑神经麻痹(共同性扩散)
- 反向偏斜

隐斜/斜视

隐斜即只有当双眼融合功能打破时才出现的眼位偏斜,如遮蔽一只眼。当双眼视物时,隐斜患者能获得融合功能(双眼单视)从而保持双眼正位。描述性前缀(eso,exo,hyper−)通常用于形容隐斜(heterophoria)。

双眼视物时仍存在隐斜可能导致复视。同样,描述性前缀(eso,exo,hyper−)通常用于形容隐斜(heterotropia)。

隐斜在人群中普遍存在,但在新发双眼复视患者,隐斜具有限制性作用。

隐斜和斜视的左右命名

当一只眼非共同性水平显斜,可以称为"右内斜视"或"右外斜视"。双眼共同性水平偏斜,即双眼斜视程度相同,无须指定侧别。但垂直偏斜需明确侧别。通常,上隐斜较下隐斜常用,患者眼位较高的眼称"右上斜视"或"左上斜视"。但"右上斜视"与"左下斜视"均指右眼较左眼眼位高。该术语只是用来描述一只眼相对于另一只眼的位置,并非指病理状态。如,患者左侧第Ⅲ对脑神经麻痹且左眼上转受限可用"右上斜视"描述。

眼球运动神经或动眼神经

眼运动神经指三对支配眼外肌的脑神经,调节眼球运动。

动眼神经专指第Ⅲ对脑神经。

13.4.1 眼球运动检查

眼球运动检查是为了评估核性和核间性通路、眼运动神经核、运动神经及肌肉的完整性。9个诊断眼位(向上看、向下看、向左看、向右看)检查转向(单眼运动)及共轭旋转(双眼运动)(图13.11)。

检查者通过记录眼球活动的百分比评估眼球运动。

如右展神经所致外展受限记录如下(图13.12):

- 右眼不全外展受限(正常的20%)。
- 右眼上转、内转及下转正常。
- 左眼各方向运动均到位。

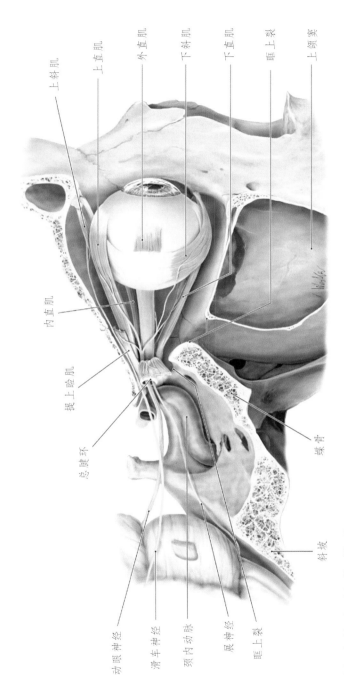

上斜肌
上直肌
外直肌
下斜肌
下直肌
眶上裂
上颌窦

内直肌

提上睑肌

总腱环

动眼神经
滑车神经
颈内动脉
展神经
眶上裂

脑膜

蝶窦

斜坡

图 13.10　第 Ⅲ、Ⅳ、Ⅵ、Ⅴ 脑神经的走行（矢状面）。(From Shuenke M, Schulte E, Schumacher U, Ross LM, Lamperti ED, Voll M. THIEME Atlas of Anatomy, Head and Neuroanatomy. Stuttgart, Germany: Thieme; 2007. Illustration by Karl Wesker.)

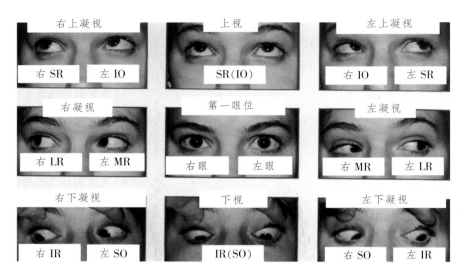

图 13.11　正常眼球运动。IO，下斜肌；IR，下直肌；LR，外直肌；MR，内直肌；SO，上斜肌；SR，上直肌。

- 没有上睑下垂。
- 瞳孔正常。

检查者记录眼球运动的另一种方法是用-4 到 0 描述（-4 为完全麻痹），0 即眼球运动到位(将在接下来本章图 13.25c 时讨论)。按照这个评分，右眼部分外转受限如图 13.12 所示以-3 描述。

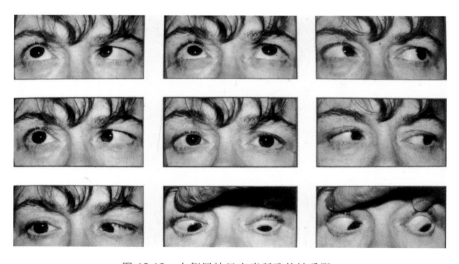

图 13.12　右侧展神经麻痹所致外转受限。

麻痹/限制

当眼球运动受限,判断眼肌是麻痹性还是限制性障碍非常重要。例如,展神经所致外展不足是因外直肌麻痹。另一方面,在甲状腺相关眼病中,肥大内直肌所致外展不足源于内直肌的限制性作用。此外,眶底骨折后一眼上转不足多源于骨折所致下直肌损伤引起其限制性作用。

如果患者配合,眼球牵拉实验可鉴别眼球运动障碍的原因是神经肌肉麻痹还是机械性限制(图 13.13),具体步骤如下:

- 在眼内滴 2 滴局麻药。
- 用棉签推压或镊子将眼球牵拉到偏斜方向的对侧,同时令受检者向该方向注视,与对侧正常眼比较。
- 若遇到异常阻力,说明眼球偏斜方向存在限制眼球运动的机械性因素。若牵拉时没有异常阻力,说明眼球偏斜方向对侧的肌肉麻痹或支配神经麻痹。

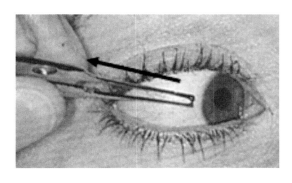

图 13.13 右眼向鼻侧偏斜。嘱患者向右看并以镊子牵拉结膜,以证实右眼运动是非限制性的。

贝尔(Bell)现象

正常情况下,闭眼后眼球上转,这称为贝尔现象。这样可避免睡眠时角膜暴露。

这一反射在周围性面神经麻痹的患者闭眼时很容易观察到(图 13.14)。

检查方法:检查者使患者眼睑睁开,同时患者尝试闭眼。

向上凝视受限的患者,存在正常贝尔现象说明核及核下功能完整而核上功能异常[如尽管帕里诺综合征(中脑背侧病变)患者上视有限,其贝尔反射仍保留,而不是第Ⅲ对脑神经麻痹或肌肉病变]。

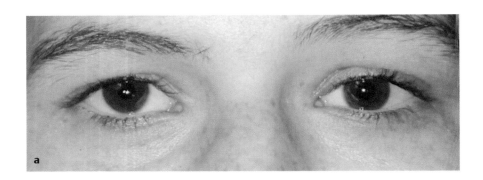

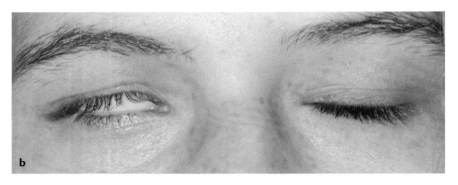

图 13.14　右侧周围性面神经麻痹。(a)右睑裂比左边大(兔眼)。(b)眼睛闭合时,右眼可见贝尔现象。

扫视

　　在两物标之间变换注视用于检测扫视或眼球快速运动。扫视检查较容易,嘱患者注视检查者的鼻子及偏离的手指"看我的鼻子,看我的手指(图 13.15)"。

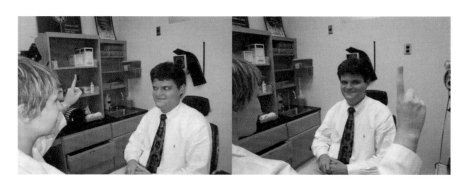

图 13.15　扫视检测,嘱患者看检查者一个手指后再看另一个。

追踪

检测追踪时,嘱患者头保持随物标运动,如检查者手指("跟着我的手指")。

头眼反射

头眼反射用于检测水平或垂直凝视麻痹患者的前庭–眼反射。通常情况下,眼球向头位转向对侧发生共轭偏斜(图 13.16)。外伤性脊髓损伤患者不能进行头眼反射试验。患眼运动被头眼反射操作抑制,可能是核上性病变(或非器质性)。

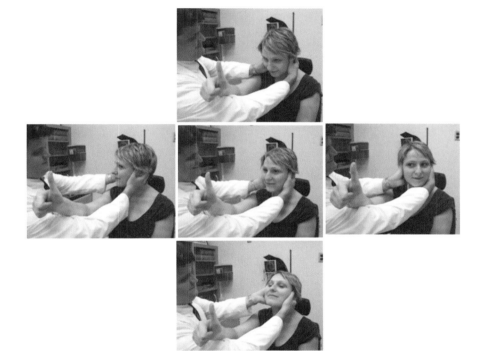

图 13.16　检测头眼反射。检查时嘱患者注视固定物标(检查者鼻子或患者自己的拇指),检查者轻微转动其头部(水平),伸展弯曲其颈部(垂直)可诱发头眼反射(前庭–眼反射)。

聚散运动检查

聚散指双眼向彼此相反的方向运动(视近时向内聚集,视远时向外离散)。

集合运动检查方法是嘱患者看自己的拇指或其他适合物标,物标在鼻子正前方由远及近至鼻前。表现为双眼内收、瞳孔缩小和晶状体变形调节(近反射)

（图 13.17）。患者阅读时出现集合不足通常引起双眼水平复视,可逐渐发展为外斜视(有待商榷)。

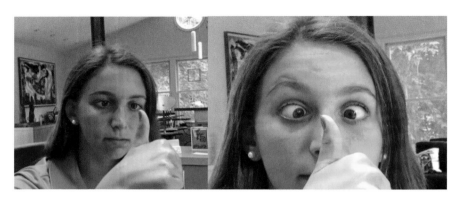

图 13.17 检测集合运动。

13.4.2 测量眼球移位

当患者诉双眼复视,其一定有眼球移位。如果得出结论"眼球运动到位",那么极有可能没有看到较小的运动受限。这时需要用遮盖−去遮盖方法检查、交替遮盖检查、红玻璃试验或马氏杆试验进行检查。

遮盖−去遮盖检查

遮盖−去遮盖检查引出注视眼的运动。在几乎所有病例中,眼球移位都是一只眼注视物标,一只眼偏斜。如果注视眼被遮盖,偏斜眼将转为注视眼去注视物标。该检查要求患者具有较好的视力且能集中注视。

检查程序

遮盖患者右眼并嘱其观察远处物标, 观察左眼是否有向正前方的注视性扫视。记录扫视方向。数秒后去掉遮盖,遮盖左眼用右眼注视固标。如图 13.18。

重复检查操作直至稳定。如果眼球反复凝视同一方向,"偏斜"或"斜视"需按照如下检查结果做出诊断:

- 眼球向外运动——会聚异常或内斜视。
- 眼球向内运动——分离异常或外斜视。
- 眼球向下运动——上斜视。
- 眼球向上运动——下斜视。

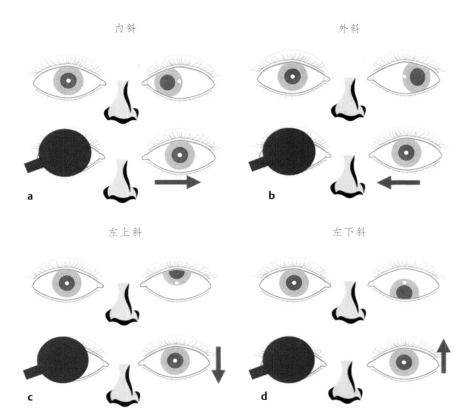

图 13.18　遮盖-去遮盖检查。(a)内斜视(眼睛向内斜)。(b)外斜视(眼睛向外斜)。(c)左上斜视(左眼高于右眼)。(d)左下斜视(左眼低于右眼)。红色箭头表示在遮盖-去遮盖检查中未遮盖眼的运动方向。

患者的第一眼位、向右、向左、向上和向下注视的眼位移动需记录下来(见图 13.18)。

交替遮盖检查

交替遮盖用于检测遮盖-去遮盖法所未能引发的斜视。与遮盖-去遮盖类似，该方法基于诱发固视眼运动。但该方法通过干扰双眼视物，从而诱发在双眼融合作用下所隐匿的斜视。双眼融合功能有助于在双眼视物时产生复视。

检查程序

在遮盖右眼以后，先暂停 1s，快速地将遮眼板通过鼻梁遮盖左眼。停 1s 后，再遮盖右眼，然后是左眼，通过这样的方法交替遮盖双眼。注意观察被遮盖的眼睛是否运动,与遮盖–去遮盖检查的结果一起记录。如果总有一个恒定的注视性眼动,不与遮盖–去遮盖检查同时出现,可以确定存在潜在的斜视或隐斜。隐斜,特别是外隐斜,在正常人群中很常见,除非偏斜的角度是非共同性的(例如,从某一注视眼位到另一注视眼位偏斜的角度发生变化),可以认为它是生理性的。当交替遮盖检查无法引起任何的眼球运动时,可以认为该患者的眼睛是正位的(图13.19)。

向右凝视

向左凝视

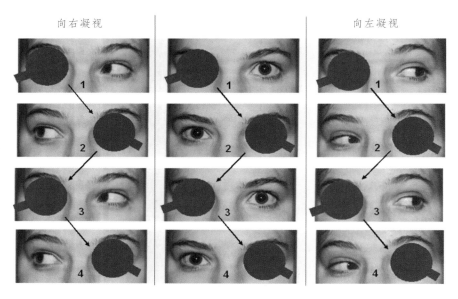

图 13.19 交替遮盖检查—水平注视时眼睛正位。按照图中 1~4 的步骤交替遮盖双眼。检查时患者首先向前注视(中间栏),然后向右注视(左侧栏),最后向左注视(右侧栏)。

在各个注视方向上重复检查是为了确保患者在向右、向左、向上、向下注视时是正位的(图 13.20)。

当患者主诉有水平斜视时,交替遮盖检查可能表现出外展受限(图 13.21)。

当患者主诉有新的垂直斜视时,为了确定是否是第 Ⅳ 神经麻痹,"三步检查法"尤为重要(图 13.22)。

- 第一步:在原位注视时存在右上斜视,所以一定是右眼的下转肌(下直肌,上斜肌)有缺陷或左眼的上转肌(上直肌,下斜肌)有缺陷。
- 第二步:如果垂直斜视角度在向左注视时比向右注视时更大,则为在左侧注视时起主要作用的垂直肌功能不足—右上斜肌或左上直肌。
- 第三步:头向任何一侧倾斜都会引起由耳石调节的眼纠正反应("眼倾斜

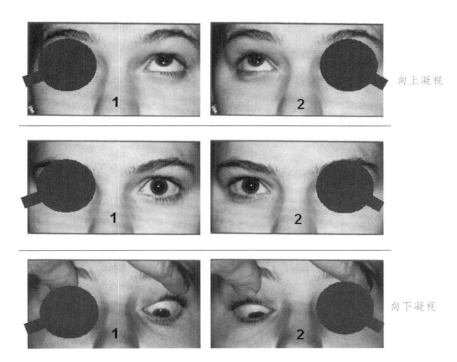

图 13.20 在垂直注视方向上做交替–遮盖检查。遮眼板先遮盖一只眼,再遮盖另一只眼(如图 1 到图 2)。检查时患者首先向前注视(图中间行),然后向上注视(图第一行),最后向下注视(图第三行)。

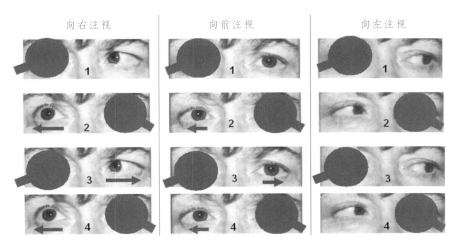

图 13.21 交替遮盖检查—右眼外展受限。检查时患者首先向前注视(中间栏),然后向右注视(左侧栏),最后向左注视(右侧栏)。在向前注视时,遮盖左眼出现右眼向外运动(箭头),提示内斜视。在向右注视时偏斜的角度更大而向左注视时偏斜消失,说明右眼外展受限。红箭头示在交替遮盖检查中未遮盖眼的运动方向。

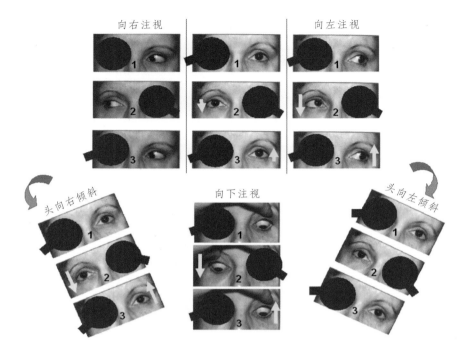

图 13.22　交替遮盖检查——右上斜肌麻痹（第 IV 脑神经麻痹）。首先患者向正前方注视（中间栏），然后依次向右注视（右侧栏）及向左注视（左侧栏），随后向下注视以及头位倾斜。三步法检查评估眼球偏斜：①向前注视（第一步）；②右侧注视和左侧注视（第二步）；③向前注视伴随头向右倾斜，然后头向左倾斜（第三步）。当头直立时，患者在向前注视时有一个小的右眼向上偏斜（上斜视）。患者在向右注视时眼位正常，但在向左注视时有一个大的右眼上斜视。头向右侧倾斜时，有大的右眼上斜视。头向左倾斜时，患者的眼睛是正位的。患者在向下注视时有一个大的右上斜视。黄色箭头表示在交替遮盖检查时未遮盖眼的运动。

反应"），目的是为了保证眼睛接近水平面。当眼向右侧倾斜时，右眼需要内旋（上斜肌、上直肌起作用），左眼需要外旋（下斜肌、下直肌起作用）。如果右眼的上斜肌功能不足，在该眼位唯一有用的起内旋作用的肌肉是右上直肌。由于上直肌的主要作用是上转，功能不足的上斜肌的下转作用被完整的上直肌的上转力量抑制，右眼会向上运动。至于左眼，完整的下斜肌的向上牵拉被完整的上斜肌的向下牵拉所抵消，所以眼球在垂直方向不运动。左侧的头倾斜反应引起眼球反向旋转运动，该运动需要四条完整的肌肉，所以双眼不做垂直运动。

眼位偏斜的定量检测

　　眼位偏斜可以通过确定中和偏斜度的三棱镜的度数来量化（图 13.23）。棱镜放在一眼前，棱镜的尖端指向眼偏斜的方向：内斜视棱镜底向外，外斜视棱镜底

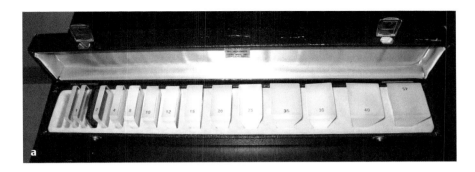

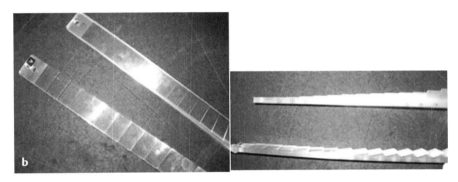

图 13.23　各种类型用来定量检测眼位偏斜度的棱镜。(a)块状三棱镜。(b)排镜。

向内,右上斜视右眼前放置底向下的三棱镜(图 13.24"棱镜尖端指向偏斜的方向")。

　　双眼前交替放置一定度数的棱镜(通过棱镜屈光度测量),度数缓慢增加。当交替遮盖时眼睛不再运动,说明偏斜已经被中和,棱镜的度数可以在棱镜或棱镜杆上读出。这一方法可以在所有主要眼位及在近处使用,头倾斜时也可以应用。

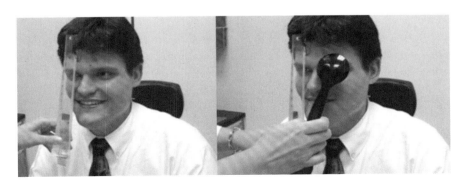

图 13.24　三棱镜交替遮盖检查。

　　使用棱镜度数进行眼偏斜的测量可靠地量化了眼位偏斜程度，这对于随访以及在斜视手术前确定稳定性非常有用。

　　三棱镜定量检查技术可在红玻璃片检查或马氏杆检查中使用。在同时伴有垂直和水平斜视的患者,同样可以应用三棱镜技术,并且可以同时使用不同方向的三棱镜。

交流检查结果

　　可以用不同的方法描述眼球运动(图 13.25 和图 13.26)。

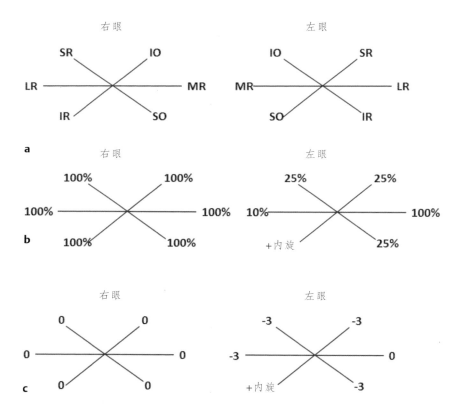

图 13.25　(a)眼球运动图例。(b)使用百分数法表示左眼眼球运动受限。左眼只有外展和内旋是正常的。左眼只有 25% 正常的上转和下转功能,10% 正常的内转功能。(c)用 0~−4 表示眼球运动。左眼的外展是 0,上转、下转和内转是−3。这些测量表明左侧第三神经麻痹。IO,下斜肌;IR,下直肌;LR,外直肌;MR,内直肌;SO,上斜肌;SR,上直肌。

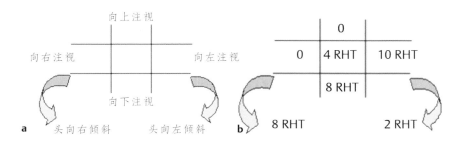

图 13.26　(a)眼球运动图例(使用交替遮盖检查)。(b)右上斜视(RHT)的例子:在第一眼位有 4 个三棱镜度的右眼上斜视,在向下注视时增加到 8 个三棱镜度的右眼上斜视,向右和向上注视时没有斜视度,向左注视时增加到 10 个三棱镜度的斜视度。头向右倾斜时,有 8 个三棱镜度的右眼上斜视。头向左倾斜时,有 2 个三棱镜度的右眼上斜。这些测量提示第Ⅳ脑神经麻痹。

红玻璃片检查

　　红玻璃片检查依赖于患者描述两个不同颜色灯的位置的能力。按照惯例,红色玻璃片放在右眼的前面(图 13.27)。然后在所有相关眼位均进行这一操作(图 13.28)。要求患者两眼盯着正前方的亮灯。如果眼睛是正位的,患者会描述只有一个红灯;如果眼睛不在正位,患者会描述有一个白灯和一个红灯。通过检查,可以确定物像在水平和垂直分离的程度。

　　1 例内斜视或内隐斜的患者,红色像(右眼所见)会出现在白像的右边(图 13.29)。

　　1 例外斜视或外隐斜的患者,红色像(右眼所见)会出现在白像的左边。记住水平斜视规律的一个方法就是在外斜视的英文单词里有一个 X。这意味着外斜视的患者右眼所见红像交叉到白灯的左侧(图 13.30)。

　　对于右眼上斜视(图 13.31),红色像出现的位置会低于白色像;对于左眼上斜视,红色像出现的位置高于白色像。记住垂直斜视规律的一个方法就是在单词

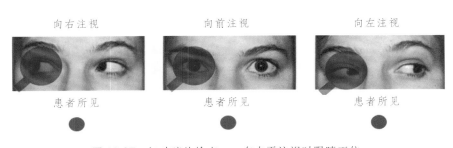

图 13.27　红玻璃片检查——在水平注视时眼睛正位。

向上注视

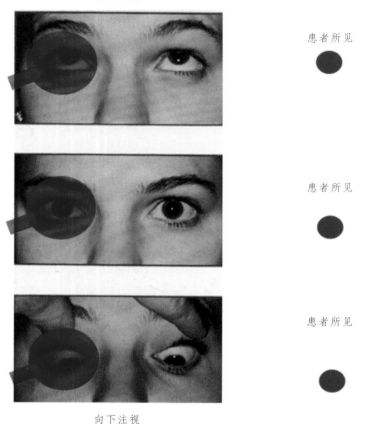

患者所见

患者所见

患者所见

向下注视

图 13.28　红玻璃片检查——向上和向下注视时,眼睛是正位的。

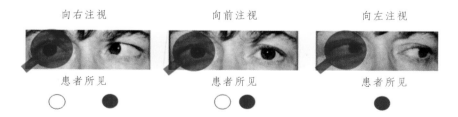

图 13.29　红玻璃片检查——右外展受限。红玻璃片放置在右眼前,患者描述:在向前正视时红灯出现在右侧,白灯出现在左侧,提示内斜视。在向右注视时,两个灯的距离增加,表明向右注视时内斜视的角度更大。在向左注视时,患者只能看到红灯。

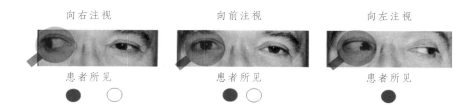

图 13.30 红玻璃片检查——左内转受限。红玻璃片放置在右眼前,患者描述:在向前正视时红灯出现在左侧,白灯出现在右侧,提示外斜视。在向右注视时,2 个灯的距离增加,表明向右注视时外斜视的角度更大(该患者左侧部分性第Ⅲ脑神经麻痹伴有左眼内转受限)。在向左注视时,患者只能看到单个红灯。

"sunrise"中有一个 R。右上斜视患者看到的红色像出现的位置低于白色像(sun)。

对于小角度的斜视,红玻璃片检查比遮盖检查更敏感,但这项检查也需要患者注意力更集中且擅长语言表达。有些患者在估计空间间隔上有困难,特别是患者的眼睛在两个平面均偏斜;在这种情况下,使用马氏杆进行的红玻璃片检查可以提高可靠性。

马氏杆检查

马氏杆由一组透明红色塑料圆柱组成。当将其放置在光源与眼睛中间时,它会产生一条红色的线条状的像,与圆柱的轴呈 90°夹角(图 13.32)。

因此,当马氏杆放在眼前且轴向呈垂直方向时,观察者会将点光源看成一条水平的红线。当马氏杆放在眼前且轴向呈水平方向时,会看到垂直的红线。这一光学现象使检查者能够先评估水平方向的偏斜程度,再评估垂直方向的偏斜程度。

13.4.3 水平和垂直偏斜的检查

马氏杆的使用方法与红玻璃片相同,不同的是,马氏杆检查时,在所有相关的注视眼位都要检查两次:第一次马氏杆的圆柱水平放置,第二次圆柱垂直放置(图 13.33 和图 13.34)。

水平偏斜时,马氏杆放置在右眼前面,马氏杆的圆柱是水平方向的。如果患者没有水平眼位偏斜时(正位),患者看到灯在红线上。当看到的线在灯的右方(非交叉性复视),患者有内斜视(图 13.35)。当看到的线在灯的左方(交叉性复视),患者有外斜视(图 13.36)。

向上注视

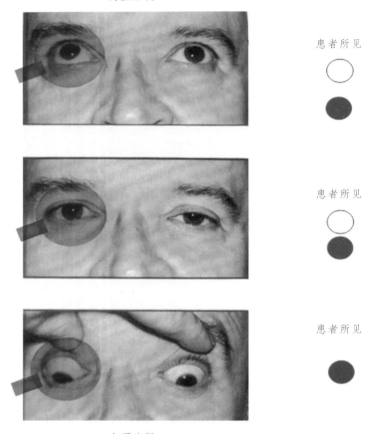

患者所见

患者所见

患者所见

向下注视

图 13.31 红玻璃片检查——右上斜视。左眼有轻微的上转受限（左侧部分性第Ⅲ脑神经麻痹），患者主诉在第一眼位和向上注视时双眼有垂直复视。将红玻璃片放置在右眼前，患者描述：在向前方注视时，红灯的位置低于白灯，表明右眼高于左眼（右上斜视）。在向上注视时，两个灯的距离增加，表明斜视角度更大。在向下注视时，患者只能看到单个红灯，表明患者没有垂直的眼位偏斜。

　　垂直偏斜时，马氏杆放置在右眼前面，马氏杆的圆柱是垂直方向的；嘱患者盯着检查者的灯。患者会看到一个白灯和一条水平的红线。当患者没有垂直眼位偏斜时（正位），患者看到灯在红线上（见图 13.34）。当看到灯在线的上方，患者有右上斜视（图 13.37）。当看到灯在线的下方，患者有右下斜视（或左上斜视）。

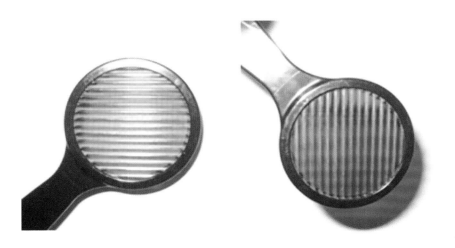

图 13.32 水平方向和垂直方向的马氏杆。

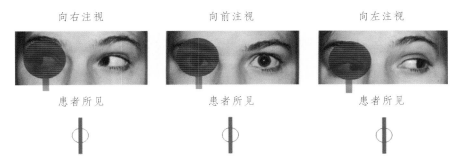

图 13.33 马氏杆检查——没有水平斜视。马氏杆放置在右眼前方,马氏杆的圆柱是水平方向的。患者注视检查者的灯。患者看到一个白灯和一条垂直的红线。当没有水平眼位偏斜时(正位),患者看到灯在红线上。

旋转斜视的检查

双马氏杆检查帮助确定旋转斜视以及进行旋转斜视的定量测量:将马氏杆放置在双眼前(通常右眼前放置红色的,左眼前放置白色的),圆柱是垂直方向的(均对准 90°刻度)。当患者注视远处手持的灯,可以看到两条分离的水平横线,每只眼睛一条(右眼看到的是红线,左眼看到的是白线)。通过旋转眼镜架的弧度,使患者看到白线和红线相互平行并与地面平行(图 13.38 和图 13.39)。

向上注视

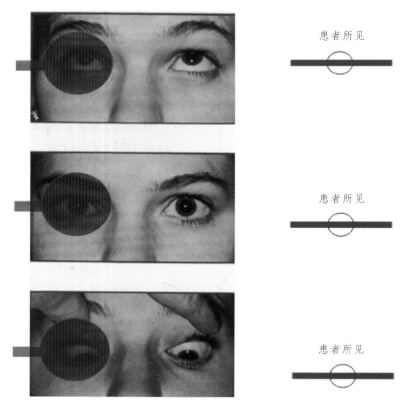

患者所见

患者所见

患者所见

向下注视

图 13.34 马氏杆检查——没有垂直偏斜。马氏杆放置在右眼前方,马氏杆的圆柱方向是垂直的。当注视检查者的灯时,患者看到一个白灯和一条水平的红线。

向右注视 向前注视 向左注视

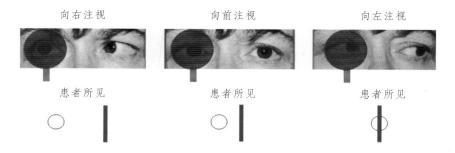

患者所见 患者所见 患者所见

图 13.35 马氏杆检查——右眼外展受限(内斜视)。马氏杆放置在右眼前方,圆柱的方向是水平的,患者注视着前方,白灯右侧 1 英寸(约 2.5cm)的位置出现一条垂直的红线。向右侧注视时,垂直的红线距离灯 3 英寸(约 7.6cm),向左注视时,垂直的红线与白灯重合。

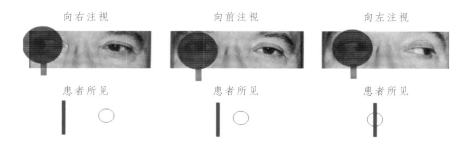

向右注视　　　　　　　向前注视　　　　　　　向左注视

患者所见　　　　　　　患者所见　　　　　　　患者所见

图 13.36 马氏杆检查——左眼内转受限(外斜视)。马氏杆放置在右眼前方,圆柱的方向是水平的,患者注视着前方,白灯左侧 1 英寸(约 2.5cm)的位置出现一条垂直的红线。向右侧注视时,垂直的红线距离白灯 3 英寸(约 7.6cm),向左注视时,垂直的红线与白灯重合。

13.4.4 检查不合作的患者及幼儿

- 观察无意识的眼球运动以及眼位来确定眼位是否正常。
- 使用 Hirschberg 检查法(角膜映光检查)。
- 使用大的目标,如玩具,进行去遮盖-遮盖检查。

Hirschberg 和 Krimsky 检查

对于不合作的患者或儿童,可以使用角膜映光的方法来评估眼位偏斜。当光源放置在距离患者 33cm 的地方,角膜映光点应该在每个瞳孔的中央,而且应该是对称的。当角膜映光点偏离了瞳孔的中央,说明患者有斜视(图 13.40)。

Hirschberg 检查:角膜映光点偏离瞳孔中央的角度可以用毫米估计(图 13.41 中绿箭头):

1mm 偏离=眼偏斜 7°=14 棱镜度

角膜映光点的偏斜测量如下:

- 瞳孔边缘:15°=30 棱镜度。
- 虹膜中央:30°=60 棱镜度。
- 虹膜边缘:45°=90 棱镜度。

Krimsky 检查:使用 Hirschberg 检查,三棱镜放置在注视眼的前方逐渐增加度数,直到角膜映光点位于瞳孔中央。足够度数的三棱镜可以使角膜映光点到达瞳孔中央,这可以反映眼偏斜的程度(图 13.42)。

- 内斜视:三棱镜底向外。
- 外斜视:三棱镜底向内。

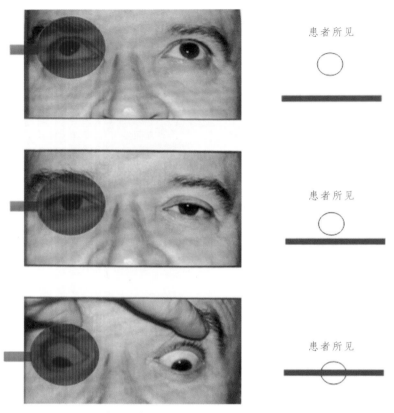

向上注视

患者所见

患者所见

患者所见

向下注视

图 13.37 马氏杆检查——右上斜视。左眼轻微上转受限(左侧部分性第 Ⅲ 脑神经麻痹),马氏杆放在右眼前方,患者描述:在向前方注视时,红线低于白灯,表明右眼高于左眼(右上斜视)。在向上注视时,线与灯的距离增加,表明斜视度更大。在向下注视时,患者看到红线与白灯重合,表明没有垂直偏斜。

- 上斜视:三棱镜底向上(放在注视眼前);大部分患者用正常眼注视(上斜眼向上偏斜);因此,需将三棱镜底向上放置在正常注视眼的前方。
- 下斜视:三棱镜底向下(放在注视眼前);大部分患者用正常眼注视(下斜眼向下偏斜);因此,需将三棱镜底向下放置在正常注视眼的前方。

13.4.5 昏迷患者的检查

使用反射方法评估眼球运动。在头眼反射中,眼睛应该向头转动相反的方向

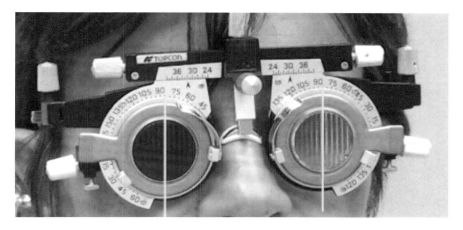

图 13.38　双马氏杆检查没有斜视的患者(黄色线表示马氏杆的方向)。

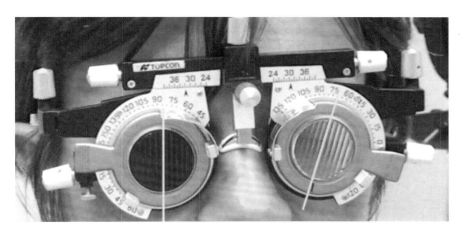

图 13.39　双马氏杆检查左侧第Ⅳ脑神经麻痹的患者(左上斜视)。患者表现出左眼外旋斜视而右眼没有旋转斜视(黄色线表示马氏杆的方向)。

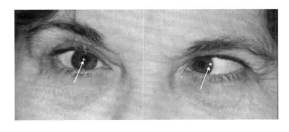

图 13.40　通过 Hirschberg 检查内斜视。注意每只眼的角膜映光点(箭头)。

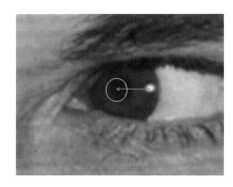

图 13.41　内斜视(绿箭头)的患者角膜映光点偏离
瞳孔(绿色圆圈)中央。

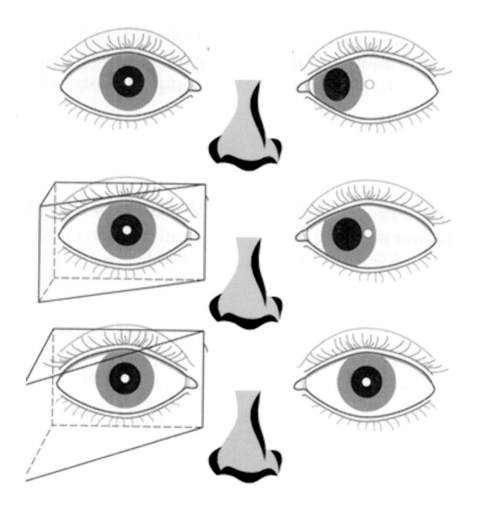

图 13.42　用 Krimsky 法检查内斜视(三棱镜底向外放在注视眼的前方;三棱镜的尖端指向眼
偏斜的方向)。

偏斜。非共同水平的眼球运动提示第Ⅵ脑神经麻痹、核间性眼肌麻痹或第Ⅲ脑神经麻痹。大脑半球损伤的患者会出现典型的头眼反射保留。颈椎损伤的患者不能采用头眼反射的方法进行评估。

如果患者眼头反射没有引起任何眼球运动(或患者有检查禁忌证),卡路里(冷热)检查可以帮助评估眼球运动。

在做完外耳道检查并排除鼓膜破裂及耵聍堵塞外耳道后,使患者头部与水平面呈30°角(水平半规管垂直于地面),然后向患者的外耳道内注入30~60mL的冰水。脑干功能完整患者的眼睛缓慢向注水耳朵一侧偏斜,随后产生一个快速的向相反方向的矫正性眼球运动,使眼球回到原位,然后反复循环。温水刺激产生向刺激对侧的慢时相及刺激同侧的快时相。

冷热反应的方向以快时相的方向命名。

(牢记:冷水—相反,温水—相同)

重要提示

评估复视患者的目的:

1.判断眼位偏斜。

2.斜视分型。

- 确定斜视的类型:内斜视、外斜视、上斜视。

- 斜视度数的测量(三棱镜)。

- 确定斜视是共同性的(向各个方向注视时斜视角相同)还是非共同性的(在不同注视方向注视斜视角发生变化)。

- 判断是否存在脑神经、肌肉或神经肌肉接头处的损伤。

3.描述瞳孔、视力和眼底。

4.观察眼眶的体征。

5.观察相关的神经系统体征。

如有异常发现,需完成如下事项:

- 将与复视相关损伤的位置进行解剖学定位。

- 对损伤的机制做出假设。

- 做更深入的检查以确定临床诊断。

13.5 双眼复视的诊断

对导致复视的责任病灶进行定位诊断非常重要,要通过临床检查,判断病灶是否位于眼外肌、神经肌肉接头、脑神经、核间或核上传导通路。

13.5.1 病变位于眼外肌

眼外肌(以及神经肌肉接头)病变可以导致多条眼外肌活动障碍,其临床表现并不局限于单脑神经或核上性结构相应的范围。病变常累及双侧,提上睑肌和眼轮匝肌也常受累,但从不累及瞳孔。眼外肌病变可导致双侧完全性眼肌麻痹,有时伴有一些系统性症状。很多疾病可以直接累及眼外肌(如肌病),也可累及眼眶并影响眼肌在眶内的自由活动。

眼外肌病变可以导致两种不同的运动障碍:无力(麻痹)或限制性运动障碍。

- 病变影响眼外肌的收缩能力,导致相应肌肉的无力或麻痹。
- 局部病变(炎症、纤维化、外伤或肿瘤)限制眼外肌的运动功能,从而导致眼球被牵拉转向受累的眼外肌(图 13.43)。

通过被动牵拉试验可以对眼外肌麻痹(眼球可以被很容易地牵拉活动)和限制性活动障碍(眼球很难被牵拉活动)进行鉴别诊断,但部分患者可能很难耐受该检查导致的疼痛(见图 13.13)。

眼外肌增粗的鉴别诊断

导致眼外肌增粗的常见疾病如下:

- 甲状腺相关眼病
- 炎性疾病
  - 特发性眼眶肌炎(眼眶炎性假瘤)
  - IgG4 相关性疾病
  - 韦格纳肉芽肿
  - 结节病
  - 克罗恩病和炎性肠病
  - 结缔组织病
- 肿瘤
  - 淋巴瘤
  - 转移瘤

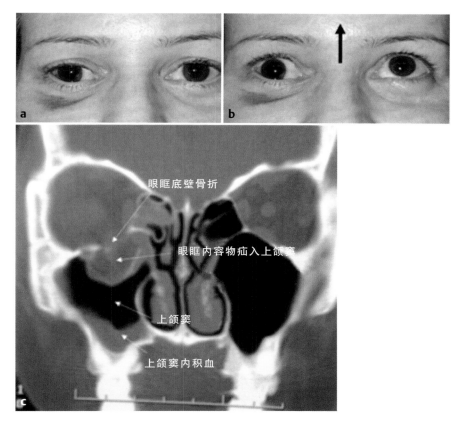

图 13.43　(a)右眼外伤后轻度瘀斑。右眼上视不能(b)。(c)眼眶冠状位平扫提示右侧眶底骨折,眶内容物(下直肌和下斜肌)疝出,导致右眼限制性上视困难。

- ○ 横纹肌肉瘤
- ● 感染
  - ○ 旋毛虫病
- ● 眼眶静脉充血
  - ○ 颈动脉海绵窦瘘
  - ○ 颈动脉海绵窦血栓
- ● 浸润性疾病
  - ○ 淀粉样变

甲状腺相关眼病

　　甲状腺相关眼病(Graves 病)是一种自身免疫性疾病,表现为眼外肌增粗和眶内脂肪增加。

临床表现

　　当患者存在以下临床征象时,提示存在甲状腺相关眼病的可能:

- 单眼或双眼突出。
- 下视时眼睑退缩。
- 上睑下垂(罕见,提示可能合并重症肌无力)。
- 眼眶肿胀、充血,伴眶周水肿、眼睑虚肿和球结膜充血(这些症状在清晨更明显)。
- 限制性双眼复视(限制性上视困难和内斜视最常见,因为下直肌和内直肌最常受累)(图 13.44 和图 13.45)。
- 视力下降,通常由以下原因导致:
    - 眼表疾病(干眼症最常见)。
    - 暴露性角膜炎(常见于重度突眼患者)。
    - 眼外肌增粗导致的压迫性视神经病。
    - 青光眼(甲状腺相关眼病患者的眼压通常会升高)。

　　90%的甲状腺相关眼病患者合并甲状腺功能亢进,6%的患者甲状腺功能正常。甲状腺激素水平与眼眶疾病之间并没有相关性,但一些用于治疗甲状腺功能亢进的方法(如碘放射治疗)经常会导致 Graves 病的眼眶症状加重。

诊断

- 诊断主要依靠临床表现和影像学检查:有时基于眼眶 CT 或 MRI 检查所见的眼外肌增粗做出诊断。
- 甲状腺功能通常正常。

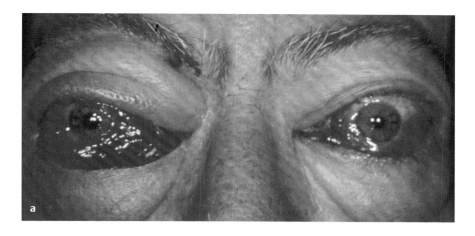

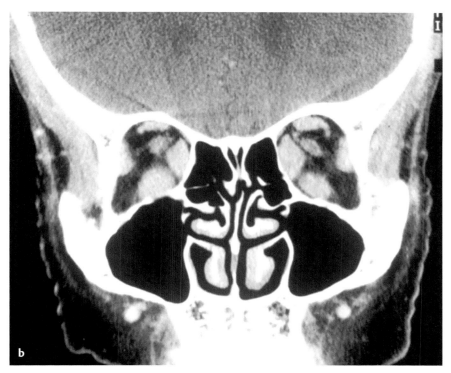

图 13.44　甲状腺相关眼病导致的限制性眼球运动障碍。(a)第一眼位,双侧严重突眼,伴眼睑退缩、球结膜水肿和角膜暴露,眼球运动广泛受限。(b)眼眶冠状位增强 CT 可见所有眼外肌增粗。

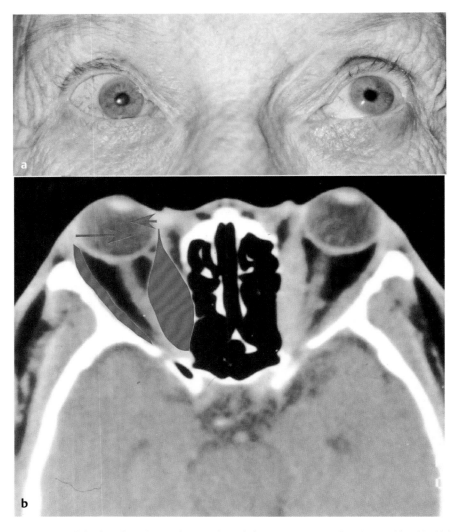

图 13.45　甲状腺相关眼病导致的限制性眼球运动障碍。(a)上视眼位。右眼上转不能,伴轻度结膜充血和眼睑退缩、突眼。(b)眼眶水平位增强 CT 可见双眼内直肌增粗,外直肌正常。增粗的内直肌导致右眼限制性外展困难(红色短箭头),而右眼内收正常(红色长箭头)。

- 部分患者自身免疫抗体阳性(抗甲状腺球蛋白抗体和抗过氧化物酶抗体),提示存在自身免疫疾病。

治疗

- 治疗甲状腺疾病。
- 润滑角膜;角膜暴露的患者可以采用临时睑裂缝合术。

- 控制眼内压。
- 夜间抬高床头,从而缓解眼眶充血。
- 单眼遮挡或采用棱镜缓解复视。
- 给予激素治疗(通常给予口服泼尼松,对于继发压迫性视神经病的患者,可给予大剂量激素冲击治疗)。
- 必要时可以先行眼眶减压术,然后再进行斜视矫正手术和眼睑修复术。
- 眼眶放射性治疗有时会有一定疗效。
- 吸烟可导致甲状腺相关眼病的病情恶化,鼓励患者戒烟。

重要提示

甲状腺相关眼病是导致单侧和双侧突眼的最常见疾病。

甲状腺相关眼病和眼眶非特异性炎症(眼眶假瘤)通常可以通过临床和影像学特征进行鉴别(表 13.2,图 13.46 和图 13.47)。

肌炎

眼外肌炎症可见于任何眼眶炎性综合征(如眼眶炎性假瘤或韦格纳肉芽肿导致的非特异性炎症)或任何眼眶感染性疾病(眼眶蜂窝织炎)。

临床表现

眼眶肌炎的典型表现为痛性眼眶症状,通常有如下表现:

- 眼痛或眶周疼痛。
- 眼眶综合征。
  - 眶周肿胀。

表 13.2　甲状腺相关眼病同眼眶炎性假瘤临床特征对比

甲状腺相关眼病	眼眶炎性假瘤
常见	少见
通常双侧	多为单侧
慢性病程	急性、亚急性起病
无疼痛,或仅轻度不适	经常伴严重疼痛
下直肌、内直肌最常受累	任何一条眼外肌均可受累
眼睑退缩	上睑下垂
对激素治疗的反应:中度	激素治疗可见戏剧性好转

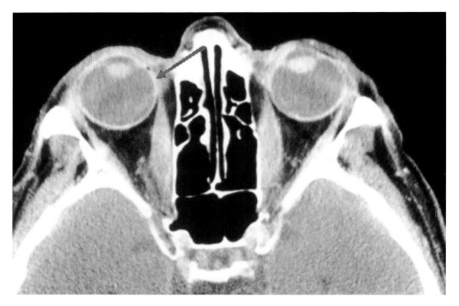

图 13.46　甲状腺相关眼病眼眶水平位增强 CT。双侧内直肌增粗、强化,而肌腱不受累(箭头),眶内脂肪无强化。

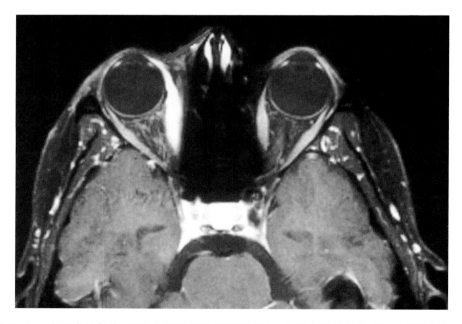

图 13.47　眼眶炎性假瘤 MRI(水平位压脂 T1W 图像)。右侧内直肌增粗、强化,累及肌腱(箭头),右侧眶内脂肪强化。

　　　　○ 突眼。

　　　　○ 眼红,球结膜水肿。

　　　　○ 可疑视神经病变导致的视力下降。

　　• 眼球活动受限导致的双眼复视。

　　• 上睑下垂或眼睑退缩(若突眼严重)。

　　• 眼眶影像学(眼眶 MRI 抑脂像或眼眶增强 CT)提示眼外肌增粗、强化可确定诊断,通常伴有眼眶其他结构的强化(脂肪、巩膜和视神经鞘膜)。

感染性肌炎

　　旋毛虫病是一种偏爱累及肌肉的寄生虫感染性疾病(因食用不熟的肉感染),表现为急性肌炎综合征,可累及眼外肌,表现为双侧眶周水肿、腹泻、嗜酸性粒细胞增多和发热。

　　感染性眼眶蜂窝织炎和眼眶、骨膜脓肿可导致眼外肌麻痹和复视。感染性鼻窦炎伴邻近的眼眶感染很常见,尤其多见于儿童(图 13.48)。

　　广谱抗生素和手术引流治疗疗效显著。

非感染性肌炎或特发性眼眶肌炎(假瘤)

　　大多数炎性眼眶肌炎是眼眶内容物的"特发性炎症",也叫眼眶炎性假瘤(图13.49),不合并感染及系统性疾病。

诊断

　　当患者表现为伴有疼痛的急性、亚急性单侧或双侧眼眶综合征时,要考虑本病。复视很常见,当炎症累及视神经或巩膜时可导致视力下降。

　　• 存在以下情况时,不考虑感染性眼眶蜂窝织炎:

　　　　○ 无发热

　　　　○ 无鼻窦炎或影像学未见脓肿

　　　　○ 血白细胞正常

　　• 全身体检和血液学检查排除其他系统性疾病,如 IgG4 相关疾病、韦格纳肉芽肿、结节病、克罗恩病和结缔组织病。

临床表现

　　眼眶非特异性炎症(眼眶炎性假瘤)可累及眶内所有结构,因此临床表现多样:

　　• 眼外肌

　　　　○ 肌炎,导致眼外肌麻痹

　　• 眶内脂肪

　　　　○ 突眼

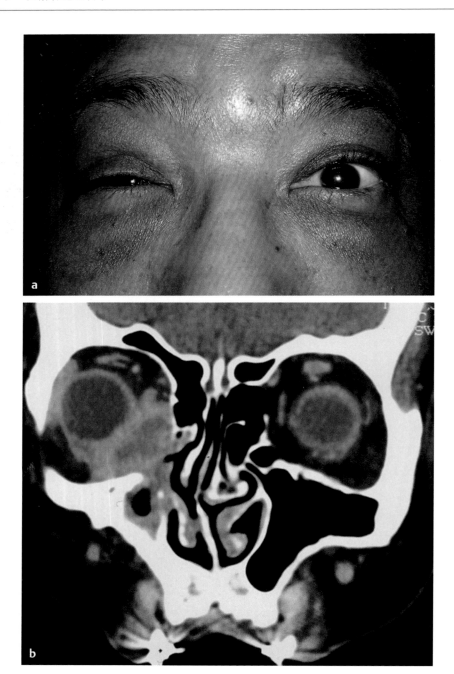

图 13.48　(a)右侧眼眶蜂窝织炎,伴上睑下垂、眼外肌麻痹、疼痛和眶周水肿、眼红。(b)眼眶冠状位增强 CT 图像提示眼眶下部脓肿,伴骨质破坏及邻近鼻窦炎。

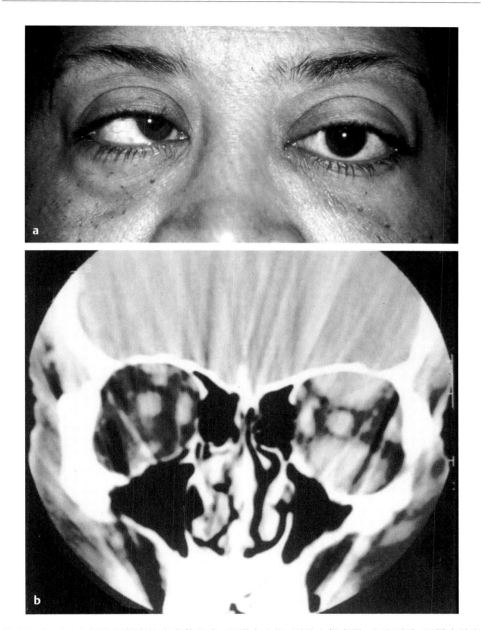

图 13.49　(a)左侧眼眶特发性炎症伴肌炎。双眼向左视,可见左侧突眼、上睑下垂、眶周水肿和结膜充血。左眼外展受限(各方向眼动受限)。(b)眼眶冠状位 CT 平扫图像,提示左侧眶内眼外肌增粗,符合肌炎特征。

- 视神经鞘
  - 视神经周围炎和视盘水肿
- 视神经
  - 视神经炎和视力下降(视神经病)
- 巩膜
  - 后巩膜炎和视力下降
- 泪腺
  - 泪腺炎伴眼睑肿胀

疼痛程度一般较重,但硬化性眼眶假瘤也可表现为慢性无痛性病程。

炎症可蔓延至海绵窦,导致多脑神经麻痹。临床表现与累及颅内脑膜的硬脑膜炎相似。

治疗

眼眶假瘤对类固醇激素反应显著。症状和体征在激素治疗的数小时即有明显改善。当有视力下降时,静脉注射通常优于口服泼尼松。

类固醇激素需缓慢减量,激素依赖(当减量或停药时反复)常见。因此,有时需要激素维持治疗或眼科放射治疗。在急性期,角膜润滑剂及管理眼眶压力非常重要。

上斜肌或其肌腱肌炎

可产生获得性布朗(Brown)综合征。患眼内收时不能上转(患眼内收时有下跳)。

有时,布朗综合征是间歇性的(当滑车运动时,上斜肌腱被间断性阻断),且当肌腱放松和眼球充分上视时,患者会听到"啪"的一声。

眼眶肿瘤

淋巴肿瘤(如淋巴瘤或白血病)和转移瘤可侵犯眶内眼外肌,导致急性或亚急性伴有疼痛的眼眶综合征。所有怀疑"眼眶肌炎"和既往有癌症病史的患者,均推荐眼眶活检。

乳腺癌转移通常出现眼球内陷而不是眼球突出,推测可能与眼眶脂肪萎缩和纤维化有关(图 13.50)。

重要提示

所有怀疑"眼眶肌炎"和既往有癌症病史的患者出现非典型性眼眶假瘤者(如无痛或轻度疼痛、复发的),均推荐眼眶活检。

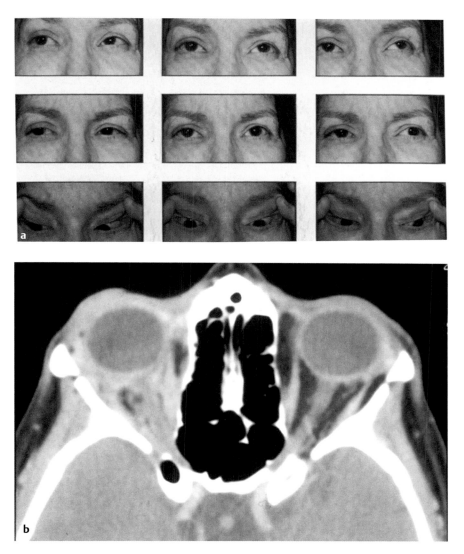

图 13.50　(a)右眼弥漫性痛性眼肌麻痹,伴轻度眼球内陷,患者有乳腺癌病史。(b)眼眶水平位 CT 增强扫描可见整个右侧眼眶强化。眶内病变活检确诊为乳腺癌转移瘤。

　　由于眼外肌随意运动的相互影响,眼眶肿瘤可产生各种各样的眼肌麻痹(图 13.51)。

外伤

　　眼眶外伤可以导致眼球在眼眶内的活动受限,引起复视。突然的眼眶压迫

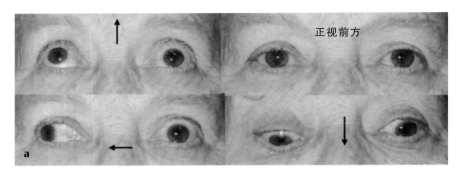

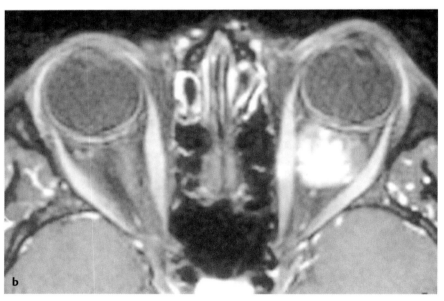

图 13.51　(a)左眼限制性眼球运动障碍。左眼轻度突眼,视力正常。(b)眼眶水平位 MRI 抑脂 T1W 图像提示左侧眶内占位。

(如被网球击中)可导致眼眶底壁的爆裂性骨折,下直肌和其他眶内组织可被骨折嵌顿,从而产生眼球限制性上转不能。被骨折嵌顿的下直肌也不能正常收缩,因此眼球的下转功能也受影响(见图 13.43)。

　　眼眶骨折也可导致眼外肌挫伤、眼外肌出血继发纤维化以及眶内出血。急性(有时为延迟的)眼球内陷和眶下神经损伤(导致眼眶下缘和同侧面部感觉减退、麻木)多见于眶壁骨折。眼眶内侧壁骨折可导致内直肌嵌顿,引起外展不能,易被误诊为展神经麻痹(图 13.52)。

　　头部创伤也可通过其他病理机制导致复视,如脑神经损伤(滑车神经损伤最

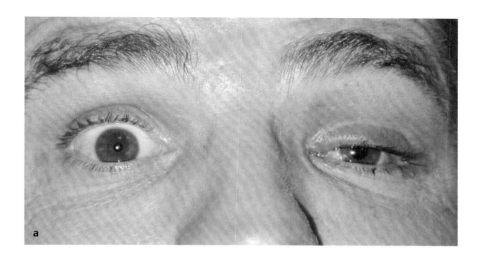

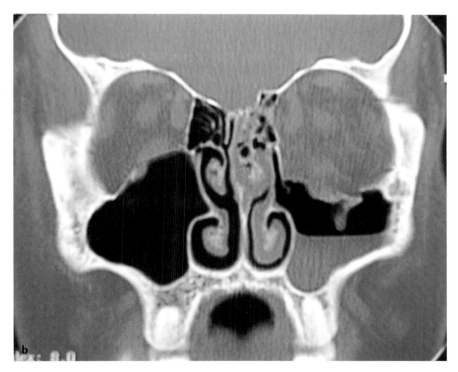

图 13.52　(a)左侧眼眶外伤后,表现为左眼内陷伴轻度眶周瘀斑、上睑下垂。(b)眼眶冠状位 CT 平扫可见左侧眶壁骨折(内侧壁和眶底),上颌窦和筛窦内积血。

常见,其次为展神经和动眼神经)、颈动脉海绵窦瘘、脑干损伤、伴脑神经麻痹的蛛网膜下隙出血、颅内压增高导致的展神经麻痹。

巨细胞动脉炎和眼缺血

慢性眼缺血(如缺乏代偿的颈总动脉或颈内动脉闭塞患者,系统性血管炎患者,如巨细胞动脉炎)可引起眼外肌的缺血,从而导致复视,通常伴眼痛。复视常常是短暂性的,可以是水平或垂直性复视。在由巨细胞动脉炎导致永久性失明的患者中,至少10%在视力下降前数周出现过发作性的短暂复视(见第20章)。

> **重要提示**
>
> 所有表现为短暂或永久性复视的老年患者,都需要排除巨细胞动脉炎的可能。

眼眶骨质变形

骨质变形可以改变眼眶的结构,同时眶壁走行也会因此发生一定改变。这些结构改变除了压迫眶内结构以外,还可导致眼外肌在眼眶内的运动方向发生变化,进而导致复视。

骨纤维结构发育不良

骨纤维结构发育不良是良性骨质病变,受累的骨组织逐渐被增生的纤维组织所替代,病变中含有数量不等的骨样组织或未成熟的骨小梁,导致骨质增生、疼痛,面部、眼眶、颅骨结构变形,挤压邻近结构(图13.53)。眼球、眼外肌位置发生变化、脑神经麻痹都可导致复视。当视神经受累时(视神经管受累),出现视力下降。

外科减瘤术可以改善颅面畸形、缓解脑神经的压迫症状。压迫性视神经病进行性加重时可采用眶尖、视神经管的外科减压术。

蝶骨翼发育不良

本病常见于神经纤维瘤病1型,导致颅内容物疝入眼眶(图13.54)。

患者通常有如下临床表现:

- 搏动性突眼(颅内脑脊液的正常搏动直接传导至眼球)。
- 变化的复视。
- 视神经受压时出现不同程度的视力下降。

如果视力正常,一般无须特殊治疗。

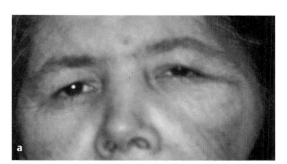
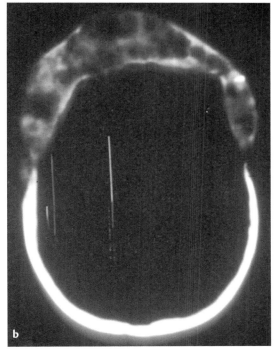

图 13.53　(a)骨纤维结构发育不良伴外观异常。左侧面部变形,伴左侧眼眶上抬和变形。(b)脑部水平位 CT 平扫(骨窗)可见骨纤维发育不良,累及额骨和颧骨。

隐匿性鼻窦综合征

慢性上颌窦炎的患者可出现上颌窦萎缩,导致同侧眼眶下壁(即上颌窦上壁)塌陷,眶内容物也会因此向下移位,引起眼球上转困难。患者通常表现为垂直性复视,上视时明显(图 13.55 和图 13.56)。

累及眼外肌的进展性肌病

慢性进行性眼外肌麻痹(CPEO)特征性表现为进行性的眼球运动障碍和上睑下垂(通常在数年内进行性加重),瞳孔一般正常。第一眼位时,患者的双眼尚能保持相对直视,因此,患者一般没有复视症状。但由于双眼会聚不足,患者很可

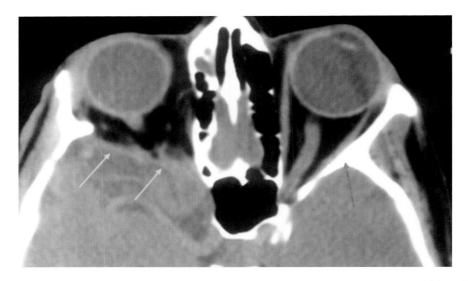

图 13.54　水平位 CT 平扫图像提示右侧蝶骨嵴发育不良(黄色箭头)。红色箭头示左侧正常蝶骨翼。

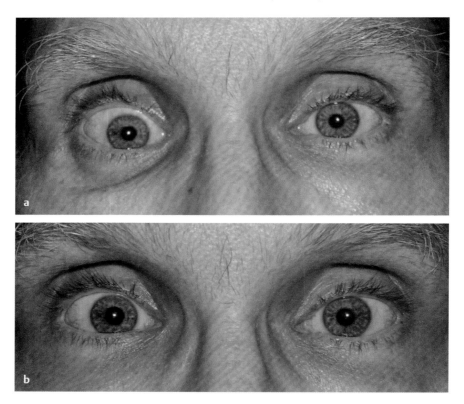

图 13.55　(a)右侧隐匿性鼻窦综合征伴右侧眼球下移。右眼球向下移位伴上转不足。(b)同一患者外科修复术后,右侧眼球向下移位缓解。

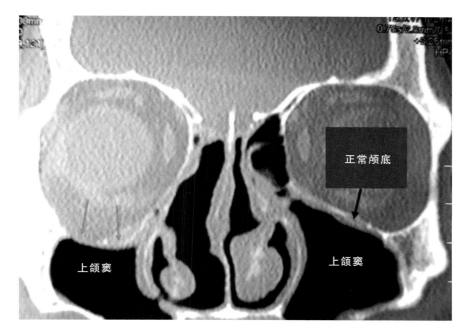

图 13.56　眼眶冠状位 CT 平扫图像,可见右侧眼眶下壁骨质增生、变形(红色箭头),伴右侧隐匿性鼻窦综合征。

能在阅读时发现复视。

　　CPEO 患者可合并其他功能障碍,也经常可见其他神经系统体征,如广泛的面肌、肢带肌肌病。影像学检查一般正常,眼外肌不会有增粗改变。这些累及眼外肌的肌病通常会合并全身性肌病和心肌病,因此,所有眼外肌肌病的患者均应接受心电图检查,从而排除危及生命的心脏传导阻滞。需要与重症肌无力相鉴别。

线粒体肌病

　　作为线粒体病的其中一种,CPEO 可在各个年龄段发病,既可见于婴儿,也可见于老年人,且通常是隐匿起病。临床既可以表现为单纯的眼外肌麻痹和上睑下垂,也可合并神经系统其他异常或系统性症状(图 13.57 至图 13.59)。

　　● 常见的神经系统异常:面肌、延髓肌和肢带肌肌病,听力下降、共济失调、痉挛、周围神经病、胃肠道肌病和神经病、前庭功能障碍、痴呆、发作性脑病或昏迷、基底节钙化。

　　● 眼部异常:视神经萎缩、视网膜色素变性、角膜混浊、角膜水肿、白内障。

　　● 系统性症状:心脏、内分泌、皮肤或骨骼肌均可受累,表现为心脏传导异

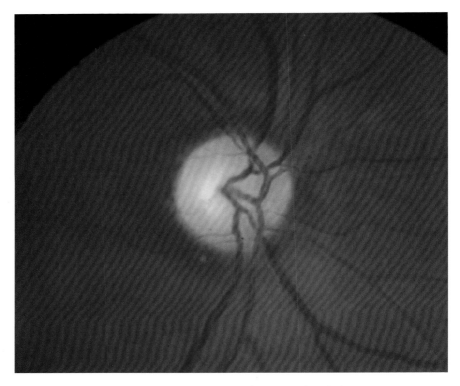

图 13.57　CPEO 患者眼底像，可见视神经萎缩。

常、身材矮小、糖尿病、性器官发育迟滞、性功能减退、低镁血症、甲状旁腺功能减退、甲状腺功能减退以及呼吸功能不全。

Kearns–Sayre 综合征是 CPEO 的一个亚型，主要表现为神经系统和全身受累的症状，临床诊断标准如下：

- 20 岁之前发病
- CPEO
- 视网膜色素变性
- 伴以下其中一项异常：
  - 心脏传导异常
  - 脑脊液蛋白水平升高（>100mg/dL）
  - 小脑功能障碍

线粒体病相关的其他症状也常见于 Kearns–Sayre 综合征。

肌肉活检可见破碎红纤维（Gomori 三色染色法），这一特征性改变几乎可见于所有 Kearns–Sayre 综合征患者的肢带肌和眼外肌，有些单纯 CPEO 的患者肌

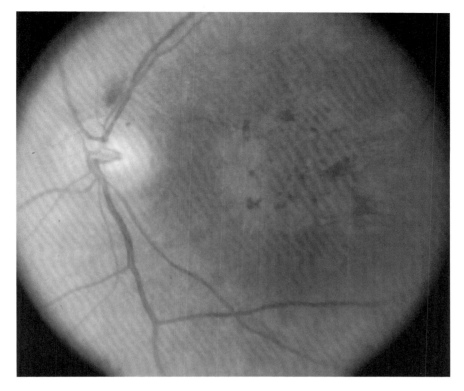

图 13.58 CPEO 患者,眼底可见视网膜色素变性。

肉活检也呈阳性改变。

一些 CPEO 患者的骨骼肌线粒体 DNA 基因分析可见线粒体 DNA 序列异常,通常为删除或重复。

其他可导致眼肌麻痹的线粒体病

大多数线粒体病均可累及眼外肌。

- MELAS 综合征。
- 线粒体神经胃肠型脑肌病(MNGIE 综合征)。
- 感觉性共济失调性周围神经病伴构音障碍及眼肌麻痹(SANDO 综合征)。
- 亚急性坏死性脑病(Leigh 综合征)。

强直性肌营养不良(图 13.60)

- 最常见的成年起病的萎缩性肌病。
- 常染色体显性遗传(第 19 号染色体三核苷酸重复)。
- 遗传早现很常见(患者后代发病年龄提前)。

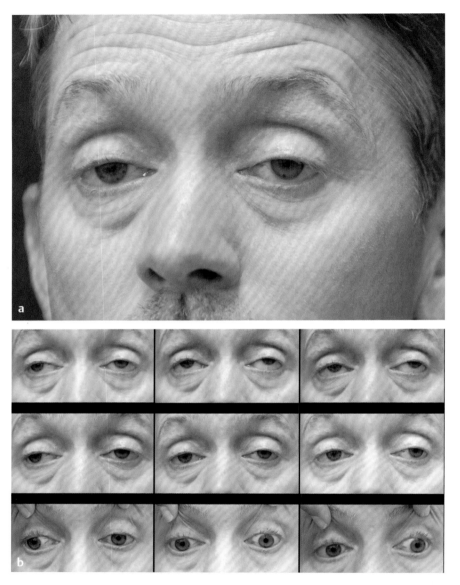

图 13.59　(a)双侧上睑下垂,影响视线。(b)CPEO 患者,各方向眼球运动广泛受限。患者第一眼位向前直视正常,因此没有复视,但向侧方看时需要通过转头改变视线,瞳孔正常。

- 双上睑下垂伴进行性眼外肌麻痹。
- 特征性白内障("圣诞树")。
- 进行性肢带肌远端无力伴肌强直(肌肉收缩后非随意性放松延迟,如持续紧握后无法松开)。

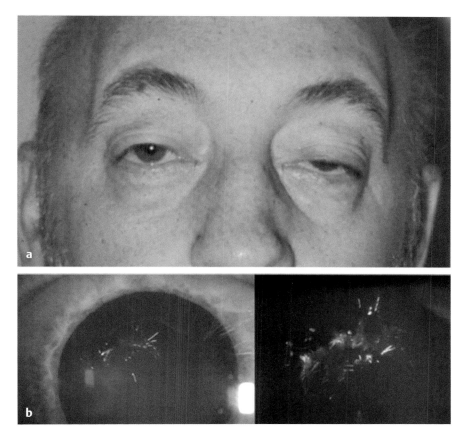

图 13.60　(a)强直性肌营养不良患者,双上睑下垂、特征性面容。(b)玻璃体混浊是强直性肌营养不良的特征性表现,类似于圣诞树的彩色辐射状改变("圣诞树样白内障")。

- 特征性面容:额部秃顶、面肌无力、面容瘦长、颞部消瘦。
- 心脏传导阻滞。

眼咽型肌营养不良

- 常染色体显性遗传(第 14 号染色体三核苷酸重复)。
- 多见于法裔加拿大人。
- 起病较晚。
- 双上睑下垂伴进行性眼外肌麻痹。
- 吞咽困难。

累及眼外肌的先天性或发育性疾病

很多累及眼外肌的先天性疾病可导致儿童眼球运动障碍。

眼外肌发育不良

眼外肌发育不良比较罕见,大部分仅累及其中一条眼外肌。

眼外肌起源和附着异常

以下疾病是导致很多儿童眼球运动障碍的原因。

布朗综合征

由于上斜肌肌腱活动受限,导致受累眼上转困难。受累眼在内收位无法上转(即在内收位表现为眼位低)。布朗综合征可为先天性或获得性的。

先天性布朗综合征(图13.61):

- 先天性上斜肌肌腱变短或弹性不足,导致眼球内收位时限制性上转受限。
- 通常双眼视功能正常,不伴弱视。

获得性布朗综合征:

- 常见原因:眼外伤、眼眶炎症或感染性疾病、眶内注射。
- 常伴滑车附近疼痛(眼眶内上缘)。
- 可继发于类风湿关节炎。

先天性眼外肌黏附

- 外直肌、下斜肌肌膜黏附,导致眼球外展受限(通常双侧)。
- 上直肌和上斜肌肌膜黏附,导致眼球上转受限。

先天性肌病

先天性肌病包括一组可以累及眼外肌的先天性系统性肌病,导致上睑下垂和双侧眼外肌麻痹。

- 肌小管肌病(中央核肌病)。
- 线状体肌病。
- 肌中央轴空病。
- 多轴空病。

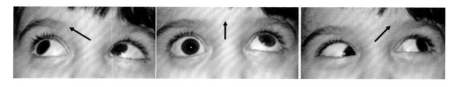

图13.61 先天性右侧布朗综合征。上视时右眼上视障碍。

先天性眼外肌纤维化(CFEOM)

- 可导致眼球限制性活动障碍,罕见,多为家族性。
- 儿童发病。
- 既可累及单条眼外肌,也可多条眼外肌同时受累。眼外肌组织纤维化,导致不同程度的眼外肌麻痹和上睑下垂。多同时伴脑神经、脑神经核异常,多是先天性脑神经异常支配性疾病的一部分,与 Duane 综合征、Möbius 综合征和先天性面神经麻痹类似。
- 常伴弱视。

13.5.2　神经肌肉接头病变

眼肌型重症肌无力和重症肌无力

重症肌无力基本是临床可见的累及眼外肌神经肌肉接头的唯一疾病,50%的患者表现为单侧的上睑下垂或复视。

- 自身免疫疾病。
- 针对突触后膜乙酰胆碱受体的自身免疫性抗体可阻滞或损害受体功能,继而引起乙酰胆碱受体不足,最终导致神经肌肉接头的传导功能缺陷。
- 由于神经肌肉接头突触内的乙酰胆碱总量是波动的,因此,重症肌无力特征性表现临床症状的易疲劳性:肌肉收缩在重复或持续状态下,可以正常发挥作用的受体不足,导致肌力逐渐下降。

眼肌型重症肌无力的临床表现

- 单纯或双侧波动性上睑下垂(图 13.62),在光线明亮的环境下可加重,可能与眨眼次数增加有关。
- 波动性双眼复视。
- 运动后或患者疲劳时症状和体征可加重。
- 即便在体格检查过程中,患者的上睑下垂和眼外肌运动障碍也可呈现出波动性特点。
- 症状和体征在休息时改善(睡眠实验)。
- 局部眼睑冰试验可改善上睑下垂症状。
- 上睑下垂非常常见,但也可没有(图 13.63)。
- 重症肌无力可表现为任何形式的眼球运动障碍。
- 重症肌无力的眼肌麻痹可累及所有的眼外肌、单一或某一组眼外肌,因此临床上与所有不累及瞳孔的眼外肌运动障碍相似,如动眼神经、展神经麻痹、核

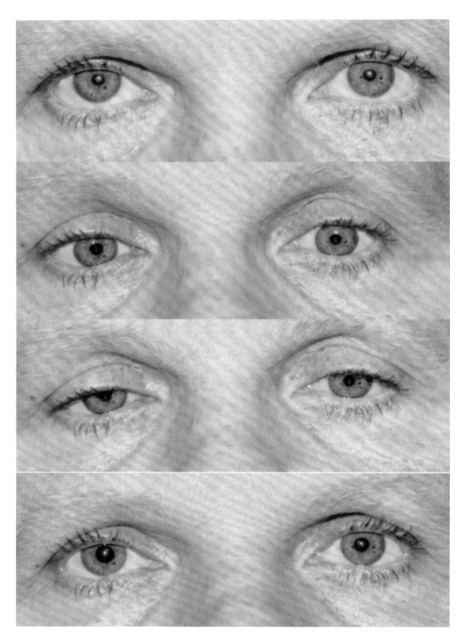

图 13.62　眼肌型重症肌无力,在检查过程中表现为波动性的上睑下垂和内斜视。最上面的图是检查开始时;中间两幅图是持续上视后,可见上睑下垂和内斜视导致的复视;最下面的图是休息后,上睑下垂和外斜视均好转。

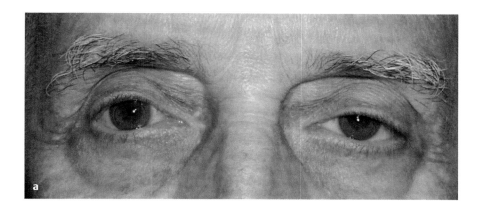

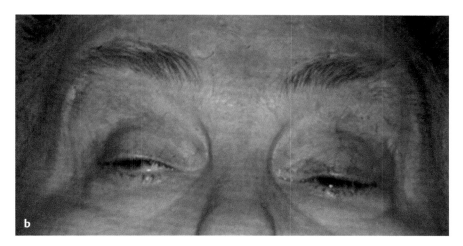

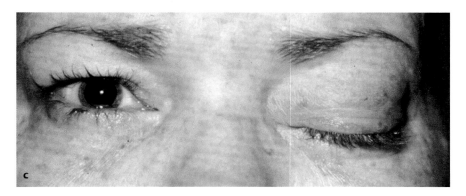

图 13.63　各种不同程度的单侧或双侧上睑下垂均可见于眼肌型重症肌无力。(a)轻度双侧不对称性上睑下垂。(b)重度双侧上睑下垂。(c)完全单侧上睑下垂。

间性眼肌麻痹。而动眼神经的神经肌肉接头受累在重症肌无力中更常见。

- 对于广泛的、双侧眼外肌麻痹而不伴瞳孔受累的患者,要高度怀疑眼肌型重症肌无力(图 13.64)。
- 经常合并眼轮匝肌受累,因此很容易将患者的双眼被动撑开。
- 瞳孔通常正常。
- 重复同一个检查,或进行不同检查,患者的检查结果可能会有一定波动。上睑下垂和复视可在休息后好转。
- 可以是单纯的眼外肌受累,也可能是全身型重症肌无力的一部分表现,或前驱表现(数月或数年后进展为全身型重症肌无力)。
- 全身型重症肌无力可表现为广泛的肢体近端肌肉无力、声音改变(声嘶或鼻音)、吞咽困难,甚至呼吸困难。累及呼吸功能和吞咽功能的全身型重症肌无力属于临床急症。

重要提示

　　50%~60%的单纯眼肌型重症肌无力会进展为全身型重症肌无力,且绝大部分患者会在 1~2 年内发生转化。累及呼吸功能和吞咽功能的全身型重症肌无力属于临床急症。

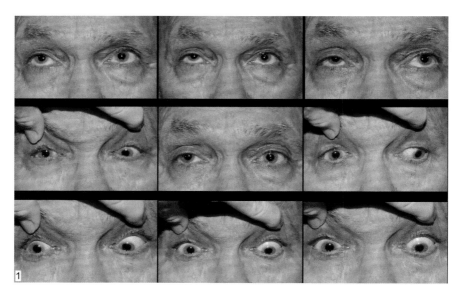

图 13.64　重症肌无力导致的双侧眼肌麻痹。

重要提示

　　重症肌无力通常不累及瞳孔,不伴疼痛。

重症肌无力的病因

- 大多数为自身免疫性疾病。
- 极少数为副肿瘤综合征。
- 部分重症肌无力患者合并甲状腺肿大或胸腺瘤。
- 肌无力综合征可由一些影响神经肌肉接头的药物诱发(箭毒、青霉胺),一些药物可加重自身免疫性重症肌无力的症状(箭毒、氨基糖苷类、青霉胺、β 受体阻滞剂、苯二氮　类药物)。

眼肌型重症肌无力的诊断性评估

　　临床上,通常根据患者的特征性表现疑诊重症肌无力,但以下情况时才能确诊重症肌无力:增加突触内乙酰胆碱浓度的药物(胆碱酯酶抑制剂)以改善临床症状,或血清乙酰胆碱受体抗体检测阳性,或神经电生理检查有肌肉疲劳性的客观证据。

体格检查和病史

　　检查眼睑和眼球运动。

- 症状是否有波动性?
- 重复运动或持续上视时体征是否加重?
- 是否存在眼轮匝肌无力?
- 瞳孔是否正常?

　　进行全身检查。

- 是否有近端肌肉无力?
  - 在不用上肢帮助的情况下,让患者从椅子上连续坐起 10 次。
  - 让患者重复举起上肢。
- 嗓音是否正常?
- 是否有吞咽困难(进食、饮水时呛咳)?
- 患者是否有呼吸困难?
  - 让患者连续咳嗽 60 次(中间不喘息)。

　　诊断病因。

- 询问患者曾服用的所有用药。
- 癌症病史?
- 其他自身免疫性疾病(如甲状腺疾病)?

确定诊断。

- 睡眠试验。
- 冰试验。
- 依酚氯铵试验。
- 乙酰胆碱受体抗体的血清学检查(眼肌型重症肌无力中阳性率为 50%,全身型重症肌无力中阳性率为 80%~90%)。
- 肌电图(单纤维肌电图最为精确)。
- 其他
  - 胸部增强 CT,排除胸腺瘤。
  - 甲状腺功能检查。
  - 筛查其他自身免疫性抗体。

依酚氯铵(腾喜龙)试验

依酚氯铵是一种短效胆碱酯酶抑制剂,可通过提高突触内乙酰胆碱的浓度,短暂改善重症肌无力症状。通常静脉给药,作用一般持续 2~3min。副作用有出汗、束颤、腹泻、腹痛、心悸或心脏传导阻滞。绝大部分患者能很好地耐受依酚氯铵,但确实存在低血压、血管迷走反射,甚至呼吸、心搏骤停的可能,因此,对于存在呼吸系统和心脏疾病的老年患者,应避免进行此项检查。

(1)确定用于评估症状是否改善的参数(如上睑下垂程度)。

(2)开放静脉通道。

(3)监测血压和心率。

(4)准备:10mg 依酚氯铵(1mL 注射器),1mg 阿托品,生理盐水(10mL),血压心率监护仪器。

(5)静脉注射 2mg 依酚氯铵,观察 1min,注意是否有症状改善或副作用。如果症状明显改善,则为阳性结果,可停止试验。

(6)每 1~2min 重复给予依酚氯铵 2mg,并观察。如果先前确定的观察参数有明显改善,或出现副作用,或依酚氯铵用量累计达到 10mg,则停止试验。

(7)替代方案,如果首次依酚氯铵 2mg 给药后无明显副作用,可予依酚氯铵 5mg 团注,然后观察是否有症状改善和副作用(图 13.65)。

重症肌无力的治疗

重症肌无力的治疗主要基于临床症状,包括以下内容:

- 全身型重症肌无力的患者应接受神经科医师的急诊评估。
- 如果患者出现呼吸困难和吞咽障碍,应在急诊室接受进一步诊治。
- 停止可以诱发、加重重症肌无力症状、体征的药物(给患者一个用药禁忌

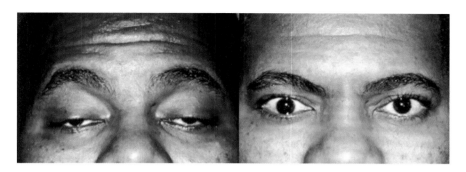

图 13.65　依酚氯铵试验，给予 4mg 依酚氯铵注射，1min 后可见双侧上睑下垂戏剧性的好转，提示眼肌型重症肌无力。

列表)。

- 溴吡斯的明(长效胆碱酯酶抑制剂)有时仅对眼肌麻痹有部分疗效。
- 溴吡斯的明治疗失败时,可给予皮质激素(泼尼松)。
- 对于在给予激素治疗后仍复发的患者,以及存在激素应用禁忌证的患者,可考虑免疫抑制剂。
- 对于所有合并胸腺瘤的患者以及重度全身型患者,均建议胸腺切除术。
- 上睑下垂和复视的其他处理方案:对于那些治疗无效的病情稳定患者,有时可采用棱镜和外科矫正(针对遗留的上睑下垂或斜视)的方法。上睑下垂支撑器(安装在眼镜上,维持眼睛睁开)也可有一定的改善作用。

合并甲状腺疾病的重症肌无力

甲状腺相关眼病是眼肌型重症肌无力中最常见的自身免疫性疾病并发症,而且这两种疾病在另一种疾病中的发病率,均高于在普通人群中的发病率。有时鉴别诊断甲状腺相关眼病和眼肌型重症肌无力是很有挑战性的, 因为两种疾病均表现为不累及瞳孔的双侧无痛性眼肌麻痹。

甲状腺相关眼病导致突眼、眶周肿胀和眼睑退缩,而重症肌无力导致上睑下垂。如果甲状腺相关眼病患者出现上睑下垂的症状体征,一定要注意合并重症肌无力的可能性。

重症肌无力倾向于累及由动眼神经支配的眼外肌(如提上睑肌和内直肌),因此经常表现为上睑下垂和眼外斜;而甲状腺相关眼病最易累及下直肌和内直肌,因此经常表现为限制性的下斜视和内斜视。

当两种疾病合并出现时,均应接受治疗。大部分患者对溴吡斯的明和泼尼松治疗有反应(图 13.66)。

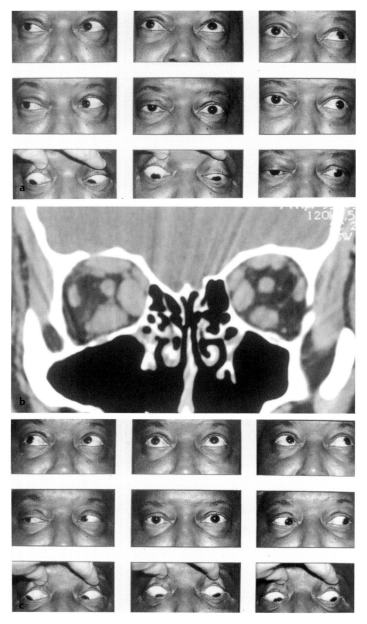

图 13.66　(a)眼肌型重症肌无力和甲状腺相关眼病导致的广泛双侧眼肌麻痹,右侧上睑下垂,
伴眶周肿胀和左侧眼睑退缩。(b)眼眶冠状位 CT 平扫提示眼外肌增粗(右侧更重),符合甲状腺
相关眼病的特点。(c)接受治疗后,患者上睑下垂好转,眼球运动正常。

13.5.3 累及脑神经的病变

根据患者的年龄、脑神经受累的临床表现以及伴随症状和体征的不同,眼球运动神经功能障碍的诊断和治疗也不相同。

展神经麻痹

展神经麻痹导致受累侧眼球外展不能,引起双眼水平复视,患者向患侧注视时复视加重。展神经从脑桥发出,与面神经核邻近,通常见于脑膜病变和颅内压升高。

展神经麻痹可导致同侧眼外展麻痹(图 13.67)。

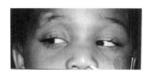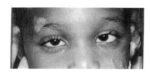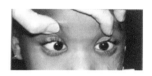

图 13.67　左侧展神经麻痹,左眼向左视时外展不能。

展神经的解剖(图 13.68)

展神经在颅内走行路径较长:

- 展神经核位于脑桥延髓交界部被盖内侧,靠近面神经膝(面神经丘)。
- 运动神经元轴索自展神经核发出后,在展神经束内向前穿行,核间神经元由此穿过并在对侧内侧纵束(MLF)上行至动眼神经的内直肌亚核。
- 运动神经纤维在脑桥腹侧穿出,形成展神经。
- 展神经在脑干腹侧的蛛网膜下隙内上行。
- 穿过岩床(Gruber)韧带下面的 Dorello 管。
- 进入海绵窦,在颈内动脉外侧自由走行,与交感神经纤维关系密切。
- 通过眶上裂和 Zinn 环进入眶尖。
- 支配同侧外直肌。

展神经麻痹的病因(表 13.3)

- 展神经核病变导致同侧水平凝视麻痹(双眼均向病灶侧凝视不能)。由于面神经膝在面神经丘水平绕过展神经核,因此这一部位的病变可以导致同侧周围性面神经麻痹伴共轭性凝视麻痹(面神经丘综合征)。由此导致的双眼水平凝视障碍无法被头眼反射(玩偶头试验)或冷热水试验抑制(图 13.69)。

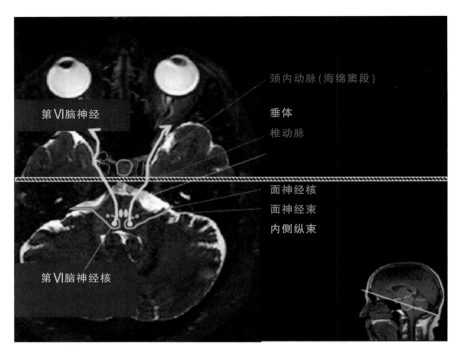

图 13.68　展神经的解剖走行。图片上半部(头端)显示展神经的全部走行。

• 由于展神经在海绵窦内相对自由游离走行,并未在海绵窦壁内,因此对于占位或动脉瘤导致的压迫性损害相对敏感。

• 单侧或双侧展神经麻痹可能是颅内压增高的假性定位征, 颅内压增高可由幕上占位性病变、水肿、出血或其他原因引起。其机制可能为展神经蛛网膜下隙段在脑桥腹侧上行,穿过岩床,在脑幕边缘走行,所以脑干向下的压力(如颅高压)很容易累及展神经。同样,低颅压(外伤导致的脑脊液漏、腰穿性或自发性低颅压)也可导致单侧或双侧展神经麻痹。所有类型的脑膜炎(感染性、炎性或副肿瘤性)都可出现单侧或双侧展神经麻痹。

• 眶尖病变是展神经麻痹的常见病因,通常伴疼痛。由于眶尖与乳突的解剖位置邻近,因此感染是常见原因(Gradenigo 综合征)。颅内静脉窦血栓延伸至岩窦时也可导致展神经麻痹。颅底和静脉窦病变常累及展神经,但这些病变在普通的 MRI 平扫检查时容易被漏诊,增强 MRI 可以提高检出率(图 13.70 和图 13.71)。

• 50 岁以上孤立性展神经麻痹的患者,如果合并动脉粥样硬化的危险因素,通常是微血管病变导致的展神经受损。

微血管病变性展神经麻痹通常继发展神经(神经束或蛛网膜下隙段)的缺血

表 13.3　获得性展神经麻痹的常见原因

病变位置	伴随症状体征	常见病因
神经核(脑桥)	同侧共轭性水平凝视麻痹	梗死
	同侧面瘫	出血(海绵状血管瘤)
		新生物(转移瘤)
		先天性
神经束(脑桥)	患侧外展麻痹,伴其他神经系统症状或体征:	梗死
		出血
	对侧偏瘫(Raymond 综合征)	新生物
	同侧面神经麻痹和对侧偏瘫 (Millard-Gubler 综合征)	脱髓鞘
	同侧面神经麻痹、听力下降、面部感觉减退、Horner 征,对侧疼痛、温度觉减退和共济失调(Foville 综合征)	
蛛网膜下隙	多为单纯的展神经麻痹	微血管病变
	可合并头痛和视盘水肿	脑膜炎
		外伤
		肿瘤
		感染(岩尖)
		颅内压增高
		颅内压降低
		Chiari 畸形
		椎动脉、基底动脉瘤或扩张
海绵窦	动眼神经、滑车神经以及三叉神经第 1、2 分支受累	新生物
		炎症
	眼部交感神经受累	颈动脉瘤
	可能会伴明显疼痛	微血管病变
		颈动脉海绵窦瘘
		海绵窦血栓形成
眶尖	动眼神经、滑车神经以及三叉神经第 1、2 分支受累	新生物
		炎症
	眼部交感神经受累	感染(真菌)
	视力下降(视神经)	

性损伤。

- 通常急性起病,快速进展。
- 仅累及展神经。

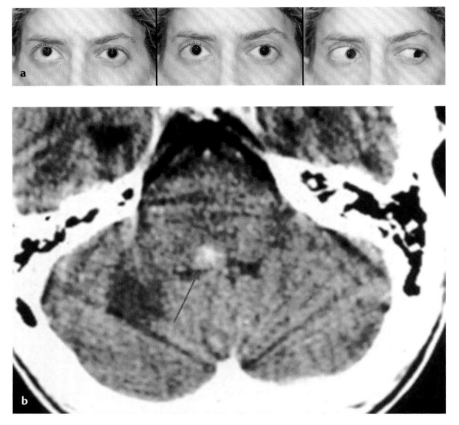

图 13.69　(a)右侧展神经核病变导致的右侧共轭性凝视麻痹,伴右侧周围性面瘫(右侧口角下垂,右眼闭合不全伴 Bell 征)。(b)脑部水平位 CT 平扫可见右侧展神经核水平异常高密度(箭头)。

- 常伴患侧额部、面部或头部中度疼痛。
- 通常在 3~6 个月内完全缓解(图 13.72)。

重要提示

- 绝大部分微血管病变性展神经麻痹是非动脉炎性的,但需要考虑巨细胞动脉炎的可能。

- 微血管病变性展神经麻痹通常在 3~6 个月内缓解,对于持续的外展障碍,需注意其他鉴别诊断的可能。

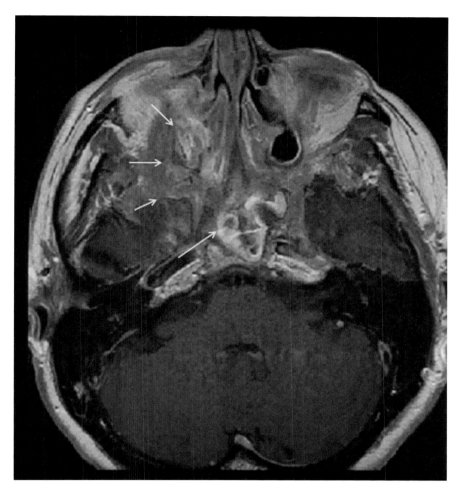

图 13.70 脑部水平位 MRI 平扫 T1 图像,可见骨质和鼻旁窦内浸润性增生(箭头),伴痛性右侧展神经麻痹。活检提示为淋巴瘤。

虽然罕见,微血管病变性展神经麻痹也可能是动脉炎性的,与一些血管炎有关(尤其是巨细胞动脉炎)(图 13.73)。

年龄>50 岁的复视患者,其巨细胞动脉炎的可能性增加。

- 仔细筛查巨细胞动脉炎的症状和体征。

- 检查全血细胞计数(CBC)、血小板、C-反应蛋白(CRP)和血沉(ESR)。

- 展神经麻痹可能非常轻,体格检查眼球运动可能基本正常,此时进行交替遮盖检查(或马氏杆检查)可见内斜视,可以是共同性的。以上特点在颅内压增高或 Chiari 畸形中常见(图 13.74)。

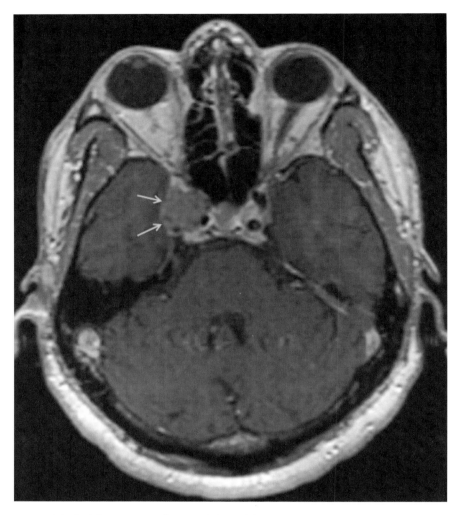

图 13.71　脑部水平位 MRI T1 图像,可见右侧海绵窦增宽、强化(箭头),考虑乳腺癌转移瘤,患者表现为痛性右侧展神经麻痹。

Chiari 畸形经常可以导致一些神经眼科症状和体征(图 13.75):

- 头痛。
- 头晕。
- 单侧或双侧展神经麻痹或双眼"分散不足"导致的复视。
- 下跳性眼球震颤。
- 颅内压升高伴视盘水肿(罕见)。

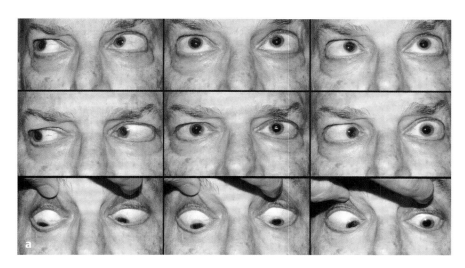

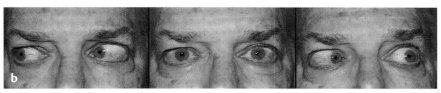

图 13.72 （a）左眼微血管病性展神经麻痹。（b）2 个月后，展神经麻痹自发缓解。

先天性展神经麻痹

Duane 综合征

- 外展明显受限，伴不同程度的内收不足。
- 病因：展神经先天性发育不良，动眼神经分支异常支配外直肌。
- 患眼外展时，由于内直肌和外直肌同时收缩，导致眼球回缩和睑裂缩小。
- 可以单侧或双侧。
- 多见于女性，左眼受累多见。
- 绝大部分病例为散发。
- 患者通常没有复视主诉，不伴弱视。
- 30%~50%的患者伴系统性症状（耳聋和 Goldenhar 综合征最常见）。

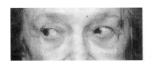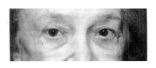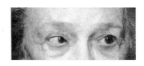

图 13.73 巨细胞动脉炎患者，可见左侧外展受限。

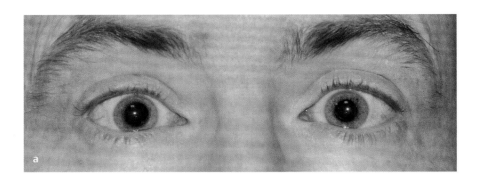

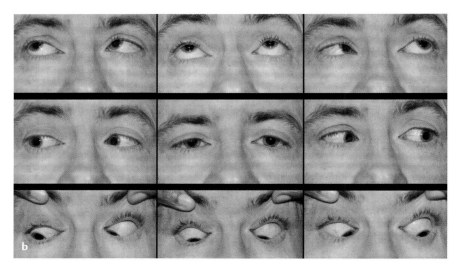

图 13.74 (a)角膜映光检查可见颅内压增高(后颅窝病变导致的梗阻性脑积水)导致的微小内斜视。(b)1 例头痛伴双侧视盘水肿患者,可见轻微双侧展神经麻痹伴内斜视。

Duane 综合征有 3 种亚型:
- Ⅰ型:外展受限(最常见,患者表现为内斜视)(图 13.76)。
- Ⅱ型:外展受限(患者表现为外斜视)。
- Ⅲ型:外展和内收均受限。

Möbius 综合征
- 先天性展神经和面神经核发育不全。
- 先天性双侧面瘫伴双侧水平凝视麻痹。
- 可伴舌肌萎缩,头面部畸形,内分泌异常,胸部、大静脉和四肢畸形。
- 散发。

水平凝视麻痹伴进行性脊柱侧凸(HGPPS)

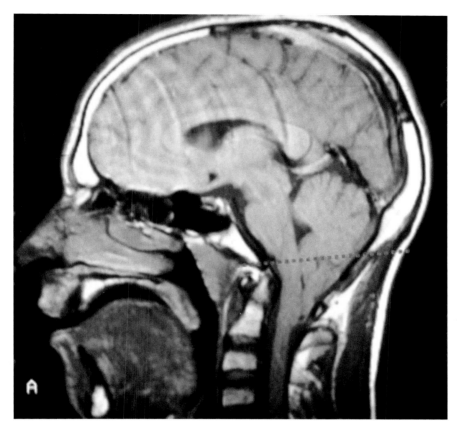

图 13.75　脑部矢状位 MRI T1 图像,可见小脑扁桃体下疝(红线以下)。

- 常染色体隐性遗传。
- 儿童早期出现,先天性共轭性水平眼动缺如,伴进行性脊柱侧凸。

儿童展神经麻痹的常见原因

　　儿童脑神经麻痹的常见原因与成人不同:

- 先天性展神经麻痹常见。
  - 内斜视的儿童进行睫状肌麻痹验光非常重要:未被矫正的远视经常可导致调节性内斜视。

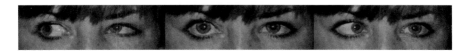

图 13.76　左眼先天性 Duane 综合征 I 型:左眼外展不能,右侧凝视时左侧睑裂缩小。

- ○ 先天性内斜视也很常见。
  - ○ Duane 综合征常见。
- 获得性展神经麻痹的常见原因如下：
  - ○ 外伤。
  - ○ 后颅窝肿瘤。
  - ○ 脑膜炎。
  - ○ 颅内压增高（脑积水）。

易与展神经麻痹混淆的情况

重要提示

　　并非所有外展受限均由展神经麻痹引起，眼外肌疾病和重症肌无力均可导致单纯的眼球外展功能不全。

丘脑性内斜视

- 丘脑病变可引起对健侧内直肌的抑制水平下降，导致单眼或双眼会聚，临床表现类似单侧或双侧展神经麻痹，但比较少见。
- 丘脑性内斜视经常伴上视障碍（图 13.77）。

会聚痉挛

- 会聚痉挛很容易被误诊为单侧或双侧展神经麻痹。
- 双眼均向鼻侧会聚，瞳孔缩小及晶状体调节（所谓视近物时的"痉挛三联

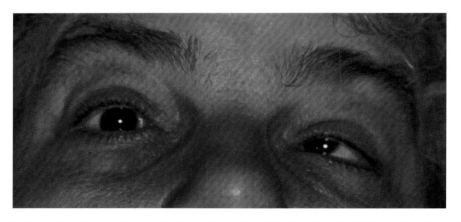

图 13.77　右侧丘脑出血导致的丘脑性内斜视。左眼向鼻侧偏移，临床症状类似左侧展神经麻痹。

征")

- 让患者向侧方注视时,患者眼球无法转动。

- 应该分别在一只眼被遮盖的状态下检查另一只眼的眼球运动。这时患者通常可以侧视,由于"痉挛三联征"被打破,瞳孔会由缩小变为散大。当患者再会聚双眼时,瞳孔仍缩小(图 13.78)。

疑诊展神经麻痹患者的评估

- 基于患者基础疾病和年龄。

- 神经系统检查,评估是否存在其他症状和体征。

- 眼科检查,评估是否存在眼眶综合征、视神经病、视盘水肿及其他脑神经受累。

- 全身检查,评估是否存在巨细胞动脉炎(如果患者>50 岁)、发热、系统性炎性疾病和动脉粥样硬化的危险因素。

- 是否存在重症肌无力的可能?

- 是否为孤立性展神经麻痹?

- 是否为痛性展神经麻痹?

孤立性展神经麻痹需要进行如下检查:

- 年龄>50 岁:CBC、血小板、CRP、ESR、血糖、血脂。

- 脑部和眼眶抑脂增强 MRI,特别需要注意展神经走行的区域:脑桥、斜坡、岩部、海绵窦、垂体、鼻旁窦、乳突、眶尖以及眼眶(各个直肌和眶上静脉)。

- 怀疑血管源性疾病(动脉瘤或颈动脉海绵窦瘘)时,进行 MRA 或 CTA 检查 Willis 环是否正常。

- 如果 MRI 检查正常,怀疑颅内压增高[头痛和(或)视盘水肿]或脑膜病变,

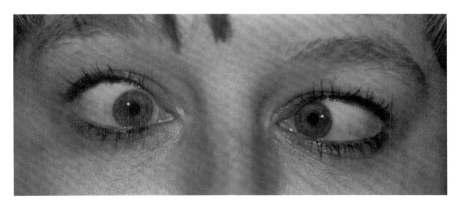

图 13.78　视近物时的"痉挛三联征",即眼球会聚、调节和瞳孔收缩。

进行腰椎穿刺,测颅内压并进行脑脊液分析。

　　• 双侧展神经麻痹的患者,如果 MRI 检查未见异常,应进行腰椎穿刺测颅内压并进行脑脊液分析,注意低颅压的可能(自发性 CSF 低压)。

　　对疑诊微血管病性展神经麻痹的患者而言,脑部 MRI 检查并非必要,但临床上绝大部分患者均接受了影像学检查。对这些患者可以采取临床观察的方法,若症状持续 3 个月无好转,可进行影像学检查。

第Ⅳ脑神经(滑车神经)麻痹

　　滑车神经麻痹可导致上斜肌无力,临床表现为眼球在内收位下视困难。患者通常主诉双眼垂直(或斜向)复视,尤其是在下楼梯或看书时。病变同侧眼上斜视,在向健侧看和向患侧歪头时加重。所以患者通常会代偿性地向健侧歪头。

　　右侧上斜肌麻痹(图 13.79)的表现如下:

　　• 下视不足。

　　• 右侧眼上斜视。

　　• 左侧注视时右眼上斜视加重。

　　• 右侧歪头时症状加重。

　　滑车神经麻痹也可导致患眼内旋受限,患者会主诉其中一个影像是倾斜的(图 13.80)。

　　当合并动眼神经麻痹时,患侧眼球无法内收(图 13.81)。

　　当动眼神经麻痹时,若要评估滑车神经功能是否正常,最好是在眼球外展位评估内转功能是否存在。

　　(1)让患者动眼神经麻痹侧眼外展(图中为左眼)。

　　(2)当眼球位于外展位时,让患者下视,仔细观察球结膜血管,评估是否存在内旋动作。

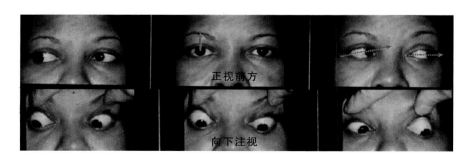

图 13.79　右侧上斜肌麻痹。

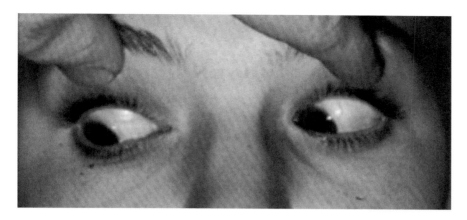

图 13.80 左侧滑车神经麻痹(患者右下视眼位)。

(3)完整的眼球内旋提示滑车神经功能正常。

重要提示

并非所有上斜肌麻痹均是滑车神经麻痹导致的(眼外肌病变、重症肌无力也可导致上斜肌麻痹)。上斜肌麻痹同扭转偏斜的鉴别有一定困难。

卧立位试验可以帮助鉴别上斜肌麻痹和扭转偏斜:如果平卧位双眼垂直分离的程度较立位减少 50%以上,提示为扭转偏斜。

滑车神经的解剖(图 13.82)

滑车神经是从中脑背侧发出的唯一脑神经,发出后在蛛网膜下隙内交叉至对侧,支配滑车神经核对侧的上斜肌。由于以上解剖基础以及滑车神经自中脑到肌肉的走行很长,滑车神经对于脑外伤非常敏感。

- 滑车神经核位于下丘水平导水管周围灰质的腹侧缘,紧邻交感神经下行纤维。
- 神经束在中脑背侧穿出,并向对侧交叉。
- 滑车神经在脑干腹侧蛛网膜下隙内走行(在颅内走行最长的脑神经,75mm)。
- 环绕脑桥上部,在小脑上动脉和大脑后动脉之间穿过,到达桥前池。
- 滑车神经进入海绵窦外侧壁,在动眼神经和三叉神经眼支之间走行。
- 到达眶尖。
- 滑车神经穿入 Zinn 环外面的上眼眶,支配上斜肌。

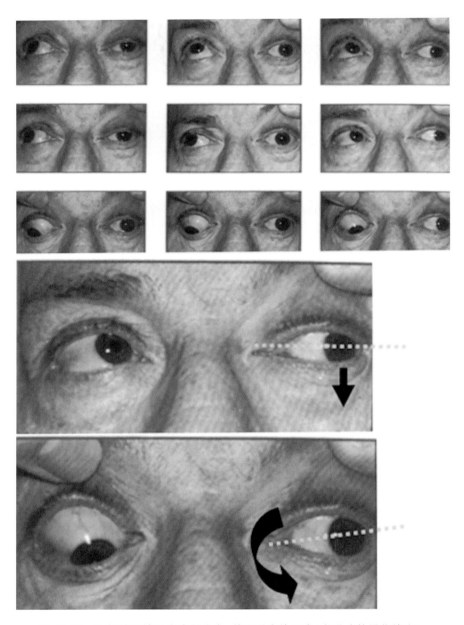

图 13.81   左侧动眼神经麻痹的患者,其左眼内旋正常(在眼球外展位检查)。

滑车神经麻痹的病因(表 13.4)

● 滑车神经核病变可导致与滑车神经病变类似的上斜肌麻痹,但由于滑车神经由中脑发出后双侧交叉,滑车神经核病变导致对侧上斜肌麻痹。

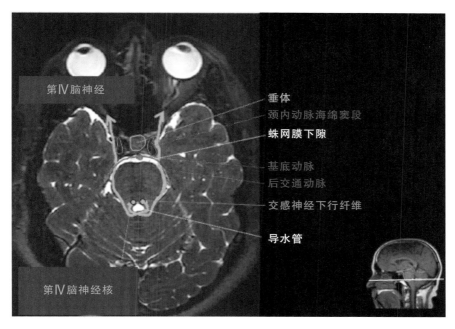

第Ⅳ脑神经

垂体
颈内动脉海绵窦段
蛛网膜下隙

基底动脉
后交通动脉
交感神经下行纤维

导水管

第Ⅳ脑神经核

图 13.82　滑车神经的解剖走行。

• 滑车神经核与交感神经下行纤维毗邻，因此滑车神经核病变通常合并霍纳综合征(霍纳综合征为病变侧，上斜肌麻痹为病变对侧)。

• 滑车神经麻痹最常见的两个病因为外伤(单侧或双侧)和先天性滑车神经麻痹失代偿。

• 年龄>50 岁、伴动脉粥样硬化危险因素的单纯滑车神经麻痹通常为微血管病变。额眶部中度疼痛常见。滑车神经麻痹通常在 3~6 个月内完全恢复。少数微血管病性的滑车神经麻痹为动脉炎性的，与血管炎(尤其是巨细胞动脉炎)有关。

重要提示

• 微血管病性的滑车神经麻痹多为非动脉炎性的，但应注意排除巨细胞动脉炎的可能。

• 微血管病性的滑车神经麻痹通常在 3~6 个月恢复。

• 对于持续不缓解的滑车神经麻痹，如果在病初未曾进行影像学检查，应立即补充完善。

少数孤立性的滑车神经麻痹是由蛛网膜下隙内的微小肿瘤导致的，绝大部

表 13.4 导致获得性滑车神经麻痹的常见原因

病变位置	伴随症状/体征	常见病因
神经核(中脑)	对侧上斜肌无力 通常伴霍纳综合征	外伤 梗死 出血(海绵状血管瘤) 新生物(转移瘤)
神经束(中脑)	罕见 对侧辨距不良(小脑上脚)	外伤 梗死 出血 新生物 脱髓鞘
蛛网膜下隙段	多为单纯滑车神经麻痹 可能伴头痛	外伤 微血管病变 脑膜炎 肿瘤
海绵窦	动眼神经、滑车神经和三叉神经第 1、2 分支 疼痛可能是持续性的	新生物 炎症 颈动脉瘤 微血管病变 颈动脉海绵窦瘘 海绵窦血栓形成
眶尖	动眼神经、滑车神经和三叉神经第 1 分支 眼部交感神经受累 视力下降(视神经)	新生物 炎症 感染(真菌)

分为神经鞘瘤。预后通常较好,如果眼球偏斜程度稳定,可以代用棱镜、斜视矫正手术对症处理复视(图 13.83)。

先天性滑车神经麻痹

先天性滑车神经麻痹比较常见,且在各年龄段都可出现失代偿。

- 失代偿的滑车神经麻痹可表现为长期头部倾斜的患者(根据老照片可以判断)出现间歇性复视。
- 以下情况提示慢性病程:
  - 同侧眼下斜肌功能亢进致内收位(内收位眼位高)。
  - 双眼垂直融合幅度可达 10°~15°(在患者一只眼前逐渐增加棱镜度数,检查患者融合垂直分离图像的能力,正常情况下垂直融合为 2~3 棱镜度数)(图

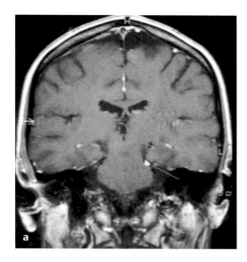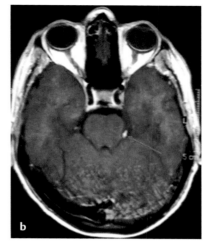

图 13.83 (a)脑部冠状位 MRI 增强 T1 图像,可见沿左侧滑车神经走行的强化占位性病变,提示滑车神经鞘瘤(箭头)。(b)脑部水平位 MRI 增强 T1 图像,提示沿左侧滑车神经走行的强化占位病变,提示滑车神经鞘瘤(箭头)。

13.84)。

儿童滑车神经麻痹的常见病因

儿童滑车神经麻痹较动眼神经麻痹、展神经麻痹少见,外伤是最常见的病因,通常很少诊断先天性病变。

疑诊滑车神经麻痹患者的评估

- 基于其他基础疾病和年龄。
- 神经系统检查:是否存在其他症状或体征。
- 眼科检查:是否存在眼眶综合征、视神经病、视盘水肿和其他眼球运动神经受累。
- 全身检查:是否存在巨细胞动脉炎(如果年龄>50 岁)、发热、系统性炎性疾病和动脉粥样硬化的危险因素。
- 是否有重症肌无力可能?
- 是否为孤立性滑车神经麻痹?
- 是否为痛性滑车神经麻痹?
- 是否为慢性滑车神经麻痹?
  - 检查老照片,是否有头部倾斜。
  - 检查是否存在下斜肌亢进。
  - 检查是否存在垂直融合幅度增大。

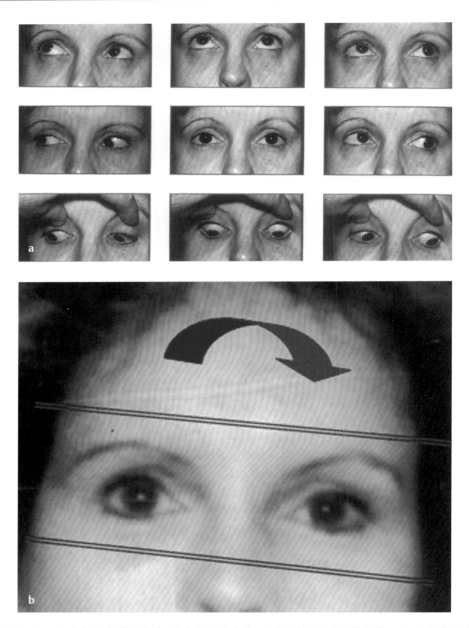

图 13.84   (a)右侧滑车神经麻痹,注意右眼内收位(患者左侧视)时眼位较高。(b)5 年前患者出现复视时的驾驶证照片,可见头部向左侧倾斜。

孤立性滑车神经麻痹要进行如下检查：

- 如果是外伤后滑车神经麻痹，或先天性滑车神经麻痹的失代偿，无须行进一步检查。
- 年龄>50 岁的患者：CBC、血小板、CRP、ESR、血糖、血脂。
- 如果为获得性的，且没有外伤病史。
  - 脑部和眼眶抑脂增强 MRI，需特别注意滑车神经走行区域：中脑、海绵窦、垂体、眶尖以及眼眶(滑车)。

动眼神经麻痹

动眼神经麻痹导致同侧以下眼肌麻痹：

- 内收(内直肌)。
- 上转(上直肌和下斜肌)。
- 下转(下直肌)。

可合并以下情况：

- 上睑下垂(提上睑肌)。
- 瞳孔散大(副交感神经)。
- 调节障碍(副交感神经)。

动眼神经麻痹典型的表现为双眼垂直和水平复视、上睑下垂、瞳孔散大或近视时患眼视物模糊。而伴随症状对于评估动眼神经麻痹非常重要(图 13.85)。

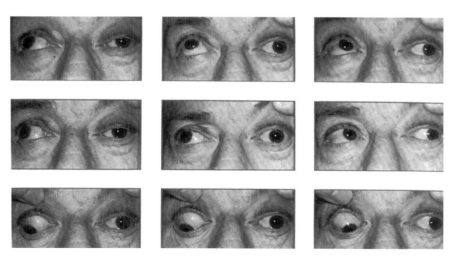

图 13.85　左侧海绵窦占位导致的左侧动眼神经麻痹伴瞳孔受累。

动眼神经的解剖

　　动眼神经由中脑发出,在蛛网膜下隙段与颈内动脉邻近(图 13.86),对于急性动眼神经麻痹,需注意颅内动脉瘤的可能。

- 动眼神经核由位于中脑水平的一组亚核组成(详见"动眼神经核团解剖")。
- 由动眼神经核团发出后, 运动和副交感神经元轴索在动眼神经束内向前穿行。
- 动眼神经在大脑脚内侧穿出中脑。

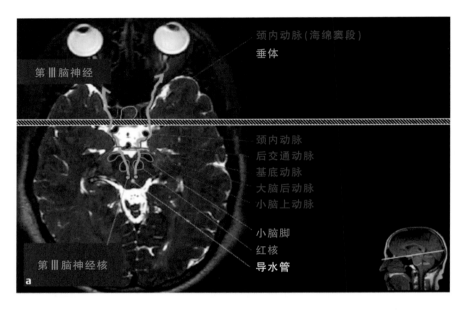

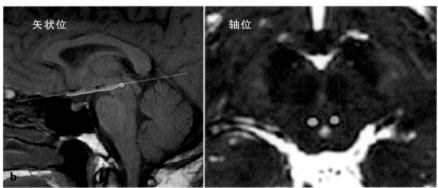

图 13.86　动眼神经走行解剖(绿色)。(a)水平位:图片上部所示为动眼神经走行。(b)矢状位(左图)和水平位(右图),动眼神经核水平。

• 进入蛛网膜下隙,在小脑上动脉和大脑后动脉(近基底动脉尖处)之间穿行,然后沿着后交通动脉内侧、颈内动脉外侧走行。

• 进入海绵窦外侧壁,在滑车神经上面走行。

• 通过眶上裂和 Zinn 环进入眼眶,并在此分为以下分支:

○ 上支(支配提上睑肌、上直肌)。

○ 下支(支配眶内睫状神经节,即副交感神经、内直肌、下直肌和下斜肌)。

动眼神经核团解剖(图 13.87)

动眼神经核是由一组亚核组成的复杂核团;动眼神经支配的每一条肌肉都由相应的亚核支配,且每一个亚核都可以单独受损,临床表现为一些少见的中枢性动眼神经麻痹(并非动眼神经支配的所有肌肉同时受累)。

每一条眼外肌对应的动眼神经亚核,均位于中脑水平的动眼神经核团内。

• 下斜肌、下直肌和内直肌由同侧亚核支配。

• 上直肌由对侧亚核支配(神经纤维经过中线双侧交叉)。

• 双侧提上睑肌由同一个亚核支配(中央尾核)。

• 瞳孔括约肌和调节肌由同侧亚核(Edinger-Westphal 核,即埃-魏核)发出的副交感神经支配。

基于以上动眼神经核团的解剖,当中脑病变时,可导致不同的核团受累,临

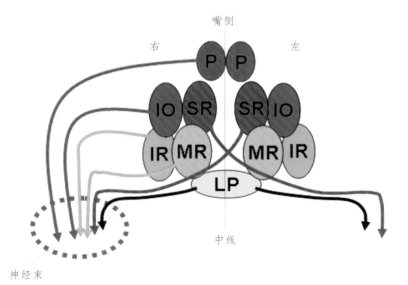

图 13.87　图示双侧动眼神经核团。P,副交感神经(埃-魏核);LP,提上睑肌(中央尾核);IO,下斜肌;IR,下直肌;SR,上直肌;MR,内直肌。

床上表现为一些特征性的临床综合征(图 13.88 至图 13.92)。

单侧或双侧动眼神经核团的部分损伤可能导致单侧或双侧动眼神经不全麻痹(图 13.93)。例如,瞳孔可以不受累,或没有上睑下垂。然而单侧孤立的瞳孔散大,或孤立的单侧、双侧内收障碍(内直肌麻痹)几乎很少与动眼神经麻痹有关。

动眼神经麻痹分级

动眼神经麻痹分级如下:

- 部分性:并非动眼神经支配的所有眼外肌受累,或眼外肌只有中度受累。
- 完全性:动眼神经支配的所有眼外肌受累,且表现为完全性麻痹。
  - 伴瞳孔受累:双侧瞳孔不等大,且动眼神经麻痹侧的瞳孔散大、对光反射迟钝。
  - 瞳孔回避:双侧瞳孔对称,对光反射灵敏。

瞳孔受累的动眼神经麻痹

由于支配瞳孔的副交感神经纤维在动眼神经背外侧走行,瞳孔散大经常是蛛网膜下隙段动眼神经压迫性损伤的首发表现(图 13.94)。

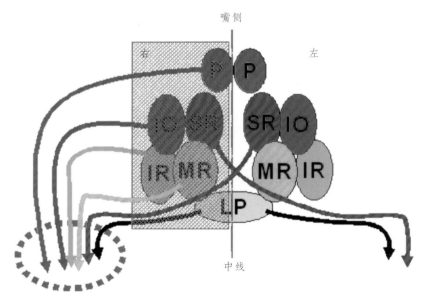

右动眼神经核病变:
- 完全性同侧(右侧)动眼神经麻痹
- 双上睑下垂
- 双侧上转受限

图 13.88   右侧动眼神经核团病变。P,副交感神经(埃-魏核);LP,提上睑肌(中央尾核);IO,下斜肌;IR,下直肌;SR,上直肌;MR,内直肌。

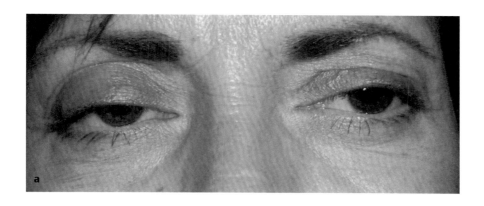

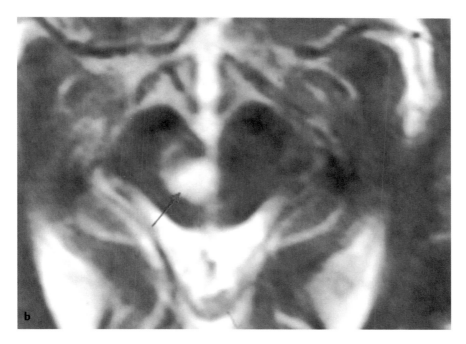

图 13.89 右侧动眼神经核炎性病变导致的右侧动眼神经麻痹。(a)双侧上睑下垂(右侧重),右眼上转、下转以及内收受限,右侧瞳孔较左侧散大,对光反射迟钝。(b)中脑水平位 MRI T2 图像可见累及右侧动眼神经核的病灶(箭头)。

在蛛网膜下隙段,支配瞳孔的神经纤维在动眼神经表面走行,而支配眼外肌的神经纤维在神经的深部走行。

成人孤立的动眼神经麻痹伴瞳孔受累通常与颅内动脉瘤导致的压迫性动眼神经损害有关,典型的动脉瘤位于后交通动脉和颈内动脉的移行处。也可能是垂

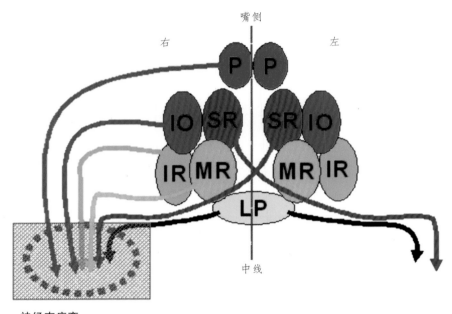

神经束病变：
完全性同侧动眼神经麻痹

图 13.90 右侧动眼神经束病变导致同侧完全性动眼神经麻痹。P,副交感神经(埃−魏核)；LP,提上睑肌(中央尾核)；IO,下斜肌；IR,下直肌；SR,上直肌；MR,内直肌。

体肿瘤(如垂体卒中)。无论是动脉瘤还是垂体肿瘤,都是危及生命的急症。

瞳孔回避的动眼神经麻痹

动眼神经的滋养血管缺血通常只累及神经中间部分,因此在糖尿病中常见的动眼神经滋养血管病变,常表现为眼球运动异常而瞳孔正常。

瞳孔回避的动眼神经麻痹特指完全性动眼神经麻痹而瞳孔大小、光反射正常。瞳孔正常,但动眼神经支配的眼外肌并未完全受累,并不能被称作瞳孔回避。这一概念上的区别对于后期处理非常重要。微血管缺血是孤立性动眼神经麻痹的最常见病因,经常伴糖尿病或其他血管病危险因素,可伴明显疼痛,但多在 3~4 个月好转。

> **重要提示**
>
> 微血管病性的动眼神经麻痹通常是非动脉炎性的,但也要注意巨细胞动脉炎的可能。差距非常小的双侧瞳孔不等大(<1mm)也可见于微血管病性的动眼神经麻痹。

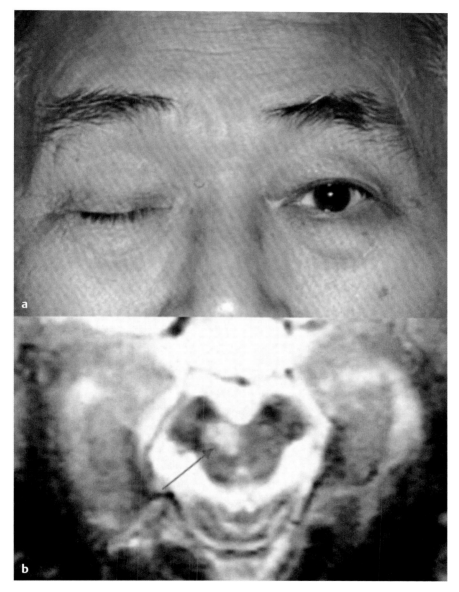

图 13.91　(a)累及右侧动眼神经束的腔隙性脑梗死,导致完全性右侧动眼神经麻痹。(b)中脑水平位 MRI T2 图像可见病灶(箭头)累及右侧动眼神经束。

疑诊动眼神经麻痹患者的评估(图 13.95)

- 基于其他基础疾病和年龄。
- 神经系统检查:是否存在其他症状或体征。

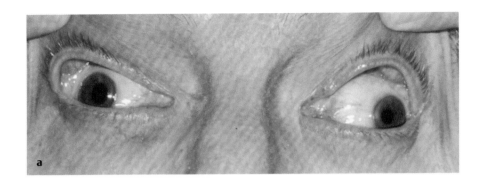

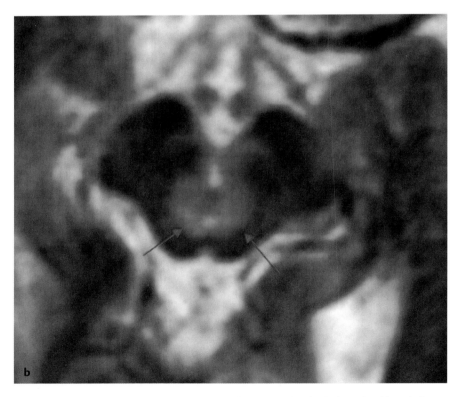

图 13.92 （a）中脑腔隙性脑梗死累及双侧动眼神经核,导致双侧完全性动眼神经麻痹。（b）中脑水平位 MRI T2 图像可见双侧动眼神经核团病变(箭头)。

● 眼科检查:是否存在眼眶综合征、视神经病、视盘水肿和其他眼球运动神经受累。

● 全身检查:是否存在巨细胞动脉炎(如果年龄>50 岁)、发热、系统性炎性疾病和动脉粥样硬化的危险因素。

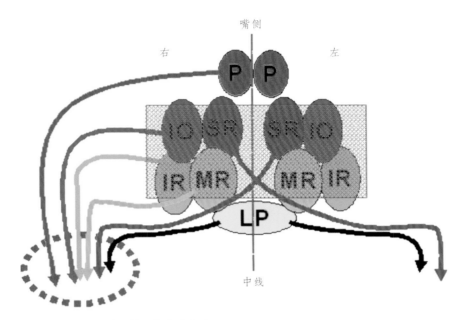

双侧动眼神经核部分损害：
双侧动眼神经麻痹
提上睑肌功能正常(无上睑下垂)
瞳孔正常

图 13.93　动眼神经核团部分损害。P,副交感神经(埃-魏核);LP,提上睑肌(中央尾核);IO,下斜肌;IR,下直肌;SR,上直肌;MR,内直肌。

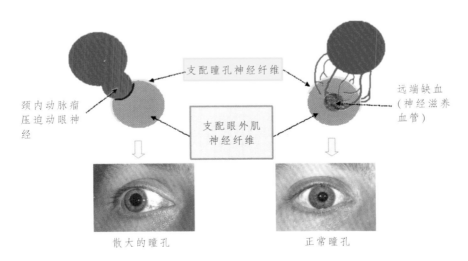

图 13.94　动眼神经病变时瞳孔受累的机制。外部的压迫性损害导致眼肌麻痹伴瞳孔放大。

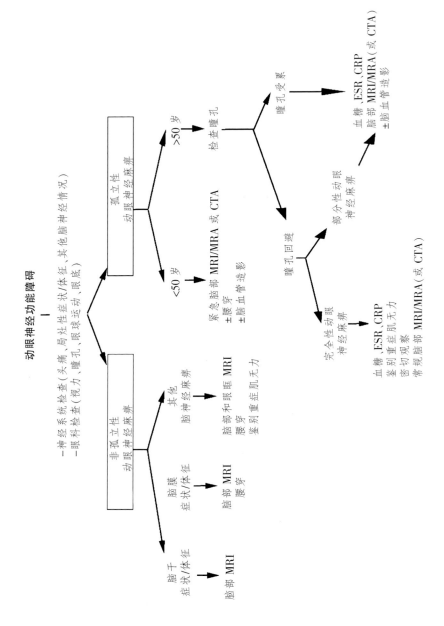

图 13.95 动眼神经麻痹的评估(成年患者)。

- 是否有重症肌无力的可能(如果瞳孔受累则不考虑重症肌无力)？
- 动眼神经麻痹是否为以下情况：
  - 是否为孤立性的？
  - 是否为痛性的？
  - 是否为完全性的？
  - 是否瞳孔回避(只有在完全性动眼神经麻痹时考虑)？

动眼神经麻痹的病因

需要确定动眼神经麻痹诊断，首先要对病变部位进行定位诊断(表 13.5)。

突发的痛性动眼神经麻痹伴脑膜刺激征提示动脉瘤破裂导致的蛛网膜下隙

表 13.5　获得性动眼神经麻痹的常见原因

病变位置	伴随症状/体征	常见病因
神经核	完全性同侧动眼神经麻痹	梗死
	对侧上睑下垂、上直肌无力	出血(海绵状血管瘤)
		新生物(转移瘤)
神经束	对侧肢体偏瘫(Weber 综合征)	梗死
	对侧震颤(Benedikt 综合征)	出血
	对侧震颤、共济失调(Claude 综合征)	新生物
	同侧共济失调(Nothnagel 综合征)	脱髓鞘
蛛网膜下腔	多为孤立性	颈内动脉/后交通动脉/基底动
	可伴头痛或眶痛	脉/大脑后动脉动脉瘤
		微血管病变
		新生物
		脑膜炎
		脑疝
		外伤
海绵窦	滑车神经、展神经和三叉神经第 1、2 分支	新生物
	疼痛可能是持续性的	炎症
		颈动脉瘤
		微血管病变
		海绵窦血栓形成
		劲动脉血栓形成
眶尖	滑车神经、展神经和三叉神经第 1 分支	外伤
	眼部交感神经受累	新生物
	视力下降(视神经)	炎症
		感染(真菌)

出血。垂体卒中的表现可与之类似,但很容易通过影像检查确定诊断。

对于危及生命的急症,需进行以下影像学检查:

• 脑部 CT 平扫(判断是否存在蛛网膜下隙出血),脑部 CT 增强(判断是否存在颅内动脉瘤或导致动眼神经麻痹的其他原因)和(或)脑部 MRI 增强扫描。

• 如果确定存在蛛网膜下隙出血,需进行 CTA 检查,通常需要紧急血管造影。

• 如果影像学未发现蛛网膜下隙出血,但患者有重度头痛,则需要进行腰椎穿刺检查,寻找是否有出血或黄变症(发病>8h 的蛛网膜下隙出血)。

• 应该对所有动眼神经麻痹的患者进行紧急非侵入性血管影像检查。对于有经验的神经影像专家来说,CTA 和 MRA 的敏感性是很高的,尤其对于直径 3~5mm 的动脉瘤。然而,即便更小的动脉瘤也有可能破裂,如果漏诊会造成严重后果,但解读 CTA 和 MRA 又是一件非常有挑战性的工作,因此临床医师务必要告知影像科医师检查的目的是要排除动脉瘤造成的动眼神经麻痹。如果 CTA 和 MRA 阴性,但临床仍高度怀疑动脉瘤,或 CTA 或 MRA 的检查结果不确定,则需要进行血管造影检查。

大部分导致动眼神经麻痹的动脉瘤仅累及同侧颈内动脉系统,但也需要注意后循环,部分动脉瘤可能位置更靠后。20%的患者可能有 1 个以上的动脉瘤,因此也要关注对侧颈动脉系统。

所有年龄<50 岁的孤立性动眼神经麻痹患者,无论程度如何,均应接受全面的神经系统评估,包括脑部 MRI、MRA 和 CTA(如果 MRI 和 MRA 正常)。一些非侵入性影像检查正常的患者也需要进一步完善血管造影检查 (图 13.96 和图 13.97)。

年龄>50 岁的孤立性瞳孔回避的动眼神经麻痹,即便伴有疼痛,也常常是微血管病变导致的, 不过这些动眼神经麻痹的患者也常常接受了非侵入性的脑血管影像学检查(CTA 或 MRA),而且需要在 1 周内密切观察是否有瞳孔受累。

年龄>50 岁的孤立性完全性动眼神经麻痹伴瞳孔受累,或部分性动眼神经麻痹的患者,应至少接受 MRI、MRA 和 CTA 检查。

重要提示

虽然动脉瘤是危及生命的疾病,需要进行血管影像学检查排除,但如果血管影像学正常,应该进行增强 MRI 检查,以排除占位和浸润性病变的可能。

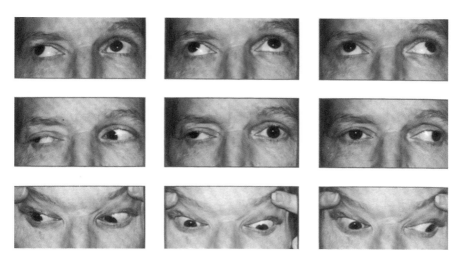

图 13.96　部分性动眼神经麻痹伴右侧眉弓疼痛。右侧动眼神经支配的眼外肌并没有完全麻痹。该患者瞳孔散大。

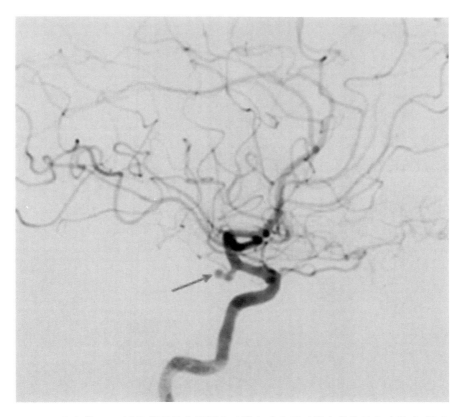

图 13.97　脑血管 DSA 侧位像可见右侧颈内动脉和后交通动脉交界处巨大动脉瘤(箭头)。

　　有时动眼神经麻痹可以发生在动脉瘤破裂导致蛛网膜下隙出血之前，快速识别可以争取早期诊断和治疗的概率，降低动脉瘤破裂的风险。通常采用介入栓塞或外科夹闭的方法，一般效果非常好。另一方面，动脉瘤一旦破裂，急性致死率很高，即便生存也可能伴有严重的神经系统并发症(图 13.98)。

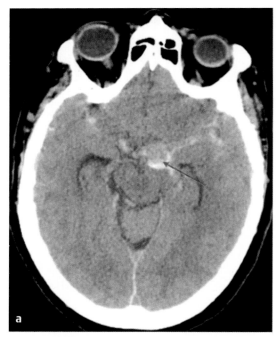

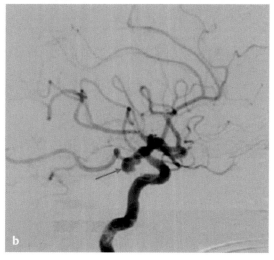

图 13.98　(a)脑部 CT 水平位平扫提示蛛网膜下隙出血(蛛网膜下隙内自发性高密度)伴巨大动脉瘤(箭头)。患者表现为左侧完全性动眼神经麻痹、瞳孔受累和突发头痛。(b)脑血管 DSA 侧位像可见左侧后交通动脉巨大动脉瘤(箭头)。

重要提示

　　颅内动脉瘤可能会被非侵入性的血管影像学检查(如 MRA 或 CTA)遗漏,解读这些检查结果通常很困难。因此,临床医师必须与影像科医师沟通,告知影像学检查需要排除动脉瘤,而且要告知其临床表现。

儿童动眼神经麻痹的常见病因

　　儿童动眼神经麻痹的常见病因与成人不同:

- 先天性
- 获得性,主要见于以下情况:
  - 外伤
  - 后颅窝占位
  - 脑膜炎

　　儿童孤立性动眼神经麻痹应进行增强 MRI 检查;如果患儿是急性获得性动眼神经麻痹,且影像检查正常,可进行腰穿检查。对于年龄<10 岁的动眼神经麻痹患儿,通常无须进行血管影像学检查。

先天性动眼神经麻痹

　　通常伴瞳孔受累、神经迷行再生和弱视。

动眼神经迷行再生

　　动眼神经迷行再生(连带运动)发生于外伤或动眼神经压迫性损伤后,支配一条眼外肌的动眼神经分支迷行再生支配另一条不同的眼外肌, 甚至是瞳孔括约肌(图 13.99)。

重要提示

　　如果患者没有外伤病史, 那么动眼神经迷行再生症状高度提示存在压迫性损伤。

　　绝大部分缺血性动眼神经麻痹在 3 个月内恢复。

　　压迫性或外伤性动眼神经麻痹的恢复需要更长时间, 而且更多情况下恢复不完全,伴或不伴神经迷行再生。

13.5.4　累及多脑神经的病变

　　累及多脑神经的病变通常导致单侧或双侧眼肌麻痹,伴随症状(霍纳综合

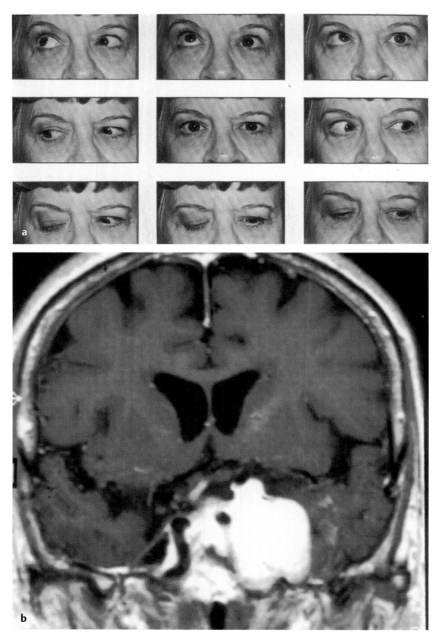

图 13.99　(a)左侧动眼神经迷行再生。左眼下视时下垂的上眼睑向上提起。(b)脑部冠状位 T1W 图像提示左侧海绵窦内巨大脑膜瘤,可见强化。

征、视神经受累、视交叉型视野缺损、疼痛、皮损以及其他神经系统表现)有助于病变定位。

多脑神经受累相关的单侧或双侧眼肌麻痹,经典的受累部位和病因如下:

- 眶尖综合征:动眼神经、滑车神经、展神经和三叉神经第一分支麻痹,伴视神经病变,有时伴霍纳综合征。病因多为新生物形成和真菌感染(曲霉菌和毛霉菌病)。
- 海绵窦病变:动眼神经、滑车神经、展神经和三叉神经(第一分支,有时第二分支也有受累)麻痹,有时伴霍纳综合征。动脉瘤和颈动脉海绵窦瘘最常见。
- 垂体占位:肿瘤扩大至或压迫海绵窦(可导致视交叉或视神经受压)。
- 脑膜病变:感染性、炎性或脑膜癌病。
- 颅底病变:浸润性肿瘤。
- 嗜神经侵袭病变:皮肤癌。
- 带状疱疹:累及三叉神经分布区。
- 脑干病变:也可导致多脑神经麻痹(多伴随其他神经系统症状和体征)。
- 影响脑神经的系统性疾病:
  - Miller Fisher 综合征。
  - Guillain-Barré 综合征。
  - 肉毒中毒。
  - 韦尼克脑病。
  - 其他周围神经病(如慢性炎性脱髓鞘性周围神经病)。

重要提示

对于那些怀疑由"多脑神经病"导致的单侧或双侧眼肌麻痹患者,如果瞳孔正常,一定要注意鉴别眼肌型重症肌无力。

眶尖综合征

眶尖综合征(图 13.100)包括:

- 眼肌麻痹(多脑神经麻痹)。
- 霍纳综合征。
- 疼痛及三叉神经第一支分布区痛觉减退。
- 视力下降(视神经病)。

典型病因如下:

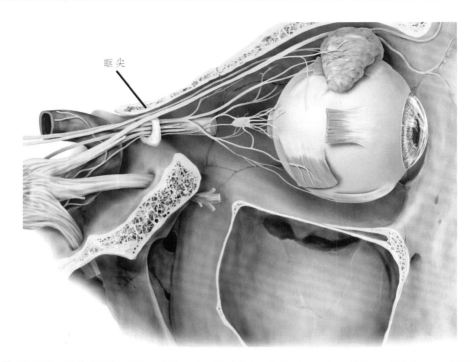

眶尖

图 13.100　眶尖解剖。(From Schuenke M,Schulte E,Scchumacher U,Ross LM,Lamperti ED,Voll M. THIME Atlas of Anatomy. Head and Neuroanatomy. Stuttgart,Germany;Thieme;2007. Illustration by Karl Wesker.)

● 肿瘤(转移瘤,淋巴瘤)。
● 感染(曲霉菌病,毛霉菌病)。
眶尖病变通常非常小,影像学识别非常困难。

毗邻的鼻旁窦常有异常改变, 这样增强 CT 或 MRI 图像上的微小强化病灶更难识别。适当的影像学检查包括眼眶、海绵窦和鼻旁窦的 CT 增强扫描,或以眼眶为重点的脑部抑脂增强 MRI。

活检(经鼻和邻近的鼻旁窦)通常是确诊的必要选择。

糖尿病患者真菌感染的风险很高,通常起源于鼻旁窦,因此,感染毛霉菌病的风险非常高,该病虽然罕见,但预后很差。

蝶窦和筛窦与眶尖邻近。在眶尖综合征一侧发现鼻窦炎,需高度怀疑真菌感染的可能,需强制进行活检病理和特异的细菌培养检查(图 13.101)。

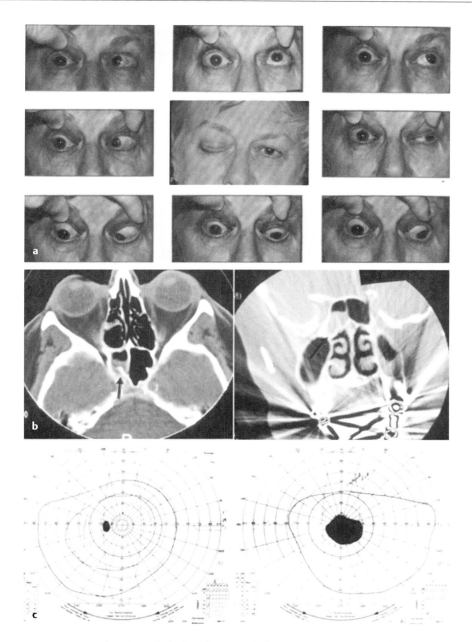

图 13.101 （a）糖尿病患者，右侧完全性痛性眼肌麻痹。（b）眼眶 CT 平扫（左侧为水平位，右侧为冠状位）提示轻度蝶窦炎致一侧眶尖综合征（箭头）。鼻窦活检证实为毛霉菌病。（c）右侧视神经病，Goldmann 视野检查可见中心暗点，急性期眼底正常。

- 糖尿病患者的痛性眶尖综合征,需排除局部毛霉菌病感染的可能,除非证实为其他疾病。
- 影像学检查正常并不能排除眶尖病变的可能。

海绵窦综合征

海绵窦综合征是以下症状的组合:

- 眼肌麻痹(多眼球运动神经麻痹)。
- 霍纳综合征。
- 疼痛和三叉神经第一支分布区(有时为第二支分布区)感觉减退。

如果有静脉压力升高(颈动脉海绵窦瘘或海绵窦血栓形成),可出现眼眶静脉瘀滞导致的突眼和眶周肿胀。

海绵窦的解剖

海绵窦是相互连接的三角形结构,位于蝶鞍(内含垂体)外侧壁两侧(图13.102)。每一侧海绵窦均包含引流眼眶的静脉丛,也有部分引流颅内的静脉丛。颈内动脉(被交感神经包绕)从海绵窦内穿过。所有眼球运动神经进入眼眶前均从海绵窦穿过。

海绵窦的肿瘤和血管病变均常见,典型表现为同侧动眼神经、滑车神经和展神经麻痹导致的眼肌麻痹。

由于在海绵窦内的三叉神经第1支也常受累,疼痛很常见(图13.103)。

- 动眼神经、滑车神经和三叉神经第1、2分支在海绵窦外侧壁(由硬脑膜组成)毗邻。
- 展神经在海绵窦内游离走行,与颈内动脉邻近,这也是颈内动脉海绵窦段动脉瘤经常表现为孤立性展神经麻痹的解剖基础。
- 颈内动脉海绵窦段被交感神经包绕。颈动脉病变在导致展神经压迫性损害的同时,也可导致同侧霍纳综合征。

海绵窦综合征的病因

海绵窦综合征的常见病因如下:

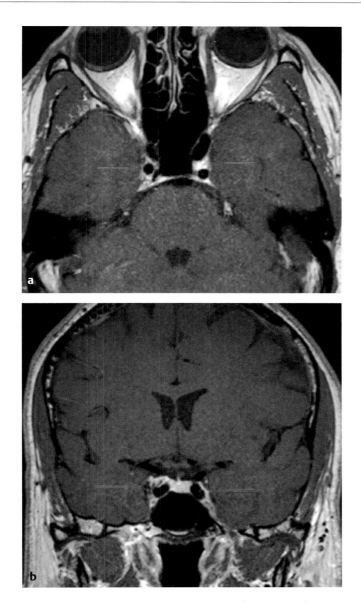

图 13.102 正常的海绵窦(箭头)。(a)水平位 MRI T1W 图像。(b)冠状位 MRI T1W 图像。正常的海绵窦外侧壁通常是凹型的。

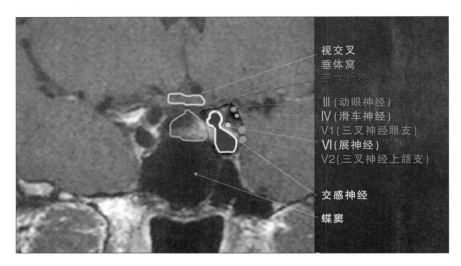

图 13.103   左侧海绵窦的冠状位图示。

- 肿瘤
    - 脑膜瘤
    - 垂体瘤
    - 淋巴瘤
    - 转移瘤
    - 其他肿瘤
- 颈动脉海绵窦段动脉瘤
- 颈动脉海绵窦瘘
- 脓肿
- 真菌感染
- 炎症
    - 结节病
    - 韦格纳肉芽肿
    - 非特异性炎症(Tolosa-Hunt 综合征)

海绵窦脑膜瘤是最常见的海绵窦病变,除非累及三叉神经,否则很少有疼痛(图 13.104)。

由于海绵窦内的病变很难进行活检,因此有时诊断非常困难。

Tolosa-Hunt 综合征特指痛性眼肌麻痹伴海绵窦强化。疼痛和眼肌麻痹的症状对激素治疗反应良好,目前认为其病因为非特异性炎症。然而,恶性肿瘤(如转

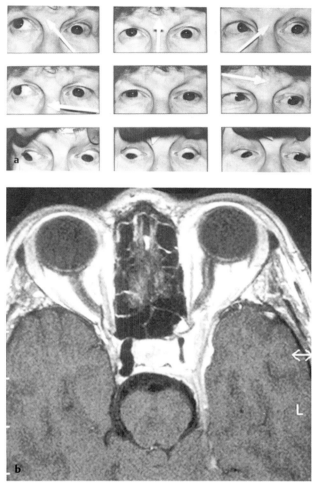

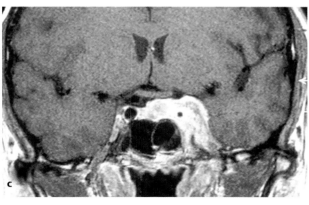

图 13.104 (a)患者女,57岁,左侧海绵窦脑膜瘤导致左侧动眼、滑车和展神经麻痹。左侧轻度上睑下垂、眼球下斜(左侧下斜视)。左眼上转不能,下转相对较好,内收和外展受限,内旋不能,左侧瞳孔对光反射迟钝,视力相对正常,眼肌麻痹在数月内进行性加重,不伴疼痛。(b)水平位和(c)冠状位 MRI T1W 图像,可见左侧海绵窦增宽、强化,提示左侧海绵窦脑膜瘤。左侧颈内动脉受压。注意海绵窦凸型异常改变。

移瘤或淋巴瘤)或感染(如曲霉菌、毛霉菌病)也可有类似的临床和影像学改变，而且对激素治疗也可有类似的好转反应，因此，对 Tolosa-Hunt 综合征的诊断经常是错误的(图 13.105)。

海绵窦内动脉瘤相对常见，其典型表现为同侧展神经麻痹伴霍纳综合征，如果动脉瘤增大到一定程度，可导致完全性眼肌麻痹。

这些动脉瘤通常并不危及生命，其破裂风险较低，且并不导致蛛网膜下隙出血(在海绵窦这一相对独立空间内破裂)，但动脉瘤破裂可导致颈动脉海绵窦瘘(图 13.106)。

垂体瘤和垂体卒中

垂体占位压迫或侵及海绵窦是导致单侧或双侧眼肌麻痹的常见原因(垂体位于双侧海绵窦之间)。

垂体卒中(急性垂体出血或梗死，通常发生于未被发现的垂体瘤)的典型表现为急性单侧或双侧眼肌麻痹、头痛和视力下降(视神经或视交叉受压)(图 13.107)。

三叉神经带状疱疹

三叉神经带状疱疹是导致眼肌麻痹的少见原因(图 13.108)。累及三叉神经第一支的严重水痘带状疱疹可导致同侧单或多脑神经麻痹。可能是由于炎性反应蔓延至海绵窦，但影像学也可发现眼眶肌炎。这些患者通常需要长时间的静脉抗病毒和激素治疗。

皮肤鳞状细胞癌或基底细胞癌

面部的皮肤鳞状细胞癌或基底细胞癌可以沿脑神经蔓延至神经周围空间，导致进行性痛性眼肌麻痹，常被误诊数月或数年(图 13.109)。

Miller Fisher 综合征和 Guillain-Barré 综合征

脱髓鞘性多发性神经根病可能导致多发脑神经麻痹和双侧眼肌麻痹。

Miller Fisher 综合征表现为典型的三联征：

- 共济失调
- 腱反射消失
- 眼肌麻痹(双侧动眼神经、滑车神经和展神经麻痹，通常累及瞳孔)

双侧面肌无力常见，但无肢体无力。根据临床症状疑诊本病，但确诊需要脑脊液检查(蛋白水平升高，细胞数正常或很少)和电生理检查。空肠弯曲菌或抗

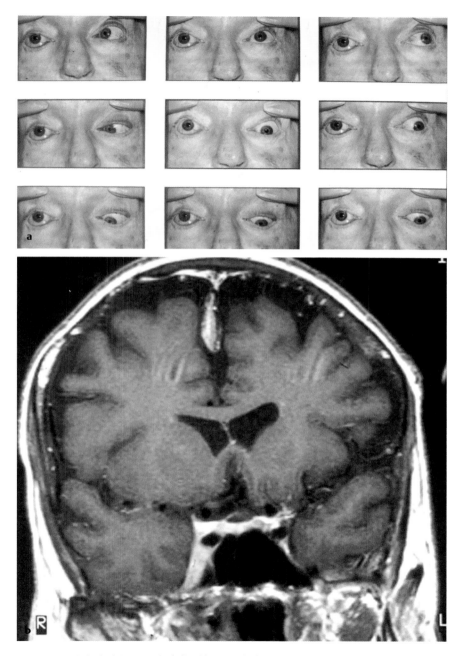

图 13.105 (a)右侧完全性眼肌麻痹伴同侧严重疼痛。对 MRI 所见病灶进行活检提示淋巴瘤。(b)冠状位 MRI T1W 图像可见右侧海绵窦增宽、强化。

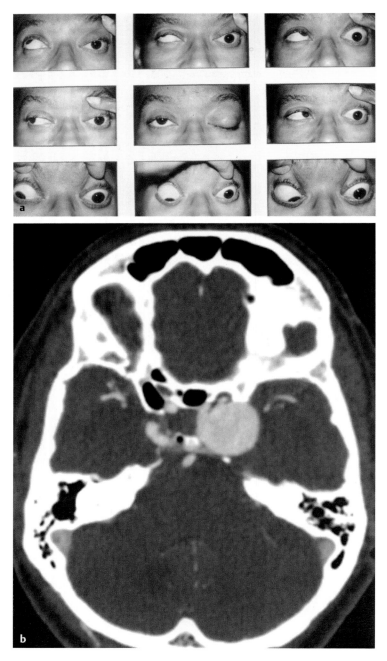

图 13.106 (a)左侧海绵窦巨大动脉瘤导致的左侧完全性眼肌麻痹。(b)CT 血管增强扫描可见左侧海绵窦巨大动脉瘤。

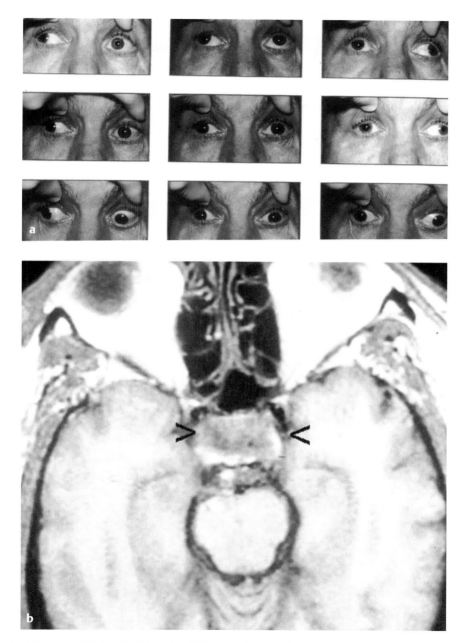

图 13.107 (a)垂体卒中导致的双侧动眼神经麻痹。(b)水平位 MRI T1W 图像可见垂体增大，压迫双侧海绵窦侧壁(箭头)。

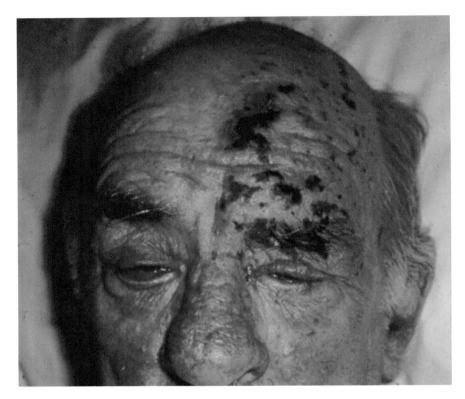

图 13.108　皮肤带状疱疹累及左侧三叉神经额支(第一支)。左侧完全性眼肌麻痹。

GQ1b 神经节苷脂抗体可能阳性。通过支持治疗预后通常良好。可给予静脉免疫球蛋白治疗(图 13.110)。

　　Guillain-Barré 综合征与 Miller Fisher 综合征临床症状相似，但会累及脊神经，导致进行性上升性对称性的肢体无力(无感觉障碍)，呼吸肌麻痹者病情更重。

韦尼克脑病

　　维生素 B_1 缺乏常见于长期嗜酒和慢性重度营养不良者，尤其是肥胖外科手术后的患者。任何患者存在以下症状时，要注意排除本病：

- 意识混乱。
- 共济失调。
- 眼肌麻痹(可以是任何形式，包括展神经麻痹、水平或垂直凝视麻痹、核间性眼肌麻痹)。

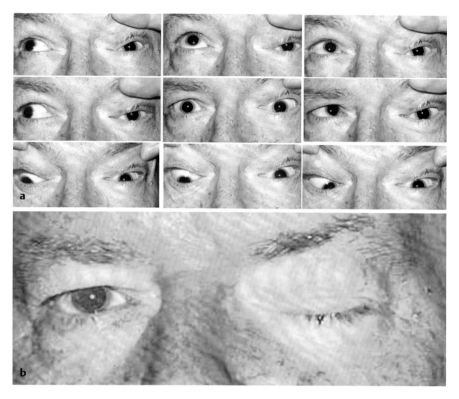

图 13.109　(a)鳞状细胞癌沿神经周围蔓延导致的左侧完全性痛性眼肌麻痹。(b)患者曾治疗过多发微小皮肤病变(鳞状细胞癌和基底细胞癌)。(待续)

- 眼球震颤(常见)。

脑部 MRI T2 图像常表现为乳头体、丘脑内侧、被盖部和导水管周围对称性高信号。尽快给予维生素 B_1、水化以及合适的营养支持治疗非常重要,可降低不可逆性痴呆的风险。

重要提示

维生素 B_1 缺乏导致的眼肌麻痹可表现为各种类型的眼球运动障碍,常伴有眼球震颤。

肉毒中毒

肉毒杆菌中毒(源于受污染的罐装食品或受污染的伤口)可导致全身症状(恶

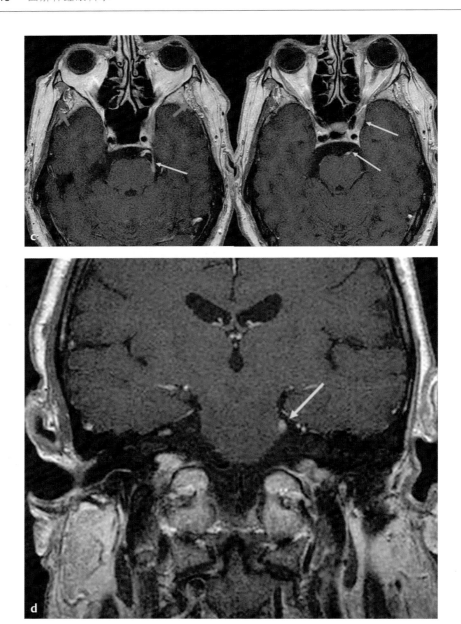

图 13.109(续) (c)眼眶水平位 MRI T1W 图像可见左侧海绵窦强化,动眼神经和三叉神经亦强化(黄色箭头)。红色箭头所示为右侧正常颞肌和左侧萎缩的颞肌(由三叉神经运动支支配)。(d)眼眶冠状位 MRI T1W 图像可见左侧三叉神经强化(黄色箭头)。

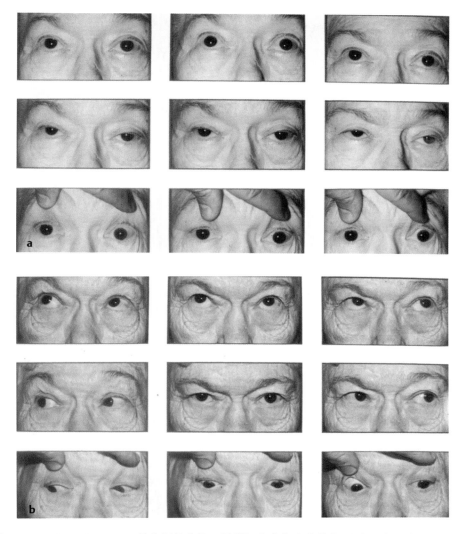

图 13.110 （a）Miller Fisher 综合征导致的双侧眼肌麻痹伴瞳孔散大，患者双侧面瘫、共济失调伴腱反射消失。（b）数周后，眼球运动正常。

心、呕吐、吞咽困难、肢体近端无力）伴双侧广泛性眼肌麻痹、上睑下垂和双侧瞳孔散大。

　　肉毒毒素通过干扰突触内乙酰胆碱囊泡的释放，阻断神经肌肉接头的信号传递。

　　这一危及生命的疾病需要立即给予生命支持，而且需要立即给予抗毒素血清治疗。

13.5.5 病变位于核间或核上结构

有些病变累及毗邻眼球运动神经核的脑区，该脑区内的眼球运动控制通路一并受损，这样的病变即可导致核间性和核上性眼球运动障碍。

包含以下部位的病变：

- 脑干(延髓、脑桥和中脑)
- 小脑
- 大脑半球(丘脑、基底节和大脑半球)

大脑中有独立的传导通路分别控制水平眼球运动(图 13.111)和垂直眼球运动。

水平眼球运动控制通路

- 展神经核(也被认为是水平凝视中枢)内的核间神经元发出纤维交叉至对侧经内侧纵束(MLF)与对侧动眼神经核关联。这一解剖基础使得双眼可以同时向

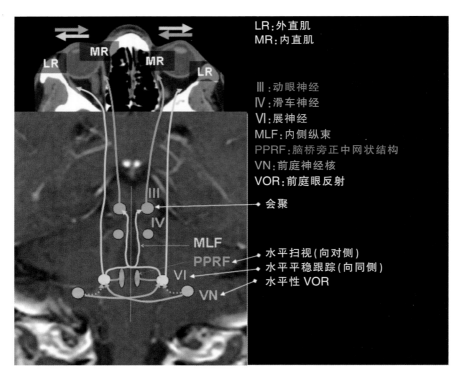

图 13.111　共轭性水平凝视通路解剖。

同一方向运动(如:右侧展神经核兴奋可激活右侧展神经支配的右侧外直肌,以及左侧动眼神经支配的左侧内直肌)。

- 脑桥旁正中网状结构(PPRF)中存在与水平扫视运动相关的爆发神经元。
- 每一个前庭神经核复合体发出神经纤维的同时均支配同侧(抑制)和对侧(兴奋)展神经核,从而稳定共轭性凝视。

水平眼球运动异常

异常的水平眼球运动包括以下类型:

水平凝视麻痹

脑桥病变是导致水平凝视麻痹的最常见原因。

- 展神经核病变(图 13.112 和图 13.113)
  - 同侧自发性和反射性共轭眼球运动丧失
  - 同侧面瘫
- 脑桥旁正中网状结构病变

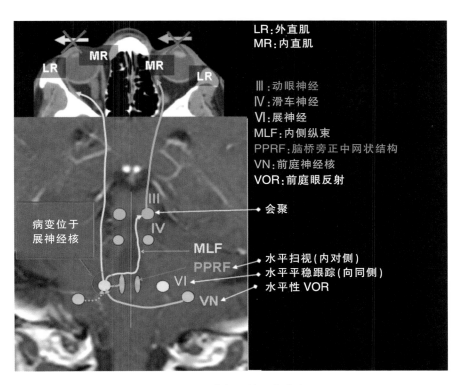

图 13.112 右侧展神经核病变。

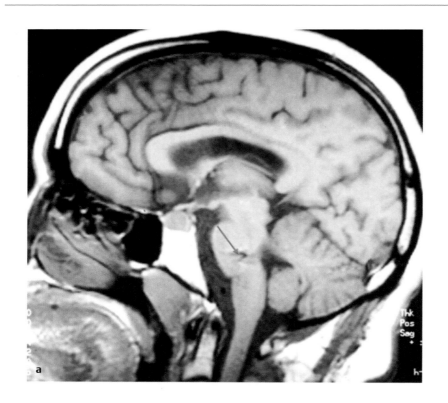

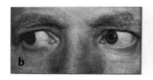 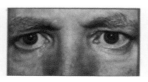 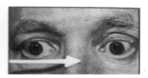

图 13.113 　(a)脑部矢状位 MRI T1 图像,可见脑桥海绵状小血管瘤(箭头)。(b)左侧展神经核病变导致左侧水平凝视麻痹。右侧凝视正常,患者无法向左侧凝视,且左侧前庭眼动反射也消失,垂直眼球运动正常。

　　○ 同侧水平快速眼球运动(扫视)丧失
　　○ 前庭眼动反射和平稳跟踪眼动保留
导致水平凝视麻痹的典型病因如下:
● 脑桥病变
　　○ 梗死(小脑前下动脉综合征)
　　○ 出血(血管畸形)
　　○ 多发性硬化

　　　　○ 肿瘤(胶质瘤、转移瘤)

　　　　○ 脓肿

　　　　○ 脑桥中央髓鞘溶解

　　● 韦尼克脑病

　　● Gaucher 病(常染色体隐性遗传性溶酶体贮积病)

　　● 先天性疾病

　　　　○ 双侧 Duane 综合征

　　　　○ Möbius 综合征

　　　　○ 水平凝视麻痹伴进行性脊柱侧凸(HGPPS)

核间性眼肌麻痹(INO)

　　内侧纵束(MLF)病变可导致核间性眼肌麻痹。

　　单侧核间性眼肌麻痹(图 13.114 和图 13.115)包括:

　　● 同侧眼内收不能(内收扫视变慢)

　　● 对侧眼外展时眼球震颤

　　● 扭转偏斜

　　● 会聚时同侧眼内收可能保留

双侧核间性眼肌麻痹(图 13.116)

　　双侧核间性眼肌麻痹包括:

　　● 双眼内收不能(或双侧内收扫视变慢)。

　　● 眼球外展时眼球震颤。

　　● 会聚时内收动作可能保留。

　　● 外斜视性双侧核间性眼肌麻痹(WEBINO):症状与核间性眼肌麻痹类似,但患者眼球外斜,且会聚动作消失。

　　导致单侧或双侧核间性眼肌麻痹的典型病因如下:

　　● 内侧纵束(MLF)病变

　　　　○ 多发性硬化

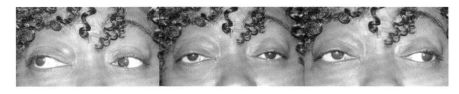

图 13.114　右侧核间性眼肌麻痹。第一眼位双眼正常直视(中间图)。右眼内收不足,伴左眼外展时眼球震颤,同时可见扭转偏斜,左眼位较右眼位低。

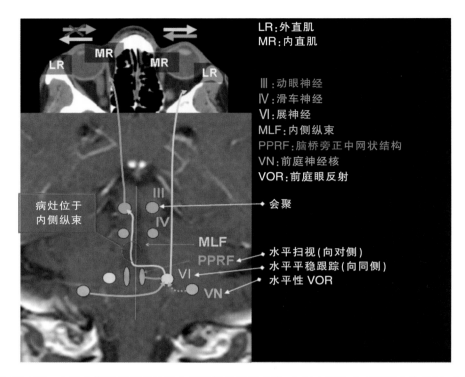

图 13.115　右侧内侧纵束病变导致右侧核间性眼肌麻痹：共轭水平眼动时同侧内收受限（右侧内直肌无力），常表现为内收扫视变慢（内收延迟）。会聚运动时内收可能正常。对侧眼（左眼）外展时可见眼球震颤。耳石通路受损导致的扭转偏斜[对侧眼（左眼）下斜视]很常见。

- ○ 梗死（腔隙性）
- ○ 出血（血管畸形）
- ○ 肿瘤（胶质瘤、转移瘤）
- ○ 脓肿
- ○ 脑桥中央髓鞘溶解
- 韦尼克脑病

重要提示

双侧核间性眼肌麻痹是多发性硬化的经典表现之一。

一个半综合征

病变同时累及展神经核和内侧纵束（MLF）可导致一个半综合征（图 13.117

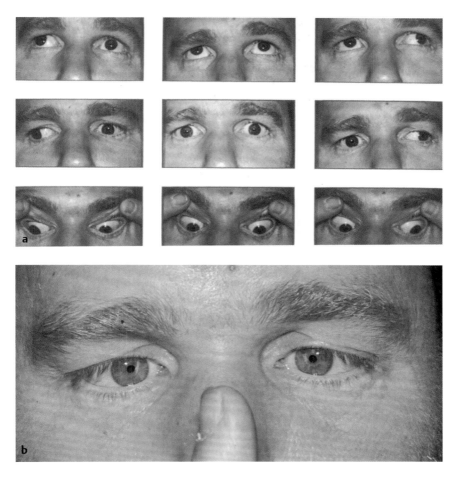

图 13.116 (a)多发性硬化患者双侧核间性眼肌麻痹。双眼均无法内收,眼球外展时伴眼球震颤,垂直眼动正常。(b)会聚正常。

和图 13.118):

- "一个"指同侧共轭性水平凝视麻痹(展神经核病变)。
- "半个"指同侧核间性眼肌麻痹(内侧纵束病变)。

导致一个半综合征的典型病因有:

- 累及脑桥的病变
  - 梗死(小脑前下动脉综合征)
  - 出血(血管畸形)
  - 多发性硬化
  - 肿瘤(胶质瘤、转移瘤)

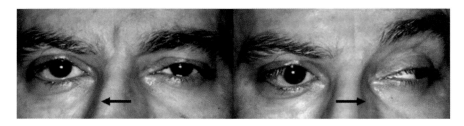

图 13.117　右侧一个半综合征。双眼均无法右侧凝视，右眼内收受限伴左视时眼球震颤。患者同时伴右侧面神经麻痹（右侧睑裂增宽）。

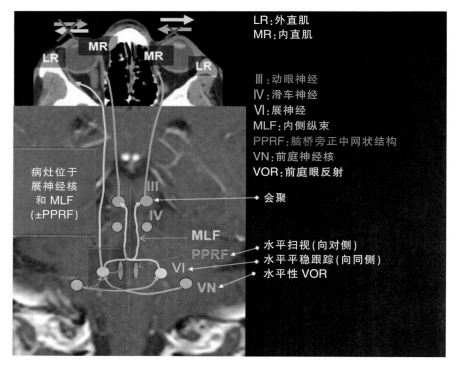

图 13.118　右侧一个半综合征：病变累及右侧展神经核和右侧内侧纵束。对侧眼外展运动是唯一正常的水平眼球运动（伴外展时眼球震颤）。

　　　　○ 脓肿
　　　　○ 脑桥中央髓鞘溶解
　　　● 韦尼克脑病

- 孤立的核间性眼肌麻痹和一个半综合征常见病因包括年轻人的多发性硬化和老年人的腔隙性脑梗死。
- 重症肌无力可出现类似孤立性核间性眼肌麻痹和一个半综合征表现。

先天性眼球运动失用

- 常见于低龄儿童。
- 追随视标的主动水平眼球扫视运动不足或丧失：患者无法通过水平性眼球运动注视目标,只能通过快速转头注视。
- 平稳跟踪和垂直眼球运动通常正常。
- 眼球运动在水平面上通常是双侧对称的。
- 通常是特发性的,也可见于严重的大脑畸形和遗传性疾病。

获得性眼球运动失用

- 常见于高龄儿童。
- 多伴代谢性疾病(Gaucher 病、共济失调性毛细血管扩张、脊髓小脑性共济失调、Niemann–Pick 病)。

会聚痉挛

也被称为近视三联征痉挛(图 13.119)。

- 间歇性会聚。
- 通常伴调节反射和瞳孔缩小。

导致会聚痉挛的典型病因有：

- 多数为非器质性。
- 屈光不正导致的过度调节。
- 间脑–中脑交界处病变(罕见)。

会聚不足

会聚不足非常常见,具有以下特征：

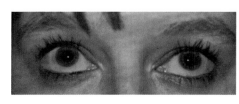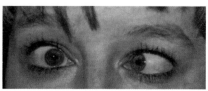

图 13.119　向前直视(左图),瞳孔中等大小。主动会聚时(右图),可见内斜视、调节和瞳孔缩小。

- 近视时外斜视更明显(与远视时相差达 10 个棱镜度数)。
- 导致视疲劳症状(阅读疲劳、近视时复视、阅读时间歇性视物模糊)。
- 通常良性;视轴矫正训练后可能缓解。
- 阅读有时需佩戴棱镜矫正或行斜视手术。

导致会聚不足的典型病因如下:

- 大多数为特发性的(儿童或青年人)。
- 头外伤。
- 帕金森病。
- 进行性核上性麻痹。

会聚的程度可以进行测量量化(图 13.120)。可将近视力表置于患者眼前,逐渐靠近鼻子移动,记录患者视物成双时(会聚近点)近视力表的所在位置。

同样的技术可用于康复训练:指导患者在家做"俯卧撑运动"(患者注视在鼻骨前前后移动的物体)以缩短会聚近点。

分散不足

分散不足的特征性表现如下:

- 远视时共同性内斜视,近视时没有。
- 眼球转动充分。
- 多见于颅内压增高或 Chiari 畸形。

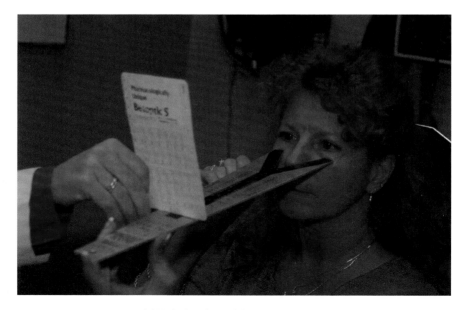

图 13.120　测量会聚近点(必须在屈光矫正的情况下测量)。

导致分散不足的典型病因如下：

- 颅内压增高
- Chiari 畸形
- 头外伤
- 颅内压降低（低颅压综合征）
- 小脑病变
- 中脑占位

双眼异常共轭性水平凝视偏斜

凝视偏斜在大脑半球和脑桥大面积病变患者相对常见（图 13.121）。

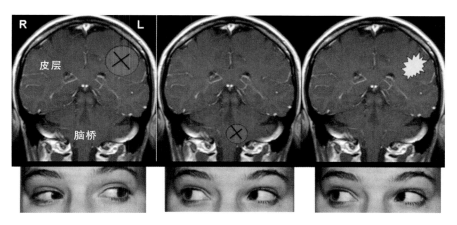

图 13.121　大脑半球病变和癫痫导致的凝视偏斜：双眼向大脑皮层病灶侧水平偏斜（左图）；双眼向脑桥病变对侧水平偏斜（中图）；双眼向皮层癫痫灶对侧偏斜（右图）。

垂直眼球运动控制通路（图 13.122 和图 13.123）

垂直眼球运动的控制包括以下内容：

- 调节眼球垂直凝视运动的核上性皮质结构位于中脑顶盖嘴侧（靠近上丘、下丘嘴侧）。
- 顶盖前区最重要的 4 个结构是：内侧纵束嘴侧间质核（riMLF）、Cajal 间质核（INC）、后联合核和后联合。
- 旁正中 riMLF 结构中包含与垂直扫视有关的爆发神经元。
- riMLF 通过上转眼外肌完成向上扫视（支配上直肌亚核和下斜肌亚核），通过下转眼外肌完成向下扫视（支配下直肌亚核和滑车神经核）。

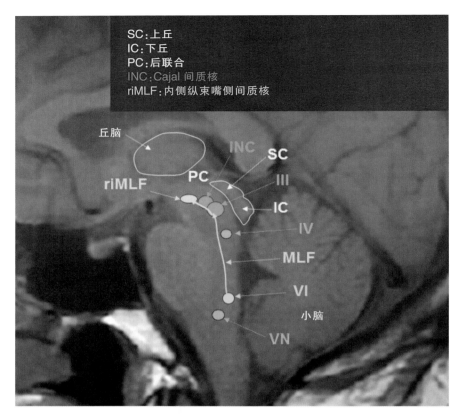

SC:上丘
IC:下丘
PC:后联合
INC:Cajal 间质核
riMLF:内侧纵束嘴侧间质核

图 13.122　共轭性垂直凝视通路解剖图示(后颅窝矢状位)。VN,前庭神经核;Ⅳ,滑车神经核;Ⅵ,展神经核;Ⅲ,动眼神经核。

• INC 是垂直凝视和扭转的神经整合器(整合来源于 riMLF 扫视爆发神经元、前庭神经核经 MLF 传入的前庭信息以及平稳跟踪下行纤维的信息)。

• 有些神经纤维在顶盖前区经后联合交叉至对侧。

涉及垂直眼球运动的神经通路目前仍不是完全清楚,因此,在这些简明解剖图谱中仅涉及临床相关的传导通路。

涉及眼球向上运动的神经通路如下(图 13.123a):

• riMLF(以及后联合核)内发出的神经元,其中包括垂直扫视爆发神经元,向同侧动眼神经核复合体投射,部分交叉到对侧动眼神经核复合体,支配双侧上直肌、下斜肌亚核。

• 由眼球垂直凝视整合中枢 INC 发出的神经纤维,在后联合交叉至对侧动眼神经核复合体和上直肌、下斜肌亚核。

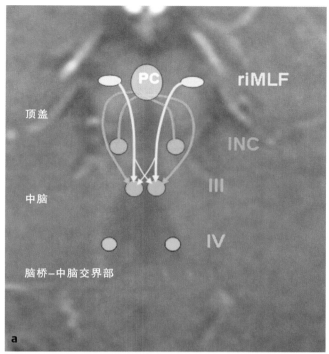

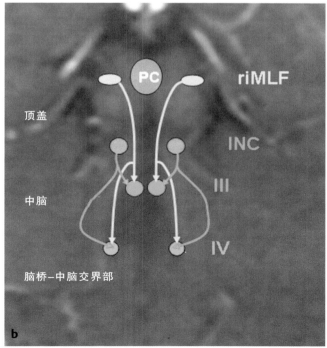

图 13.123 （a）与眼球向上运动相关的主要神经通路（冠状位）。（b）与眼球向下运动相关的主要神经通路（冠状位）。INC，Cajal 间质核；riMLF，内侧纵束嘴侧间质核；Ⅲ，动眼神经核；Ⅳ，滑车神经核；PC，后联合。

涉及眼球向下运动的神经通路如下(图 13.123b):

• 为完成眼球向下运动,每一侧的 riMLF 发出纤维至同侧下直肌亚核和滑车神经核(支配对侧上斜肌)。

• INC 发出神经纤维支配同侧下直肌亚核及滑车神经核。

垂直眼球运动异常

向上凝视麻痹

中脑背侧综合征(图 13.124 和图 13.125)(Parinaud 综合征或顶盖综合征)包括:

• 核上性垂直上视麻痹

• 上视时会聚退缩性眼球震颤

• 眼睑退缩(Collier 征)

• 瞳孔光–近反射分离

可能伴以下情况:

• 假性展神经麻痹(丘脑性内斜视)

• 会聚不足

• 调节不足

• 扭转偏斜

• 动眼神经麻痹

• 核间性眼肌麻痹

• 跷跷板眼球震颤(See-Saw 眼球震颤)

后联合病变(包括后联合核病变)可导致眼球上视受限。向上凝视的会聚退缩性眼球震颤本质上可能是不同步的会聚性扫视动作。

病变也可累及顶盖前区进入埃–魏核的神经纤维,但在腹侧走行负责近反射(调节反射)的神经纤维相对不受累,导致瞳孔光–近反射分离(图 13.126)。

重要提示

梗阻性脑积水是导致中脑背侧综合征的常见病因,垂直凝视障碍的患者应接受紧急神经影像学检查(图 13.127)。

丘脑出血的典型表现为突发头痛和对侧痛觉减退。可伴偏瘫(内囊)和偏盲(视束)。大量脑出血可导致垂直和水平眼球偏斜(图 13.128)。

向下凝视麻痹

与孤立性向上凝视麻痹和上、下同时凝视麻痹相比,中脑病变导致的孤立性

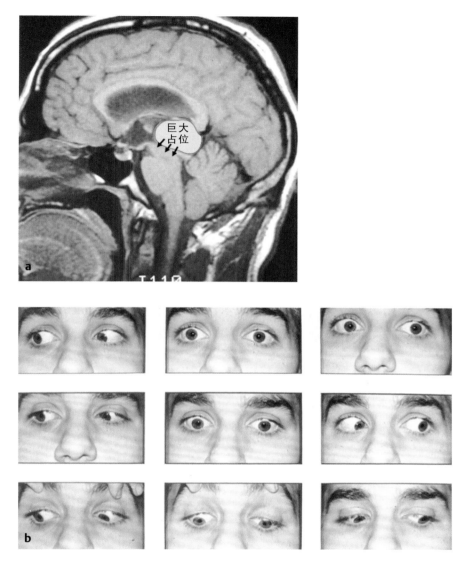

图 13.124　(a)脑部矢状位 MRI T1 图像,后联合占位(箭头),导致梗阻性脑积水。(b)后联合受压导致与向上凝视相关的神经纤维损害,引起向上凝视麻痹(Parinaud 或中脑背侧综合征)。患者做双眼上视动作时,眼睑退缩(Collier 征)且会聚退缩性眼球震颤,伴瞳孔光-近反射分离。

向下凝视麻痹相对少见(图 13.125 和图 13.129)。

- 一侧 riMLF 或其下行纤维病变, 对向下扫视运动的影响要比向上扫视运动明显(因为负责向上凝视的动眼神经亚核接受双侧 riMLF 的传出信息,而负责向下凝视的动眼神经亚核仅接受同侧 riMLF 的传出信息)。

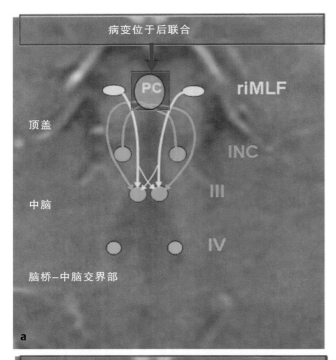

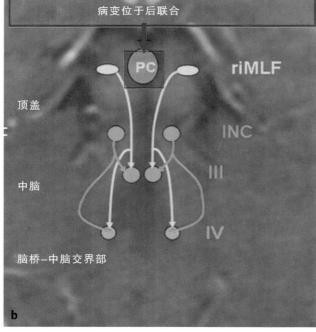

图 13.125　后联合(及后联合核)病变导致眼球向上运动受限(a),但眼球向下运动完整(b)。riMLF,内侧纵束嘴侧间质核;INC,Cajal 间质核;Ⅲ,动眼神经核;Ⅳ,滑车神经核。

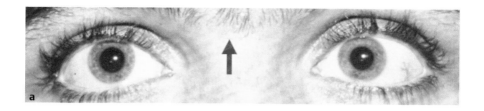

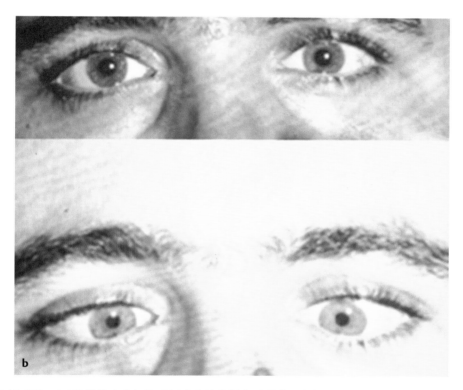

图 13.126 (a)松果体生殖细胞瘤压迫中脑背侧和后联合,导致双眼选择性向上凝视麻痹,而向下凝视和水平凝视功能正常。(b)中脑背侧综合征导致的瞳孔光-近反射分离,双侧瞳孔轻度散大,对光反射消失(上图),近视时瞳孔收缩(下图)。

- 一侧 riMLF 损害可导致同侧眼扭转障碍, 导致快相向病灶对侧的扭转眼球震颤。
- 双侧 riMLF 或其下行纤维损害可导致更严重的垂直凝视障碍, 向下扫视比向上扫视更受影响,也可为完全性垂直凝视麻痹。
- 双侧病变也很常见,如基底动脉顶端(供应双侧 riMLF 的一个动脉分支)发出的旁中央动脉(Percheron 动脉)受累导致的小梗死灶(图 13.129 和图 13.130)。

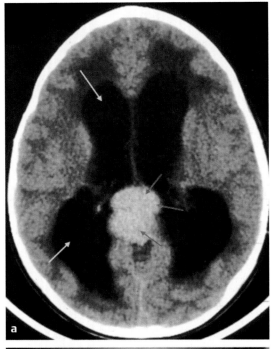

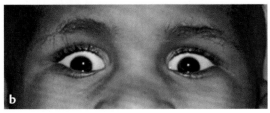

图 13.127 (a)脑部水平位 CT 增强扫描可见松果体占位(红色箭头),压迫后联合,导致梗阻性脑积水(黄色箭头)。(b)中脑背侧综合征伴双侧眼睑退缩(Collier 征),双眼位下沉,向上凝视麻痹。患者试图上视时可见会聚退缩性眼球震颤。

向下凝视麻痹的病因

- 中脑上部、顶盖前区和后联合病变
  - 梗死(旁正中、丘脑、基底动脉尖综合征)
  - 出血(中脑上部、丘脑)(高血压、血管畸形)
  - 梗阻性脑积水
  - 松果体肿瘤
    ——生殖细胞瘤、松果体母细胞瘤、松果体囊肿、顶盖胶质瘤
  - 基底节脓肿
  - 多发性硬化
- 进行性核上性麻痹

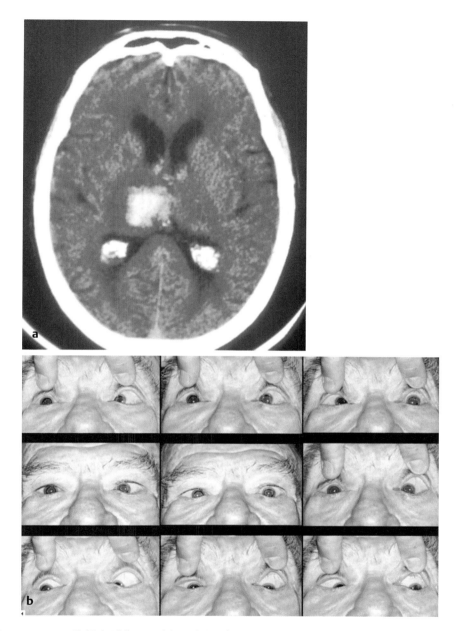

图 13.128 (a)脑部水平位 CT 平扫,可见双侧丘脑出血导致的高密度改变(右侧丘脑更明显)。(b)双眼外展受限(丘脑性内斜视),双眼向下偏斜,完全性向上凝视麻痹(瞳孔为药物性散大)。

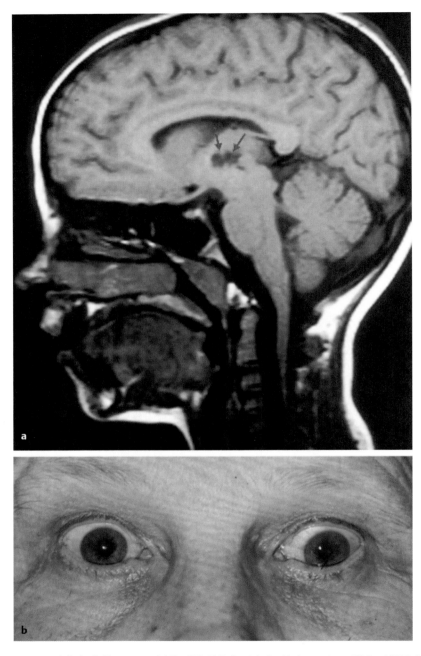

图 13.129   (a)脑部矢状位 MRI T1 图像可见顶盖前区病变(箭头)。(b)双眼向下凝视麻痹,无法向下凝视,向上扫视运动变慢,伴眼睑退缩(Collier 征)。

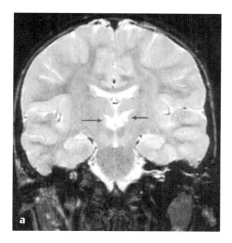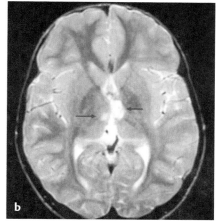

图 13.130　(a)脑部冠状位 MRI T2 图像,提示双侧旁正中梗死(箭头)。患者无法下视。(b)脑部水平位 MRI T2 图像,双侧旁正中梗死(箭头)。

- 亨廷顿病
- Whipple 病
- 韦尼克脑病
- Niemann–Pick 病
- Gaucher 病
- Tay–Sachs 病
- Wilson 病
- 副肿瘤综合征

　　一些老年患者的向上凝视功能常会有不同程度的受限,目前认为这是正常现象。

扭转偏斜(Skew deviation)和眼倾斜反应(OTR)

　　扭转偏斜(图 13.131)包括如下内容:

- 垂直性眼位分离,通常由急性脑干病变导致。
- 患者主诉垂直复视,有时伴有旋转成分。
- 通常伴其他神经系统症状。
- 扭转偏斜的上斜视可以是共同性的(眼位分离程度在所有眼位相同),也可是非共同性的(眼位分离程度在各个眼位不同)。如果是非共同性的,有时很难与动眼神经麻痹或滑车神经麻痹相鉴别。

　　眼倾斜反应(OTR)(图 13.132)由以下症状组成:

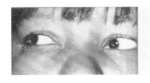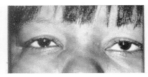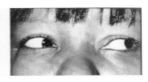

图 13.131　颅内压增高患者交替性扭转偏斜。右侧凝视时右眼上斜视,左侧凝视时左眼上斜视。

- 扭转偏斜。
- 眼球扭转(双眼朝向下斜视眼旋转)(眼底检查很容易发现眼球旋转:视盘和黄斑中心凹的连线倾斜旋转)。
- 头向一侧倾斜(朝向下斜视眼)。
- 多见于脑桥延髓交界或丘脑–中脑旁正中病变。
- 由椭圆囊传导通路病变导致,该传导通路起始于前庭感受器,终止于脑干嘴侧的 INC。
- OTR 见于
  - 病变同侧:外周病变、脑桥延髓病变。
  - 病变对侧:脑桥中脑病变。

扭转偏斜和眼倾斜反应是由于耳石–眼球传导受损导致的, 见于前庭神经、脑干或小脑病变。

导致扭转偏斜和眼倾斜反应的典型病因如下:
- 急性前庭周围性病变
  - 前庭感受器或前庭神经病变
  - Tullio 现象(外淋巴所致的由声音诱发的前庭症状)
  - 由听骨链瘘或畸形导致
- 前庭神经核病变(如延髓外侧综合征)
- 小脑病变
- 内侧纵束(MLF)病变
- 中脑和 INC 病变
- 颅内压升高

扫视运动控制通路

眼球扫视运动(快速共轭性眼球注视运动)起始于大脑额顶叶眼区。
- 水平扫视通路是双侧交叉的。大脑额顶叶眼区发出的神经纤维经上丘下行至脑干, 在中脑–脑桥交界处向对侧交叉, 并在对侧脑桥旁正中网状结构

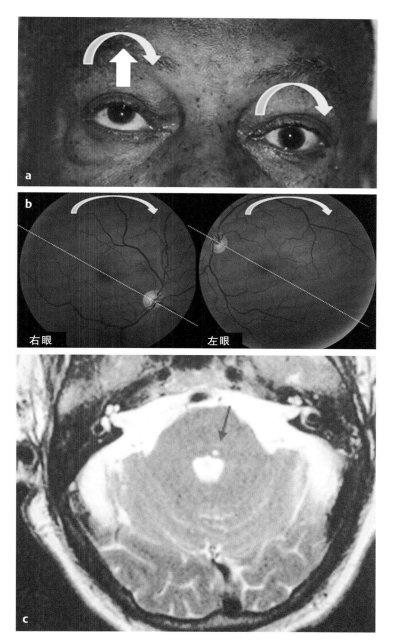

图 13.132 (a)眼倾斜反应。右眼上斜视,左眼下斜视,头、双眼均向左侧倾斜、旋转。(b)眼底检查可见视盘与黄斑中心凹连线并不是正常的水平状态,而是朝向左侧下斜视眼旋转。(c)脑桥小病灶(箭头)。

(PPRF)形成突触。

- PPRF 神经纤维投射至同侧展神经核,展神经核的运动神经元发出神经纤维支配同侧外直肌,展神经核的核间神经元发出神经纤维交叉至对侧 MLF,上行至动眼神经核内直肌亚核。
- MLF 联系展神经核和对侧动眼神经核的核间神经元,负责共轭性水平凝视运动。
- 每一侧大脑额眼区可产生双眼向对侧的共轭水平凝视运动。
- 负责垂直扫视运动的脑干通路包括 riMLF、后联合、后联合核和 INC。

慢扫视

慢扫视的鉴别诊断如下:

- 脑桥和小脑病变
  - 脊髓小脑性共济失调
  - PPRF 病变
  - 核间性眼肌麻痹
  - 副肿瘤综合征
- 中脑病变
  - 进行性核上性麻痹
  - Whipple 病
- 基底节病变
  - 帕金森综合征
  - 亨廷顿病
  - 克–雅病
- 其他
  - 药物源性(抗癫痫药物、苯二氮䓬类药物)
  - Wilson 病
  - 脂质贮积病

平稳跟踪控制通路

平稳跟踪(跟随运动目标的双眼共轭性视线保持运动)起源于高级皮质,特别是额叶–枕叶–颞叶交界处。

源于额叶–顶叶–颞叶的信息向上丘输入,上丘调节控制眼球的水平和垂直平稳跟踪。

控制水平平稳跟踪的下行纤维直接与同侧展神经核形成突触,并不在 PPRF

形成突触。

在扫视系统中,传导通路在脑干交叉,因此,每侧大脑半球(额眼区和其他中枢)支配双眼向对侧共轭性水平扫视。而在平稳跟踪系统中,每侧大脑半球控制双眼向同侧视空间的共轭性平稳跟踪。

前庭–眼动系统

前庭神经核的信息传入可以帮助平衡眼球在垂直、水平平面的共轭性凝视运动。

- 每一侧的前庭神经核复合体负责维持水平凝视的神经元向两侧展神经核发出神经纤维,但传出信息兴奋对侧展神经核,抑制同侧展神经核。展神经核的运动神经元支配同侧外直肌,而其核间神经元交叉至对侧,在 MLF 内上行至动眼神经核。双侧神经核团同时接受一侧前庭神经核的信息输入,即可产生朝向对侧的共轭性水平凝视。

- 源于前庭神经核的信息输入可经对侧滑车神经核、动眼神经核、INC 和riMLF(部分经 MLF),影响垂直凝视的维持。双眼在垂直面上正常眼位的维持依赖于前庭神经核对以下各个眼动神经亚核信息输入的平衡, 包括: 滑车神经核(支配对侧上斜肌)、上直肌亚核(支配对侧上直肌)、下斜肌和下直肌亚核(支配同侧下斜肌和下直肌)。以上眼动神经亚核的信息输入一旦出现失衡,即可出现扭转偏斜。

13.5.6　其他眼球运动异常

闭锁综合征(Locked–in syndrome)

双侧大病灶(尤其是脑桥横贯性病变)可导致由以下特征构成的特殊神经状态:
- 四肢瘫
- 水平眼球运动丧失
- 言语不能
- 垂直眼球运动保留
- 眨眼正常
- 意识水平正常

患者可通过眨眼和垂直眼球运动进行交流。

神经性眼肌强直

特定眼球运动神经(如动眼神经或展神经)支配的眼外肌在持续偏心注视时

出现强直性痉挛(肌肉兴奋性增高)。

患者通常主诉发作性复视,多持续数秒或数分钟,通常发生于向某一特定方向注视数秒后。有些患者感觉到似乎眼球在眶内被牵拉。发作间期检查通常正常。

本病罕见,典型患者多为眼球运动神经被放射性治疗(垂体瘤或颅底肿瘤)累及数月、数年后。卡马西平可能有效。

高度近视的眼球运动障碍

高度轴性近视(眼轴增长)的成年人可进展为内斜视、外展受限或垂直眼位不正。

可能的原因如下:

- 眼球过于瘦长(影响眼球在眶内的运动)。
- 眼球重量增加。
- 外直肌(或其肌腱)异常。
- 眶内结缔组织缺陷。
- 眼外肌附着点异常。

眼部手术后复视

眼部手术后的很多情况可以导致复视。

- 屈光手术、白内障手术以及视网膜手术导致的单眼复视很常见,可能原因如下:
  - 角膜不规则。
  - 切口导致的散光。
  - 偏心、倾斜的球内晶状体。
  - 晶状体破碎。
  - 后囊问题(折叠、破裂、透明度下降)。
  - 偏心性瞳孔。
  - 虹膜切除术导致的多瞳孔。
- 双眼复视提示眼位不正,可见于以下情况:
  - 融合功能破坏。
    - 屈光参差。
    - 手术相关的瞳孔改变。
    - 双眼光敏感度不同。
    - 白内障导致的一只眼视力长期低下。
    - 知觉性外斜视。

○ 眼球内晶状体偏心或倾斜佩戴诱导棱镜。

○ 局部麻醉(眶周或球后阻滞)导致的眼外肌损伤。

○ 斜视患者视力改善(患者视力改善后出现复视)。

○ 巩膜外加压术导致的眼球运动障碍(视网膜脱离的修补术)。

○ 外直肌缰状缝合术。

眼部手术后的孤立性上睑下垂很常见，通常与术中应用的眼部窥器对提上睑肌的损伤有关。

13.6　双眼复视的评估：实践技巧

13.6.1　复视的评估

● 是单眼复视还是双眼复视?

● 若为单眼复视,将患者转诊至眼科即可。

● 若为双眼复视:

○ 水平性还是垂直性?

○ 在哪种情况下加重,看近处还是看远处?

○ 在哪一个凝视方向复视最明显?

> **重要提示**
>
> 内斜视患者(如外展受限)在看远处时复视加重(患者看近处时会聚正常)。外斜视患者(如内收受限)在看近处时复视加重(患者看远处时双眼分散正常)。向麻痹肌肉侧凝视时复视加重。

例如,右侧展神经麻痹的患者可有如下主诉(图 13.133)：

● 双眼复视。

● 水平性复视。

● 看远处时复视更明显(看远处时,双眼需要做分散动作)。

● 右侧凝视时复视更明显。

例如,除非检查者提起患者下垂的上睑,眼球运动障碍伴完全性上睑下垂的患者可能并不会主诉复视(图 13.134)。

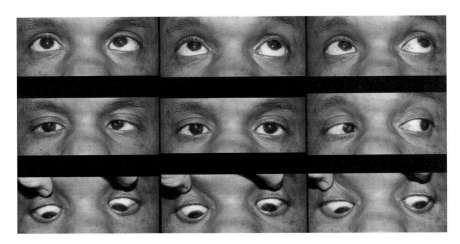

图 13.133　继发于右侧展神经麻痹的右眼外展受限。

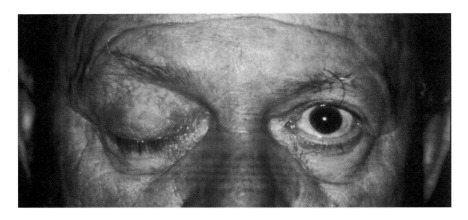

图 13.134　右侧动眼神经麻痹,伴右侧完全性上睑下垂。

13.6.2　复视患者的进一步评估

- 是否有头位倾斜或转头(在垂直复视中很重要)?
- 回顾患者的老照片,观察有无头位倾斜、转头或斜视。

患者和家属通常不会意识到头位倾斜,回顾老照片是检查是否存在长期头位倾斜的好方法。

例如,垂直性双眼复视的患者,假如长期存在头位倾斜,高度提示代偿性先天性滑车神经麻痹(患者头部向健侧倾斜,从而代偿改善复视)(图 13.135)。

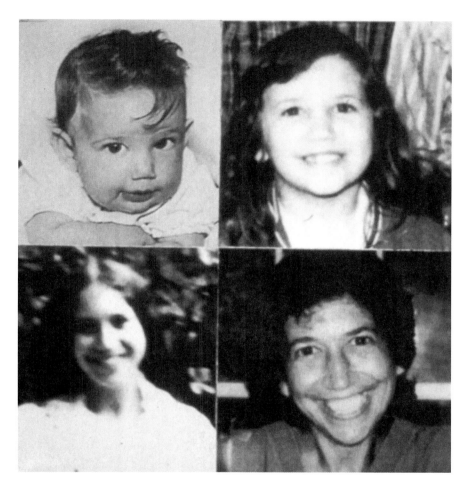

图 13.135 先天性左侧滑车神经麻痹患者,头部长期代偿性向右倾斜。注意,患者在 6 个月大时,左侧下斜肌功能相对亢进(左上图)。

重要提示

患者经常通过转脸或歪头来代偿复视(出现斜颈现象)。这在儿童时期更为明显。故伴有斜颈的儿童应进行眼球运动评估。

13.6.3 观察患者

如果存在明显的眼眶问题,如红眼或突眼,会降低神经系统评估的必要性。

　　例如,如果主诉复视的患者伴有明显的眼眶综合征(突眼、眶周水肿、眶周充血、视力下降),提示病变位于眼眶,复视通常继发于眼外肌功能障碍(图13.136)。

13.6.4 视力、瞳孔和眼底同样需要仔细评估

- 视力下降提示眼眶或眶尖病变(海绵窦病变不会累及视力和视野)。
- 视力正常的双侧视盘水肿伴展神经麻痹,提示颅内压增高。
- 仔细检查瞳孔在动眼神经功能的评估中非常重要。
- 展神经麻痹侧的霍纳综合征提示病变位于海绵窦。

　　例如,颅内压升高是导致单侧或双侧展神经麻痹的典型病因之一,患者除了双眼水平复视外,可伴头痛。

　　所有主诉复视的患者均应进行仔细的眼底检查,外展受限伴视盘水肿,提示颅内压升高(图13.137)。

　　例如,展神经和交感神经在解剖走行上唯一接近的部位在海绵窦,因此,海绵窦病变可导致展神经麻痹伴同侧霍纳综合征。

　　颈内动脉海绵窦段病变(如动脉瘤)常见以上改变(图13.138)。

　　例如,如果病变直接累及眼外肌(病变位于眼外肌)或神经肌肉接头(重症肌无力),瞳孔通常正常。

　　动眼神经病变可导致瞳孔散大和对光反射迟钝。因此,如果发现光亮处更明

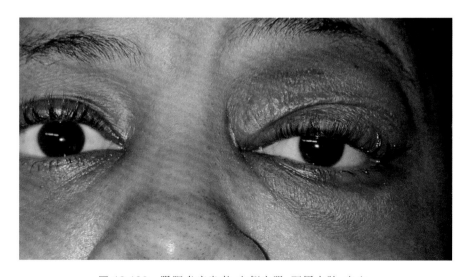

图 13.136　眼眶炎症患者,左侧突眼、眶周水肿、充血。

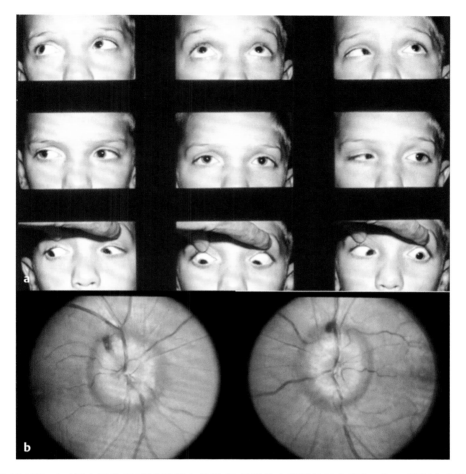

图 13.137　(a)颅内压升高(颅内静脉血栓形成)导致的左侧展神经麻痹伴。(b)双侧视盘水肿。

显的双侧瞳孔不等大、上睑下垂和眼球运动障碍侧瞳孔散大,要高度怀疑动眼神经麻痹(图 13.139)。

重要提示

　　累及瞳孔的动眼神经麻痹需要接受急诊评估,最常见的两个病因是颅内动脉瘤和垂体卒中。

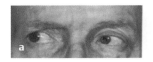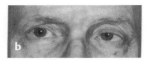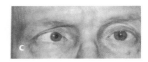

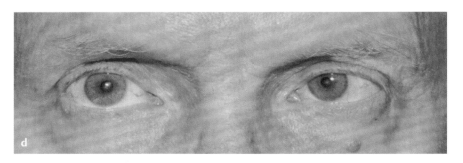

图 13.138 （a~c）左侧颈动脉海绵窦段动脉瘤，导致左侧外展受限伴同侧霍纳综合征（轻度左侧上睑下垂和瞳孔不等大，伴暗室内左侧瞳孔较右侧缩小）。（d）第一眼位，左侧内斜视伴左侧霍纳综合征。

> **重要提示**
>
> 　　双眼复视的评估中最重要的一步是病变的定位诊断。孤立性外展受限的患者并不一定是展神经麻痹。孤立性外直肌麻痹可能是肌肉本身的病变、神经肌肉接头病变（重症肌无力）或脑神经病变（展神经麻痹）。伴随症状和体征有助于病变的定位诊断。

13.7 特定的综合征

　　一些伴随神经系统症状和体征的复视，提示病变位于脑干。

　　鉴于这些综合征有明确的定位价值，应熟悉这些特定的综合征（表 13.6）。

13.8 复视的治疗

　　很多患者会发现闭上一只眼后双眼复视会消失，因此会用眼罩盖住一只眼。直到复视自发缓解或选择其他治疗方法前，这是一个可接受的临时改善复视的方法。

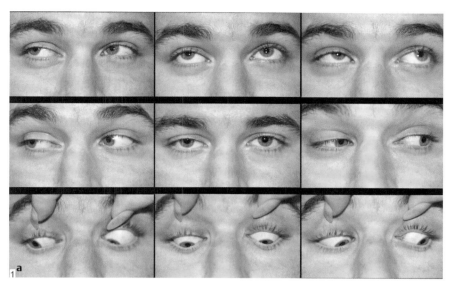

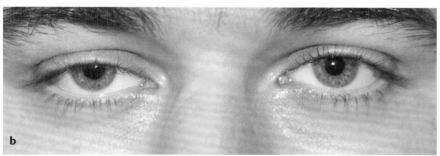

图 13.139 (a)右侧后交通动脉瘤所致的右侧动眼神经不全麻痹。(b)患者出现右眼轻度上睑下垂和上视受限,出现上视时双眼垂直复视。右侧瞳孔更大见光反射迟钝。

很多简单的常识性方法可改善复视患者的视功能。

例如,如果患者只在下视时有复视,那么避免下视可能是最好的方法。可建议患者采用单眼镜片矫正远视,而不是双眼眼镜或渐变眼镜(这些镜片需要患者阅读时下视);也可建议患者将书立在桌子或书(或曲谱)上,坐着阅读,而不是在床上卧位阅读。

13.8.1 遮盖

任何形式的遮盖均有效,不粘的、可移除的遮盖更舒服一些。

很多患者喜欢在一只眼的镜片(普通眼镜或太阳镜)上粘贴半透明胶带,一

表 13.6　特定的综合征

临床综合征	病变部位
水平凝视麻痹伴同侧面瘫	脑桥(展神经核)
展神经麻痹伴对侧偏瘫(Raymond 综合征)	脑桥(展神经束和皮质脊髓束)
展神经麻痹伴同侧面神经麻痹和对侧偏瘫(Millard–Gubler 综合征)	脑桥(展神经束、面神经束和皮质脊髓束)
展神经麻痹伴同侧面神经麻痹、耳聋、面部感觉减退、Horner、对侧痛温觉减退(Foville 综合征)	脑桥(展神经束或核,同侧面神经束或核;听神经、三叉神经下行纤维、小脑脚、脊髓丘脑束)
展神经麻痹伴同侧霍纳综合征	海绵窦
眼球震颤、扭转偏斜、头倾斜反应、眩晕、侧冲、同侧霍纳综合征、小脑综合征、面部感觉减退、舌咽迷走神经麻痹、对侧痛温觉减退(Wallenberg 综合征)	延髓外侧 (三叉神经下行纤维、小脑脚、脊髓丘脑束、舌咽迷走神经、交感通路、前庭神经核)
滑车神经麻痹伴对侧霍纳综合征	中脑–脑桥交界处(霍纳综合征一侧的滑车神经核)
动眼神经麻痹伴对侧上睑下垂、对侧上直肌麻痹	中脑(动眼神经核)
动眼神经麻痹伴对侧偏瘫(Weber 综合征)	中脑腹侧(动眼神经束和大脑脚)
动眼神经麻痹伴同侧小脑性共济失调(Nothnagel 综合征)	中脑(动眼神经束和小脑上脚)
动眼神经麻痹伴对侧震颤(Benedikt 综合征)	中脑(动眼神经束和红核)
动眼神经麻痹伴对侧共济失调、震颤(Claude 综合征)	
动眼神经麻痹伴垂直凝视麻痹、眼睑退缩、扭转偏斜和会聚性眼球震颤	中脑背侧(基底动脉尖综合征)
动眼神经麻痹伴意识水平下降	小脑幕钩回疝

方面可以改善复视,另一方面不影响患者运动时的周边视力(图 13.140)。

　　成年患者即使长期遮盖一只眼也不会对视力有影响,因此并不需要交替遮盖,患者可以选择任意一只眼进行遮盖(通常倾向于遮盖非主视眼或视力较差的眼)。

　　对于低龄(<10 岁)患儿,长期遮盖可能会导致弱视,因此,建议这些患者交替遮盖双眼。

　　对于以下患者而言,遮盖是解决复视的最好应急方法,包括虚弱患者、住院患者、康复训练的患者以及跌倒风险高的高龄患者。

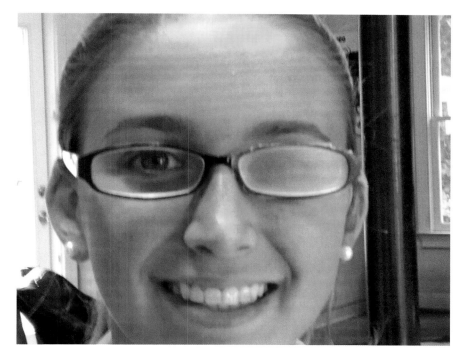

图 13.140　在一个镜片上粘贴半透明胶带抑制复视。

13.8.2　棱镜

复视可以通过在一只眼前佩戴一定度数的棱镜进行矫正(棱镜度数为利用棱镜检查出来的双眼分离的度数)。

对于眼位分离并不是很大(<20°或 30°)且症状稳定的患者而言,棱镜是非常有效的矫正复视的方法(棱镜不适合重症肌无力的患者,因为患者的复视是波动变化的)。

棱镜既可以选择临时性的(Fresnel 棱镜是质软的塑料薄片,易于在患者眼镜上粘贴和揭下),也可选择永久性的(具有一定棱镜度数的镜片)。永久性的棱镜价格较贵,只有在患者的复视持续稳定数月后才建议配置。

但棱镜并不完美, 因为棱镜只能在一个凝视方向上矫正非共同性复视,而且会导致视力下降和变形,有些存在行走困难和平衡障碍的高龄患者可能无法耐受。

13.8.3 斜视矫正手术

单条或多条眼外肌手术是最终解决眼位不正的有效方法。一般只对病情稳定(对于外伤导致的复视,一般建议在至少 6 个月后进行斜视矫正手术)且眼位偏斜程度较重的患者进行手术治疗。单条眼外肌的矫正手术成功率非常高,如展神经麻痹或上斜肌麻痹,而动眼神经麻痹后的眼位不正矫正手术难度非常大。

13.8.4 肉毒毒素治疗

眼外肌注射肉毒毒素可使眼外肌短暂麻痹(数周)。对于一些外直肌麻痹导致的严重眼位偏斜,可采用本方法在短时间内将眼位矫正至正常(一些外伤性展神经麻痹的患者,导致患眼向鼻侧严重偏斜,可进行患侧内直肌肉毒毒素注射,从而减弱内直肌力量,使得眼位在数周内保持正常,而患者的病情有可能在这一段时间恢复至正常)。

(傅涛 崔世磊 译   江汉秋 校)

微信扫码,添加本书
智能阅读助手

帮助您提高本书阅读效率

第**14**章

眼眶综合征

眼眶疾病常出现眼球突出、眶周水肿、视力下降和复视等症状。

14.1 眼眶的临床解剖

眼眶病变可以累及眼眶部所有解剖结构(图 14.1)。眼眶是一个被骨骼包绕的封闭空间,所以任何眼眶疾病都可能导致眼球突出(突眼症)。

14.2 急性或亚急性眼眶综合征的病因

急性眼眶综合征大多为血管性或炎性病变所致,而亚急性眼眶综合征大多继发于肿瘤。

血管性病变:

- 颈动脉海绵窦瘘
- 海绵窦血栓形成
- 眼上静脉血栓形成
- 眼眶静脉曲张
- 眼眶动静脉畸形

炎性病变:

- 感染性病变
  - 细菌性蜂窝织炎
  - 真菌性感染
  - 眼眶结核
- 非感染性病变
  - 甲状腺相关性眼眶病

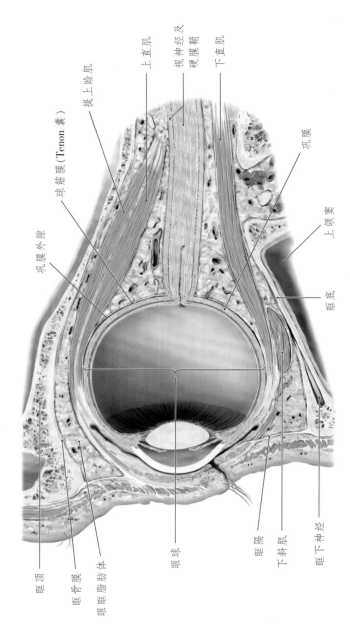

图 14.1　眼眶解剖示意图（眼球和视神经管的矢状位）。(From Schuenke M, Schulte E, Schumacher U, Ross LM, Lamperti ED, Voll M. THIEME Atlas of Anatomy, Head and Neuroanatomy. Stuttgart, Germany: Thieme; 2007. Illustration by Karl Wesker.)

○ 特发性眼眶炎（眼眶炎性假瘤）

○ IgG4 相关性疾病

○ 结节病

○ 韦格纳肉芽肿

　　　　○ 巨细胞动脉炎

　　　　○ 结节性多动脉炎

肿瘤性疾病(以下仅列出每个年龄段最常见的肿瘤,按发病率降序排列)。

- 原发性肿瘤
  - 成人
    - 海绵状血管瘤
    - 淋巴管瘤
    - 神经鞘瘤
    - 淋巴瘤
    - 视神经鞘脑膜瘤
  - 儿童
    - 横纹肌肉瘤
    - 淋巴管瘤
    - 毛细血管瘤
    - 视神经胶质瘤
    - 囊肿,包括黏液囊肿
- 继发性肿瘤或肿瘤浸润
  - 鼻窦肿瘤
  - 脑部肿瘤
  - 皮肤肿瘤的外周神经浸润
- 肿瘤代谢性因素
  - 成人
    - 乳腺癌
    - 支气管肺癌
    - 前列腺癌
  - 儿童
    - 神经母细胞瘤
    - 白血病

外伤

- 眶壁骨折

- 球后血肿

　　临床检查有助于进一步鉴别眼眶综合征的可能病因, 其中影像学检查是明确诊断必不可少的。如果影像学检查未能提供可靠的诊断依据,通常可进一步行组织活检,以最终明确病因。

14.3 眼眶综合征的临床特点

以下症状和体征提示眼眶综合征的可能:
- 眼球突出(突眼症)
- 眼睑位置异常
  - 眼睑退缩
  - 上睑下垂
- 眼球位置偏移
- 眼球震颤或眶部血管杂音
- 视力下降
  - 以下病因的视神经病变
    - 压迫
    - 浸润
    - 缺血
    - 眼压升高
  - 静脉瘀血导致
    - 视网膜出血
    - 黄斑水肿
    - 浆液性视网膜脱离
- 复视
  - 眼外肌活动受限
    - 静脉充血导致的肌肉肿胀
    - 占位效应导致的机械性受限
  - 脑神经病变(继发性缺血性病变或直接压迫性病变)
- 眼球内陷(罕见,继发于瘢痕挛缩或眶壁骨质破坏)

14.3.1 眼球突出的病因

眶内空间被病变占据导致突眼。
- 甲状腺眼病
- 眼眶肿瘤
- 眼眶炎性假瘤

- 眼眶感染(蜂窝织炎)
- 眼眶血管畸形
  - 动静脉畸形
  - 眼眶静脉曲张
- 眼眶静脉瘀血
  - 海绵窦瘘
  - 海绵窦血栓形成
  - 眼上静脉血栓形成
  - 眼眶出血
- 眼眶骨质畸形
  - 骨纤维发育不良
  - 蝶骨翼发育不全
- 眼眶外伤
- 假性突眼
  - 高度近视
  - 种族(常见于黑色人种)

重要提示

单侧或双侧眼球突出最常见的病因是甲状腺眼病(图 14.2)。

眼眶肿瘤引起的眼球突出常伴有眼球位置偏移(图 14.3)。

眼眶部的乳腺癌转移瘤，特征性地伴有脂肪组织萎缩，从而导致眼球内陷,而不是眼球突出(突眼症)(图 14.4)。

14.4 眼眶综合征患者的临床评估

因眼眶综合征有导致视功能损害的风险,对于疑似眼眶综合征的患者,应对其病情做出快速评估。

- 临床信息
  - 症状为单侧还是双侧。
  - 起病速度和症状持续时间。
  - 外伤史。
  - 疼痛。

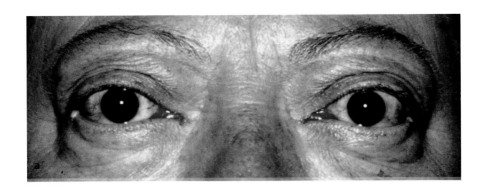

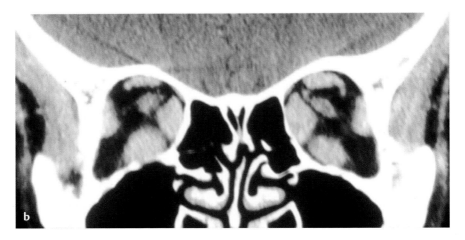

图 14.2　(a)甲状腺眼病,引起双侧眼球突出伴眶周水肿。(b)冠状位眼眶 CT 图像显示双侧眼外肌增粗。

　　○ 预后
　　　–视力下降。
　　　–眼压升高。
　　• 眼眶影像学检查
　　　○ 眼眶 CT 增强扫描。
　　　○ 眼眶 MRI,包括脂肪抑制序列及增强扫描。
　　　○ 眼眶超声检查(检测增粗的眼外肌和眼上静脉)。
　　• 必要时行病灶活检。
　　对于临床疑似眼眶综合征的病例,应优先选择眼眶的影像学检查(CT 增强或 MRI 增强扫描),以明确诊断。而脑部的影像学检查常漏诊眼眶部病变。
　　对眼眶病变进行活检通常是必要的。

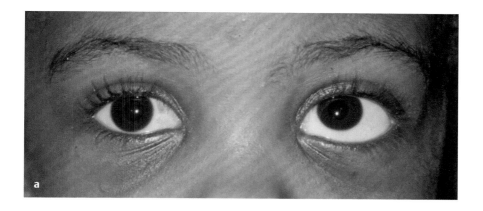

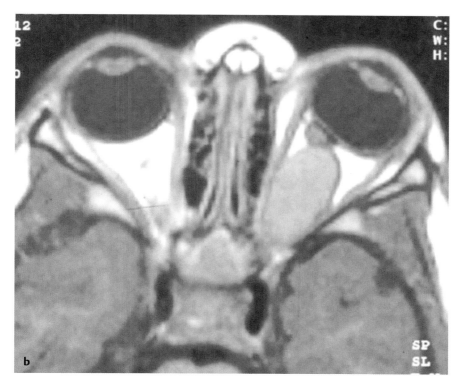

图 14.3　(a)左侧眼球突出。左眼球被推向上内方。(b)轴位眼眶 MRI 平扫显示左侧视神经胶质瘤。

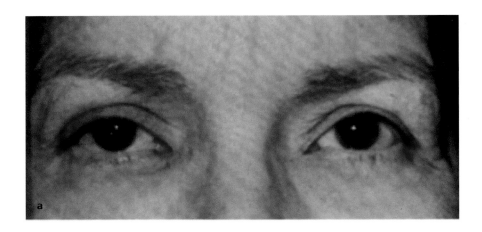

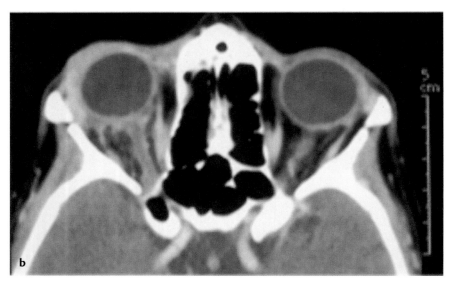

图 14.4　(a)右侧眼眶乳腺癌转移瘤,引起右侧眼球内陷伴视力下降、眼外肌麻痹以及疼痛。(b)轴位眼眶 CT 增强扫描显示右侧眼眶强化,无眼球突出。

（马中华 译　彭静婷 校）

第 **15** 章

海绵窦和眼眶的血管疾病

海绵窦和眼眶的血管疾病是神经眼科的常见病，包括海绵窦动脉瘤、颈动脉-海绵窦瘘、海绵窦血栓形成以及眼眶静脉疾病。

15.1 眼眶及海绵窦的血管引流

每一侧海绵窦内都包含引流眼眶部静脉和一些颅内静脉的静脉丛（图15.1）。颈内动脉也穿经海绵窦。故血管病变是海绵窦综合征和眼眶综合征的常见病因。

眼眶静脉主要包括眼上静脉和眼下静脉。海绵窦前部与眼上静脉和眼下静脉相连，其后部与岩上窦和岩下窦相连（图15.2）。面静脉和眼眶静脉之间存在很多血管交通，因此，面部感染常引起眼眶蜂窝织炎，偶可导致海绵窦血栓形成。静脉回流障碍可导致眼眶瘀血，临床表现类似眼眶综合征。

15.2 颈动脉-海绵窦动脉瘤

颈内动脉动脉瘤可发生在海绵窦内（图15.3和图15.4），患者常无任何临床症状，但随着病情进展，可出现复视（眼运动神经受压）以及同侧面部疼痛（三叉神经受压）。

也可出现同侧的第三神经元霍纳综合征，通常无视功能损害。

15.3 颈动脉-海绵窦瘘

颈动脉-海绵窦瘘（CCF）是一种颈动脉与海绵窦静脉丛之间的异常血管交通（图15.5）。由于动脉血流入海绵窦，窦内压力升高，导致海绵窦引流的静脉回流

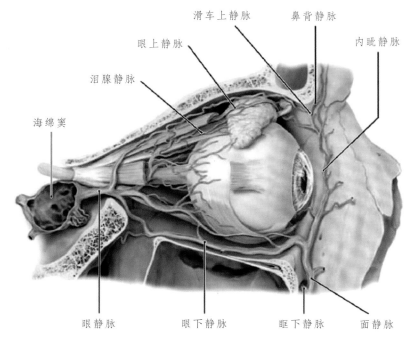

滑车上静脉　鼻背静脉

眼上静脉　　　　　　　　　内眦静脉

泪腺静脉

海绵窦

眼静脉　　　眼下静脉　　　眶下静脉　　　面静脉

图 15.1　眼眶侧面观，显示眼眶的静脉回流。(From Schuenke M，Schulte E，Schumacher U，Ross LM，Lamperti ED，Voll M. THIEME Atlas of Anatomy，Head and Neuroanatomy. Stuttgart，Germany：Thieme；2007. Illustration by Karl Wesker.)

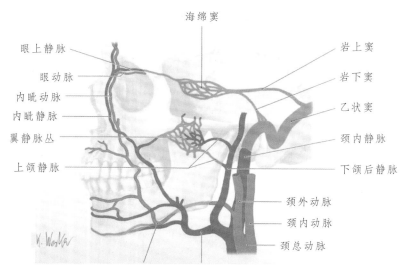

海绵窦

眼上静脉　　　　　　　　　　　　岩上窦

眼动脉　　　　　　　　　　　　　岩下窦

内眦动脉　　　　　　　　　　　　乙状窦

内眦静脉

翼静脉丛　　　　　　　　　　　　颈内静脉

上颌静脉　　　　　　　　　　　　下颌后静脉

　　　　　　　　　　　　　　　　颈外动脉

　　　　　　　　　　　　　　　　颈内动脉

　　　　　　　　　　　　　　　　颈总动脉

图 15.2　临床上重要的面部血管之间的关系图。(From Schuenke M，Schulte E，Schumacher U，Ross LM，Lamperti ED，Voll M. THIEME Atlas of Anatomy，Head and Neuroanatomy. Stuttgart，Germany：Thieme；2007. Illustration by Karl Wesker.)

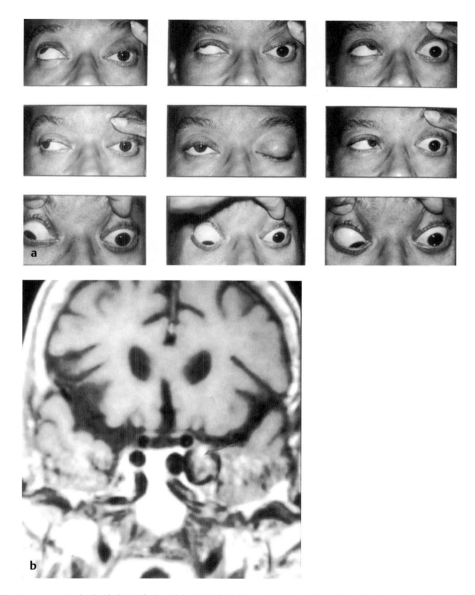

图 15.3　(a)左侧海绵窦动脉瘤,引起左侧完全性上睑下垂和眼外肌麻痹,伴头痛。(b)头部冠状位 MRI T1W 图像。显示左侧海绵窦内一圆形团块影,符合海绵窦内颈内动脉瘤(箭头)的影像学特点。

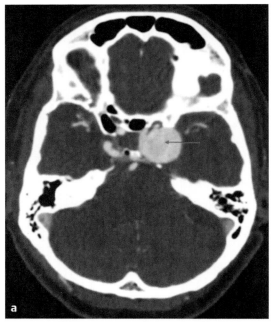

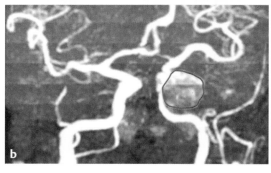

图 15.4　(a)脑血管 CTA 原始图像。显示一左侧海绵窦动脉瘤(箭头)。(b)脑血管 CTA 血管影像重建,显示左侧海绵窦内一较大的颈内动脉瘤(标记)。

受阻,引发静脉瘀血(图 15.6)。

15.3.1　分型

CCF 有 4 种分型方法:

(1)根据病因分型(外伤性、自发性)。

(2)根据血流动力学特点分型(高流型、低流型)。

(3)根据解剖学特点分型(直接型、硬脑膜型)。

(4)根据血管造影表现特点分型:

- A 型瘘为颈内动脉和海绵窦之间的直接型分流。此型占所有 CCF 的 70%~

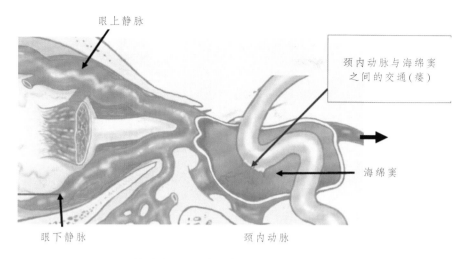

图 15.5　海绵窦和眶后部矢状位观,显示颈动脉海绵窦瘘。

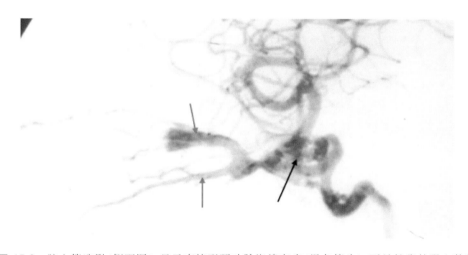

图 15.6　脑血管造影(侧面图),显示直接型颈动脉海绵窦瘘(黑色箭头),可见扩张的眼上静脉和眼下静脉(红色箭头)。

90%,通常为高流型,多发生于外伤后,也可继发于海绵窦内颈动脉瘤破裂、外科手术或血管造影术。因血液分流速度快,此型 CCF 多起病急、症状重、极少自发缓解。

　　● B 型、C 型和 D 型为间接型或经硬脑膜分流型。是小的动脉分支与海绵窦之间的先天性动静脉通道自发开放引起。多见于老年女性患者,或存在高血压、糖尿病、动脉粥样硬化、分娩或胶原血管病的患者。间接型(硬脑膜型)CCF 多隐袭起病,症状较轻。相对于直接型 CCF,间接型 CCF 在病初很可能误诊,且临床症状常可自发缓解。

15.3.2 临床特点

动静脉之间的异常交通,以及动静脉之间的压力差,使受累静脉"动脉化",出现静脉内压力增高,以及血流速度和方向改变等血流动力学变化(图 15.7 至图 15.9)。

当动脉血从海绵窦通过岩上窦、岩下窦向后分流时,患者可不出现眼部症状或体征。

当分流的动脉血向前流入眼上静脉和(或)眼下静脉时,常导致眼部和眶部动静脉瘀血、巩膜静脉压力升高和海绵窦内脑神经缺血,从而引发眼部症状。临床症状通常为单侧且与瘘同侧;少见情况下,由于双侧海绵窦彼此相连,也可出现双侧甚至对侧症状。

CCF 的临床特点如下:

• 结膜血管的动脉化和结膜水肿。是动脉血流入眼眶静脉和结膜静脉的直接结果。

• 眼球突出。因眶内组织充血所致,为 CCF 最常见的早期症状之一,具有高度可变性,常伴眼睑水肿,可引起暴露性角膜病变。

• 眼内压升高。因巩膜静脉压力增高和眶内充血所致,罕见情况下源于慢性

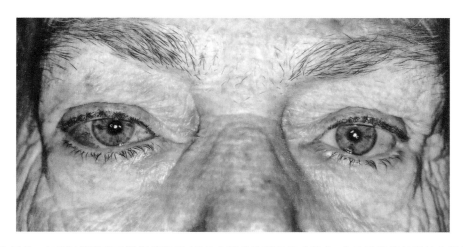

图 15.7 右侧间接型颈动脉海绵窦瘘,引起右眼球结膜静脉动脉化;曾长达数月被误诊为慢性结膜炎。

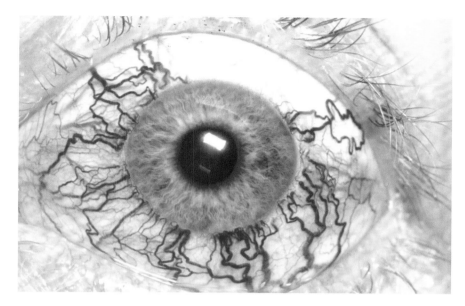

图 15.8 右侧外伤性直接型颈动脉海绵窦瘘,引起左眼球结膜静脉血管动脉化。可见球结膜血管"螺旋形"扩张。

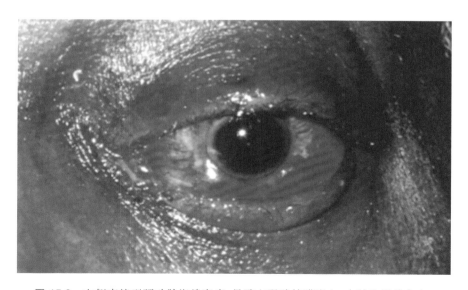

图 15.9 左侧直接型颈动脉海绵窦瘘,导致左眼球结膜出血、水肿和眼球突出。

缺氧引起的新生血管形成或闭角型青光眼。

　　• 颅内血管杂音。可为主观症状,也可为客观体征(将听诊器钟型听筒置于患者颞部或眶部可闻及杂音)。有时不使用听诊器也可闻及杂音。

　　• 眼球运动障碍。是 CCF 的常见症状。眼球运动神经因外伤(直接型 CCF)、颈动脉-海绵窦动脉瘤压迫、瘘本身引起的缺血或压迫等原因而受损,导致眼肌麻痹。展神经因浮动于海绵窦内,最常受累。此外,静脉瘀血、眶内水肿、眼外肌肿胀可导致机械性眼外肌活动受限。

　　直接型 CCF 的眼底表现如下(图 15.10 和图 15.11):

　　• 同侧视盘水肿。

　　• 视网膜静脉扩张。

　　• 视网膜内出血,因静脉瘀血和视网膜血流障碍所致。

　　• 视网膜前或玻璃体内出血(罕见)。

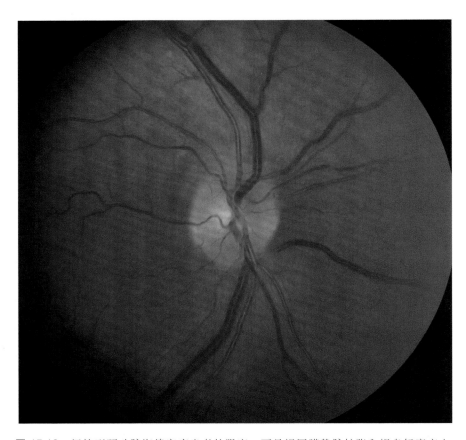

图 15.10　间接型颈动脉海绵窦瘘患者的眼底。可见视网膜静脉扩张和视盘轻度充血。

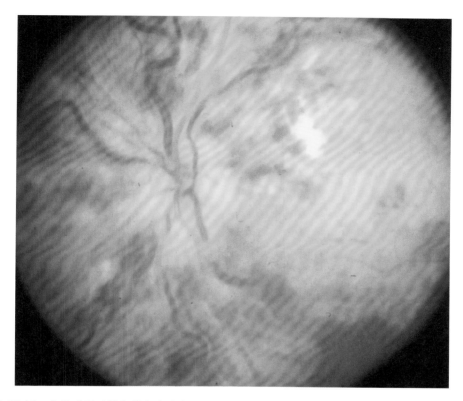

图 15.11 直接型颈动脉海绵窦瘘患者的眼底。可见广泛的视网膜出血、渗出、水肿以及视网膜静脉扩张。

- 脉络膜增厚、脉络膜脱离以及视网膜浆液性脱离。

对于眼压升高、轻度头痛或颅内血管杂音伴慢性"红眼"的患者,特别是老年女性患者,要考虑 CCF 的可能。

诊断 CCF 需要依靠影像学检查(图 15.12 至图 15.14)。CT、MRI 或眼眶超声检查,常可发现眼上静脉扩张和眼外肌弥漫性肿胀。CTA 和 MRA 的原始图像,比血管重建后的图像对临床诊断更有帮助。

确诊需要依靠脑血管造影。可经颈内、颈外动脉和椎动脉选择性注入造影剂,对海绵窦部的血管情况做出全面评估。

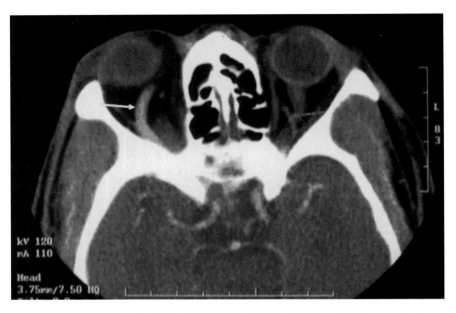

图 15.12　右侧颈动脉海绵窦瘘患者轴位增强 CT 扫描图像。可见右侧眼上静脉扩张（黄箭头），左侧眼上静脉（红箭头）正常。

15.3.3 预后

　　与 CCF 相关的视功能损害，可因头外伤导致的眼球或视神经损害而急性出现；也可继发于暴露性角膜病变、眼压升高、玻璃体积血、视网膜静脉瘀血、视网膜中央静脉阻塞、脉络膜脱离、AION 或 PION 而延迟出现。CCF 罕有危及生命者，但直接型 CCF 可引起静脉性梗死、严重的鼻出血、颅内出血或因瘘破裂导致蛛网膜下隙出血等严重并发症。

15.3.4 治疗

　　所有直接型 CCF，以及伴有视功能损害或大脑皮层静脉引流（引发颅内出血的风险高）的间接型 CCF 都应给予治疗。理想治疗目标是：封闭瘘口，恢复眼眶血流动力学的正常状态，同时确保颈内动脉血流通畅。

　　可通过夹闭颈内动脉来封闭瘘口（但可能导致同侧脑梗死和眼部缺血综合征）。选择性封闭瘘口而不封闭颈内动脉，可采用血管内治疗的方法（栓塞术和可分离式球囊封闭），或少数情况下可直接行外科手术。

　　对继发性青光眼和缺血性视网膜病变，需给予针对性治疗。

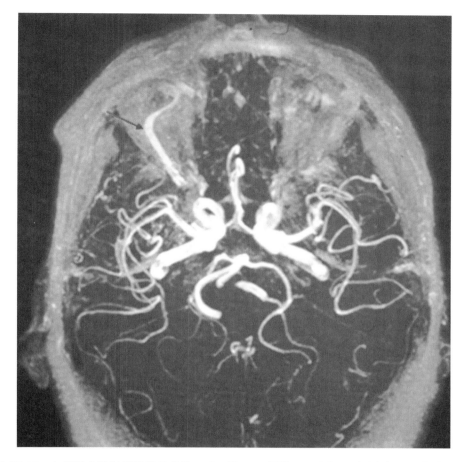

图 15.13　右侧颈动脉海绵窦瘘患者的 Willis 环 MRA 图像(上面观)。可见右侧眼上静脉(红箭头)扩张。

15.4　颈动脉-海绵窦血栓形成

15.4.1　临床特点和病因

　　海绵窦血栓形成可引起急性或亚急性眼眶综合征(图 15.15),具体表现如下:

- 眶周疼痛、头痛。
- 眼球突出,伴眶周水肿(常有眶周瘀斑)。

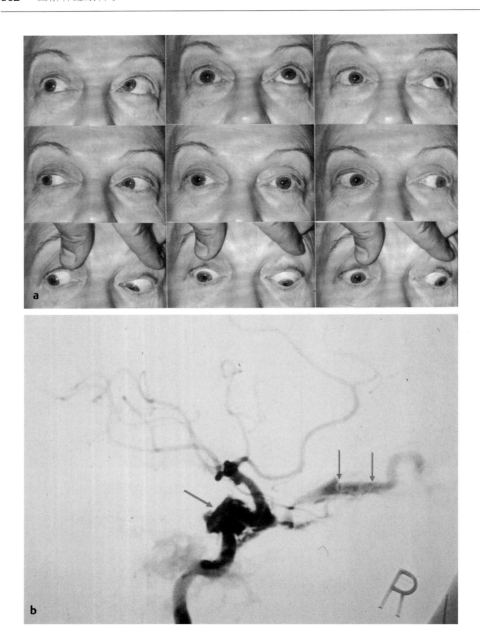

图 15.14　(a)颈动脉海绵窦瘘患者出现右侧动眼神经不全麻痹：轻度右上睑下垂，右眼球上视、内收、下视受限，右瞳孔扩大且对光反射迟钝。(b)选择性右侧颈内动脉导管造影（侧面观），显示海绵窦被造影剂异常填充（绿箭头），可见扩张的眼上静脉（红箭头）。

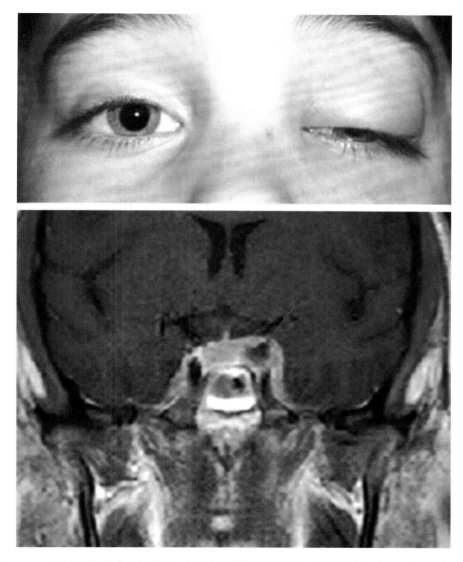

图 15.15　(a)左侧海绵窦血栓形成。出现左眼眶周肿胀、上睑下垂、眼球突出、眼球活动障碍伴头痛。(b)MRI T1W 图像(冠状位);可见左侧海绵窦增宽并强化(左侧海绵窦血栓形成)(箭头)。

- 结膜水肿。
- 视功能损害
  - 视神经病变。
  - 静脉瘀血伴视盘水肿和视网膜出血。

    ○ 眼压升高。
- 眼球运动障碍
    ○ 海绵窦内多脑神经麻痹。
    ○ 眼外肌增粗,因静脉瘀血所致。
- 全身症状,如发热、精神状态异常等。

海绵窦血栓形成通常是严重的面部感染、鼻窦感染或眶部感染的并发症,少见情况下也可继发于全身高凝状态。

15.4.2 预后和治疗

海绵窦血栓延伸至颅内静脉,引发脑梗死的发生率和死亡率较高,且造成永久性视功能损害的可能性较大。该病预后主要取决于引起海绵窦血栓形成的病因:严重的面部和鼻窦感染可引起脑脓肿和感染性脑膜炎等并发症,感染也可扩散至对侧眶部和海绵窦。

应针对病因积极治疗。如果存在局部感染灶,应给予局部引流、抗生素及抗凝治疗。一旦感染得到控制,可给予糖皮质激素,以减轻炎性反应和水肿。

15.5 眼上静脉血栓形成

眼上静脉血栓形成可导致急性而严重的眼眶综合征(图 15.16)。该病罕见,通常继发于败血症或高凝状态,也可以是海绵窦血栓形成或 CCF 的并发症。

15.6 眼眶静脉曲张

静脉血管瘤可发生于眶内,通常被称作眼眶静脉曲张(图 15.17)。临床症状具有特征性:随着曲张静脉间断的血液充盈和排空,眼球突出程度也随之变化。

重要提示

婴儿啼哭时出现眼睛凸出的,或做 Valsalva 动作时出现眼球突出,或出现眶部瘀斑时,应考虑眼眶静脉曲张的可能。

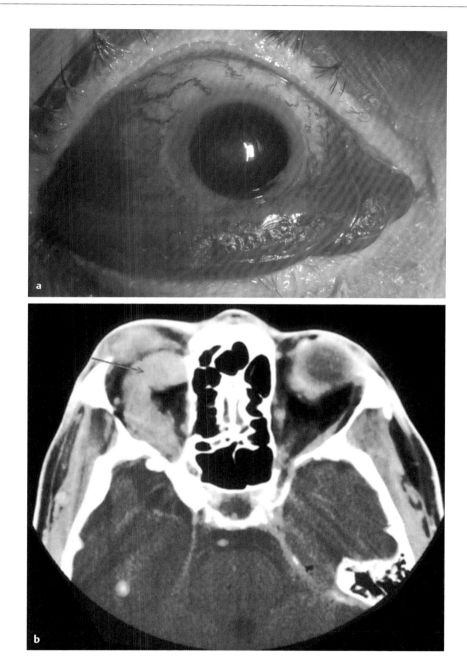

图 15.16　(a)眼眶外伤后眼上静脉血栓形成,导致严重结膜充血水肿和眼球突出。(b)眼眶轴位 CT 增强扫描图像,在右侧眶内可见扩张的眼上静脉(红箭头),提示眼上静脉血栓形成,可见右眼球突出。

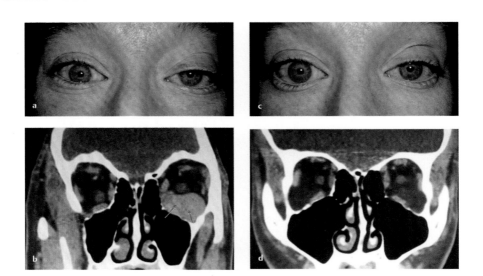

图 15.17   (a)左侧眼眶静脉曲张患者,做 Valsalva 动作后出现左侧眼球突出和眶周饱满。(b)眼眶冠状位 CT 图像,显示 Valsalva 动作后左眶内巨大静脉曲张(眼下静脉扩张)(红箭头)。(c)休息后,眼球突出和眶周饱满症状缓解,遗留轻度左上睑下垂。(d)休息后,眼眶冠状位 CT 图像显示静脉扩张消失。

(马中华 译   彭静婷 王佳伟 校)

第 **16** 章

眼球震颤和其他类型的眼球振荡

眼球震颤是一种眼球节律性往返的振荡运动,以慢相起始,驱动眼球偏离注视目标,继之以快速矫正运动(急跳性眼球震颤)或反方向的慢速眼球运动(摆动性眼球震颤)。扫视侵入(视性眼阵挛和眼球扑动)是异常的快速眼球运动(扫视),没有慢相成分。以上眼球运动会打破注视,可干扰视功能。

16.1 眼球震颤

眼球震颤可以是外界环境视觉刺激或体位变化导致的生理性反应,也可见于 CNS 或周围神经系统疾病,一些视力丧失的患者也可出现眼球震颤。

生理性眼球震颤或凝视诱发的快速眼球震颤只见于极度侧视时,而且多在数秒内消失,当眼球偏心程度减轻时可缓解。

病理性眼球震颤的特点为急跳性或摆动性,可以是婴儿性(先天性)或获得性的。对于伴有眩晕的眼球震颤患者,首先应鉴别眼球震颤是中枢的还是外周的(表 16.1 至表 16.4)。

多数眼球震颤的患者主诉振动幻视(看到客观事物在震荡的视幻觉),且绝

表 16.1　眼球震颤的临床特征:急跳性眼球震颤和摆动性眼球震颤

急跳性眼球震颤	摆动性眼球震颤
眼球向一个方向的慢速漂移(慢相),继之以相反方向的矫正性扫视(快相),交替往复 向右或向左急跳性水平眼球震颤 [a] 上跳或下跳性眼球震颤 扭转或旋转性眼球震颤(顺时针或逆时针)	眼球在两个方向上均为正弦振荡的慢相运动,没有矫正性扫视 可以为水平性或垂直性,但由于缺乏快相,因此无法定义为向右、向左、向上或向下急跳

[a] 急跳性眼球震颤的方向=快相方向。

表 16.2　摆动性眼球震颤：获得性和先天性

	获得性	先天性
眼球震颤的形式	单纯正弦曲线	波形多变
双眼不同	多见	罕见
眼球震颤的方向	各个方向(垂直、圆形、椭圆形)	水平性，单平面
		罕见垂直性或扭转性
OKN 逆转眼球震颤方向	从不	多见
振动幻视	多见	轻度(如果有的话)

OKN，视动性眼球震颤。

表 16.3　外周性眼球震颤和中枢性眼球震颤

	外周性	中枢性
特征	前庭感受器或前庭神经的单侧病变[a]	脑干或其与前庭小脑联系纤维的病变
	通常为良性疾病：	任何 CNS 功能障碍
	迷路炎	
	梅尼埃病	
眼球震颤的方向	水平成分[b]	单纯扭转性
	混合性：水平/扭转性	单纯垂直性
	有时存在垂直成分	单纯水平性[c]
	快相朝向健侧	
注视	抑制眼球震颤	无法抑制眼球震颤
Frenzel 镜或暗室内 (抑制注视)	外周性眼球震颤强度增大	中枢性眼球震颤无变化
眩晕程度	严重	轻度(Wallenberg 综合征除外)
头部运动诱发的眼球震颤	经常	罕见
伴随的眼球运动障碍	无	可伴平稳跟踪和扫视障碍
其他症状	听力下降	可伴脑神经和长束征损害体征
		无耳鸣或听力下降

CNS，中枢神经系统。

[a] 前庭感受器和前庭神经的双侧病变(如中毒性)并不导致眼球震颤，但双侧前庭眼动反射丧失。

[b] 当眼球向快相方向转动时，眼球震颤的强度增加。

[c] 眼球震颤的方向可能随凝视方向的改变而发生变化。

表 16.4 Dix-Hallpike 位置试验鉴别外周性和中枢性眼球震颤

表现	外周性	中枢性
潜伏期	有	无
持续时间	<1min	>1min
疲劳性	有	无
直立后眼球震颤方向反转	是	否

大部分眼球震颤可通过临床查体识别，并不需要借助眼球运动记录仪器。然而，利用眼球运动记录可以通过分析慢相（速度、幅度和频率）进一步精确评估眼球震颤的特征（图 16.1 和图 16.2）。

图 16.1 和图 16.2 所示为水平性急跳性眼球震颤和摆动性眼球震颤的波形。

表 16.5 获得性中枢性眼球震颤的定位

急跳性眼球震颤	
下跳性眼震	颈延髓交界处
	前庭小脑 [a]
	延髓
上跳性眼震	延髓
	小脑脑部
	中脑
周期交替性眼震	颈延髓交界处
	小脑
反跳性眼震	小脑
	延髓
Brun 眼震	桥小脑脚
分离性急跳性眼震	核间性眼肌麻痹（MLF 位于脑干）
摆动性眼球震颤	
单眼（通常垂直性）	视力下降
跷跷板样眼震	鞍旁病变
	视隔发育不良
眼腭肌阵挛	格-莫三角（连接红核、下橄榄核和小脑齿状核）
眼咀嚼肌节律性收缩	Whipple 病

缩写：MLF，内侧纵束。

[a] 前庭小脑包括绒球、列绒球、绒球小结和小脑小结。

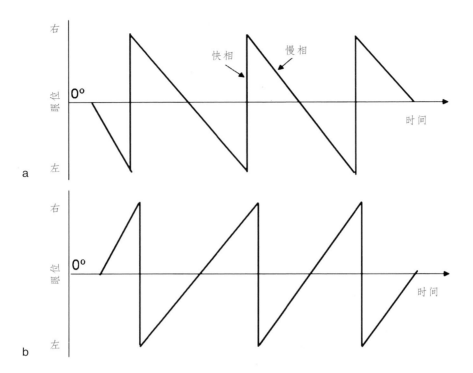

图 16.1　急跳性眼球震颤。(a)右侧急跳性眼球震颤(快相向右,慢相向左)。(b)左侧急跳性眼球震颤(快相向左,慢相向右)。

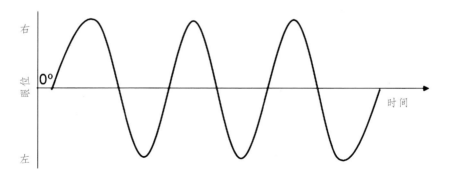

图 16.2　摆动性眼球震颤,正弦波形(无快相)。

16.1.1　患者的评估

对患者进行评估的目标是通过患者眼球震颤的模式, 鉴别中枢性眼球震颤和外周性眼球震颤,并在此基础上尽可能地对病变进行定位(表 16.3 和表 16.4)。

症状包括振动幻视(先天性眼球震颤患者无此主诉)、视力下降、恶心或呕吐、眩晕。可能伴有其他局灶性神经系统损害。

临床检查(第一眼位和其他各个眼位)有助于鉴别急跳性眼球震颤和摆动性眼球震颤。如果是急跳性眼球震颤,应注意眼球震颤的快相方向,有些眼球震颤方向是可以发生变化的,所以要继续观察数分钟。应注意是否存在头部震颤或转头、会聚动作对眼球震颤的影响、是否有"零点"(可以使眼球震颤程度最小的眼球位置),注意是否存在微小眼球震颤或可以被注视抑制的前庭外周性眼球震颤。前庭外周性眼球震颤可以通过直接检眼镜进行检查:嘱患者注视远处,遮盖患者一只眼,用直接检眼镜检查另一只眼的眼底(眼球震颤的快相方向与直接检眼镜看到的眼球震颤方向相反)。Frenzel 镜也可以在抑制注视的情况下观察是否存在眼球震颤。

眼球震颤电图(ENG)可以在双眼闭合的情况下对眼球震颤进行记录评估。对于主诉位置性眩晕的患者,可以通过 Dix–Hallpike 或 Bárány 手法检查是否存在位置性眼球震颤(见表 16.4 和图 16.3)。

16.1.2 婴儿性(先天性)眼球震颤

婴儿性(先天性)眼球震颤通常很少在出生时被发现,一般都是在出生数月后更明显。

体征

- 水平性眼球震颤(摆动性和急跳性眼球震颤混合)可能有旋转成分。
- 双眼共轭性眼球运动。

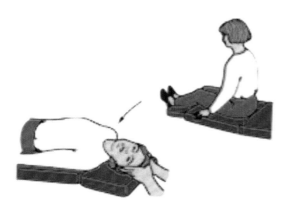

图 16.3　Dix–Hallpike 检查。患者坐位向一侧转头 45°,快速向后躺下,后向水平线下后仰 20°,如果患者出现相应的眼球震颤,则检查结果为阳性。佩戴 Frenzel 镜检查可抑制注视,并且可放大眼球,因此更易于观察眼球震颤,从而增加敏感性。(From Rohkamm R. Color Atlas of Neurology. New York,NY:Thieme;2004: 59. Reprinted by permission.)

- 睡眠时眼球震颤消失。
- 可能伴有隐性眼球震颤。
- 由于存在零点(最利于患者注视的眼位),导致患者有转头代偿动作。
- 会聚动作可使眼球震颤减轻,注视动作使眼球震颤增强。
- 部分患者可能通过头部震颤改善视力。
- 视动性刺激可逆转眼球震颤方向(眼球震颤快相为视动性刺激的移动方向)。
  - 眼球震颤可以是孤立性的(也被称为先天性运动性眼球震颤),也可合并斜视或视觉传入系统病变(如白化病,见图16.4;先天性稳定性夜盲;视神经发育不全)。
  - 无眼球振荡,但视力下降(与视觉传入系统病变和第一眼位的眼球震颤有关)。

重要提示

应对存在眼球震颤的儿童进行彻底的眼科检查,因为各种视网膜、视神经或脑实质病变引起的视力丧失是眼球震颤的常见原因。

治疗

婴儿性眼球震颤的治疗方法如下:
- 利用基底部朝外的棱镜诱导会聚(可抑制眼球震颤,改善视力)。
- 利用棱镜将注视眼位调整至"零点区域"。

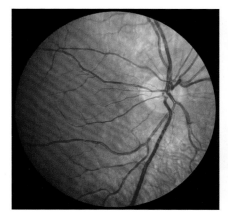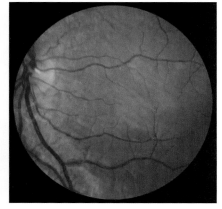

图16.4 婴儿性眼球震颤患者,患者为白化病伴双侧中心凹发育不良(未见黄斑中心凹)。

- 角膜接触镜可能抑制眼球震颤。
- 加巴喷丁可能抑制眼球震颤。
- 外科手术包括:调整眼外肌将第一眼位调整至"零点区域"(Kestenbaum 手术);4 条水平直肌全部行后徙术,减少肌肉的紧张度(大幅度后徙术)。

其他类型的婴儿性眼球震颤

隐性眼球震颤

这是婴儿性眼球震颤的一种变异型,表现为双眼注视时眼球震颤不明显,而遮盖一只眼后眼球震颤出现(非遮盖眼快相为远离遮盖眼方向)。常见于婴儿性内斜视患者(最多见),常伴弱视,出生后 6 个月内任何影响双眼视功能发育的疾病均可导致隐性眼球震颤。也常见于 Down 综合征患者。

点头痉挛

点头痉挛包括以下三联征:

- 非常不对称的眼球震颤,有时甚至是单侧眼球震颤(快速摆动性眼球运动)。
- 点头。
- 斜颈(头位倾斜或转头)。

该病通常一岁以内发病,眼球震颤通常持续数月。一般多为良性,不伴神经系统其他异常表现。

推荐进行神经影像学检查(视交叉之前的胶质瘤可导致类似症状)。推荐完善的眼科检查和 ERG 检查(视网膜病可引起视力下降,导致类似点头痉挛的症状)。

婴儿性单眼摆动性眼球震颤

该病通常由视力下降导致(视神经病或视交叉胶质瘤)。双眼视力下降的患者可出现双侧眼球震颤,视力较差一侧的眼球震颤更明显。

16.1.3 获得性眼球震颤

凝视诱发性眼球震颤

凝视诱发性眼球震颤是最常见的眼球震颤类型(见图 16.5)。在第一眼位时没有眼球震颤,且不影响视力。眼球震颤的快相方向与凝视方向一致,其病理机制为保持离心凝视机制损害,如镇静药物、抗癫痫药物、脑干和小脑病变(中枢性前庭功能障碍)。

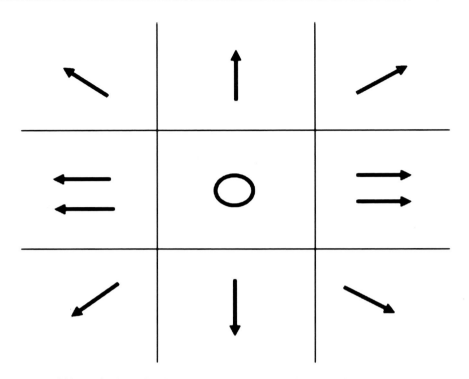

图 16.5　所谓凝视诱发性眼球震颤，即上视时为上跳性眼球震颤，右侧凝视时为快相向右的眼球震颤，其他凝视方向也是如此。

眼球震颤伴位置性眩晕

　　仅在某一特定位置出现发作性眩晕，进行 Dix-Hallpike 检查（见图 16.3）可诱发眼球震颤（见表 16.4）。大部分患者是外周性病变导致的良性阵发性位置性眩晕（BPPV），最常见的是后半规管的管结石或嵴帽结石。药物治疗对 BPPV 无效，但可以通过手法复位将脱落的耳石复位，从而长期改善症状。CNS 病变也可导致位置性眩晕。

获得性中枢性眼球震颤

　　进行临床评估的目的是通过一些特定形式的眼球震颤，对病变进行定位。

下跳性眼球震颤

　　下跳性眼球震颤是急跳性眼球震颤的其中一种类型，表现为第一眼位时快相向下（图 16.6）。上视时眼球震颤减轻，下视时眼球震颤增强，通常在侧视位和下视位最强。由于与阅读最密切的第一眼位和下视位时眼球震颤最明显，患者通

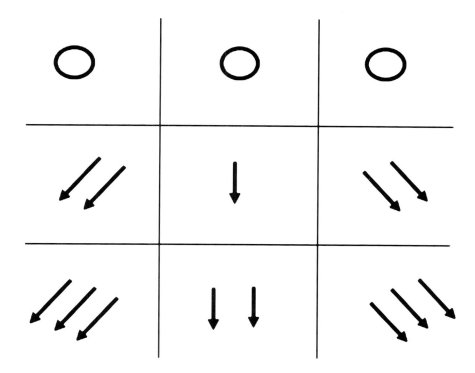

图 16.6　下跳性眼球震颤。

常有比较明显的振动幻视。

颈髓延髓交界处、枕骨大孔、前庭小脑和延髓病变可导致下跳性眼球震颤。常见于小脑退行性病变、副肿瘤综合征、Chiari 畸形(图 16.7)、脑炎、外伤、低镁血症、维生素 B_1 缺乏、维生素 B_{12} 缺乏以及各种药物中毒,如锂剂、乙醇、胺碘酮、甲苯、苯妥英和卡马西平。

下跳性眼球震颤尚无特效治疗。避免中毒性药物和补充维生素可以改善症状,氨基吡啶、氯硝西泮、丙戊酸钠、巴氯芬和加巴喷丁可能缓解下跳性眼球震颤。患者应尽量避免下视,避免应用双焦点眼镜或渐变眼镜,阅读时可以应用基底部向下的棱镜,这样可以促使眼球上视。

上跳性眼球震颤

上跳性眼球震颤是快相向上的急跳性眼球震颤(图 16.8),上视时加重。

延髓、小脑蚓部和中脑病变可导致上跳性眼球震颤,多见于韦尼克脑病和脑炎。

氨基吡啶和巴氯芬可能能抑制上跳性眼球震颤。患者应避免向上看,且避免应用渐变眼镜,可以选择基底部向上的棱镜诱导双眼下视。

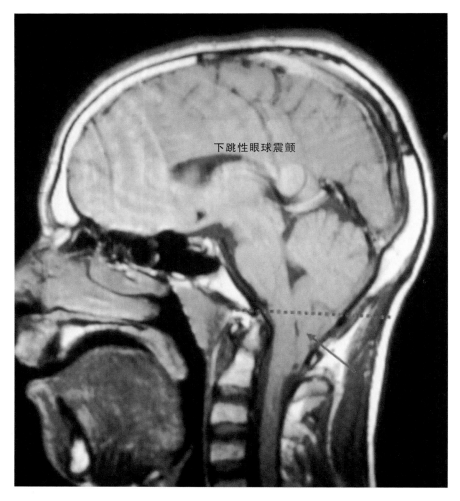

图 16.7　Chiari 畸形伴小脑扁桃体下疝(箭头)(见图 20.61)。

周期性交替性眼球震颤

　　周期性交替性眼球震颤(PAN)是一种水平性的急跳性眼球震颤,第一眼位时眼球震颤方向周期性变化(如:向右的急跳性眼球震颤持续 60~90s 后眼球震颤减轻,然后转换为向左的急跳性眼球震颤,持续 60~90s)(图 16.9)。患者可能会周期性交替性地向两侧转头,从而缓解眼球震颤,通常伴振动幻视。

　　PAN 可由小脑,尤其是小脑小结、小舌(腭垂)病变,以及颈髓延髓交界处病变导致。常见于多发性硬化、小脑退行性变(图 16.10)、Chiari 畸形、外伤、肝性脑病、白化病以及抗癫痫药和锂剂。巴氯芬治疗可能有效。

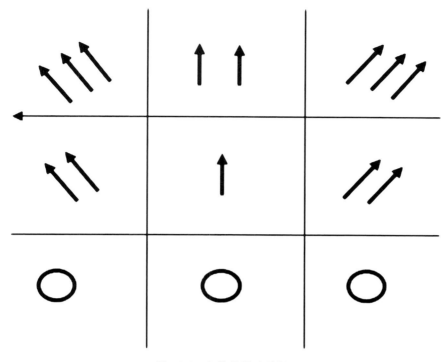

图 16.8　上跳性眼球震颤。

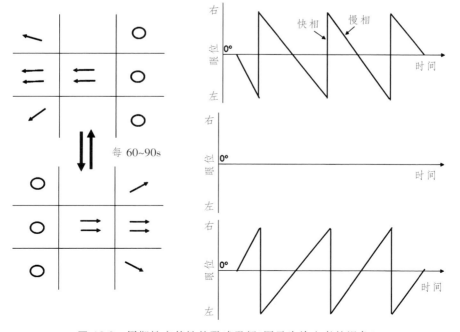

图 16.9　周期性交替性的眼球震颤(图示为检查者的视角)。

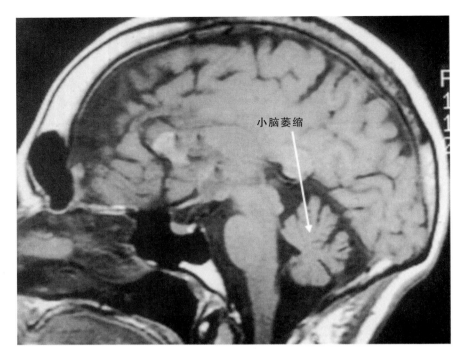

小脑萎缩

图 16.10　脊髓小脑退行性变导致的小脑萎缩。

反跳性眼球震颤

反跳性眼球震颤见于一些凝视诱发性眼球震颤的患者，持续离心凝视后急跳性眼球震颤的方向逆转。

该病常见于小脑和延髓病变(舌下前置核和前庭内侧核)。

Brun 眼球震颤

Brun 眼球震颤是单侧前庭神经肿瘤(图 16.11)导致的前庭外周性眼球震颤伴肿瘤压迫脑干引起的凝视麻痹性中枢性眼球震颤。眼球震颤的特征性表现为：向病灶对侧注视时为高频率、小振幅的眼球震颤,快相朝向凝视方向(前庭神经病变所致);向病灶侧注视时为低频率、大振幅的眼球震颤,快相朝向凝视方向(凝视维持障碍)。Brun 眼球震颤由桥小脑角的巨大肿瘤引起。

分离性急跳性眼球震颤

分离性急跳性眼球震颤是指双眼的眼球震颤不同，最常见的病因是核间性眼肌麻痹(内收受限,伴对侧眼外展时眼球震颤)(图 16.12)。这种外展时的眼球震颤可能是一种对抗内直肌麻痹的适应性调整机制。

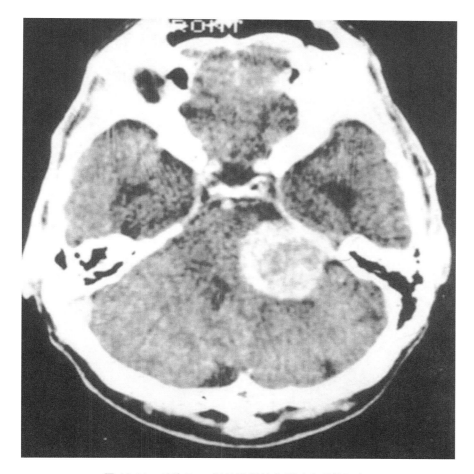

图 16.11 导致 Brun 眼球震颤的左侧巨大听神经瘤。

获得性摆动性眼球震颤

获得性摆动性眼球震颤是最常见的眼球震颤之一,可引起振动幻视,从而导致视觉障碍(图 16.2)。

该病多见于多发性硬化,加巴喷丁、美金刚、氯硝西泮或丙戊酸钠可能改善振动幻视。

跷跷板样眼球震颤(Seesaw nystagmus)

跷跷板样眼球震颤(图 16.13)是一种摆动性眼球震颤,表现为一只眼上升内旋,同时另一只眼下降外旋,然后双眼运动形式反转,看上去双眼动作类似跷跷板。

跷跷板样眼球震颤可由于振动幻视影响视力,且缺乏有效的治疗方法。其最多见于鞍旁肿瘤,也可见于垂体瘤(图 16.14)、颅咽管瘤、视隔发育不良和脑干病

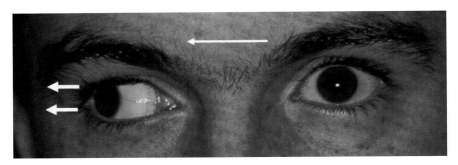

图 16.12　多发性硬化导致的左侧核间性眼肌麻痹。患者向右侧凝视(箭头),左眼不能内收,右眼外展伴眼球震颤(双箭头)。

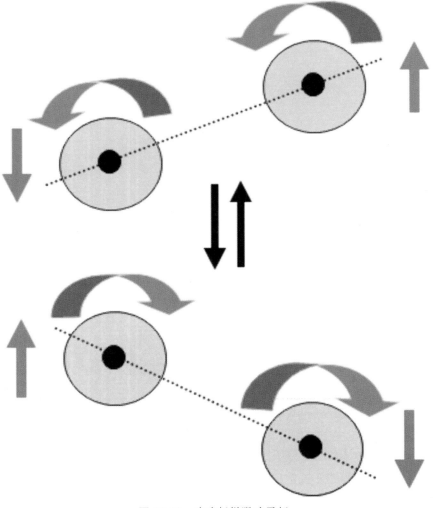

图 16.13　跷跷板样眼球震颤。

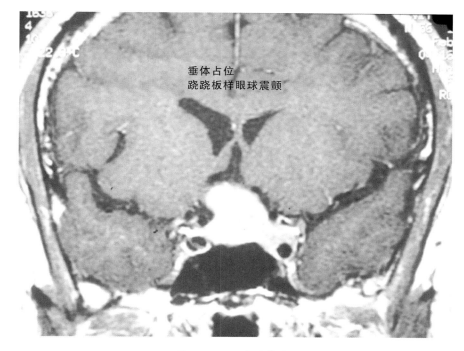

垂体占位
跷跷板样眼球震颤

图 16.14 巨大垂体瘤。

变(尤其是中脑)。

眼腭肌阵挛(震颤)(Oculopalatal Myoclonus)

眼腭肌阵挛是一种垂直性摆动性眼球震颤伴腭肌和(或)面肌、喉肌、膈肌阵挛,睡眠时持续存在。

通常见于累及格-莫三角(该区域连接红核、下橄榄核和小脑齿状核,图 16.15)的脑梗死或脑出血,多在数月后出现,也可见于脑外伤的迟发性症状。

加巴喷丁、抗胆碱药物或铃蟾肽可能改善症状。

眼咀嚼肌节律性收缩

眼咀嚼肌节律性收缩是指摆动性眼球震颤伴眼球摆动性的会聚和分散,有时伴下颌、面肌或肢体的运动。通常伴核上性垂直凝视性麻痹,是 Whipple 病的特征性表现。

重要提示

韦尼克脑病(维生素 B_1 缺乏,多见于嗜酒和胃切除术)可导致各种形式的眼球震颤。对于伴眼球震颤的意识障碍患者,应给予维生素 B_1 静脉输注。

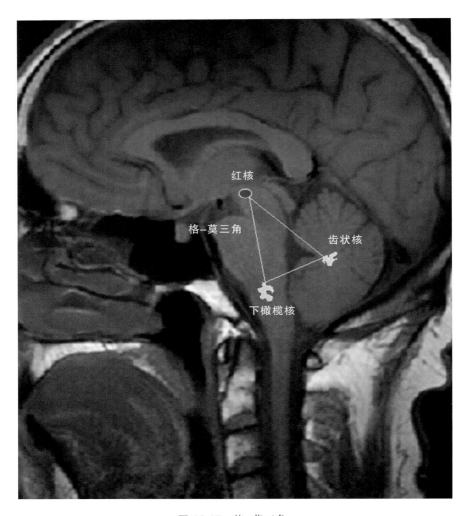

图 16.15　格-莫三角。

16.1.4 眼球震颤的处理

眼球震颤处理的目标是改善振动幻视和(或)视觉模糊。

药物选择通常是经验性的，除了周期性交替性眼球震颤和部分获得性摆动性眼球震颤,绝大部分药物治疗效果较差,常用药物有:

- 巴氯芬(周期性交替性眼球震颤)
- 加巴喷丁(获得性摆动性眼球震颤)
- 美金刚(获得性摆动性眼球震颤)

- 氨基吡啶(下跳性和上跳性眼球震颤)
- 氯硝西泮
- 丙戊酸钠
- 苯海索或其他抗胆碱能药物

其他处理方案有:利用棱镜将"零点"移到第一眼位或远离诱发眼球震颤的眼位(将下跳性眼球震颤患者的眼位向上移),或诱导会聚动作;用角膜接触镜抑制眼球震颤;选择眼外肌手术(Kestenbaum 手术)将"零点"移至第一眼位;眼外肌肉毒毒素注射限制眼球活动(但有时会导致复视,且需要遮盖一只眼)。

16.2 其他眼球震颤样眼球运动

16.2.1 会聚退缩性眼球震颤

会聚退缩性眼球震颤(图 16.16a)并不是真正意义上的眼球震颤,实际上是双眼内收时扫视导致的双眼会聚,并没有慢相。当患者试图上视时最容易观察到,因为此时眼球在眶内会聚、退缩。观察者从患者侧面观察会比较容易发现眼球的退缩动作。

会聚退缩性眼球震颤是 Parinaud 综合征(中脑顶盖综合征)的其中一个体征(其他体征:上视麻痹、瞳孔光-近反射分离、上睑退缩)。该病通常由中脑/后联合病变导致(图 16.16b)。

16.2.2 上斜肌颤搐

上斜肌颤搐(图 16.17)是由于上斜肌间歇性兴奋(上斜肌颤搐或震颤)导致的一侧眼球振荡。其会导致振动幻视或间歇性复视,向上斜肌运动方向注视可诱发,特征性表现为单眼、快速、扭转性眼球运动。在裂隙灯或检眼镜下更容易观察。

上斜肌颤搐通常是良性的,很难发现潜在病因,然而仍推荐进行神经影像检查,从而排除后颅窝占位的可能。该病通常为慢性病程伴周期性复发缓解。

卡马西平、巴氯芬或普萘洛尔治疗可能有效,顽固性病例可尝试外科手术减弱上斜肌的力量。

16.2.3 眼球浮动

眼球浮动的特征:以双眼共轭性快速下转运动起始,继之双眼慢速漂移至中

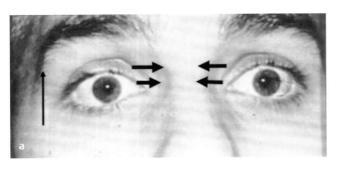

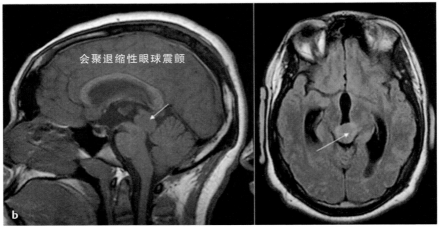

图 16.16 (a)患者试图上视时(黑色箭头)的会聚退缩性眼球震颤(蓝色箭头)。(b)后联合占位性病变,存在占位效应(箭头)。

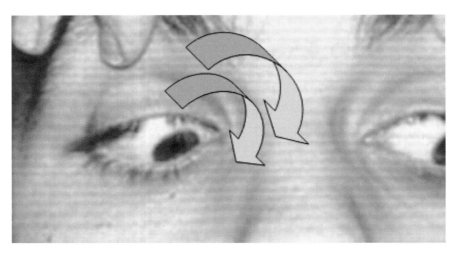

图 16.17 右侧上斜肌颤搐(蓝色箭头)。

线(类似于鱼在水中的浮动)。该病常见于脑桥巨大占位病变或代谢性脑病导致的昏迷患者。

16.3　扫视侵入

扫视侵入常被误认为是眼球震颤,但与存在眼球慢相运动的眼球震颤不同,扫视侵入只有扫视动作(快速注视性眼球运动),没有任何慢相运动。

16.3.1　眼球扑动

眼球扑动(图 16.18)是一种往复振荡的眼球水平扫视运动,间歇性爆发、每一个扫视运动之间没有间歇期,而且没有垂直成分,通常每次持续数秒。眼球扑动只有水平成分,因此可同眼球阵挛相鉴别,而每个扫视动作之间缺乏间歇期,也与方波急跳不同。

16.3.2　眼球阵挛

眼球阵挛是一种眼球在各个方向上的往复扫视运动,包括水平性、垂直性和旋转性(也称为扫视躁狂症)。与眼球扑动相比,眼球阵挛的眼动幅度更大、持续时间更长。除了眼球运动以外,还伴眨眼、面部抽搐、肌阵挛以及共济失调("舞动

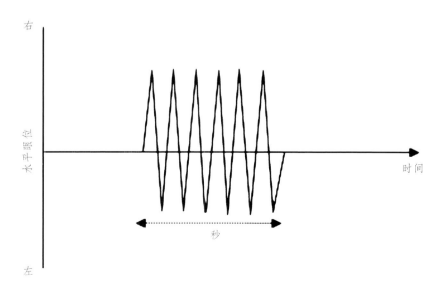

图 16.18　眼球扑动。

的眼球和双足")。

导致眼球扑动和眼球阵挛的病因

导致眼球扑动和眼球阵挛的病因如下：

- 副肿瘤综合征
  - 儿童神经母细胞瘤：在眼球阵挛的儿童患者中,50%为神经母细胞瘤；2%的儿童神经母细胞瘤患者有眼球阵挛。
  - 成人：小细胞癌和其他伴有抗-Ri 抗体的癌症。
- 脑炎、小脑炎。
- 颅内肿瘤、脑积水、丘脑出血、多发性硬化、非酮症性高渗昏迷、中毒（锂剂、苯妥英和可卡因）。

16.3.3 方波急跳和大方波急跳

方波急跳是指打破注视的水平性眼球往复扫视运动（图 16.19）。与眼球扑动不同的是方波急跳有间歇期。如果眼动幅度>5°,则称为大方波急跳。

常见病因有小脑病变、帕金森病和进行性核上性麻痹。

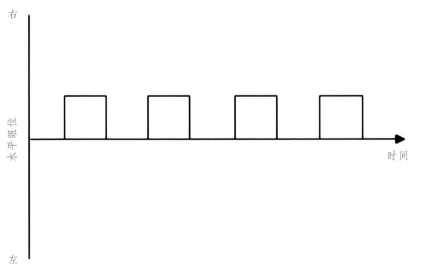

图 16.19　方波急跳。

16.3.4 视辨距不良

视辨距不良是指在注视运动过程中，眼球扫视过冲或扫视不足导致无法注视目标，然后眼球再向后或向前矫正性扫视注视目标(倒退性或追赶性扫视)。

与肢体性共济失调相似，这也是小脑功能障碍的体征。

16.3.5 随意性眼球震颤

有些正常人可以主动诱发眼球振荡(通常伴会聚和眯眼样的轻微眼睑运动)，类似眼球扑动伴眼球会聚运动。

16.4 眼球振荡患者的评估(图 16.20)

对眼球振荡的特征应按照以下步骤进行评估。

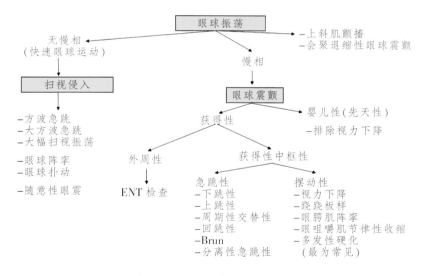

图 16.20　对眼球震颤和眼球振荡的评估。ENT，即耳、鼻、咽喉。

（崔世磊 译　江汉秋 校）

第 **17** 章

眼睑疾病

眼睑具有保护眼球和维持角膜泪膜完整的功能。眼睑疾病可因遮挡眼球(遮挡视轴)或角膜暴露(引起泪膜异常、视物模糊和其他并发症)而导致视功能损害。

眼睑疾病是神经眼科常见病,包括上睑下垂、眼睑退缩(上睑异常上移)、面瘫(眼睑闭合不全)以及瞬目异常(减少或增多)。

17.1 眼睑的解剖和检查

眼睑闭合(图 17.1 至图 17.3)由眼轮匝肌(由第Ⅶ脑神经面神经的分支支配)支配完成。

眼睑睁开由额肌(面神经支配)、提上睑肌(第Ⅲ脑神经动眼神经支配)、Müller 肌和下睑板肌(交感神经支配)和附着于上睑板的提上睑肌腱膜共同参与完成。

眼睑的位置取决于提上睑肌的静息张力,随患者的觉醒状态不同而变化。眼睑的移动与眼球的垂直运动相同步:即眼睑随着眼球的上下移动而上下移动。

眼睑的检查包括对眼睑位置(是否存在上睑下垂和眼睑退缩)和功能的评估,以及检查是否存在眼睑肿胀或占位。包括:测量睑裂大小(正常为 9~12mm)、测量睑缘反射距离(正常为 4~5mm),检查提上睑肌功能——测量眼球从下视到上视的过程中上睑缘位置的变化距离(正常>12mm)(图 17.4 和图 17.5)。

对于所有上睑下垂的患者,都应行眼睑触诊和眼睑翻转检查。

当发现眼睑有异常时,应查看是否存在眼眶综合征、复视伴眼外肌运动功能异常及瞳孔异常等情况,还应明确症状和体征是单侧还是双侧的。

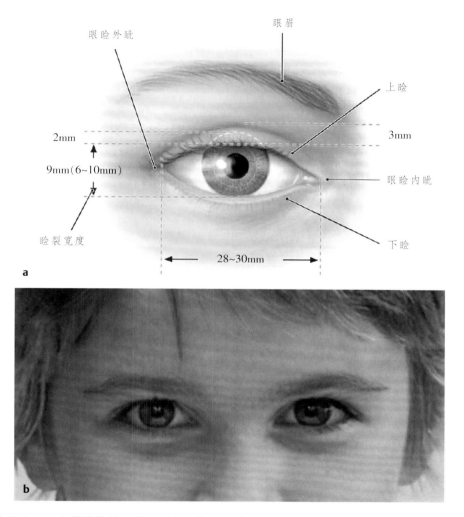

图 17.1　(a) 眼睑外观。(From Schuenke M,Schulte E,Schumacher U,Ross LM,Lamperti ED,
Voll M. THIEME Atlas of Anatomy,Head and Neuroanatomy. Stuttgart,Germany：Thieme；2007.
Illustration by Markus Voll.) (b) 正常眼睑。正常人中,上睑遮盖虹膜上缘 1~2mm,下睑紧贴虹膜
下缘。

17.2　上睑下垂

上睑下垂可以是先天性的或获得性的。

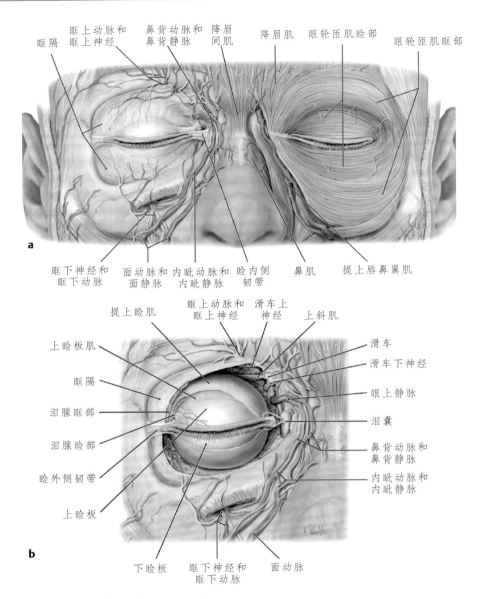

图 17.2　眼睑浅层(a)和深层(b)解剖图。(From Schuenke M,Schulte E,Schumacher U,Ross LM,Lamperti ED,Voll M. THIEME Atlas of Anatomy,Head and Neuroanatomy. Stuttgart,Germany：Thieme；2007. Illustration by Karl Wesker.)

17.2.1　先天性上睑下垂

先天性上睑下垂出现于出生后或幼儿期。上睑下垂可孤立存在,也可伴有眼

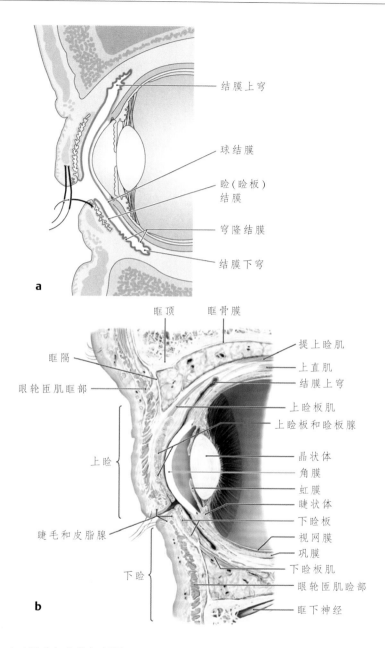

图 17.3　(a)眼睑矢状位解剖图。(From Schuenke M,Schulte E,Schumacher U,Ross LM,Lamperti ED,Voll M. THIEME Atlas of Anatomy,Head and Neuroanatomy. Stuttgart,Germany:Thieme;2007. Illustration by Markus Voll.)(b)眼睑矢状位解剖图。(From Schuenke M,Schulte E,Schumacher U,Ross LM,Lamperti ED,Voll M. THIEME Atlas of Anatomy,Head and Neuroanatomy. Stuttgart,Germany:Thieme;2007. Illustration by Karl Wesker.)

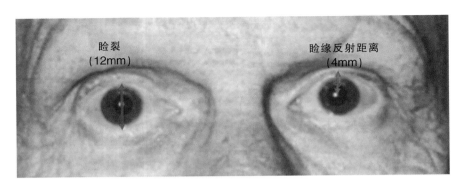

图 17.4　测量睑裂和睑缘反射距离。睑裂是经瞳孔中心的上睑与下睑之间的垂直距离(正常为9~12mm)。睑缘反射距离(MRD;正常为 4~5mm)可分别从上睑和下睑测量：
-MRD-1:第一眼位时(直视正前方光源),瞳孔反光中心到上睑边缘的距离。
-MRD-2:第一眼位时(直视正前方光源),瞳孔反光中心到下睑边缘的距离。

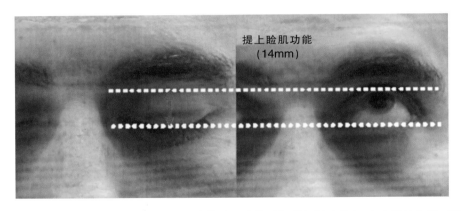

图 17.5　测量提上睑肌功能。提上睑肌功能是眼球从下视到上视过程中,上睑缘的位移。测量时,需沿眉毛按住额肌使其不收缩。测量结果>10mm,提示提肌功能良好;0~5mm,提示提肌功能差。

球上转困难(上转肌麻痹)。另外可伴有上睑迟落(lid lag),即当眼球下视时上睑下落不完全,系因上睑提肌或其肌腱的先天性发育不良,引起上睑不能充分伸展所致(图 17.6)。

出生时即出现的上睑下垂病因如下：
- 先天性上睑下垂
- Marcus Gunn 综合征(Jaw Winking 综合征)
- 先天性眼外肌纤维化

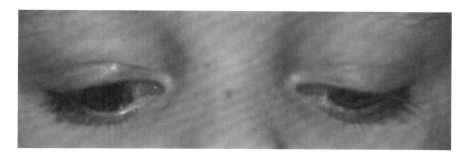

图 17.6　先天性右侧上睑下垂。患者眼球向下注视时,右上睑下落不完全。

- 小睑裂综合征(双侧上睑下垂、内眦间距过宽、倒转型内眦赘皮)
- 先天性(新生儿)肌无力
- 先天性动眼神经麻痹
- 产伤(动眼神经麻痹、霍纳综合征)
- 眼睑或眼眶肿瘤(神经纤维瘤、血管瘤、皮样囊肿)

Marcus Gunn 综合征是一种与三叉神经–动眼神经连带运动相关的先天性上睑下垂(图 17.7)。

- 翼外肌收缩时(如吮吸、张口、移动下颌时),下垂侧的上睑出现上提动作。
- 支配翼外肌的三叉神经运动支和支配提上睑肌的动眼神经上部分支之间存在异常连接(三叉神经–动眼神经连带运动)。

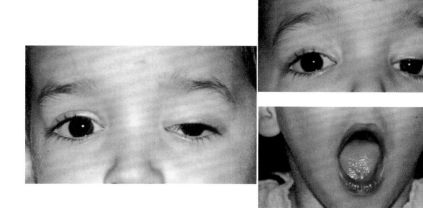

图 17.7　左侧 Marcus Gunn 征。患者左上睑下垂,当张口时,左上睑下垂症状改善。

17.2.2 获得性上睑下垂

获得性单侧或双侧上睑下垂的病因如下：

- 机械性上睑下垂
  ○ 腱膜性上睑下垂(提肌腱膜断裂)
    - 老年性
    - 外伤、手术(使用眼睑扩张器的眼部手术,眼眶手术)
    - 佩戴角膜接触镜(隐形眼镜)
  ○ 皮肤松垂
  ○ 瘢痕性
  ○ 眼睑或眼眶肿瘤
  ○ 炎症
    - 水肿
    - 过敏
    - 睑板腺囊肿
    - 睑缘炎
    - 上睑皮肤松垂
- 肌源性上睑下垂
  ○ 慢性进行性眼外肌麻痹(CPEO)
  ○ 强直性肌营养不良
  ○ 眼咽型肌营养不良
  ○ 长期应用激素类滴眼液
- 神经肌肉传导异常导致的上睑下垂
  ○ 重症肌无力
  ○ 肉毒中毒
- 神经源性上睑下垂
  ○ 霍纳综合征(眼交感神经麻痹)
  ○ 动眼神经麻痹
  ○ 睁眼失用

机械性上睑下垂

腱膜性上睑下垂(图 17.8)通常为双侧性,上睑皱褶上移或消失,而提肌功能相对保留。

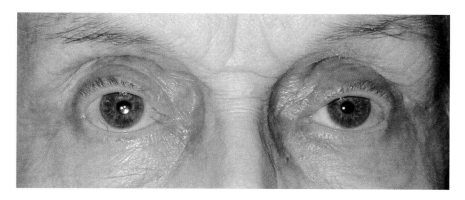

图 17.8　老年性上睑下垂的腱膜性损害。

在老年患者中,提上睑肌腱膜损害可能与皮肤松垂相关。常因提上睑肌的腱膜撕裂或从上睑板脱离(通常为双侧)所致。也常见于使用眼睑扩张器的眼部手术术后(通常为单侧)。在年轻患者中,腱膜损害常因佩戴隐形眼镜所致。

> **重要提示**
>
> 腱膜损害是成年人获得性上睑下垂的最常见病因。

眼睑病变(如肿瘤、睑板腺囊肿、血管畸形等)可引起机械性上睑下垂(图17.9 和图 17.10)。

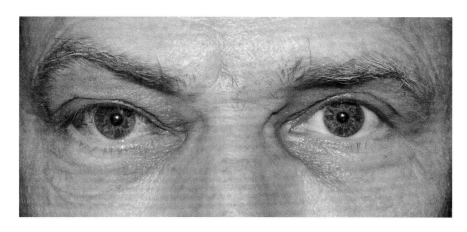

图 17.9　右眼眶前部的血管畸形,导致右眼发红和右上睑下垂(右上睑可见扩张的静脉)。

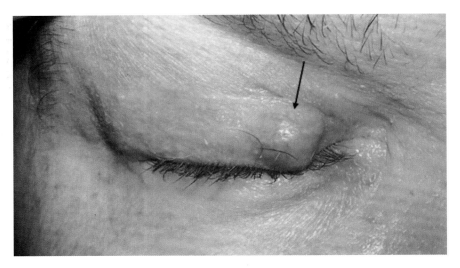

图 17.10　右上睑睑板腺囊肿(箭头),导致机械性上睑下垂。

肌源性上睑下垂

肌源性上睑下垂(图 17.11 和图 17.12)通常为双侧性,并进行性加重。该病常与眼球运动障碍同时存在。当双眼处于向前直视的第一眼位或完全性眼外肌麻痹时,可不出现复视症状。瞳孔通常不受累。慢性进行性眼外肌麻痹(一种线粒体病)是最典型的病因。

神经肌肉传导异常导致的上睑下垂

重症肌无力是引起单侧或双侧上睑下垂的常见病因(图 17.13)。重症肌无力患者的上睑下垂症状可孤立存在,也可伴有眼球活动障碍,瞳孔基本不受累。症状呈波动性,是该病的特征性表现。腾喜隆试验可短暂逆转上睑下垂症状(见第

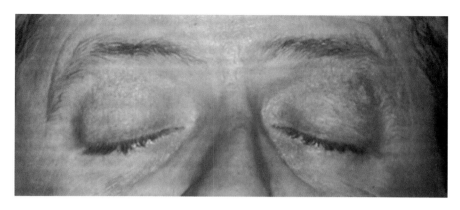

图 17.11　慢性进行性眼外肌麻痹患者,双侧完全性上睑下垂,还伴有双侧完全性眼外肌麻痹。

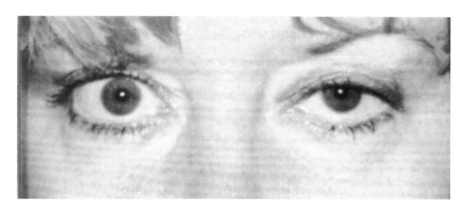

图 17.12　慢性进行性眼外肌麻痹患者,左侧(单侧)中度上睑下垂,双侧眼球各向活动均受限,瞳孔无异常。

13 章)。

神经源性上睑下垂

眼交感神经通路病变

　　眼交感神经通路病变引起同侧霍纳综合征,表现为轻度上睑下垂(睑裂变小)、瞳孔缩小、暗室中瞳孔不等大加重和瞳孔扩大延迟(图 17.14 和图 17.15a)。Müller 肌和下睑板肌失神经支配,是上睑下垂的直接原因。通常情况下,为轻度上睑下垂,大多数下垂 1~2mm,有时也可见下垂 3~4mm。局部应用 0.5% 或 1.0% 的阿可乐定,可缓解霍纳综合征的上睑下垂症状。阿可乐定滴眼液对诊断霍纳综合征很有帮助(可逆转双侧瞳孔不等大),也可用于改善上睑下垂症状(图 17.15b)。

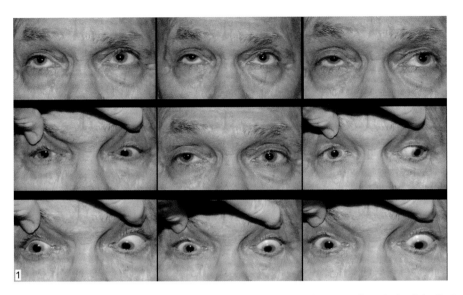

图 17.13 重症肌无力患者，双侧上睑下垂（右侧较重），伴双侧广泛的眼外肌麻痹（右侧较重）。

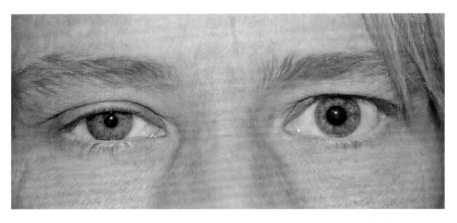

图 17.14 右侧霍纳综合征，右侧轻度上睑下垂伴双侧瞳孔不等大。

动眼神经病变

动眼神经病变引起同侧上睑下垂。此类上睑下垂为提上睑肌无力所致，既可表现为完全性上睑下垂，也可症状较轻。但上睑下垂不会是唯一症状，可伴有眼球活动障碍和瞳孔扩大。如果为完全性上睑下垂，患者可无复视主诉（图 17.16）。中脑动眼神经核的损害可引起双侧上睑下垂。

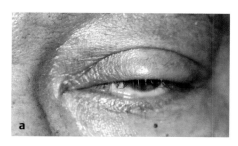
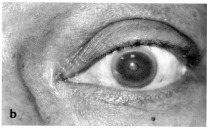

图 17.15　(a)左侧霍纳综合征,此例患者表现为少见的重度上睑下垂伴瞳孔缩小。(b)给予阿可乐定后,上睑下垂症状戏剧性改善。

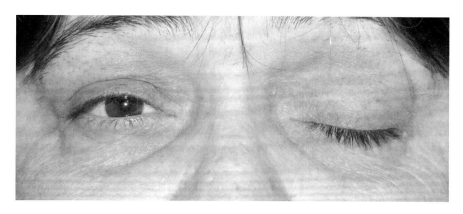

图 17.16　左侧动眼神经麻痹导致的左侧完全性上睑下垂。

睁眼失用

　　睁眼失用引起的无法睁开眼睑与提肌功能无关,是一种核上性功能障碍。但此类患者经常在突然接到指令或被触碰眶缘时自行睁开眼睑。睁眼失用常与原发性眼睑痉挛、帕金森综合征、亨廷顿病及脑部病变相关。

脑源性上睑下垂

　　该病非常罕见。一侧大脑半球的病变可导致单侧或双侧上睑下垂,但不伴动眼神经麻痹。脑源性上睑下垂通常被认为是一种核上性功能障碍。

17.2.3　假性上睑下垂

　　对于所有上睑下垂的患者,必须排除假性上睑下垂的可能(图 17.17 和图 17.18)。

　　假性上睑下垂的病因如下:

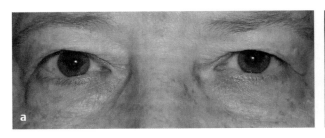
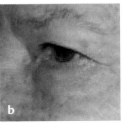

图 17.17　(a)皮肤松垂伴假性上睑下垂。可见眼睑上过多的皮肤褶皱。当提起眼睑皮肤褶皱后,可见提肌功能和眼睑位置正常。(b)皮肤松垂。可见眼睑上大量的皮肤褶皱。

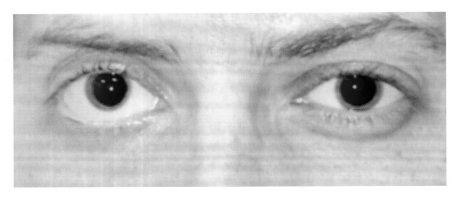

图 17.18　左侧假性上睑下垂。因右侧周围性面瘫使右侧睑裂异常变大(兔眼)。

- 皮肤松垂
- 对侧眼睑退缩
- 对侧周围性面瘫
- 眼球后退综合征(Duane 综合征)
- 小眼症
- 眼球内陷
- 心因性上睑下垂(见图 18.11)
- 眼睑痉挛

17.3　眼睑退缩

当发现上睑下缘和角膜上缘(虹膜缘)之间有巩膜暴露时,即可诊断眼睑退缩。

造成眼睑退缩的病因可以是机械性、肌源性或神经源性因素。甲状腺眼病、中脑顶盖综合征（Collier 征）和对侧上睑下垂是最常见的 3 种病因。

眼睑退缩的病因如下：

- 机械性
  - 眼球突出
  - 高度近视（假性眼球突出）
  - 眼球或眼眶手术
  - 眼睑瘢痕
  - 对侧上睑下垂
- 肌源性
  - 甲状腺眼病
  - 先天性肌病
- 神经源性
  - 中脑顶盖综合征（Collier 征）
  - Marcus Gunn 综合征（Jaw Winking 综合征）
  - 动眼神经的异常再生
  - 动眼神经麻痹伴周期性眼睑痉挛
  - 累及动眼神经的神经性肌强直
  - 面神经麻痹

甲状腺眼病导致的眼睑退缩通常为双侧受累，伴下视时上睑迟落（图 17.19 至图 17.21）。

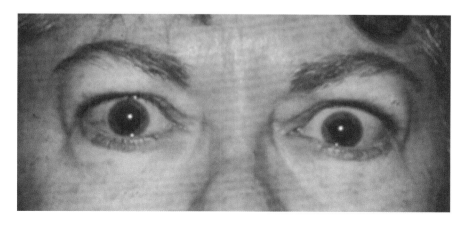

图 17.19　甲状腺眼病，双侧眼睑退缩伴突眼和双眼眼位不一致。

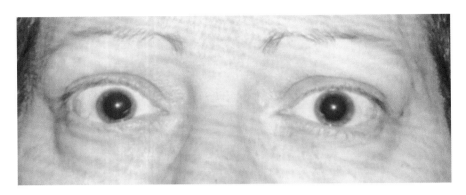

图 17.20 甲状腺眼病,双侧眼睑退缩伴轻度突眼。

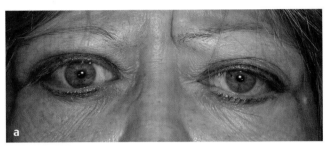

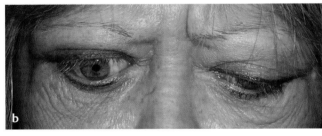

图 17.21 (a)甲状腺眼病,右侧眼睑退缩,伴球结膜充血。(b)患者下视时,右侧上睑不能充分下落(上睑迟落)。

顶盖前区性眼睑退缩(Collier 征)见于中脑顶盖(Parinaud)综合征(图17.22)。常伴有双眼上视麻痹和退缩性眼球震颤。

单侧上睑下垂的患者通常通过抬高眼眉(使用额肌)来代偿上睑下垂。这可能会引起健侧的眼睑退缩(图 17.23)。此时,检查者应提起下垂侧的眼睑,便于观察退缩侧眼睑的自然状态。

17.4 周围性面瘫

周围性面瘫可导致眼睑闭合不全和睑裂变大。伴有 Bell 现象时,入睡后角膜

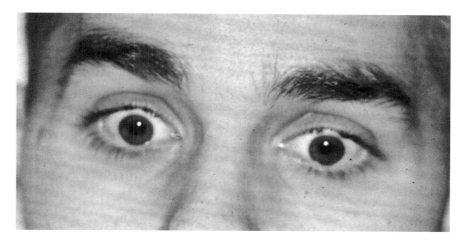

图 17.22　Collier 征。见于中脑顶盖综合征。

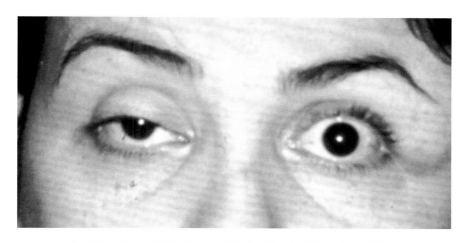

图 17.23　重症肌无力患者,继发于右侧上睑下垂的左侧眼睑退缩。

仍可被上睑部分性覆盖保护(图 17.24)。但当出现完全性面瘫时,无 Bell 现象,角膜则完全暴露(图 17.25)。

眼睑闭合不全的并发症包括眼球表面刺激症状(疼痛、发红、视物模糊)、角膜暴露、角膜感染和穿孔等(图 17.26)。

此时,需请眼科医师会诊,可以每隔数小时局部应用人工泪液和润滑类眼膏。如果眼睑闭合不全,可在上睑上水平粘贴医用胶带暂时使眼睑闭合(图 17.27)。

如果出现角膜暴露,还可暂时将上睑和下睑缝合在一起,使眼睑闭合并保护角膜,这种方法称之为睑缘缝合术,可在床旁操作(图 17.28)。如果面瘫症状持续

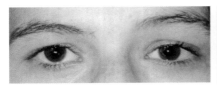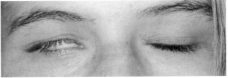

图 17.24   右侧周围性面瘫,闭眼时出现 Bell 现象。

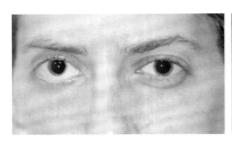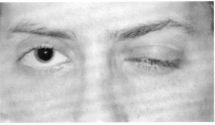

图 17.25   右侧完全性面瘫,闭眼时未出现 Bell 现象,导致持续性角膜暴露。可见右眼睑裂变大(兔眼)和闭合不能。

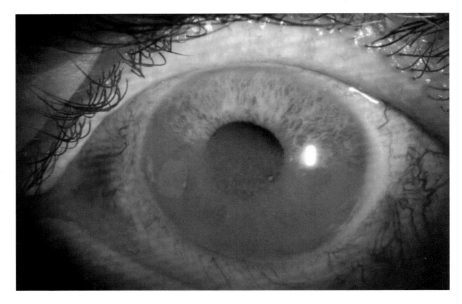

图 17.26   慢性角膜暴露伴带状角膜病(暴露角膜上的沉积物致角膜浑浊)。

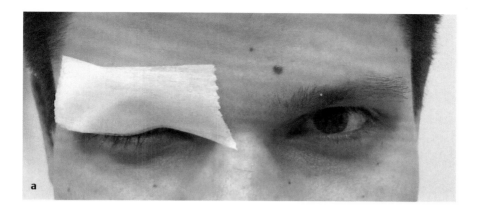

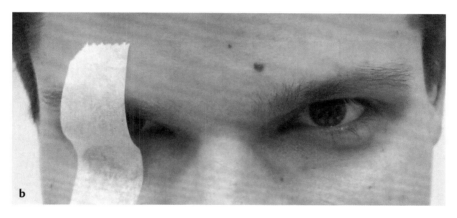

图 17.27 (a)正确方法:将胶带水平粘贴在上眼睑上,使上眼睑下落。胶带既不会摩擦角膜,也不影响使用滴眼液和眼膏。(b)错误方法:垂直眼睑粘贴胶带。当出汗时,睁眼后,胶带可能会擦伤角膜。

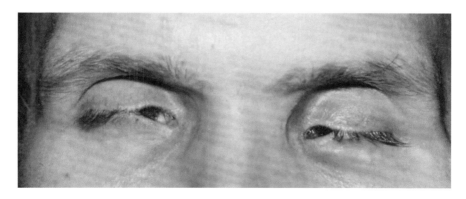

图 17.28 暂时性双侧睑缘缝合术,以保护角膜。该患为格林-巴利综合征患者,双侧面瘫。仅眼睑的中间部分被缝合,患者可以看到两边的事物。

无改善,还有很多其他方法可解决眼睑闭合的问题(图 17.29)。

有些周围性面瘫患者最终可能出现偏侧面肌痉挛(偏侧面部肌肉不自主收缩,眼周症状常最明显)。最常见于面神经压迫性病变。

> **重要提示**
>
> 所有偏侧面肌痉挛的患者都应该完善头部 MRI 增强扫描,以寻找面神经压迫性病变。

17.5 瞬目异常

正常规律的瞬目为 20~30 次/分。瞬目动作可以将泪液和其他眼部腺体分泌物均匀散布于眼球表面,使眼球保持湿润状态。

17.5.1 瞬目减少

自发性瞬目减少,常见于帕金森综合征。面神经麻痹的患者也可出现瞬目动作(且常为不完全的瞬目动作)减少。

17.5.2 眼睑痉挛

眼睑痉挛为双侧眼睑不自主的间歇性闭合,临床表现轻重不一。轻者表现为

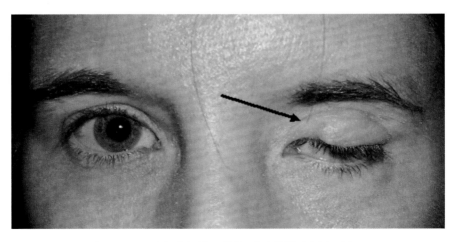

图 17.29 于上睑上置一重物,以改善眼睑闭合不全。

瞬目增多，重者则表现为眼轮匝肌持续痉挛收缩而无法睁眼。风吹、日照、强光及紧张等因素可加重症状。

眼睑痉挛的病因如下：

- 眼球表面刺激（严重干眼症）
- 原发性眼睑痉挛（特发性肌张力障碍）
- 帕金森综合征
- 脑桥病变

眼睑痉挛，伴面部下半或颈部肌肉不自主运动（口下颌肌张力障碍），称为Meige 综合征。

眼睑痉挛引起的严重自发性眼睑闭合可导致功能性盲和严重残疾。有些患者不能维持睁眼状态以保证其安全横穿马路，不能阅读，也不能开车。常伴有疼痛（为肌肉痉挛样疼痛）（图 17.30）。

对于眼睑痉挛或偏侧面肌痉挛的治疗，可选择给予局部皮下注射肉毒毒素。肉毒毒素注射入与痉挛相关的肌肉（眼轮匝肌和其他面部肌肉）后可阻断神经−肌肉接头处乙酰胆碱的释放，从而阻止肌肉收缩。疗效可维持 3 个月左右。治疗后，疼痛症状可很快缓解，而眼睑痉挛症状可在数天后逐渐好转。可每隔数月重复注射。此外，应用润滑剂类的眼膏也很重要。

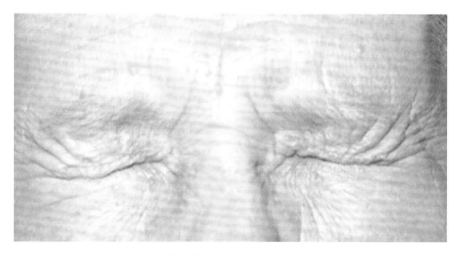

图 17.30　原发性眼睑痉挛，眼轮匝肌持续性痉挛。

（马中华 译　彭静婷 校）

第 **18** 章

非器质性神经眼科症状和体征

非器质性视觉症状和体征(临床检查不支持患者的视觉主诉)在神经眼科中很常见。典型的非器质性症状和体征包括单侧或双侧视力下降,程度可从轻度视物模糊到失明;周边视野缺损,通常为向心性视野缩小;单眼复视;近反射痉挛;随意性眼球震颤;单侧或双侧瞳孔药物性散大;调节反射障碍;随意性上睑下垂和眼睑痉挛。

本章讨论非器质性视觉症状和体征的警示性标志,并介绍确诊非器质性病变的相关检查方法。

18.1 视觉症状和体征的类型

神经眼科医师常处于这样一个位置:他们需要指出患者的视觉系统是正常的,而这些症状和体征实际上与各种精神心理因素有关,它们被称为非器质性(功能性或精神性)神经眼科症状和体征。

这些患者多有以下表现:

· 非特异性视觉症状是抑郁或焦虑状态的部分表现(如慢性眼痛、畏光或视疲劳)。

· 视觉症状和体征是转换障碍、疑病症或躯体化形式障碍综合征的部分表现(患者可能并未意识到这些症状是非器质性的)。

· 视觉症状和体征是人为虚构疾患的部分表现(孟乔森综合征)。

· 视觉症状和体征是为了寻求补偿或假装残疾(伪病)。

· 视觉症状和体征是为了寻求药物帮助和逃离困境而表现的(如果怀疑患者被虐待,需要进一步评估)。

当怀疑存在潜在的精神疾病时,应进行精神评估。

18.2 确诊非器质性症状和体征的检查策略

确诊非器质性症状和体征的唯一途径：通过检查证明视功能是正常的。但只有在检查前怀疑视觉症状和体征是非器质性时，才可以使用特定性的检查策略。

最开始与患者进行互动时，一些特征就会提示非器质性视觉症状和体征。当患者的主诉和其在休息室中的表现存在矛盾时，应引起注意。此外，非器质性视力下降的患者经常戴墨镜，即使在检查室里也如此。

真正视力下降的患者在会面和检查时会努力地寻找检查者，而非器质性视力下降的患者则倾向于关注其他地方，并且在检查过程中假装很难跟随指令完成动作。

重要提示

诊断非器质性视力下降需要十分谨慎，只有当检查者能证明视力是正常时才可以诊断。器质性疾病患者叠加非器质性症状的情况很常见(例如，一名因脑外伤导致真正视力下降的患者可能为了逃避工作而夸大其主诉症状，或同一名患者可能合并继发性抑郁和躯体化症状)。

18.2.1 若主诉为视力下降

(1)观察患者在无帮助下从候诊室到检查室的行走状态。

(2)视力检查

• 从 Snellen 视力表最底部开始(从 20/10 这一行开始)，鼓励患者识别字母，并强调每一行字母都是下面一行的 2 倍。大多数患者当到 20/30 或 20/40 时才能读出字母。

• 试用假的屈光镜(在受试眼前面放一个平光镜)通常可以改善视力，尤其是儿童。

• "神奇滴眼液"检查：强调滴入眼内的滴眼液(人工泪液)可以暂时改善视力，且可以帮助我们了解视力下降的机制(在儿童中特别有用)。

若主诉为单眼视力严重下降

如果患者屈光介质正常，检影法未发现严重的屈光不正，且没有弱视病史，可使用以下检查方法：

（1）瞳孔对光反射正常（无 RAPD）提示单眼视力下降与视神经或严重的视网膜病变无关。

（2）检查立体视觉，客观地评价双眼的视力（双眼视力相同才能获得立体视觉）（图 18.1，表 18.1）。

（3）佩戴正透镜使好眼视物模糊，当双眼同时睁开时检查视力，这时只有"坏眼"能看到（患者经常不知道在检查哪只眼）。

（4）棱镜移位检查。正常的棱镜移位检查需要双眼视力参与。让患者注视

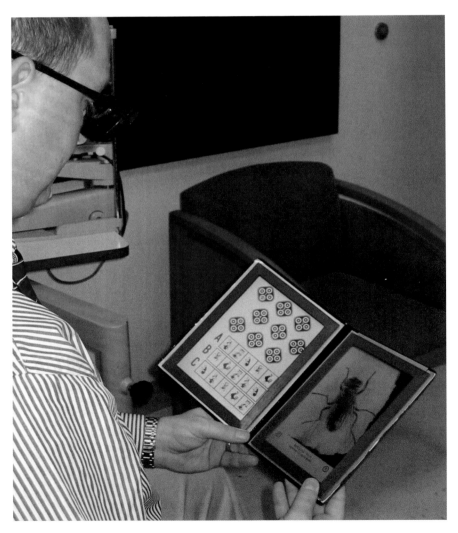

图 18.1　使用 Titmus 立体视检查图进行立体视觉的检查（患者需要佩戴阅读眼镜）。

表 18.1　视力和立体视的关系

每只眼睛的视力至少是	立体视(角秒)[a]
20/20	40
20/25	43
20/30	52
20/40	61
20/50	89
20/70	94
20/100	124
20/200	160

[a] Titmus 立体视检查图能给出角秒数。

Snellen 视力表较小的字母(要比患者坏眼所能看到的字母更小)。在所谓的坏眼前放一个 4°屈光棱镜(棱镜底部向内)。如果患者真的用双眼看字母,为了抑制复视,则在双眼朝向棱镜顶点方向的代偿性眼球运动之后,会出现好眼的会聚运动。如果坏眼视力下降是器质性的,就不会有代偿性的眼球运动。

若主诉为双眼无光感或手动

(1)给患者意外刺激:检查者出人意料的行为能引起患者的意外反应。

(2)本体觉检查:真正失明的患者可以毫不费力地完成看起来需要视力但实际上是依靠本体觉的检查(例如,"看你自己的手""把你的食指指尖碰在一起"和"签名")(图 18.2)。

(3)OKN 检查:阳性反应提示受试眼视力至少是 20/400(图 18.3)。

(4)镜像试验:镜像检查对视力为无光感或光感的患者是有帮助的。将镜子放在患者面前,向患者面部靠近——远离或左右摇摆,非器质性视力下降的患者在跟随自己的镜像时不可避免地会有眼球运动(图 18.4)。

如果患者主诉双眼失明,那么 OKN 检查和镜像检查在双眼同时睁开时进行。如果患者主诉单眼失明,那么需要遮盖好眼进行检查。

(5)视觉诱发电位检查:正常的视觉诱发电位提示与中心视力有关的视觉通路完整。但视觉诱发电位异常并不意味着一定存在器质性病变(可见于注意力不集中、固视不好和配合不佳)。

18.2.2　若主诉为视野缩小

视野缩小可以通过自动视野计和 Goldmann 视野计进行检测。

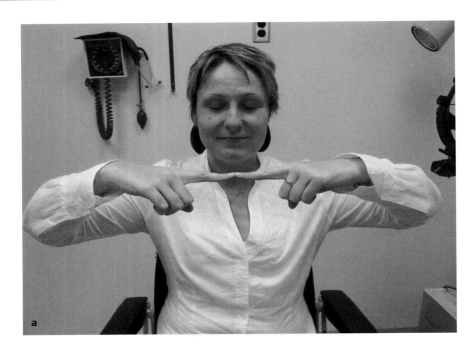

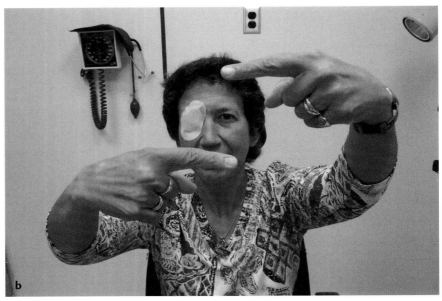

图 18.2　(a)真正失明的患者可以把双手食指指尖准确地碰到一起。(b)非器质性视力下降的患者常"不能"把食指指尖准确地碰到一起。

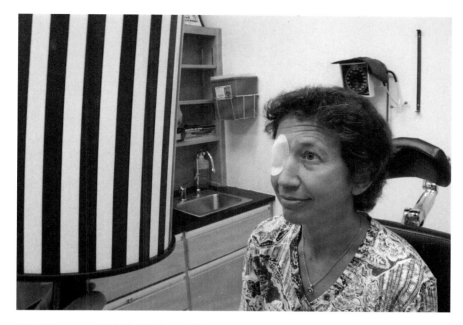

图 18.3　OKN 阳性提示视力至少是 20/400。测试一只眼时需完全遮挡另外一只眼。

视野缩小通常是弥漫性的,在 Goldmann 视野中,视野的大小不随刺激的大小而改变,等视力线可能是重叠、颠倒或螺旋式的(图 18.5)。

(1)面对面视野检查:让患者模仿检查者在其单眼或双眼周边视野范围内所做的动作(图 18.6)。

- 告诉患者你并不是检查视力,而是检查患者的协调能力。
- 接下来,快速告诉患者"举起你的手""伸出两个手指",让患者完成指令。然后用你的手做一些动作(挥手或握拳),但不要说出你在做什么。
- 患者说看不见你的手,但通常会跟着做动作(这是一种"西蒙说"游戏)。

(2)切线幕视野检查:非器质性视野缩小的患者,其视野不会随着视野检查距离的增加而有生理性的扩大(管状视野)(图 18.7 和图 18.8)。

18.2.3　若主诉为单眼复视

眼位失调的患者会出现双眼复视(闭上任何一只眼时复视均可消失)。

当闭上任何一只眼时复视不消失,就是单眼复视。

在大多数病例中,不存在真正的复视,而是图像叠影或变形,可以通过针孔眼镜得到改善或消失(光学因素导致的单眼复视)。

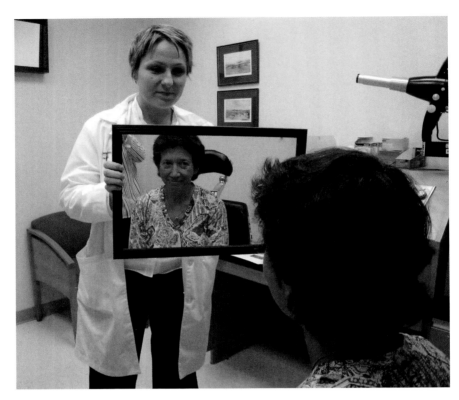

图 18.4 使用镜子检查非器质性盲。要求患者看面前的镜子,检查者左右转动镜子,患者的眼球运动提示其能看到自己在镜子中的影像。

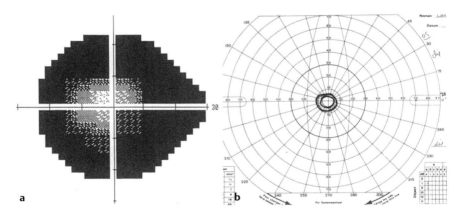

图 18.5 (a)非器质性视野缩小患者的自动视野计检查(左眼)。(b)非器质性视野缩小患者的 Goldmann 视野计检查(左眼)。视野缩小通常见于结果不可靠的视野检查,而不是"非器质性"疾病。

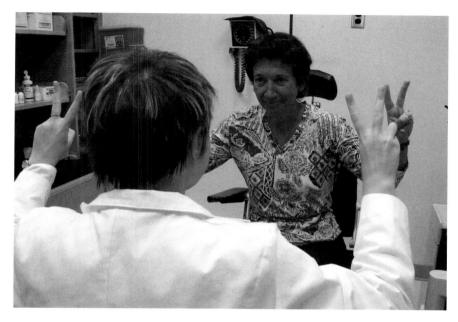

图 18.6　面对面全视野检查的示范。

让患者画出他或她所看到的：真正的单眼复视(一只眼睛能看到一个物体的两个分开但相同的影像)通常都是非器质性的。

18.2.4　若主诉为双眼复视

在这些病例中，近视痉挛三联征很常见，其特征是间歇性的双眼会聚、调节反射和瞳孔缩小(图 18.9)。当遮盖一只眼后，另一只眼的眼球活动是正常的，且瞳孔缩小缓解。

18.2.5　若主诉为眼球震颤

随意性眼球震颤的特征性表现为故意发起的快速眼球运动。这些快速的交替性扫视运动通常只能持续数秒钟。发作过程中可以看到眼睑的颤动，常伴随双眼会聚。

18.2.6　若主诉为瞳孔散大

药物性瞳孔散大可导致瞳孔明显扩大，可累及单眼或双眼。对光反射或近刺激不能使散大的瞳孔收缩。稀释的毛果芸香碱不能使瞳孔收缩（与埃迪瞳孔不

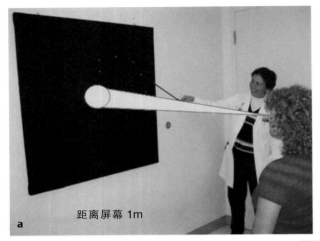

距离屏幕 1m

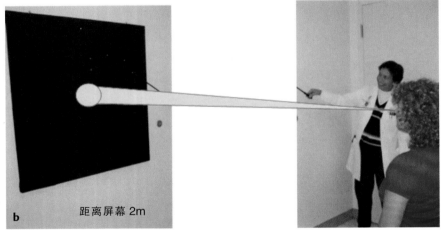

距离屏幕 2m

图 18.7 (a)切线幕视野检查非器质性视野缩小。(b)当患者远离屏幕时,视野的面积并不增加。

同),1%的毛果芸香碱也不能导致瞳孔收缩(或仅不完全收缩)(图 18.10)。

当对怀疑药物性瞳孔散大的患者进行评价时,应首先使用稀释的毛果芸香碱。如果 45min 后瞳孔不收缩,则使用 1%的毛果芸香碱。

重要提示

第Ⅲ脑神经麻痹所致的瞳孔散大,使用 1%的毛果芸香碱可使瞳孔完全收缩。

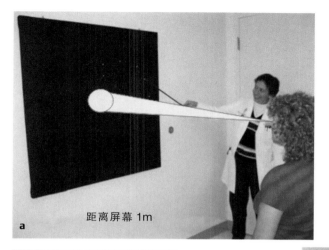

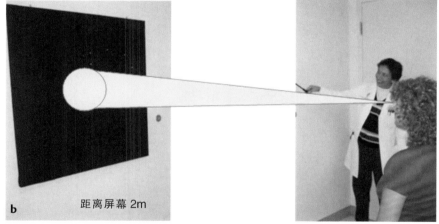

图 18.8 (a)切线幕视野检测器质性视野缩小。(b)当患者远离屏幕时,视野的面积增加。

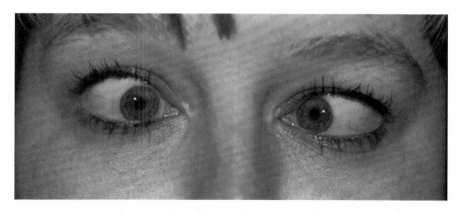

图 18.9 视近物痉挛三联征(会聚痉挛)。双眼会聚伴内斜视、调节反射和瞳孔缩小。

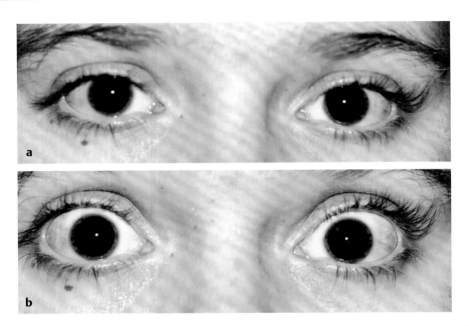

图 18.10 (a)双侧药物性瞳孔散大。瞳孔对光反射及近刺激无反应。(b)双眼滴注 1%的毛果芸香碱后瞳孔大小无变化。

18.2.7 若主诉为调节反射麻痹

非器质性调节反射减弱或麻痹的患者不能近距离阅读，即使佩戴正透镜也不行。一些患者佩戴矫正的正透镜只能部分改善症状(所有器质性调节反射麻痹的患者佩戴适当的矫正性正透镜都能进行近距离阅读)。

18.2.8 若主诉为上睑下垂

非器质性单侧或双侧上睑下垂很少见。这些患者可随意地闭上眼睛并降低患侧的眉毛(真正上睑下垂的患者通常抬高患侧的眉毛)(图 18.11 和图 18.12)。

18.2.9 若主诉为眼睑痉挛

大多数眼睑痉挛是器质性和非随意性的，但反复发作的眼睑闭合也可能是非器质性的。肉毒毒素治疗对以上两种情况均有良好疗效。

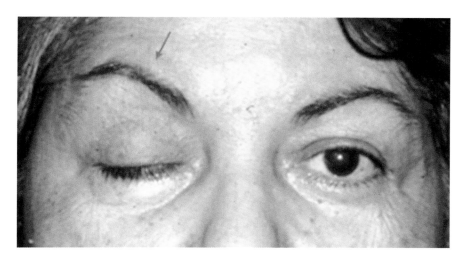

图 18.11　真正的右眼上睑下垂。注意患侧眉毛抬高(箭头)。

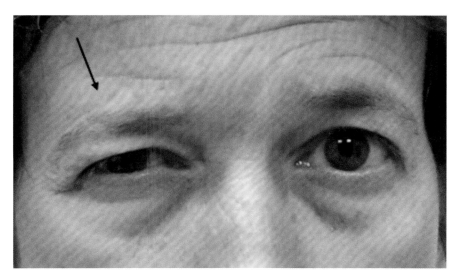

图 18.12　非器质性右眼上睑下垂。注意患侧眉毛降低(箭头)。

重要提示

　　由于非器质性视觉症状和体征通常是由焦虑和抑郁所引起的，如果让患者意识到并没有潜在病变且视觉症状可以自发缓解,通常可使患者症状改善。若证实视功能正常,则无须进一步检查。

（孔秀云　译　崔世磊　校）

第 **19** 章

头痛和面部疼痛的诊断

头痛和面部疼痛伴随于或提示了许多神经眼科疾病。头痛和面部疼痛的病因诊断基于临床病史，而疼痛发作的形式和发作时的情况更为重要。这些特征是判断疼痛是否为良性头痛、面部疼痛综合征或神经眼科疾病的关键线索。

19.1 头痛和面部疼痛的临床诊断

头痛和面部疼痛的临床诊断依赖于疼痛发作的形式(图 19.1)。例如，急性的、新近发生的疼痛通常提示情况紧急；发作性头痛在疼痛发作间有缓解期，通常提示为良性的原发性头痛或面部疼痛；超过数天或数周的进展性、持续性疼痛通常提示颅内占位性病变；长期持续存在的慢性头痛通常提示良性病变。

19.1.1 疼痛的其他特点

疼痛的以下特点有助于进一步评估：
- 疼痛部位(弥漫性、偏侧头部、眶周、枕部或颈部)
- 疼痛侧别(单侧、双侧交替或双侧同时)
- 疼痛性质(钝痛、持续的或跳痛)
- 疼痛持续时间(未治疗的情况下)
- 疼痛程度(使用由 1~10 的数值评估，尤其注意对患者活动的影响)
- 发作频率(每天、每周或每月)
- 发作时的情况(发作年龄、近期恶化和进展)
- 诱发因素
- 前驱症状(如发作前的早期症状)
- 伴随症状和体征(恶心、呕吐、畏光、流泪、眼睛发红、视力下降、霍纳综合征、复视和睡眠呼吸暂停)

头痛 / 面部疼痛

评估发作的形式和发作时的情况

突发性疼痛

"紧急发作":
- 蛛网膜下隙出血,动脉瘤
- 垂体卒中
- 颅内出血(蛛网膜下隙,脑实质,硬膜外,硬膜内)
- 脑膜炎/脑炎
- 严重的高血压(嗜铬细胞瘤)
- 夹层(颈动脉/椎动脉)
- 脑梗死
- 急性梗阻性脑积水(占位)
- 急性闭角型青光眼

其他:
- 雷击样头痛
- 急性鼻窦炎
- 发热

发作性疼痛

"良性、原发性头痛和面部疼痛":
- 偏头痛
- 发作性紧张型头痛
- 丛集性头痛
- 经典的三叉神经痛
- 性交后头痛
- 运动性头痛
- 枕神经痛

其他:
- 第三脑室肿瘤
- 小脑扁桃体下疝畸形
- 动静脉畸形
- 低颅压(脑脊液漏)
- 亚急性闭角型青光眼
- 高血压

进展性、持续性疼痛

"颅内病变":
- 梗阻性脑积水
- 肿瘤
- 脓肿
- 硬膜下血肿
- 慢性脑膜炎
- 颅内静脉血栓形成
- 特发性颅内压升高

其他:
- 巨细胞动脉炎
- 偏头痛持续状态
- 慢性发热
- 低颅压(脑脊液漏)

慢性疼痛

"良性、原发性头痛和面部疼痛"
- 慢性紧张型头痛
- 滥用止痛药相关头痛
- 外伤后
- 慢性鼻窦炎,慢性牙痛

其他:
- 颅内肿瘤(脑膜瘤)
- 硬膜下血肿
- 颅内静脉血栓形成
- 特发性颅内压升高
- 颅内病变
- 症状性三叉神经痛
- 巨细胞动脉炎

图 19.1 头痛和面部疼痛的诊断。

- 试验性治疗和疗效

19.2 头痛/面部疼痛患者的临床评估

临床评估应包括详细的神经系统检查,包括脑神经检查;眼底镜检查是否存在视盘水肿,视盘水肿提示颅内压升高,自发性静脉搏动则提示颅内压正常;颞动脉触诊(年龄>50 岁的患者需进行);血压和体温及其他一般体格检查。

目前大多数头痛或面部疼痛患者的病因可以确定。国际头痛协会(IHS)根据头痛的潜在发病机制给出了分类建议。原发性头痛或面部疼痛(通常是良性病变)和继发性头痛或面部疼痛的鉴别诊断非常重要,继发性头痛和面部疼痛常提示存在潜在疾病,这种情况下应常规进一步检查(图 19.2)。

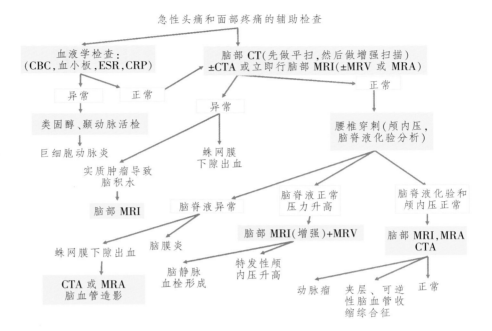

图 19.2　急性头痛或面部疼痛患者的评估。所有头痛患者都需要检查眼底是否存在视盘水肿（这是临床体格检查的一部分，不包括在辅助检查内）。* 根据各地医疗资源和医疗常规的不同，可获得的脑部影像检查可能不同，但都应该尽快完善。CBC，全血细胞计数；CRP，C 反应蛋白；CT，计算机断层扫描；CTA，计算机断层扫描血管成像；ESR，红细胞沉降率；MRA，磁共振血管成像；MRI，磁共振成像；MRV，磁共振静脉成像。

> **重要提示**
>
> - 所有头痛患者（急性或慢性）都应测量血压。
> - 所有慢性或新发头痛患者都需行眼底检查。
> - 视盘水肿提示颅内压升高。
> - 对于年龄>50 岁的患者，任何形式的头痛或面部疼痛都应该考虑巨细胞动脉炎的可能。
> - 反复发作的、局限在眼周的单侧疼痛，需要对患者进行眼内压测量和详细的眼科检查。

19.3 头痛和面部疼痛的分类

以下分类是由国际头痛协会头痛分类委员会提出的。International Classification of Headache Disorders, 3rd ed.(ICHD–Ⅲ). Cephalalgia 2013(9); 629–808.在每一个亚型中,我们只详细描述了伴有神经眼科症状和体征的疾病。

a)原发性头痛

- 偏头痛
  - 伴视觉先兆的偏头痛。
- 紧张型头痛和新发的每天持续性头痛。
- 从集性头痛和其他三叉自主神经性头痛
  - 从集性头痛(发作性和慢性)。
  - 阵发性偏侧头痛(发作性和慢性)。
  - 伴有结膜充血和流泪的短暂性单侧神经痛样头痛(SUNCT)。
- 其他原发性头痛
  - 持续性偏侧头痛。

b)继发性头痛

- 因头部或颈部外伤所致的头痛。
- 因脑部或颈部血管疾病所致的头痛
  - 缺血和出血性卒中。
  - 未破裂的和破裂的血管畸形(动脉瘤、动静脉畸形、硬脑膜动静脉瘘、海绵状血管瘤、Sturge–Weber 综合征)。
  - 巨细胞动脉炎。
  - 中枢神经系统血管炎。
  - 颈动脉或椎动脉夹层。
  - 可逆性血管收缩综合征。
  - 脑静脉血栓。
  - 伴有皮层下梗死和白质脑病的常染色体显性遗传性脑动脉病(CADASIL)。
  - 线粒体肌病、脑病、乳酸酸中毒和卒中样发作(MELAS)。
  - 垂体卒中。
- 因非血管性颅内病变所致的头痛
  - 颅内压升高。
  - 低颅压。

　　　　○ 脑膜病变。

　　　　○ 颅内肿瘤。

　　　　○ Chiari 畸形。

　● 因药物滥用或戒断所致的头痛。

　● 因感染所致的头痛

　　　脑膜炎、脑炎、颅内脓肿。

　● 因内环境失衡所致的头痛

　　　○ 低氧。

　　　○ 高海拔。

　　　○ 睡眠呼吸暂停。

　　　○ 透析治疗。

　　　○ 动脉高压。

　　　○ 低血糖。

　● 因颅骨、颈、眼睛、耳、鼻子、鼻窦、牙齿、嘴或其他面部或颅骨结构病变所致的头痛或面部疼痛

　　　○ 急性青光眼。

　　　○ 屈光不正。

　　　○ 隐斜或斜视。

　　　○ 眼炎性疾病(葡萄膜炎、巩膜炎、眼眶炎症、视神经炎)。

　● 因精神疾病所致的头痛。

c)脑神经痛、中枢性和原发性面部疼痛、其他头痛

　● 脑神经痛和中枢性面部疼痛

　　　○ 三叉神经痛(经典的,症状性的)。

　　　○ 鼻睫神经痛。

　　　○ 眶上神经痛。

重要提示

　　雷击样头痛是像脑动脉瘤破裂样的突发性剧烈头痛。需立即(在急诊室就诊)进行详细、彻底的检查,以寻找潜在病因。雷击样头痛常与严重的颅内血管疾病有关,尤其是蛛网膜下隙出血、颅内出血、脑静脉血栓形成、未破裂的血管畸形(大多数是动脉瘤)、动脉夹层(颅内和颅外)、中枢神经系统血管炎、可逆性血管收缩综合征、垂体卒中、第三脑室胶质囊肿、低颅压和急性鼻窦炎(尤其合并有气压伤)。

○ 视神经炎。

○ 带状疱疹。

- 其他头痛、脑神经痛、中枢性或原发性面部疼痛。

只有当所有器质性原因都已经被排除,才可以诊断原发性雷击样头痛。

19.3.1　无先兆的偏头痛的诊断标准

以下信息基于 ICHD-Ⅲ诊断标准中针对偏头痛的部分。

描述

偏头痛是一种反复发作的头痛,发作可持续 4~72h。头痛的典型特点是单侧、搏动性,程度为中度或重度,日常活动可加重头痛,并伴有恶心和(或)畏光。

诊断标准

a)至少 5 次发作,并满足标准 B~D。

b)头痛发作持续 4~72h(未治疗或治疗无效)。

c)头痛至少有以下特征中的 2 个:

- 局限在单侧。
- 搏动性。
- 中度或重度。
- 日常活动加重症状或导致避免日常活动(如行走或爬楼梯)。

d)头痛发作时,至少有以下特征中的 1 个:

- 恶心和(或)呕吐。
- 畏光和畏声。

e)排除其他疾病。

19.3.2　先兆性偏头痛的诊断标准

以下信息基于 ICHD-Ⅱ诊断标准中针对有先兆的偏头痛的部分。

描述

先兆性偏头痛是一种反复发作的头痛,伴有可逆性的神经系统症状,先兆症状通常在 5~20min 内逐渐加重,小于 60min。通常在先兆症状之后,患者出现无先兆偏头痛特点的头痛。先兆症状之后,出现非偏头痛特点的头痛或并不出现头痛的情况并不常见。

诊断标准

a)至少 2 次发作,并满足偏头痛诊断标准 B 和 C。

b)偏头痛满足典型先兆的标准。

c)排除其他疾病。

典型先兆是由视觉和(或)感觉和(或)语言症状组成。先兆的特点是逐渐出现的,持续不超过 1h,阳性症状和负性症状可同时存在,并且完全可逆。

视觉先兆是最常见的类型,常表现为闪光暗点(在注视点附近的锯齿形图案可逐渐向右或向左展开及带有边角闪烁的凸起形状向外扩展,在其尾迹中留下不同程度的绝对或相对暗点)。可能出现不伴阳性现象的逐渐变大的暗点(图 6.1 和图 11.2)。

重要提示

一些用来终止偏头痛发作的治疗是血管收缩剂,建议患者不要在先兆期服药,而要等到先兆症状缓解后用药(如麦角胺和曲普坦类)。

19.4 面部疼痛的鉴别诊断

表 19.1 列出了不同面部疼痛综合征的特点:经典的三叉神经痛、症状性三叉神经痛、丛集性头痛、发作性或慢性阵发性偏侧头痛、SUNCT 综合征和持续性偏侧头痛。

在大多数新发面部疼痛或偏侧头痛病例中,需要进一步检查来排除潜在病变(如动脉夹层、动脉瘤或海绵窦或颅底病变)。

19.5 怀疑继发性头痛或面部疼痛患者的评估

进一步检查方式主要取决于疼痛发作的形式和可利用的临床资源(图 19.1 和图 19.2)。所有急性头痛和面部疼痛的患者或快速进展性疼痛的患者,都需要进行紧急评估。临床检查异常的患者、伴有视盘水肿的患者(图 19.3)或伴有神经眼科症状和体征的患者也需要进一步评估。长期存在的发作性疼痛大多为原发性头痛,检查结果多无异常(包括眼底镜检查正常),这些病例无须再行进一步检查。

表 19.1　面部疼痛的诊断

特点	经典的三叉神经痛	症状性三叉神经痛	丛集性头痛	发作性或慢性阵发性偏侧头痛	SUNCT 综合征	持续性偏侧头痛
年龄/性别比	50 岁 M:W:1:4	任何年龄 W=M	青年 M:W:9:1	任何年龄 M:W:1:3	任何年龄 M:W:8:1	任何年龄 W>M
疼痛侧别	单侧	可为双侧	单侧	单侧	单侧	单侧
疼痛部位	V2/V3>V1	V1,V2 或 V3	眶周	眶周	眶周	偏侧头部
疼痛性质	刺痛	钝痛,持续性	阿痛,非常剧烈	非常剧烈	非常剧烈	锐痛
疼痛持续时间	<1s	慢性	15~180min	2~30min	5~240s	<1min
时间分布	每天数次至很多次,持续数周或数月,发作间期无疼痛	强度波动,但无缓解期	1~8 次/天 发作期:4~16 周 缓解期:6~24 个月	5 次/天	一天发作很多次,有时在发作间期有钝痛,缓解期形式不规则	伴有持续的头痛,强度波动
伴随症状	无 寻找触发点	V 感觉减退 V 触痛 V 运动障碍 其他脑神经麻痹	霍纳 眼红 流泪,流涕	霍纳 眼红 流泪,流涕	眼红 流泪	恶心,呕吐,畏光± 霍纳
发作间期的检查	正常	V 感觉减退 V 运动障碍	正常±永久霍纳	正常±永久霍纳	正常	正常
特异性治疗	卡马西平	治疗反应不定	急性期:吸氧,注射用曲普坦类,DHE 慢性期:锂,类固醇,钙通道阻滞剂	吲哚美辛止痛	无 治疗反应不定	吲哚美辛

DHE,甲磺酸双氢麦角胺;SUNCT,伴有结膜充血和流泪的持续短暂单侧神经痛样头痛;V,三叉神经;M,男性;W,女性。

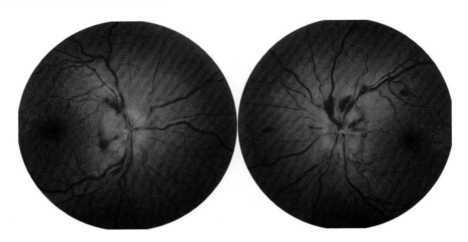

图 19.3　新发头痛患者,眼底照片可见双侧视盘水肿。视神经纤维隆起,视盘周边可见少量出血。患者新发头痛 2 周后到急诊就诊。眼底照片是由免散瞳的相机拍摄的,这是头痛患者系统性评估的一部分。

急性或亚急性头痛,通常按照以下顺序进行辅助检查:

(1)50 岁以上患者进行血液学检查(CBC、血小板计数、红细胞沉降率和 C 反应蛋白)。

(2)首先行脑部 CT 平扫来排除蛛网膜下隙出血和脑积水,然后行脑部增强 CT 或脑部增强 MRI 排除占位性病变和脑膜病变。在开始行脑部 CT 平扫之后可能需要立即行增强 CTA,这取决于头痛的性质。

(3)腰椎穿刺测量颅内压并进行脑脊液化验分析。

(4)如果以上检查正常,行脑部增强 MRI。

(5)根据伴随的症状体征,可能需要完善脑部和颈部 MRA 或 MRV。如果存在眼眶综合征或单侧视力下降,则需要行特殊的眼眶影像学检查。

根据具体情况和临床疑诊,MRI 可代替头部 CT,且血管成像(MRA/MRV 或 CTA)也可能是需要首先进行的检查。在引起头痛的病因中,只有蛛网膜下隙出血在 CT 图像上能看到而在 MRI 图像上不显示,尤其是在发病第 1 周内。

(6)只有蛛网膜下隙出血的患者推断需要行脑血管造影。动脉夹层、脑静脉血栓形成和大多数动脉瘤通常能通过无创的 MRI、MRA、MRV、CTA 或 CTV 诊断。

(孔秀云 译　崔世磊 校)

第 **20** 章

神经眼科常见的疾病

神经眼科中常见一些神经系统疾病或全身性疾病。患有常见神经系统疾病，如多发性硬化、卒中、创伤性脑损伤或脑肿瘤的患者，可出现视力下降或复视。然而，认识到这些患者经常患有容易治疗的常规眼部疾病（如屈光不正、角膜表面疾病或白内障）很重要。此外，有神经系统疾病的患者也可以出现紧急严重的眼部疾病，如视网膜脱离、视网膜血管阻塞或眼压增高。

> **重要提示**
>
> 神经内科医师在对新出现视力下降的神经科患者进行评估时，不应该主观认为视力下降与神经系统疾病有关。在制订管理和治疗决策之前应该进行眼科会诊。

一些疾病，如垂体瘤、枕部病变、颅内动脉瘤以及颅内压增高经常影响视觉传导通路。对患者进行系统的神经眼科随访以及仔细的视功能检查（包括重复的视野检查）能够记录到颅内疾病的恶化过程。

一些疾病伴有特异性的眼部表现，这些表现可以帮助早期对疾病进行诊断。当怀疑患者患有肝豆状核变性、Whipple 病或神经纤维瘤病 1 型时，或需要确定偶然发现的临床情况（如小脑扁桃体下疝畸形或颅内动脉瘤）是否是症状性的，并且需要治疗时，这些患者常转诊至神经眼科进行检查。

20.1 脑血管疾病

卒中包括脑缺血和脑出血，脑缺血又包括 TIA 和脑梗死。当患者出现急性神经系统症状及体征时（急性通常提示血管机制），需怀疑患者有卒中可能。卒中患者经常有神经眼科主诉，包括视力丧失、视野缺损和复视。当视网膜血管病累及多个眼部血管供血区时,与卒中类似。

　　一旦怀疑患者出现卒中,第一步是确定血管事件是缺血性还是出血性的。在眼部,可以通过眼底检查来明确;在颅内,则需要进行神经影像检查,通常行脑部CT平扫(图20.1和图20.2)。

　　对于疑似脑血管病和视网膜血管病的患者,需要回答以下几个问题:

　　(1)是否是血管事件?

　　(2)血管事件发生于颅内或眼的哪个部位(脑实质和血管的定位)?

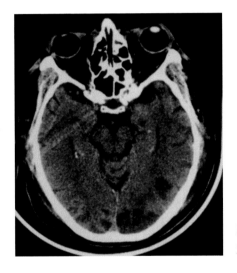

图20.1　脑部CT平扫示在双侧枕叶低密度,符合双侧枕叶梗死。

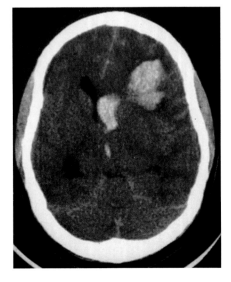

图20.2　脑部CT平扫示左侧额叶和脑室高密度病灶,符合脑实质伴脑室出血。

(3)血管事件是什么类型(病理学)？

(4)引起血管事件的原因是什么(发病机制)？

(5)血管事件产生的后果是什么(器官损伤、功能残疾或生活障碍)？

(6)除了脑血管病,是否存在其他疾病？

20.1.1　脑梗死

一旦卒中被确诊,并且确定了是缺血性还是出血性的,应进一步明确病因,为患者提供最好的二级预防措施(图 20.3)。

脑梗死的病因(见图 20.3)

4 个主要机制引起脑缺血。

- 血管内血栓形成
  ○ 大血管或大动脉疾病
  ○ 小血管或小动脉疾病
- 栓塞
  ○ 心源性栓子
  ○ 动脉到动脉栓子
- 低灌注
- 静脉血栓形成

颈动脉疾病的眼部临床表现

颈动脉疾病,大部分是颈内动脉,常出现眼部症状和体征。

- 无症状视网膜动脉栓塞
- 短暂性单眼视力丧失
- 视网膜中央或分支动脉阻塞
- 眼动脉阻塞
- 巩膜外层动脉扩张
- 静脉瘀滞性视网膜病变
- 眼部缺血综合征
- 缺血性视神经病(罕见)
- 视神经压迫(罕见)
- 霍纳综合征
- 动眼神经麻痹(罕见)

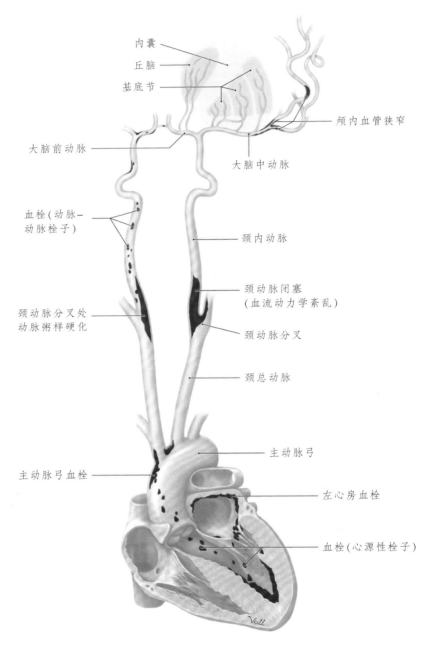

图 20.3 脑和眼缺血机制示意图。(From Schuenke M,Schulte E,Schumacher U,Ross LM, Lamperti ED,Voll M. THIEME Atlas of Anatomy;Head and Neuroanatomy. Schuttgart,Germany: Thieme;2007. Illustration by Markus Voll.)

- 牵涉痛

颈动脉疾病的鉴别诊断

颈动脉可受到以下疾病的影响：
- 动脉壁
  - 动脉粥样硬化
  - 夹层
  - 肌纤维发育不良
  - 动脉炎
    - 感染性
    - 非感染性(大动脉炎、巨细胞动脉炎)
  - 外伤
  - 外部辐射
  - 肿瘤(颈动脉球)
- 外部压迫
  - 肿瘤
  - 外伤
- 血流
  - 凝血功能障碍
  - 栓子(心源性栓子、动脉到动脉栓子)

颈动脉夹层

颈动脉夹层通常会出现急性同侧霍纳综合征伴有眼眶、面部或头痛。这些患者有患脑梗死的风险，需接受紧急评估和治疗(图 20.4 和图 20.5)。

与颅内动脉相比，颈动脉颅外段或椎动脉夹层更为常见。夹层可自发或继发在颈部外伤之后(如交通事故、窒息、脊柱推拿)。一般在外伤和夹层的第一个症状出现之前有数天无症状间隔期，而疼痛常在外伤后立即出现。

心源性栓塞和栓塞风险

心脏病引起脑栓塞的风险可分为"高危""低危或不确定"，"高危"表示需要紧急治疗，"低危或不确定"通常不是脑梗死的直接原因。

高危风险

- 心房疾病

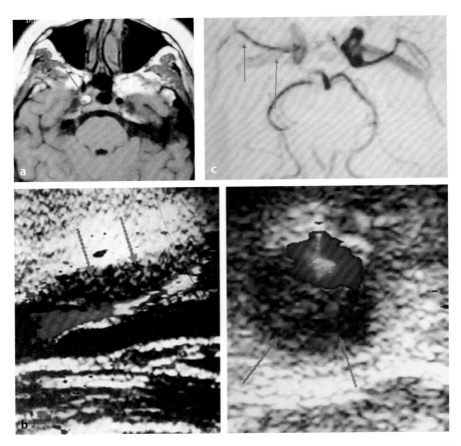

图 20.4 （a）脑部轴位 MRI T1W 图像示：在撕裂的右颈内动脉壁上的高信号（箭头）。注意，左侧正常颈内动脉表现为正常的低信号（流空现象）。（b）颈动脉超声（左侧矢状位和右侧轴位）示：在撕裂的动脉内（着色部分）存在的剩余正常血流，以及动脉壁内的血肿（箭头）。（c）脑部 MRA 示：颈动脉夹层同侧的大脑中动脉信号减低（箭头），这一征象表明该患者有发生血流动力学脑梗死的风险，应被收入院并保持严格卧床休息直到血流恢复正常（最好通过经颅多普勒观察）。

- ◦ 心房颤动
- ◦ 持续性心房扑动
- ◦ 病态窦房结综合征
- ◦ 左心房血栓
- ◦ 左心耳血栓
- ◦ 左心房黏液瘤
- 瓣膜病

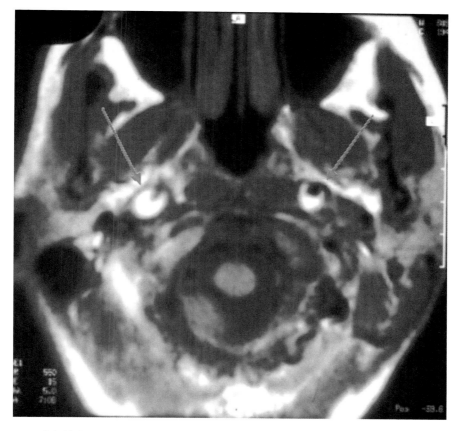

图 20.5　脑部轴位 MRI T1W 图像示:颈内动脉夹层的血管壁上存在高信号(箭头),这名患者表现为伴疼痛的急性霍纳综合征。

- 二尖瓣狭窄
- 人工心脏瓣膜
  - 机械瓣膜
  - 生物瓣膜
- 心内膜炎
  - 感染性
  - 非感染性
    - a.消耗状态
    - b.利布曼-萨克斯(Liebman-Sachs)心内膜炎(系统性红斑狼疮;抗心磷脂抗体)
- 心室疾病

　　　　　－近期前壁心肌梗死

　　　　　－左心室血栓

　　　　　－左心室黏液瘤

　　　　　－扩张型心肌病

　　　○ 医源性

　　　　　－心导管置入术

　　　　　－心脏手术

低危或不确定风险

- 心房疾病
  - 卵圆孔未闭
  - 房间隔动脉瘤
  - 经食管超声心动图(TEE)
- 瓣膜病
  - 二尖瓣钙化
  - 二尖瓣脱垂
  - 主动脉瓣钙化狭窄
  - 弹力纤维瘤
  - 巨大兰伯赘生物
- 心室疾病
  - 心室壁节段运动不能或运动障碍
  - 主动脉瓣下肥厚性心肌病
  - 充血性心力衰竭

小血管病分类

　　脑梗死可能与大脑后动脉或大脑中动脉这样的颅内大血管闭塞有关，也可能与累及颅内小血管的疾病有关,小血管疾病包括血管内异常和血管壁异常。

20.1.2 血管内异常

- 高凝状态

20.1.3 血管壁异常(静脉和动脉)

- 急性

- ◦ 血管炎
- ◦ 非炎性血管病
- • 慢性
  - ◦ 动脉硬化(由高血压引起的"腔隙性脑梗死")
  - ◦ 脑淀粉样血管病
  - ◦ 伴有皮质下梗死和白质脑病的常染色体显性遗传性脑动脉病(CADASIL)
  - ◦ 线粒体脑肌病伴高乳酸血症和卒中样发作(MELAS)

缺血性卒中的危险因素

应该对所有出现脑或眼部缺血症状的患者进行血管危险因素评估,在二级预防中积极治疗可控危险因素至关重要。

缺血性卒中的危险因素包括:

- • 不可控因素
  - ◦ 年龄
  - ◦ 性别(男性多于女性)
  - ◦ 种族(非裔美国人和西班牙人多于高加索人)
  - ◦ 遗传
  - ◦ 偏头痛
- • 可控因素
  - ◦ 高血压
  - ◦ 心血管疾病
  - ◦ 糖尿病
  - ◦ 高脂血症
  - ◦ 吸烟
  - ◦ 酗酒
  - ◦ 肥胖
  - ◦ 久坐不动的生活方式
  - ◦ 阻塞性睡眠呼吸暂停综合征
  - ◦ 无症状颈动脉狭窄
  - ◦ 高同型半胱氨酸血症
  - ◦ 慢性感染
  - ◦ 口服避孕药物

疑诊卒中的患者推荐以下实验室和诊断性检验

对于在急诊室中怀疑卒中的患者,应进行系统的检查,其他检查应根据患者特征和危险因素而进行。

这些检查包括(标注*的检查,应根据卒中类型和临床情况的不同,针对特定患者进行):

- 实验室检查
  - 全血细胞计数
  - 血小板计数
  - 血糖水平
  - 血清电解质,包括镁离子和钙离子水平
  - 血清肌酐水平
  - 凝血酶原时间和活化部分凝血酶原时间、国际标准化比值
  - 尿检(可能检测出潜血,提示肾脏栓塞)
  - 肝功能检验*
  - 毒理学检查*
  - 血酒精检测*
  - 妊娠测试*
- 其他检查
  - 心电图(或心脏监护)
  - 胸片(对评估心脏病和吸入性肺炎有帮助)
  - 脑部 CT 或 MRI,通常会进行头部或颈部 CTA 或 MRA 检查
  - 颈部血管彩超(前循环脑梗死,不能立刻进行 CTA 或 MRA 检查时)
  - 动态心电图监测*
  - 经胸或经食管超声心动图*
  - 腰椎穿刺*

高凝状态

高凝状态可以通过阻塞动脉引起脑或视网膜梗死。很多患者是先天性高凝状态(易栓症),而在一些诱因下形成血栓。例如,一位女性出生时就患有先天性活化蛋白 C 抵抗,然而她在童年时期可以是正常的,仅仅当她开始服用口服避孕药或妊娠时,才可能出现脑静脉血栓。

高凝状态是脑或视网膜动脉缺血的罕见病因。只有在特殊情况下才需要进

行检查,例如:

- 青年患者
- 没有明显的脑或眼部缺血的危险因素
- 有易栓症的家族病史,或反复出现血栓形成
- 有血栓形成的既往史
- 复发性、不能解释的血栓形成事件
- 在不常见的部位出现静脉血栓形成(如脑静脉血栓形成)

血栓形成的危险因素

- 先天因素
  - 蛋白 C 缺陷/缺乏
  - 蛋白 S 缺陷/缺乏
  - 抗凝血酶 III 因子缺乏
  - 活化蛋白 C 抵抗(V 因子点突变)
  - 凝血酶原基因突变(II 因子 20210A)
  - 肝素辅助因子 II 缺乏
  - 血纤维蛋白原异常
  - 纤溶酶原激活物(PAI-1)抑制基因多态性
  - 先天性纤溶酶原缺乏症
  - 血栓调节蛋白基因突变
  - 链状细胞疾病
  - 血小板缺陷
- 后天因素
  - 抗磷脂抗体综合征
  - 骨髓增生性疾病
  - 阵发性睡眠性血红蛋白尿症
  - 血栓性血小板减少性紫癜
  - 弥漫性血管内凝血
  - 恶性肿瘤
  - 败血症
  - 高黏血症
  - 外伤
  - 制动
  - 外科手术

- ○ 妊娠
- ○ 口服避孕药
- ○ 肝素诱导性血小板减少症
- 联合因素(先天和后天因素均参与)
- ○ 高同型半胱氨酸血症
- ○ Ⅷ因子水平升高
- ○ 纤维蛋白原水平升高

重要提示

　　患者可能同时患有多种先天性易栓症,因此,对存在风险的患者,应筛查所有类型的易栓症。

可引起眼部临床症状的 CNS 血管病

　　表 20.1 列举了可引起眼部临床症状的 CNS 血管病。

20.1.4 脑静脉血栓形成

　　由于很大一部分脑脊液回流入静脉窦和颈内静脉(图 20.6 和图 20.7),颅内静脉窦血栓形成通常会导致颅内压升高,引起头痛和视盘水肿。最终,血栓可发展至脑深部静脉和皮层静脉,导致急性脑静脉梗死和出血。

　　皮层静脉回流入硬脑膜静脉窦,将颅内静脉血引流至横窦和颈内静脉。静脉窦闭塞通常会引起一些静脉反流,基于形成血栓的静脉窦的解剖位置,可以产生特异性的临床表现(如海绵窦血栓形成、眶静脉向前回流替代向后回流、引起眼眶充血及复视)。在大多数情况下,脑脊液引流会受影响,引起颅压升高的症状和体征。

　　皮层静脉的扩张和血栓形成将引起灾难性的出血性静脉梗死。

　　小脑和脑干存在多条引流静脉(图 20.8)。一些静脉形成血栓可以导致这些静脉扩张并压迫周围组织,或出现邻近脑神经缺血。这就可以解释为什么岩下窦血栓可以引起展神经、三叉神经、面神经和动眼神经等多组脑神经麻痹。头痛伴有孤立性复视很少作为颅内静脉血栓形成的首发症状。

　　颅内静脉血栓形成的典型临床表现包括:

- 颅内压增高(头痛、视盘水肿、展神经麻痹)。
- 癫痫。

表 20.1　可引起眼部临床表现的 CNS 血管病

累及眼部的疾病	血管病	遗传方式	临床表现
高胱氨酸尿症和高同型半胱氨酸血症	过早出现颈动脉和颅内大动脉动脉硬化性闭塞	常染色体隐性遗传	视网膜缺血
Fabry 病（弥漫性血管角质瘤）	内皮细胞鞘糖脂沉积，脑动脉瘤	X 连锁隐性遗传	晶状体半脱位、角膜旋涡状浑浊
神经纤维瘤病 1 型	动脉夹层、动脉瘤、瘘、烟雾病、星形胶质细胞瘤、神经纤维瘤	常染色体显性遗传	视网膜血管纤曲、神经纤维瘤、虹膜错构瘤、视神经胶质瘤、视网膜错构瘤
MELAS（线粒体脑肌病伴高乳酸血症和卒中样发作）	在脑血管的平滑肌细胞中出现线粒体增殖	线粒体遗传（线粒体 DNA 的点突变）	视神经萎缩、视网膜色素变性、慢性进行性眼外肌麻痹
Von Hippel-Lindau 病	小脑、脑干和脊髓的血管网状细胞瘤	常染色体显性遗传	视网膜血管瘤
结节性硬化症（Bourneville 病）	颅内动脉瘤、烟雾病	常染色体显性遗传	视网膜错构瘤
Rendu-Osler-Weber 综合征（遗传性出血性毛细血管扩张症）	动静脉畸形、静脉血管瘤、动脉瘤、脑膜血管扩张	常染色体显性遗传	视网膜毛细血管扩张
毛细血管扩张性共济失调（Louis-Bar 综合征）	毛细血管扩张	常染色体隐性遗传	眼皮肤毛细血管扩张
CADASIL（伴皮质下梗死及白质脑病常染色体显性遗传性脑动脉病）	发生于软脑膜和小穿支动脉的非动脉粥样硬化、非淀粉样血管病	常染色体显性遗传	轻度血管性视网膜病变
HERNS（遗传性血管内皮细胞病伴视网膜病、肾病和卒中）	发生于视网膜、脑小穿支动脉和肾脏的非动脉粥样硬化性血管病	常染色体显性遗传	血管性视网膜病变
Menkes 综合征（卷发综合征）	脑动脉弯曲、延长、闭塞	X 连锁隐性遗传	眼缺血综合征
马方综合征	动脉瘤、主动脉夹层	常染色体显性遗传	晶状体半脱位、视网膜脱离

（待续）

表 20.1(续)

累及眼部的疾病	血管病	遗传方式	临床表现
遗传性脑淀粉样血管病	伴有淀粉样变性的遗传性脑出血 荷兰型(β 淀粉样蛋白) 冰岛型 (半胱氨酸蛋白酶抑制剂 C)	常染色体显性遗传	无
肌纤维发育不良	动脉狭窄、动脉夹层、动脉瘤、颈动脉海绵窦瘘	可呈常染色体显性遗传;大部分散发	视网膜栓塞
皮肤弹性过度综合征 IV 型	动脉瘤、颈动脉海绵窦瘘、颈动脉和椎动脉夹层	遗传异质性	眼缺血综合征,眼底血管样条纹
弹力纤维性假黄瘤(Grönblad–Strandberg 综合征)	提前出现动脉粥样硬化、动脉瘤、颈动脉海绵窦瘘		眼底血管样条纹、眼底橘皮征
烟雾病	非炎性闭塞的颅内血管病	可能与其他遗传病有关	牵牛花视盘、眼缺血综合征
Sturge–Weber 综合征(脑颜面血管瘤病)	软脑膜静脉血管瘤、动静脉畸形、静脉和硬脑膜窦异常	可能存在常染色体显性遗传;大部分散发	皮肤、结膜、巩膜外、葡萄膜血管瘤、青光眼
Wyburn–Mason 综合征	颅内动静脉畸形(通常位于脑干)	散发	视网膜动静脉畸形(葡萄状血管瘤)

- 意识状态改变。
- 神经功能缺损症状(根据脑梗死部位的不同可出现偏瘫和失语)。
- 缺损症状发生的侧别可以交替,或发生于双侧(与脑动脉梗死不同)。

为避免多条颅内静脉梗死和患者死亡,应进行紧急治疗。

重要提示

视盘水肿造成永久性视力丧失是脑静脉血栓形成的典型并发症。早期治疗颅内压增高是必要的。如有可能,在抗凝治疗之前,应进行腰椎穿刺以降低颅内压,保护视功能。

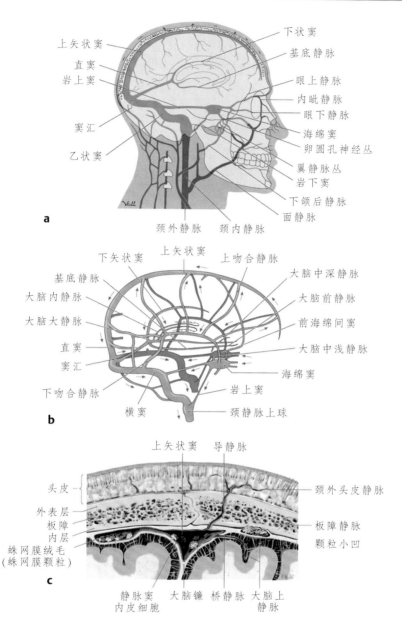

图 20.6　(a) 颅内静脉系统矢状位示意图。(b) 颅内静脉前后引流示意图。[(a,b)From Schuenke M，Schulte E，Schumacher U，Ross LM，Lamperti ED，Voll M. THIEME Atlas of Anatomy；Head and Neuroanatomy. Stuttgart，Germany：Thieme. 2007. Illustrations by Markus Voll.](c) 脑脊液回流入上矢状窦。[(c)From Schuenke M，Schulte E，Schumacher U，Ross LM，Lamperti ED，Voll M. THIEME Atlas of Anatomy；Head and Neuroanatomy. Stuttgart，Germany：Thieme. 2007. Illustrations by Karl Wesker.]

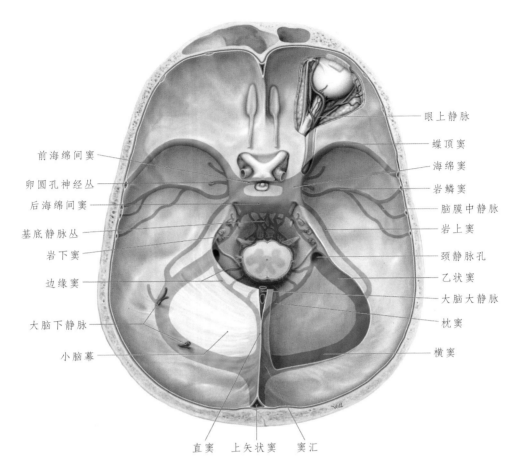

图 20.7　颅内静脉窦上面观。(From Schuenke M, Schulte E, Schumacher U, Ross LM, Lamperti ED, Voll M. THIEME Atlas of Anatomy; Head and Neuroanatomy. Stuttgart, Germany: Thieme; 2007:255, Fig. 8.5c.)

脑静脉血栓形成的诊断标准

MRI 和 MRV 是无创检查,可以很好地观察颅内静脉(图 20.9 和图 20.10)。伪影很常见,但 CTV 可以弥补 MRI 和 MRV 的不足。很少需要进行脑静脉造影。

20.1.5 脑出血

脑出血被划分为以下几类(图 20.11)。

(1)硬膜外出血(位于颅骨和脑膜之间):通常是由于颅骨骨折引起(颞骨骨

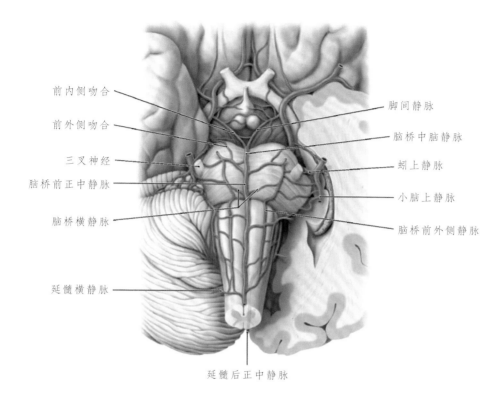

前内侧吻合

前外侧吻合

三叉神经

脑桥前正中静脉

脑桥横静脉

延髓横静脉

脚间静脉

脑桥中脑静脉

蚓上静脉

小脑上静脉

脑桥前外侧静脉

延髓后正中静脉

图 20.8　脑干的静脉示意图。(Form Schuenke M，Schulte E，Schumacher U，Ross LM，Lamperti ED，Voll M. THIEME Atlas of Anatomy；Head and Neuroanatomy. Stuttgart，Germany：Thieme. 2007. Illustrations by Markus Voll.)

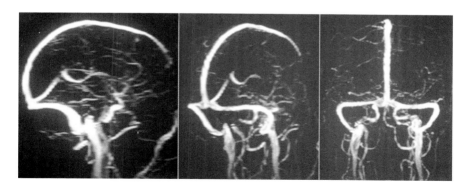

图 20.9　MRV(矢状位相、3/4 后位相、后位相)示正常脑静脉窦。

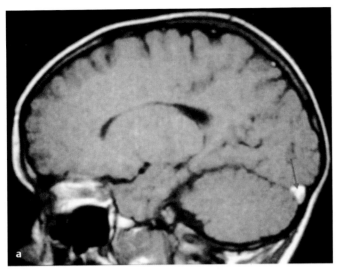

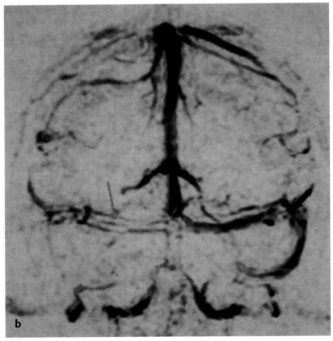

图 20.10 (a)脑部矢状位 MRI T1W 图像示:伴有头痛和视盘水肿的患者,其右侧横窦存在高信号(箭头),提示横窦亚急性血栓形成。(b)MRV 示:血栓形成的右侧横窦信号缺失(箭头)。

折会损伤脑膜中动脉)。如果血肿未被紧急处理,那么其迅速扩张可引起颞叶钩回疝、同侧动眼神经麻痹甚至患者死亡。

(2)硬膜下出血(位于硬脑膜和蛛网膜下隙之间):通常由于轻微脑部外伤引起,也可由于桥静脉破裂引起自发出血。尤其常见于老年患者。血肿可引起头痛,

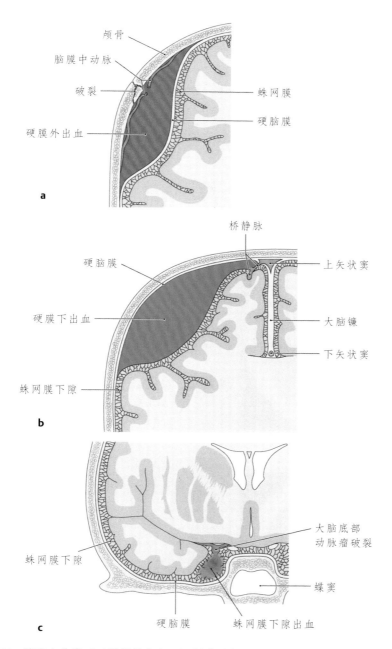

图 20.11　脑出血分类。(a)硬膜外出血。(b)硬膜下出血。(c)蛛网膜下隙出血。(From Schuenke M,Schulte E,Schumacher U,Ross LM,Lamperti ED,Voll M. THIEME Atlas of Anatomy;Head and Neuroanatomy. Stuttgart,Germany;Thieme. 2007. Illustrations by Markus Voll.)

并对邻近的大脑半球产生压迫作用,但其扩张相对缓慢。视野缺损很常见,硬膜下出血可以是亚急性(数天之后)或慢性的(数月之后)。

(3)蛛网膜下隙出血(位于蛛网膜下隙):通常是由于动脉瘤破裂引起,也可以自发出血或由脑外伤引起。血液在蛛网膜下隙中可引起动脉痉挛,从而导致脑组织缺血,或阻断脑脊液循环通路,导致梗阻性脑积水。

(4)脑实质出血(图 20.12 和图 20.13):脑实质出血通常是由于小穿支动脉破

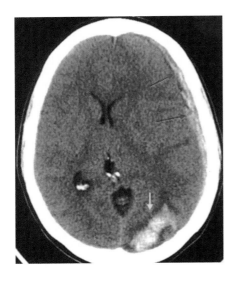

图 20.12 脑部 CT 轴位平扫:患有细菌性心内膜炎和多发性霉菌性动脉瘤的患者,左侧枕叶脑实质出血(黄色箭头),左侧硬膜下出血(红色箭头)。

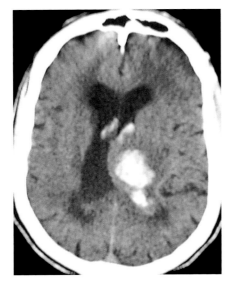

图 20.13 脑部 CT 轴位平扫:高血压未规律控制的患者,其左侧脑实质出血。

裂出血引起，基底节最常受累。动脉瘤或动静脉畸形破裂引起的浅表脑组织出血，常伴有蛛网膜下隙出血。

脑实质出血的危险因素

脑出血可能由以下因素引起：

- 高血压
- 血管畸形
  - 动静脉畸形
  - 海绵状血管瘤
  - 动脉瘤
- 脑淀粉样血管病
- 脑肿瘤/转移瘤
- 出血性疾病
  - 凝血障碍
  - 血小板减少
  - 抗凝药物
  - 溶栓治疗
- 头部外伤
- 血管炎
- 心内膜炎
- 脑静脉血栓形成
- 药物(拟交感神经药物)
- 饮酒
- 低胆固醇血症

在评估急性脑实质出血患者时，确定出血来源非常重要。有时出血可掩盖潜在病因，导致很难立刻判断出血来源。当出血是由于潜在疾病引起时，可能表现为急性出血。数周后复查脑部影像(出血被部分吸收后)，有时会发现海绵状血管瘤或肿瘤(图 20.14 和图 20.15)。

眼底检查有时对于发现视网膜血管畸形有帮助(图 20.16 和图 20.17)。

蛛网膜下隙出血

蛛网膜下隙出血(图 20.18)通常表现为急性爆裂样头痛。后交通动脉瘤破裂引起蛛网膜下隙出血，会伴有动眼神经麻痹(图 20.19)。

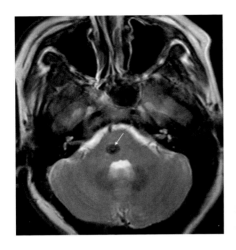

图 20.14　脑部轴位 MRI T2W 图像示：右侧脑桥海绵状血管瘤出血（箭头），引起急性右侧动眼神经麻痹。

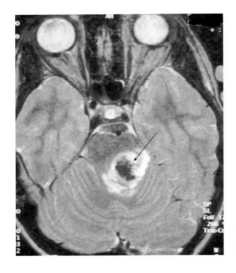

图 20.15　脑部轴位 MRI T2W 图像示：左侧中脑海绵状血管瘤出血，引起急性右侧滑车神经麻痹。

　　蛛网膜下隙出血的预后很差，必须立刻诊断并治疗。当患者出现剧烈头痛时，都应怀疑是否患有蛛网膜下隙出血。其他神经系统症状和体征与蛛网膜下隙出血的病因和动脉瘤（如果是动脉瘤破裂导致的出血）位置有关。最常见的并发症是血管痉挛引起脑梗死和梗阻性脑积水。

　　若血管畸形累及视交叉以后的视觉传导通路，视野检查会出现对侧同向性偏盲（图 20.20）。

蛛网膜下隙出血的病因

- 动脉瘤破裂
- 血管畸形出血

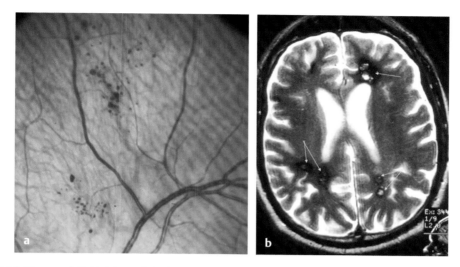

图 20.16 （a）家族性脑视网膜海绵状血管瘤的患者，眼底可见视网膜海绵状血管瘤（葡萄样血管瘤）。（b）脑部轴位 MRI T2W 图像示：多发性海绵状血管瘤（箭头）。

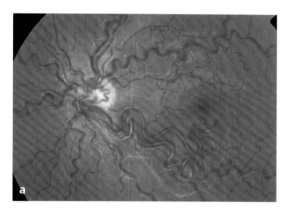

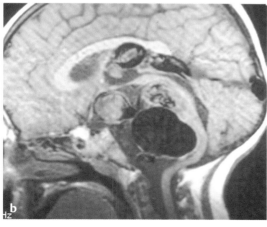

图 20.17 （a）确诊 Wyburn-Mason 综合征的患者，眼底可见视网膜血管畸形（动静脉畸形）。（b）脑部矢状位 MRI T1W 图像示：巨大的颅内血管畸形（黑色区域对应扩张的血流空洞信号影）。

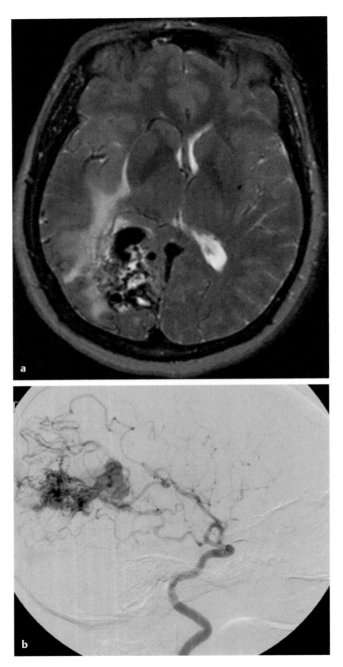

图 20.18   (a)脑部轴位 MRI T2W 图像示：左侧同向性偏盲的患者，可见右侧枕叶巨大的动静脉畸形。(b)选择性椎动脉造影示枕叶动静脉畸形。

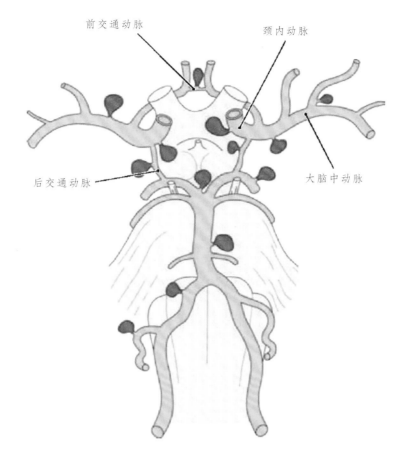

图 20.19　颅内动脉瘤的常见部位。(From Schuenke M,Schulte E,Schumacher U,Ross LM,Lamperti ED,Voll M. THIEME Atlas of Anatomy, Head and Neuroanatomy. Stuttgart,Germany：Thieme. 2007. Illustrations by Markus Voll.)

- 出血倾向
- 外伤
- 药物(可卡因、甲基苯丙胺)
- 脑淀粉样血管病
- 高血压
- 脑肿瘤
- 脊髓病变
  - 动脉瘤

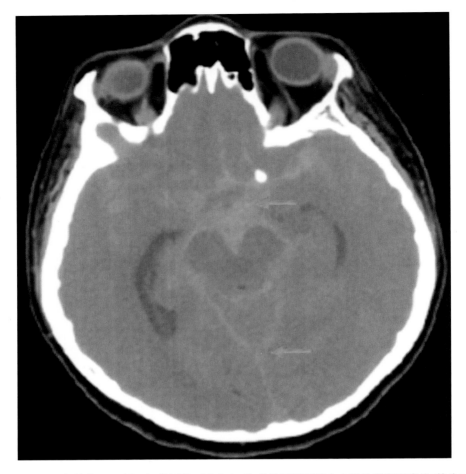

图 20.20　脑部轴位 CT 平扫示:蛛网膜下隙出血,注意蛛网膜下隙中出现的高密度病灶(箭头)。

　　　○ 动静脉畸形
　　　○ 肿瘤

Terson 综合征

　　蛛网膜下隙出血可能导致急性颅压增高,有时可能导致 Terson 综合征(视网膜和玻璃体积血)(图 20.21 和图 20.22)。Terson 综合征是蛛网膜下隙出血患者单侧或双侧视力下降的典型病因。由于患者通常有意识障碍,Terson 综合征的诊断通常会被延误,系统的眼底检查可减少漏诊。

　　典型临床表现如下:

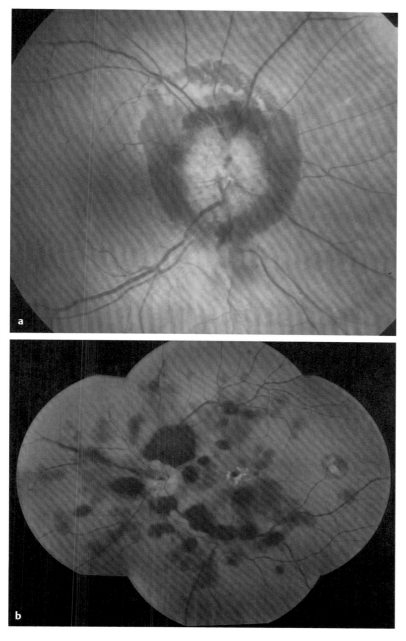

图 20.21　(a)动脉瘤破裂和蛛网膜下隙出血的患者,眼底可见视神经水肿和视盘周边出血,提示 Terson 综合征。(b)左眼可见多发性眼底出血(暗红色出血)、视网膜内出血和视盘水肿。

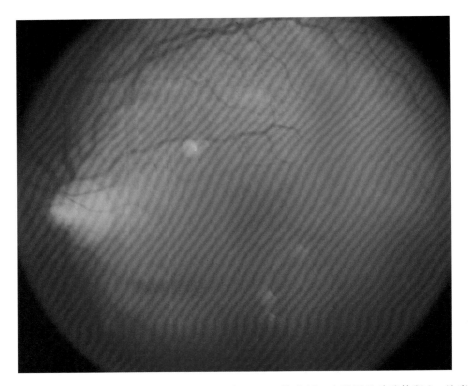

图 20.22   动脉瘤破裂和蛛网膜下隙出血的患者(Terson 综合征),左眼可见玻璃体积血。注意,由于玻璃体积血,眼底不能窥入。

- 视神经乳头水肿,经常伴有出血
- 视网膜出血
- 玻璃体下出血
- 玻璃体积血

眼内出血可能是由于蛛网膜下隙出血继发急性静脉压力升高引起的,而不是血液从蛛网膜下隙向眼内扩散所致。

在相当多的病例中,出血一般在数周或数月之后自动吸收。黄斑出血可能导致永久性视力下降。持续的玻璃体积血,可能会引起牵拉性视网膜脱离,为了清除积血,需进行玻璃体切割术。

颅内动脉瘤

颅内动脉瘤是蛛网膜下隙出血的最常见病因。这就是为什么蛛网膜下隙出血被确诊后,需立刻进行血管造影检查的原因。对破裂动脉瘤早期治疗可以预防并发症和再出血。颅内所有血管都应被检查,因为约 20%的患者不只存在一个动脉瘤。

颅内动脉瘤(表 20.2,图 20.23)的临床表现多种多样,包括:

- 可能是无症状的,由于其他原因在进行影像学检查时被偶然发现。
- 压迫邻近组织(占位效应)。
- 动脉瘤囊内栓子脱落,引起远端血管栓塞。
- 动脉瘤破裂引起致死性蛛网膜下隙出血。

20.2 血管炎(脉管炎)

脑血管炎可在没有任何全身症状时首先发作,也可继发于系统性血管炎。血管炎和脉管炎提示在血管内或其周围存在炎性反应。脑血管炎或脉管炎属于病理诊断,只有在脑和软脑膜活检证实之后才能被确诊。其他所有未行病理检查的病例应被称为脑血管病变。

20.2.1 患者病情评估

典型的临床表现如下:

- 头痛
- 癫痫
- 关注由 TIA、脑梗死或脑出血引起的神经系统症状和体征
- 精神状态改变
- 视网膜血管炎(罕见,通常提示系统性血管炎)

患者病情通常会迅速恶化,因此,需要立刻进行检查并治疗。

确定诊断需要以下检查:

- 头部 MRI 增强扫描和 DWI(图 20.24a)
  - 白质和灰质 T2 信号升高(病灶一般小且多发)
  - 脑梗死、脑出血或弥漫性白质改变
- 脑电图:多为异常
- 腰椎穿刺:多为异常(淋巴细胞性脑膜炎)
- 血管影像学检查提示颅内动脉异常
  - 由于大部分脑血管炎累及颅内小血管, 而颅内小血管在 MRA 和 CTA 上不能很好地显示,所以 MRA 和 CTA 敏感性较低。
  - 大多数病例需要进行血管造影(图 20.24b)。
- 脑和软脑膜活检确诊

表 20.2 根据颅内动脉瘤位于 Willis 环的解剖位置所产生的临床表现

动脉瘤位置	发生率(%)	神经眼科临床症状
颈内动脉眼动脉段动脉瘤 眼动脉 垂体上动脉	5	视觉通路前部压迫性、缺血性及出血性损伤： • 视神经(单眼视力丧失,交界性暗点) • 视交叉(双眼颞侧偏盲) • 视束(同向性偏盲) 眼眶痛
前交通动脉动脉瘤	30	视觉通路前部压迫性、缺血性及出血性损伤： • 视神经(单眼视力丧失,交界性暗点) • 视交叉(双眼颞侧偏盲) 眼眶痛,头痛
颈内动脉分叉部动脉瘤	4	视觉通路压迫性、缺血性及出血性损伤： • 视神经(单眼视力丧失,交界性暗点) • 视交叉(双眼颞侧偏盲) • 视束(对侧同向性偏盲) 眼眶痛,头痛
海绵窦动脉瘤	2	展神经麻痹 霍纳综合征 动眼神经、滑车神经、三叉神经第 1、2 支麻痹 视觉通路前部压迫性损伤： • 视神经(单眼视力丧失) • 视交叉(双眼颞侧偏盲) 眼眶痛
大脑中动脉动脉瘤	20	视交叉后视觉通路压迫性、缺血性及出血性损伤： • 视辐射(对侧同向性偏盲) 头痛
后交通动脉动脉瘤	35	同侧动眼神经麻痹 眼眶痛,头痛
基底动脉动脉瘤	3~5	同侧动眼神经麻痹:一侧或双侧 压迫邻近中脑或脑桥： • 水平凝视麻痹,眼球扭转偏斜(Skew deviation)、核间性眼肌麻痹、眼睑退缩性震颤、展神经麻痹 枕部头痛
大脑后动脉动脉瘤	<3	同侧动眼神经麻痹 视交叉后视觉通路压迫性损伤： • 视辐射(对侧同向性偏盲) 枕部头痛

（待续）

表 20.2(续)

动脉瘤位置	发生率(%)	神经眼科临床症状
小脑上动脉动脉瘤	<3	同侧动眼神经麻痹
		枕部头痛
小脑前下动脉动脉瘤	<3	同侧展神经麻痹
		枕部头痛
小脑后下动脉动脉瘤	<3	同侧展神经麻痹
		枕部头痛
椎动脉动脉瘤	<3	同侧展神经麻痹
		枕部头痛
动脉瘤破裂(蛛网膜下隙出血)		颅内压升高引起视盘水肿
		突发头痛
		Terson 综合征
		展神经麻痹

只有通过脑和软脑膜活检确诊,才可明确诊断脑血管炎。

20.2.2 分类

中枢神经系统血管炎分类如下:

- 与系统性疾病有关的脑血管炎
  - 系统性血管炎
  - 结缔组织病
- 与感染有关的脑血管炎
  - 细菌
    - 细菌性脑膜炎
    - 细菌性心内膜炎
    - 莱姆病
    - 肺炎衣原体
    - 肺炎支原体
    - 结核病
    - 梅毒
    - 猫抓病(巴尔通体)
  - 病毒
    - 带状疱疹病毒和单纯疱疹病毒

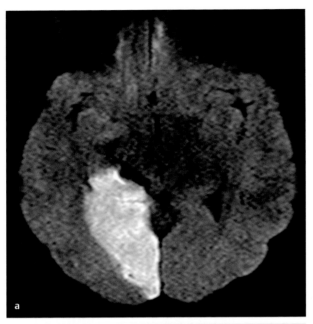

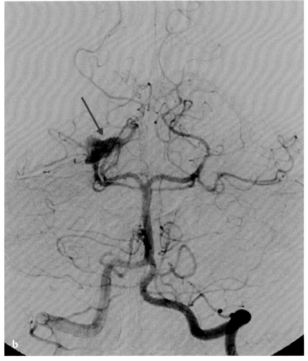

图 20.23　(a) 脑部轴位 MRI DWI 图像示:由于大脑后动脉动脉瘤近端囊内栓子脱落,引起右侧大脑后动脉闭塞,从而导致右侧枕叶梗死,DWI 可见高信号。(b)血管造影(前位)提示在右侧大脑后动脉可见一巨大动脉瘤(箭头)。

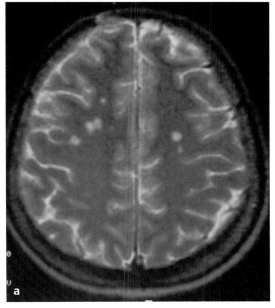

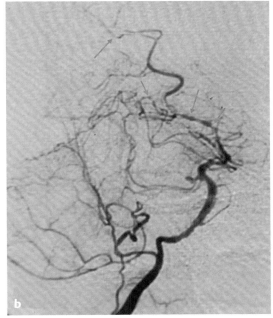

图 20.24 (a)脑部轴位 MRI T2W 图像示:原发中枢神经系统血管炎的患者,其脑白质内可见多发高信号的小病灶。(b)血管造影(后循环侧位相)示:颅内血管不规则扩张和狭窄,提示血管炎。

　　–巨细胞病毒
　　–HIV
　○ 寄生虫

　　　　　－弓形虫病

　　　　　－囊虫病

　　　○真菌

　　　　　－曲霉菌病

　　　　　－球孢子菌病

　　　　　－组织包浆菌病

　　　　　－隐球菌病

　　　　　－毛霉菌病

- 与肿瘤相关的血管炎
  - 脑膜癌病
  - 淋巴瘤
- 原发性血管炎
  - 原发性肉芽肿性血管炎
  - 良性脑血管炎
  - 产后良性脑血管炎

临床表现类似脑血管炎的疾病：

- 非炎性血管病
  - 良性脑血管病
  - 可逆性脑血管收缩综合征
  - 胆固醇栓塞
  - Susac 综合征
  - 伴有皮层下梗死和白质脑病的常染色体显性遗传性脑动脉病(CADASIL)
  - 遗传性血管内皮细胞病伴视网膜病、肾病和卒中(HERNS)
  - 血管痉挛(蛛网膜下隙出血、嗜铬细胞瘤、恶性系统性高血压、麦角中毒、安非他命、喷鼻用血管收缩剂)
  - 颅内血管夹层
  - 肌纤维性营养不良
  - 烟雾病
  - Sneddon 综合征
- 与毒品有关的血管病
  - 血管收缩剂
  - 安非他命
  - 可卡因

- 凝血障碍
  - 抗磷脂抗体综合征
  - 弥散性血管内凝血
  - 血栓性血小板减少性紫癜
  - 镰状细胞病
  - 高黏血症
- 心源性栓塞
- 严重感染
  - 脑膜炎球菌血症
  - 出血热
  - 疟疾
  - 钩端螺旋体病
- 肿瘤
  - 中枢神经系统淋巴瘤
  - 血管内淋巴瘤
- 代谢性疾病
  - Fabry 病
  - 脑腱黄瘤病
  - MELAS

20.3 巨细胞动脉炎

巨细胞动脉炎是累及中、大动脉的炎性血管病,包括颞动脉炎、脑动脉炎和 Horton 病,更易累及主动脉和其颅外分支。巨细胞动脉炎是成年人中最常见的原发性血管炎,几乎只发生在 50 岁以上人群中,在 70 岁以上患者中更为常见。该病好发于白种人,在黑种人中相对少见,罕见于西班牙人种。

20.3.1 患者评估

巨细胞动脉炎患者的临床表现如下:

- 全身性症状(风湿性多肌痛)
- 眼部症状表现为永久性致盲性视觉丧失(一般在全身性症状之后发生,但也有 25% 的患者可孤立出现)

○ 一定要在视力下降之前对巨细胞动脉炎做出诊断，立刻使用糖皮质激素治疗可预防视力丧失。

○ 若 50 岁以上患者出现头痛或视力下降，巨细胞动脉炎的可能性增加。

○ AION 是巨细胞动脉炎最常见的眼部表现（图 20.25 和图 20.26），PION 也可出现，但需谨慎诊断，因为眼动脉瘤、垂体卒中和肿瘤浸润也是该年龄段急性或亚急性球后视神经病的常见病因。

○ 对于老年性复视患者，要注意鉴别巨细胞动脉炎。巨细胞动脉炎患者的复视可以是短暂性的，多见于本病导致的眼外肌缺血。

巨细胞动脉炎的非神经眼科症状

全身性症状非常常见，如：

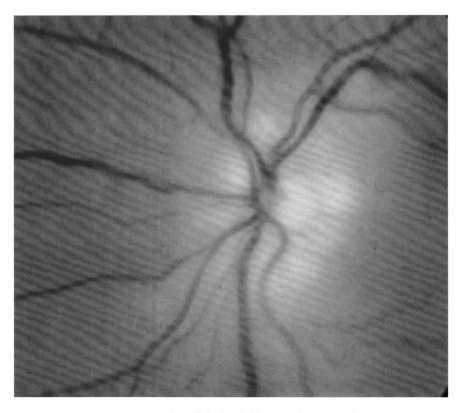

图 20.25　巨细胞动脉炎引起急性 AION，视盘已经苍白。

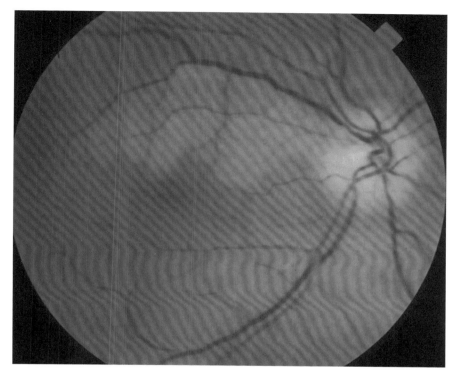

图 20.26　巨细胞动脉炎引起急性 AION 和视网膜分支动脉阻塞。可见视盘水肿,上方血管弓周围视网膜变白,提示视网膜水肿。

- 头痛(最常见)
- 颞动脉异常(突出皮肤表面,触痛和脉搏消失)
- 血管性全身症状和体征(风湿性多肌痛)
  - 发热
  - 乏力
  - 关节痛,周围性滑膜炎
  - 肌痛
  - 体重下降/食欲减退
  - 咳嗽
- 缺血性并发症
  - 下颌跛行
  - 头皮坏死
  - 舌坏死

  ○ 咽喉痛

  ○ 声音嘶哑

  ○ 脑梗死或 TIA

  ○ 心绞痛、心肌梗死

  ○ 上肢缺血(疼痛,跛行)

- 精神状态改变

  ○ 抑郁

  ○ 妄想

  ○ 记忆力下降/痴呆

巨细胞动脉炎相关的神经眼科临床表现

25%的巨细胞动脉炎患者可在没有全身性症状的情况下出现视觉症状,包括:

- 巨细胞动脉炎的患者中有 15%~20%出现永久性视力下降。

- 巨细胞动脉炎引起视力下降是由于以下一个或多个疾病引起:

  ○ 视神经缺血(血管炎累及睫状后短动脉)。

  ○ 脉络膜缺血(睫状后动脉受累)。

  ○ 视网膜梗死(少见,视网膜中央动脉受累)。

  ○ 双侧枕叶梗死(在巨细胞动脉炎中非常罕见)。

- 15%的巨细胞动脉炎患者出现复视。

  ○ 复视大部分是由眼外肌缺血(眶部缺血)引起的,不过巨细胞动脉炎可导致脑神经或脑干缺血。

> **重要提示**
>
> 动脉炎性 ION 通常可导致严重的、永久的视力下降,视力通常在手动到无光感之间。视力下降之前可能表现为反复发作的短暂性单眼视力丧失或短暂性复视(约 65%的患者有视觉先兆症状,多发生于永久性视力下降前的一周内)。

巨细胞动脉炎的神经眼科症状总结

- 视神经病

  ○ AION

  ○ PION

- 视网膜缺血
  - 视网膜中央动脉阻塞
  - 视网膜分支动脉阻塞
  - 视网膜弥漫性或局部缺血
  - 棉絮斑
  - 视网膜出血
- 脉络膜缺血
- 眼缺血综合征
  - 角膜水肿
  - 前葡萄膜炎
  - 白内障
  - 眼压增高(新生血管性青光眼)
  - 低眼压
  - 视网膜出血(静脉阻塞性视网膜病变)
  - 视网膜新生血管
- 眶部缺血
  - 眼眶疼痛
  - 复视(由眼外肌缺血引起)
  - 眼球突出
- 脑神经缺血
  - 复视(动眼神经、滑车神经和展神经缺血引起)
- 脑缺血
  - 脑干缺血(产生复视)
  - 枕叶梗死(引起中枢性盲)
  - 视幻觉
- 瞳孔异常
  - 埃迪瞳孔
  - 霍纳综合征

眼底荧光造影检查可见巨细胞动脉炎患者的脉络膜血管充盈延迟或缺损，提示脉络膜缺血(图 20.27)。尽管这一表现没有特异性,在有视力下降且颈动脉正常的老年患者中,这一特征对于巨细胞动脉炎还是很有提示意义的。

在使用皮质醇激素治疗 2 周内,眼底荧光造影可恢复正常。

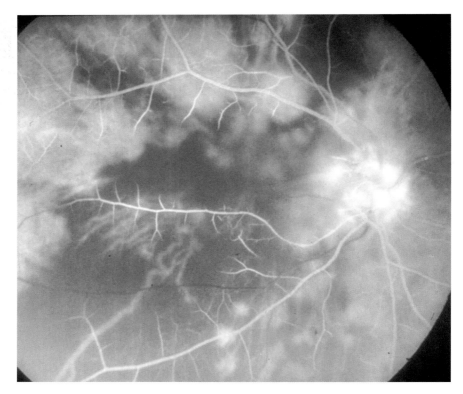

图 20.27　伴有视力下降的巨细胞动脉炎患者的眼底荧光造影示:脉络膜血管充盈缺损(黑色区域血流灌注较差)。

　　巨细胞动脉炎所致的 ION 通常双侧相继受累，可能伴随脉络膜或视网膜缺血。ION 伴有视网膜或脉络膜缺血,高度提示巨细胞动脉炎。

一些高度提示巨细胞动脉炎的眼科体征

　　以下眼科症状高度提示巨细胞动脉炎,一旦出现,应立刻评估病情并开始治疗:

- AION 伴以下一个或多个症状:
  - 严重的视力下降
  - 大杯盘比(不存在非动脉炎性 AION 的视盘危险因素)
  - 苍白色/乳白色/粉白色急性视盘水肿

　　　　◦ 提示视网膜缺血的棉絮斑

　　　　◦ 脉络膜缺血

　　　　◦ 在 AION 之前出现短暂性视力下降

　　　　◦ 在 AION 之前出现短暂的复视

　　　　◦ 头痛、眶部疼痛或眼痛

　　● 在没有手术史、严重失血或低血压等诱因情况下出现的 PION，主要表现为急性视力下降和同侧相对性传入性瞳孔障碍(RAPD)，但视盘正常。

　　● 任何相继或同时出现的一个以上的眼部血管事件，尤其是影响不同血管供血区的情况（如睫状后动脉和视网膜动脉），或双眼同时、相继受累（图 20.28）。

　　● 视网膜睫状动脉阻塞(尤其在伴有 AION 时)。

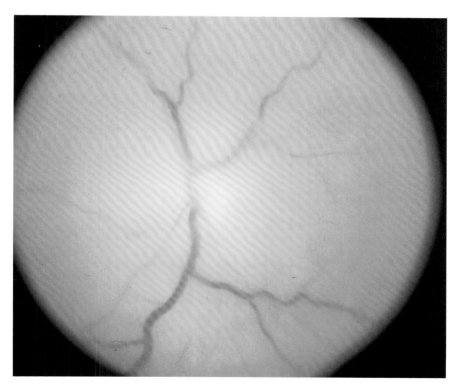

图 20.28　巨细胞动脉炎患者出现急性严重的眼部缺血，患者无光感。眼底可见视网膜中央动脉阻塞伴苍白的视盘水肿和动脉变细，提示眼部缺血严重。

在老年患者中，严重的视力下降伴眼部缺血和急性视盘水肿是诊断巨细胞动脉炎的必要因素。必须立刻开始行糖皮质激素治疗，以阻止另一只眼视力下降(在收入院进行进一步检查及治疗前，需立即在急诊室静脉使用甲泼尼龙治疗)。

20.3.2 巨细胞动脉炎的诊断

- 临床怀疑(根据年龄和临床表现)
  - 在高达 25% 的病例中出现孤立的眼部症状。
- 通过生物学炎性标记物
  - 血沉(ESR)升高——但在高达 20% 的病例中可能是正常的。
  - C 反应蛋白(CRP)升高。
  - 血细胞比容降低。
  - 血小板计数升高。
  - 纤维蛋白原升高。
- 颞动脉活检(图 20.29 和图 20.30)
  - 唯一可以确定诊断的检查。
  - 必须进行。
  - 4%~5% 的病例出现假阴性。
- 眼底荧光造影
  - 脉络膜血管充盈延迟。
  - 在诊断不明确时有一定帮助。
- 主动脉及其分支的影像学表现
  - 当诊断不明确时有一定帮助。

颞浅动脉活检(见图 20.29 和图 20.30)是在局部麻醉下进行的，是一个相对安全的操作。可通过触诊或多普勒超声对动脉进行解剖定位。沿动脉解剖走行切开浅表皮肤，钝性分离，暴露足够长度的动脉，至少切除 2~3cm 的动脉段进行病理学检查。在所切除动脉节段的近端和远端进行结扎或烧灼，然后缝合皮肤。1 周后拆线。并发症很罕见，主要包括面神经眼支受损(表现为同侧额部瘫痪)、感染、出血和皮肤坏死。

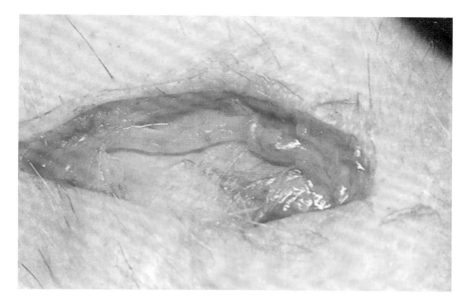

图 20.29　颞浅动脉活检,切开皮肤,暴露动脉。

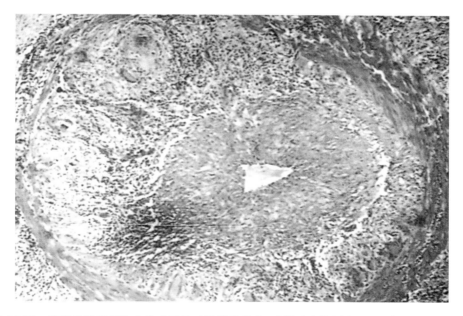

图 20.30　病理诊断巨细胞动脉炎可见动脉管腔狭窄,动脉壁炎性浸润,巨细胞浸润和内弹力膜断裂。

巨细胞动脉炎的风湿科诊断标准

诊断巨细胞动脉炎需要满足以下 5 个标准中的至少 3 个：

- 发病年龄在 50 岁或以上。
- 新发头痛或新的头痛类型。
- 与颈动脉粥样硬化无关的颞动脉触痛或搏动减弱。
- 魏氏检测法提示血沉增快（≥50mm/h）。
- 动脉活检异常表现为血管炎，其特征是单核细胞浸润或肉芽肿性炎症，通常可见多核巨细胞。

20.3.3 治疗

巨细胞动脉炎应紧急治疗，颞动脉活检通常在治疗之后进行。实验室检查应在治疗之前进行。

使用类固醇激素可以治疗血管炎，巨细胞动脉炎的典型病理表现通常在数周之内消失。颞动脉活检应在使用类固醇激素 2 周之内进行。

巨细胞动脉炎对类固醇激素反应非常敏感，当疑诊巨细胞动脉炎时就应尽快使用类固醇激素治疗，以防止视力下降。颞动脉活检通常在几天之后完成，用来明确诊断。激素的剂量和疗程需根据临床症状决定。激素应持续应用至没有任何疾病活动期的证据（没有临床症状，炎性标记物完全正常）。治疗期间激素应缓慢减量，总疗程至少需要 1~2 年。所有患者必须接受随访、监测，并治疗类固醇激素的并发症。

巨细胞动脉炎的系统性症状为风湿性多肌痛，一般只需要小剂量口服激素治疗。巨细胞动脉炎的缺血性并发症（视力下降），一般需要大剂量激素治疗[泼尼松 1mg/（kg·d）]。急性视力下降的患者，若没有激素禁忌证，可静脉使用甲泼尼龙 1g/d，使用 3 天，然后给予口服激素治疗[1mg/（kg·d）]。

一般来说，激素应缓慢减量（每月减 10mg），因此治疗 6 个月后泼尼松可减量至 20mg/d，治疗 1 年后泼尼松可减量至 10mg/d。在泼尼松减量的过程中，患者应每个月复查（神经眼科查体，评估激素相关副作用和生物学标记物检测）。出现任何提示疾病处于活动状态的临床或化验室异常，应增加激素剂量或延缓减量速度。

20.4 多发性硬化

多发性硬化是影响中枢神经系统白质的脱髓鞘疾病，可累及脑、视神经和脊髓。该病常见于年轻女性,高加索人更为常见。

20.4.1　患者病情评估

多发性硬化患者表现为复发-缓解的神经系统和视觉症状、体征。

多发性硬化的常见症状和体征

多发性硬化最常见的症状和体征包括:

- 视神经炎(通常伴有 Uhthoff 现象)
- 眩晕
- 三叉神经痛
- 复视
- 感觉异常
- 小脑性共济失调
- Lhermitte 征(当被动屈颈时,出现从颈部放射到背部的电击样感觉)
- 痉挛和乏力
- 尿失禁

临床症状通常是多发的,并且这些症状可以在数天到数周之内反复发作缓解。

多发性硬化没有全身性表现(除了中枢神经系统,没有其他器官受累)。头痛和癫痫并不常见(因为本病主要累及白质),意识状态改变也不常见。

重要提示

神经系统症状伴有其他器官功能异常、头痛、意识状态改变或癫痫,应考虑多发性硬化以外的其他诊断,如血管炎。

多发性硬化的神经眼科表现

视觉症状和体征非常常见,包括以下:

- 视神经炎非常常见。
  - 球后视神经炎占 65%。
  - 伴有视盘水肿的视神经炎占 35%。
- 葡萄膜炎(通常是睫状体扁平部炎)罕见。
- 视网膜静脉周围炎(无症状性)。

- 视野缺损(视束病变)。
- 脑神经麻痹(展神经、动眼神经或滑车神经麻痹)。
- 眩晕常见。
- 眼球震颤非常常见。
- 核间性眼肌麻痹(双侧多于单侧)非常常见。
- 眼球扭转偏斜。

　　视神经炎通常是多发性硬化的首发症状。绝大多数多发性硬化患者在病程中都会出现视神经受累(图 20.31)。OCT 常规用于多发性硬化患者的随访,对临床研究大有益处(图 20.31e)。

　　视网膜周围静脉鞘和睫状体扁平部炎一般是无症状的,只有通过仔细的散瞳进行眼底检查才能够发现(图 20.32 和图 20.33)。这两种疾病通常单发或与结节病伴发,并不是多发性硬化的特异性表现。

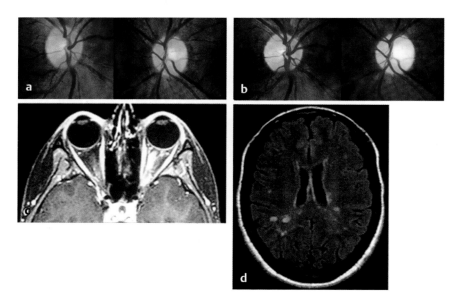

图 20.31　(a)左侧急性视神经炎。双侧视盘正常。(b)数周之后,左侧视盘颞侧苍白。(c)眼眶轴位 MRI 脂肪抑制 T1W 图像示:左侧视神经弥漫性强化。(d)脑部轴位 MRI 液体衰减反转恢复(FLAIR)序列图像示:脑白质、半卵圆中心和侧脑室周围可见多发高信号,高度提示多发性硬化。(待续)

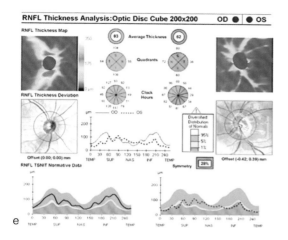

图 20.31（续）　(e)左侧急性视神经炎发作 3 个月后,通过 OCT 对视盘周围视网膜神经纤维层厚度(RNFL)进行测量,提示右眼 RNFL 厚度正常,测量值为 83μm。左侧 RNFL 变薄,测量值为 62μm,颞侧损伤更重。

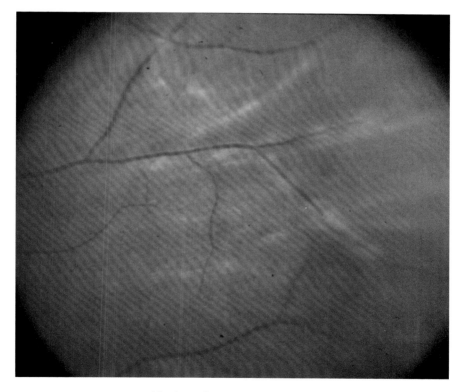

图 20.32　周边视网膜的视网膜血管鞘(周围静脉炎)。

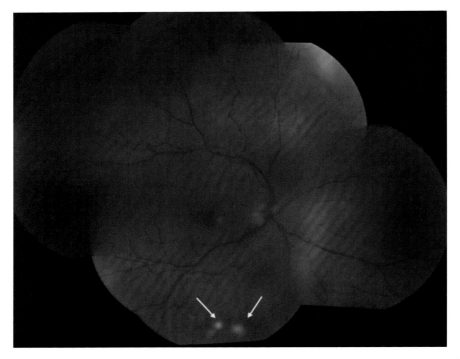

图 20.33　多发性硬化患者出现睫状体扁平部炎(注意在视网膜下方边缘的玻璃体内出现的小白点)(箭头)。

20.4.2　诊断

诊断多发性硬化需要满足时间多发性和空间多发性的证据要求。空间多发性指出现超过一种类型的临床缺损症状或存在超过一个影像学病灶，时间多发性是指复发缓解病程。

临床怀疑多发性硬化，需通过脑部 MRI 来明确。当患者以临床孤立综合征(CIS)起病(如视神经炎)，则直到第二次临床症状发作之前，都不能确诊多发性硬化(临床确诊多发性硬化)。

表 20.3 展示了 McDonald(2010)多发性硬化修订标准。

20.4.3　多发性硬化的病程

复发缓解的病程是最典型的：在发病数周之内，多发性硬化相关的神经系统症状和体征有自发好转的趋势。它们可能完全缓解或仅有部分改善。每次复发都可以出现一种不同类型的神经功能缺损，并可能遗留永久的神经缺损症状或视

表 20.3　McDonald(2010)多发性硬化诊断修订标准

临床表现	诊断 MS 的附加证据
≥2 次临床发作(复发)	无
≥2 个病灶的客观临床证据	临床证据充分
≥2 次临床发作伴有 1 个病灶的客观临床证据	MRI[a] 证实空间多发性或 MRI 检查发现 2 个或 2 个以上 MS 典型病灶伴有 CSF 阳性结果[IgG 寡克隆带(OB)或 IgG 合成率升高]
1 次临床发作伴有 ≥2 个病灶的客观临床证据	MRI[b] 证实时间多发性或出现第 2 次临床发作
1 次临床发作伴有 1 个病灶的客观临床证据(临床孤立综合征)	空间多发性需要具备以下 2 项中的一项: (1)MS 4 个 CNS 典型病灶区域 (侧脑室旁、近皮层、幕下和脊髓)中至少 2 个区域有 ≥1 个 T2 病灶 (2)出现累及 CNS 不同部位的再次临床发作 时间多发性需要具备以下 3 项中的一项: (1)任何时间行 MRI 检查同时存在无症状性钆增强和非增强病灶 (2)不管与基线 MRI 扫描的间隔时间长短,随访 MRI 检查有新发 T2 病灶和(或)钆增强病灶 (3)出现临床再次发作
提示 MS 的隐袭性进展性神经功能障碍(原发进展性多发性硬化,PPMS)	疾病进展 1 年并具备以下 3 项中的 2 项: (1)CSF 阳性结果 (2)脑部 MRI 证实脑内病灶呈空间多发性 (3)脊髓 MRI 证实脊髓病灶呈空间多发性

CNS,中枢神经系统;CSF,脑脊液;IgG,免疫球蛋白 G;MRI,磁共振成像;MS,多发性硬化。

Adapted from Polman CH,Reinglod SC,Banwell,et al. Diagnostic criteria for multiple sclerosis: 2010 revisions to the McDonald criteria. Ann Neurol 2010;69(2):292-302.

[a] MRI 证实空间多发性=至少存在以下病灶中的 3 个:

MS 4 个 CNS 典型病灶区域(侧脑室旁、近皮层、幕下和脊髓)中至少 2 个区域有 ≥1 个 T2 病灶。

[b] MRI 证实时间多发性需要具备以下中的一项:

(1)任何时间行 MRI 检查同时存在无症状性钆增强和非增强病灶。

(2)不管与基线 MRI 扫描的间隔时间长短,随访 MRI 检查有新发 T2 病灶和(或)钆增强病灶。

力下降(复发缓解型多发性硬化)。

在疾病后期,神经缺损症状(尤其是乏力和肢体痉挛)不再缓解,倾向于缓慢进展(继发进展型多发性硬化)。少数病例,神经缺损症状从一开始出现就缓慢进展(原发进展型多发型硬化)。

20.4.4 多发性硬化相关神经眼科症状的治疗

大多数多发性硬化患者在病程中都会出现眼部症状。复发性视神经炎引起的单眼或双眼视力下降很常见，并且很多患者都有双眼复视，常伴眼球震颤导致的振动幻视。多发性硬化相关神经眼科症状的治疗与多发性硬化相关的其他神经系统症状类似，通常由神经科医师进行治疗。持续性视力下降和复视的对症治疗是必要的，并且需要与眼科医师紧密合作（见第 21 章）。摆动性眼球震颤的治疗通常充满挑战性。对于多发性硬化患者来说，长期眼科随诊也非常必要，这样在视力下降时可尽快确诊视神经炎（并且排除其他可导致视力下降的眼科疾病）。

20.5 结节病

结节病是一种肉芽肿性炎症，可累及各个器官，尤其以肺、淋巴结、皮肤和眼睛最常受累。

20.5.1 患者病情评估

结节病可表现为多系统、神经系统和神经眼科症状和体征。

结节病最常见的临床症状

- 呼吸系统症状占 50%。
- 一般症状（乏力、发热、体重下降）占 20%。
- 胸外症状占 5%~10%。
- 20%无症状（检查可发现胸部 X 线异常、肝功能异常、高钙血症）。

结节病的临床表现

- 90%出现肺部受累。
- 20%出现乏力、发热和体重下降等一般症状。
- 75%出现周围淋巴结病。
- 皮肤症状。
- 肝脏受累。
- 5%出现神经系统症状。
- 5%出现骨骼肌症状。

- 20%眼部受累。
- 心脏功能异常。
- 肾脏受累表现。
- Heerfordt 综合征(眼色素层腮腺热)
  - 葡萄膜炎。
  - 腮腺肿大。
  - 发热。
  - 有时可伴有面神经麻痹。

　　结节病的神经系统临床表现(神经结节病),按从常见到罕见的顺序总结如下(图 20.34 至图 20.36):

- 脑神经病变
  - 面神经麻痹(面瘫)
  - 前庭蜗神经麻痹(耳聋)
  - 动眼神经麻痹(复视)
  - 视神经病变(视神经炎)

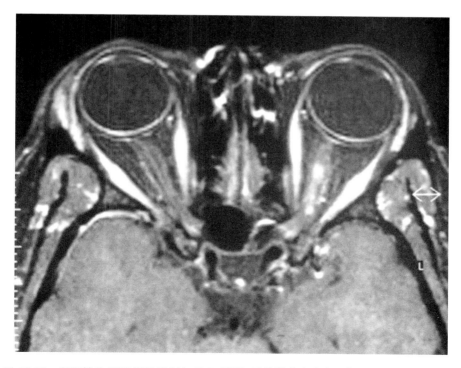

图 20.34　眼眶轴位 MRI 脂肪抑制加 T1W 图像,可见结节病患者左侧视神经弥漫性强化。

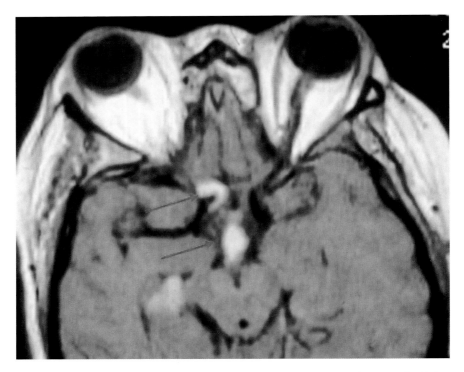

图 20.35　眼眶轴位 MRI T1W 图像增强,可见结节病患者下丘脑区域出现强化(箭头)。

- 无菌性淋巴细胞性脑膜炎
- 脑膜增厚(肥厚性硬脑膜炎)
- 下丘脑功能障碍
- 颅内占位(肉芽肿)
- 脊髓内占位(肉芽肿)
- 癫痫
- 脑病
- 周围神经病

　　神经眼科症状在系统性结节病中很常见, 系统性结节病也可以出现孤立的眼部或神经眼科症状(图 20.37 至图 20.39)。

　　结节病的眼部和神经眼科临床表现,按解剖结构分类包括:

- 泪腺增大
  - 假性上睑下垂
  - 干眼症
- 前部肉芽肿性葡萄膜炎

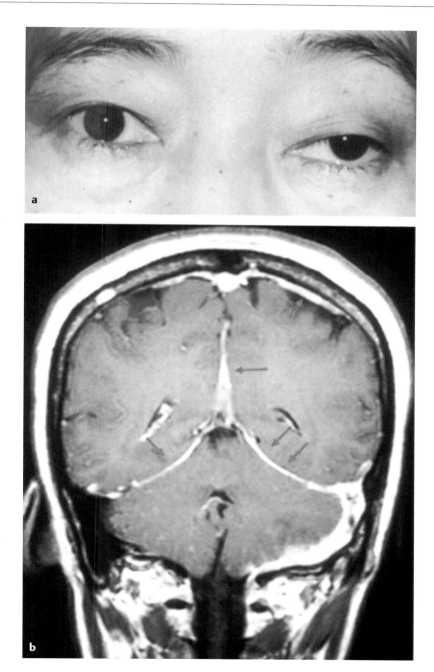

图 20.36　(a)结节病患者出现左侧动眼神经麻痹伴左侧视神经病。(b)脑部冠状位 MRI T1W 图像增强扫描提示弥漫性软脑膜强化(箭头)。

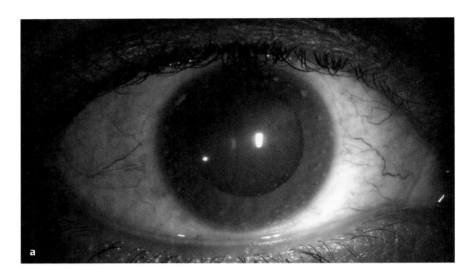

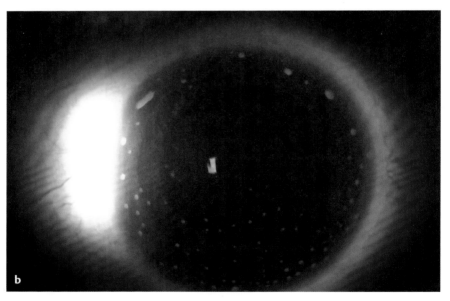

图 20.37   (a)结节病患者出现单侧(右眼)前部肉芽肿性葡萄膜炎,患侧眼红,前房浑浊。(b)同一患者的裂隙灯检查提示"羊脂"样肉芽肿性沉淀物在角膜后沉积。

- 视力下降
- 眼压升高
- 后部粘连
- 白内障

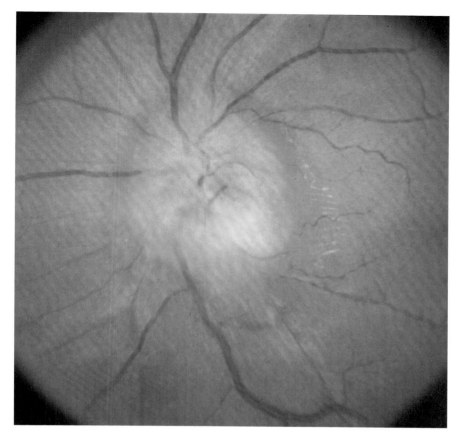

图 20.38　结节病引起视神经肉芽肿。注意白色肿块压迫导致的左侧视盘隆起。

- 睫状体扁平部炎（中间葡萄膜炎）
- 后葡萄膜炎
- 视网膜血管炎
- 视网膜浸润（肉芽肿）
- 视神经肉芽肿
- 视神经炎
- 视交叉炎症
- 视盘水肿（由于颅内压升高引起）

20.5.2　诊断

确诊结节病较为困难，主要通过对异常炎性组织进行活检以确诊。

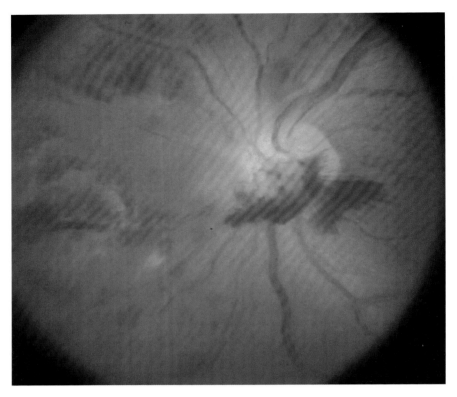

图 20.39　结节病的患者,由于视网膜血管炎伴视网膜缺血和新生血管形成,导致视神经上层的透明膜下出血。

- 组织学检查提示结节性肉芽肿是确诊结节病的金标准。
- 胸部 X 线是筛查和诊断结节病最有意义的检查(图 20.40)。
  - 双侧肺门腺病。
  - 肺实质浸润。
- 胸部 CT:
  - 早期纤维化。
  - 肺门腺病。
- 镓扫描(图 20.41):
  - 肺、纵隔、泪腺、腮腺以及下颌下腺的代谢活性增加。
- 使用氟脱氧葡萄糖(FDG)进行全身正电子发射断层扫描(PET)可用来替代镓扫描。
- 血清中 ACE。

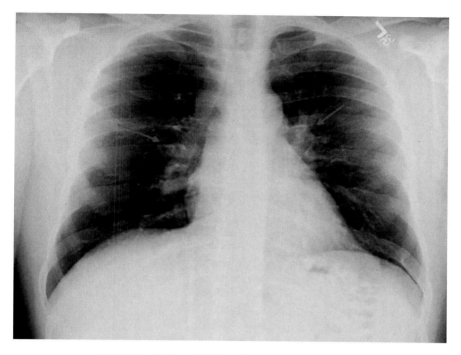

图 20.40　胸部 X 线提示双侧肺门淋巴结病(箭头)。

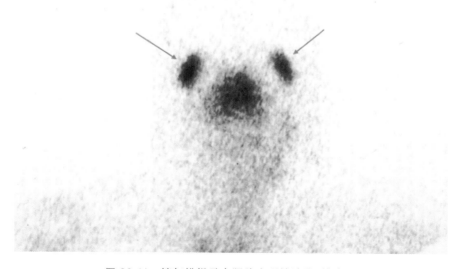

图 20.41　镓扫描提示在腮腺出现镓浓聚(箭头)。

○ 在结节病中通常会升高,但不具有特异性。
- 高钙血症、高钙尿。
- 皮肤试验无反应(PPD 试验阴性)。
- 支气管肺泡灌洗。
  ○ 支气管肺泡灌洗液中淋巴细胞增多。

20.5.3 治疗

- 结节病对类固醇激素非常敏感。
- 除局部应用激素治疗结节病的眼部并发症外(如治疗葡萄膜炎),还需要全身应用激素,治疗剂量、方法和疗程根据临床表现的严重程度决定。
- 神经系统结节病需要更积极的治疗, 通常需要使用其他免疫抑制剂进行治疗。

20.6 感染性疾病

全身性感染可能引起多种神经眼科症状。感染侵犯颅内、眼眶和眼,导致视力下降、视野缺损和复视。

细菌、病毒、真菌和寄生虫引起的感染,都可以侵犯 CNS 和眼,尽管某些感染源对一些部位有特殊的倾向性。例如,在免疫缺陷患者中,隐球菌感染(真菌)是引起急性脑膜炎的典型病因。二期和三期梅毒(螺旋体)是引起脑膜炎、葡萄膜炎和视神经炎的典型病因。带状疱疹病毒累及三叉神经第一支时经常会引起眼部症状和眼外肌麻痹。猫抓病(汉氏巴尔通体感染)是引起视神经视网膜炎的典型病因。

全身性感染引起神经系统和眼部并发症,包括:
- 颅内感染
  ○ 脑脓肿
  ○ 脑积脓(图 20.12)
  ○ 感染性脑膜炎
  ○ 视神经炎
  ○ 脑炎
  ○ 脑室炎症
  ○ 血管炎
    –脑梗死

–脑出血
○ 海绵窦脓肿或血栓形成
- 眼眶蜂窝织炎
- 眼部感染
  ○ 眼内炎
  ○ 视网膜炎
  ○ 脉络膜炎
- 心内膜炎
  ○ 脑梗死
  ○ 真菌致颅内动脉瘤
  ○ 视网膜动脉栓塞(罗特斑)
- 脑静脉血栓形成
  ○ 颅内压增高(视盘水肿)
  ○ 静脉梗死

重要提示

　　感染性脑膜炎经常引起颅内压增高和严重的视盘水肿。未能识别视盘水肿引起的视力下降,是脑膜炎引起不可逆视功能损害的常见原因。在这种情况下,反复腰椎穿刺并治疗颅高压至关重要。急性细菌性脑膜炎、结核性脑膜炎和隐球菌性脑膜炎尤其易致严重的视盘水肿和视力下降密切相关。

20.6.1 梅毒

梅毒引起的神经眼科并发症(图 20.42 和图 20.43)包括:
- 葡萄膜炎(各种类型)
- 视网膜炎
- 脉络膜炎
- 视神经炎
- 淋巴细胞性脑膜炎
  ○ 视盘水肿
  ○ 伴有脑神经麻痹的基底部脑膜炎
  ○ 血管炎
    –脑梗死

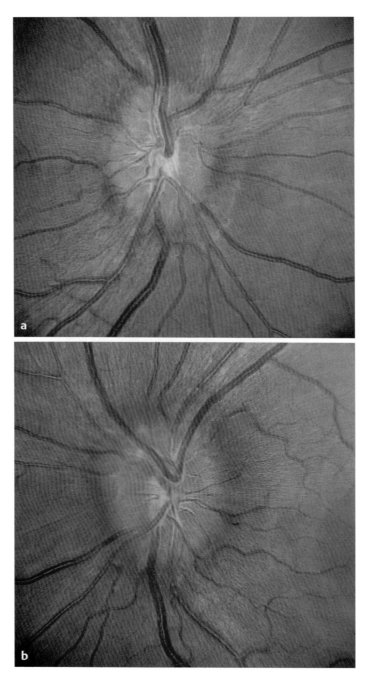

图 20.42   (a,b)图示二期梅毒伴慢性淋巴细胞性脑膜炎患者双侧视盘水肿,该患者 HIV 阳性。

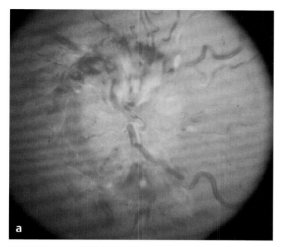

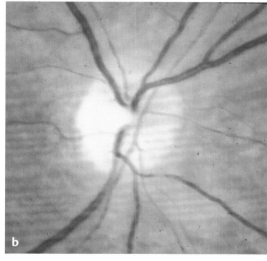

图 20.43　(a)真菌性脑膜炎患者出现严重的视盘水肿。(b)真菌性脑膜炎治疗之后出现视神经萎缩和严重的视力下降。

- 颅内占位(树胶肿)

20.6.2　获得性免疫缺陷综合征

获得性免疫缺陷综合征(AIDS)的晚期临床表现包括(图 20.43 至图 20.46)：
- 感染
  - 带状疱疹性眼内炎和视神经炎
  - 单纯疱疹性视神经炎
  - 进行性外层视网膜坏死(PORN)

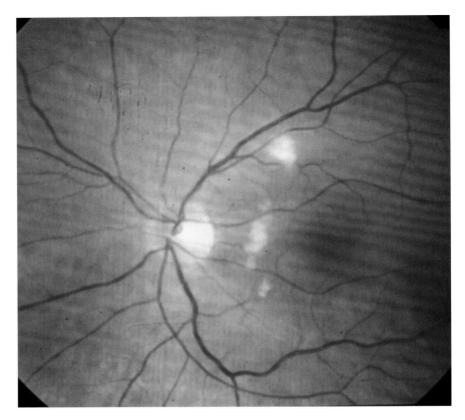

图 20.44　HIV 阳性患者眼底可见棉絮斑。

- ○ 巨细胞病毒性视网膜炎和视神经炎
- ○ 弓形虫相关的脉络膜视网膜炎和视神经炎
- ○ 梅毒性视网膜炎和视神经炎
- ○ 耶氏肺孢子菌性脉络膜炎
- ○ 真菌性脉络膜炎
- ○ 脑膜炎引起的视盘水肿(最常见的是隐球菌脑膜炎)
- • 非感染性的
  - ○ 视网膜微血管病
  - ○ 视网膜棉絮斑
  - ○ 眼淋巴瘤
  - ○ HIV 相关性视神经炎

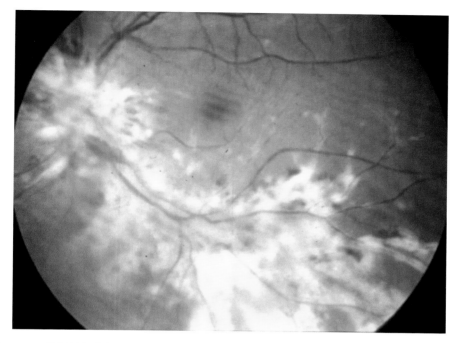

图 20.45　获得性免疫缺陷综合征患者巨细胞病毒相关的视网膜炎。视盘水肿伴出血，下半部视网膜受累。

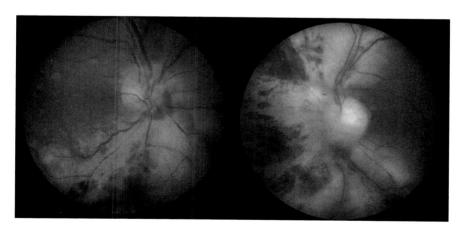

图 20.46　进行性外层视网膜坏死是一种急性视网膜坏死性病变，多见于免疫缺陷患者伴带状疱疹病毒感染（也可由单纯疱疹病毒和巨细胞病毒引起）。整个视网膜出血性坏死（黄色所示），动脉变细，该病从视网膜周边开始，在数天内快速进展。

20.6.3 猫抓病(汉氏巴尔通体感染)

汉氏巴尔通体感染能够引起多种眼部症状,包括眼前节炎症、视网膜炎和视神经炎(图 20.47 和图 20.48)。视网膜血管阻塞也非常常见。

20.6.4 Whipple 病

之所以这种罕见疾病经常在神经眼科中被提起，是因为该病常与眼球运动异常有关。该病致病菌为革兰染色阳性杆菌(惠普尔养障体,Tropheryma whipplei),主要存在于肠道。

临床表现

- 体重下降伴发热
- 腹泻、腹痛
- 关节痛
- 淋巴结病
- 神经系统症状(可以单发)

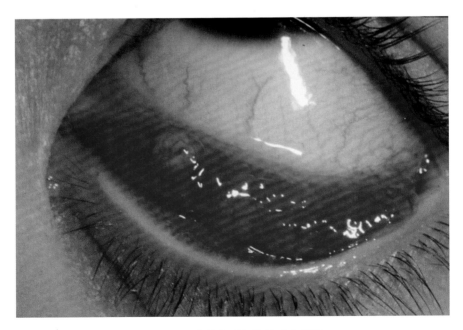

图 20.47　猫抓病引起的结膜肉芽肿。

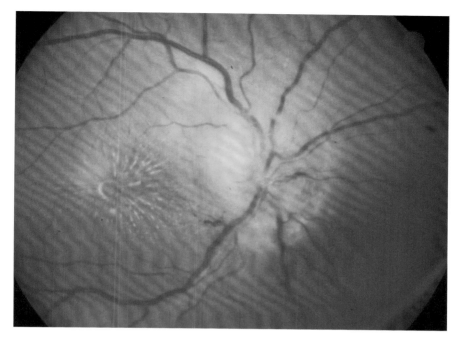

图 20.48　猫抓病引起的视盘水肿和黄斑星芒状渗出(视神经视网膜炎)。

- ○ 慢性进行性记忆力下降伴认知功能障碍
- ○ 眼咀嚼肌运动(肌肉节律性收缩)
- ○ 核上性垂直性凝视麻痹(较水平性凝视麻痹多见)

诊断

- 脑脊液中惠普尔养障体 PCR 阳性。
- 空肠活检过碘酸雪夫染色(PAS)阳性。
- 空肠活检惠普尔养障体 PCR 阳性。

治疗

需要长期使用抗生素进行治疗。

肿瘤

所有类型的颅内肿瘤均可引起神经眼科症状和体征。

20.6.5　发病机制

肿瘤引起神经眼科症状和体征的发病机制如下。

- 颅内压升高(由肿块占位效应或梗阻性脑积水引起)
  - 视盘水肿
  - 复视(由展神经麻痹引起)
- 肿瘤占位效应或肿瘤浸润
  - 脉络膜转移瘤
  - 视神经颅内段(视神经病变)
  - 视交叉(双眼颞侧偏盲)
  - 视交叉后视觉传导通路(同向性偏盲)
  - 眼球运动神经(复视)
- 脑膜癌病
  - 颅内压增高
  - 多发性脑神经麻痹
- 副肿瘤综合征
  - 视网膜病
  - 视神经病变
  - 眼球震颤、斜视性眼阵挛、脑干综合征
- 医源性损伤
  - 术后并发症
  - 放射性治疗
    - 放射性脑坏死
    - RON(见第 8 章)
    - 放射性视网膜病变
  - 化疗
    - 视神经毒性

肿瘤患者出现神经眼科症状及体征(如视神经病、视盘水肿、视野缺损、复视或眼球震颤)时,需要立刻进行神经影像学检查(脑部 MRI 增强扫描、眼眶 MRI 增强扫描)。如果影像学检查结果正常,则需要腰椎穿刺以明确颅内压,并进行脑脊液细胞学和流式细胞学检测。

20.6.6 脑膜癌病

如果颅内压增高的患者有肿瘤病史,必须排除脑膜癌病。其影像学检查可以是正常的,或仅显示软脑膜强化。腰椎穿刺是必需的,要测量颅内压并进行脑脊液化验分析,必须行脑脊液细胞学和流式细胞学检查。如果检查正常,需要重复进行腰椎穿刺和细胞学检测。有时需要进行至少 3 次腰椎穿刺才可以诊断脑膜癌病。

最易出现脑膜癌病的肿瘤部位和类型如下：

- 乳腺
- 肺
- 淋巴瘤
- 黑色素瘤
- 来源不明的腺癌

　　有肿瘤病史的颅内压增高患者中，导致颅内压增高的 3 个最典型病因：①转移癌，②脑膜癌病，③颅内静脉血栓形成（肿瘤可导致高凝状态）。

20.6.7　副肿瘤综合征

副肿瘤综合征是罕见的癌症相关的非转移性并发症，可以影响各级神经系统。通常可以在脑脊液或血清中检测到自身免疫相关抗体。该病可以是已知癌症患者的并发症，也可以是一个非常局限的癌症的首发症状。

神经眼科症状和体征相对常见，包括：

- 眼球运动异常
  - 眼阵挛（抗 Ri 抗体）
  - 眼球扑动（抗 Ri 抗体）
  - 小脑变性（抗 Yo 抗体）
  - 眼球震颤
  - 扫视速度变慢，垂直运动受限（抗 Hu，Ma/Ta 抗体）
- 神经肌肉接头病（Lambert-Eaton 综合征和肌无力综合征）
  - 钙离子电压门控通道抗体
- 视力下降
  - 视网膜变性
    - 癌症相关视网膜病（CAR）抗体
    - 黑色素瘤相关视网膜病（MAR）抗体
  - 伴有视盘水肿和眼内炎的视神经病

−CRMP−5 抗体

20.7 外伤性脑损伤

外伤性脑部损伤常见的神经眼科表现包括：

- 视力下降
  - 单侧
    - 眼外伤
    - 眼眶外伤
    - 视神经损伤(直接/间接)
  - 双侧
    - 双眼或双侧视神经损伤
    - 视交叉损伤(双眼颞侧同向性偏盲)
    - 视交叉后视觉传导通路损伤(同向性偏盲)
  - 脑部损伤引起的高级皮层功能障碍
- 复视
  - 眼眶外伤(眼外肌嵌顿、纤维化)
  - 脑神经麻痹(动眼神经、滑车神经和展神经)
  - 颅内病变

外伤后导致急性视力下降的病因如下：

- 屈光不正
  - 外伤时眼镜或隐形眼镜丢失或损坏(在交流困难的患者中可能发生)
- 眼部损伤
  - 眼球破裂(前部角膜穿孔或后部巩膜穿孔)
  - 眼球内异物
  - 暴露性角膜炎(继发于眼球突出、眼睑裂伤或面神经麻痹)
  - 角膜水肿(继发于安全气囊造成的外伤)
  - 角膜擦伤
  - 前房积血(前房内出血)
  - 外伤性虹膜炎(通常外伤 24h 后出现)
  - 外伤性瞳孔散大(调节功能下降)
  - 晶状体半脱位或脱位
  - 玻璃体积血

- ○ 视网膜震荡
- ○ 视网膜脱离
- ○ 由颈动脉夹层引起的视网膜缺血
- ○ 视网膜脂肪栓塞
- ○ 脉络膜破裂
- • 视神经
  - ○ 直接外伤性视神经病
  - ○ 间接外伤性视神经病
  - ○ 鞘膜内血肿
  - ○ 视神经乳头撕裂
  - ○ 眼眶贯通伤伴直接视神经损伤
  - ○ 眶内异物
  - ○ 颈动脉夹层引起的视神经缺血
- • 眼眶
  - ○ 眼眶骨折(引起直接视神经损伤)
  - ○ 眼眶出血(视神经缺血)
  - ○ 眼眶气肿(视神经缺血)
  - ○ 颈动脉海绵窦瘘(眼压增高)
  - ○ 骨膜下出血(直接引起视神经损伤或造成视神经缺血)
- • 颅内视觉传导通路
  - ○ 视交叉或视交叉后直接损伤
  - ○ 视交叉或视交叉后间接损伤
  - ○ 出血或血肿压迫视交叉
  - ○ 脑弥漫性轴索损伤伴同向性偏盲
  - ○ 脑实质出血伴同向性偏盲
  - ○ 脑梗死(大脑后动脉)继发颅内压增高/脑疝形成,伴有同向性偏盲或中枢性盲
  - ○ 继发于颈动脉夹层的脑梗死,存在同向性偏盲

20.8 眼部或脑部手术引起的视力下降

手术可引起颅内视觉传导通路或视神经损伤。视力下降在眼部或颅内手术中非常常见,但任何其他外科手术也可导致视力下降的并发症。当评估术后视力

下降的患者时,首先应通过眼科查体明确病变部位。

眼部手术引起视力下降的病因如下:

- 视神经病
  - 球后麻醉、眼眶手术以及眼睑成形术后的眼眶出血,导致球后视神经直接损伤。
  - 眼部手术中眼压波动
  - 术后眼压升高
- 复视
  - 眼外肌直接损伤的病因包括:
    - 球后麻醉
    - 眼眶手术
    - 眼睑成形术后眼眶出血
    - 治疗视网膜脱离的巩膜外加压
- 眼睑下垂
  - 开睑器引起上睑提肌损伤

颅内手术引起的视力下降可能是由于压迫、水肿、缺血、出血,或手术直接损伤颅内视神经、视交叉、视交叉后视觉传导通路所致。

非眼部手术、非颅内手术引起视力下降的原因如下:

- 眼前节病变
  - 角膜擦伤
  - 外伤(手术中眼球压迫)
  - 前列腺术后视网膜可逆性毒性损伤(灌洗液)
- 眼部缺血
  - 视网膜中央动脉阻塞
  - 缺血性视神经病(前部或后部)
- 视交叉病变
  - 垂体卒中
- 颅内缺血性病变(同向性偏盲或中枢性盲)

缺血性视神经病在冠状动脉旁路搭桥术和脊髓手术后尤其常见,发病机制目前仍有争论。

视网膜和视神经的缺血性病变可见于任何手术导致的大出血伴低血压,累及颈部血管的操作或颈部血管夹层。

20.9 斑痣性错构瘤病

斑痣性错构瘤病是以中枢神经系统、周围神经系统、眼、皮肤和内脏多发性错构瘤为特征的一组疾病。斑痣性错构瘤病患者的中枢神经系统病变与其他疾病有不同的自然病程和预后(例如,发生于斑痣性血管瘤病神经纤维瘤病 1 型的胶质瘤通常是良性的。然而,当胶质瘤发生于没有神经纤维瘤病的患者时,其表现更具侵袭性)。

20.9.1 神经纤维瘤病 1 型

神经纤维瘤病 1 型(NF1),也称 Von Recklinghausen 病,是最常见的斑痣性色素瘤病(1/5000),本病为常染色体显性遗传,致病基因位于 17 号染色体,具有高外显率,临床表现多变。

NF1 的诊断标准需具备以下 2 条或 2 条以上:

- 牛奶咖啡斑(≥6 个)(图 20.49)
- 神经纤维瘤(≥2 个)(图 20.50 和图 20.51)
- 雀斑(位于腋窝和腹股沟)
- Lisch 结节(虹膜色素上皮错构瘤)(图 20.52)

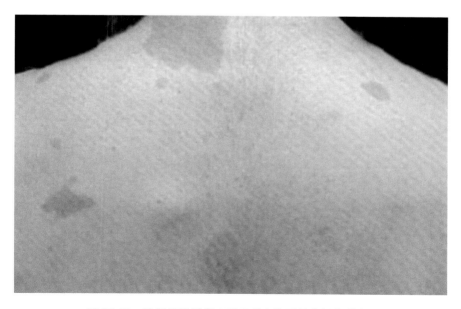

图 20.49 神经纤维瘤病 1 型患者皮肤可见牛奶咖啡斑。

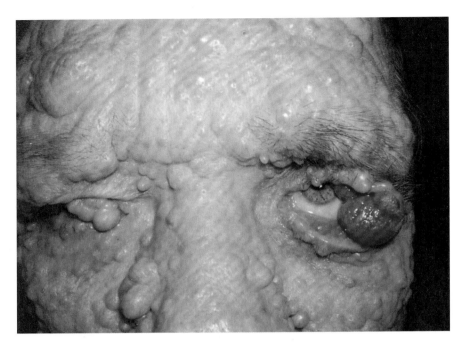

图 20.50　神经纤维瘤病 1 型患者可见多发性皮肤神经纤维瘤。

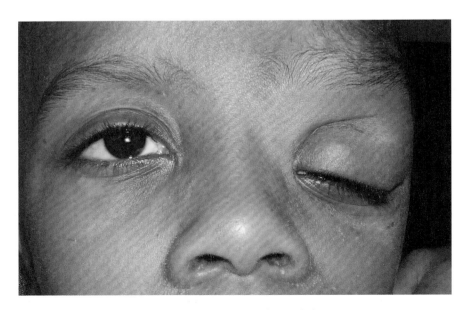

图 20.51　左上睑丛状神经纤维瘤。

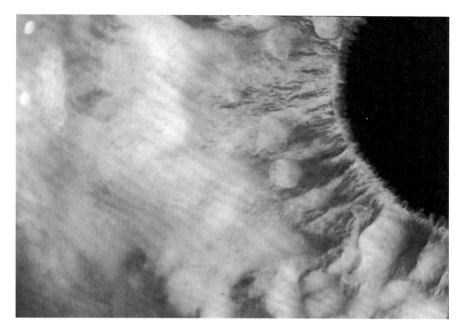

图 20.52　裂隙灯下可见虹膜的 Lisch 结节, Lisch 结节可在儿童时期出现。

- 视神经胶质瘤(图 20.53)
- 蝶骨发育不良(图 20.54)
- 直系一级亲属有 NF1 家族史

NF1 最主要的临床表现是由累及中枢神经和周围神经系统的两种肿瘤产生的:

- 神经鞘膜瘤
  - 影响脑神经(动眼神经、滑车神经、三叉神经和展神经最常受累)
- 神经纤维瘤
  - 丛状纤维瘤
  - 局灶性神经纤维瘤

中枢神经系统肿瘤(见图 20.53)在 NF1 中常见:

- 视神经或视交叉胶质瘤(发生于 15%~20%的 NF1 患者)
  - 通常没有症状
  - 可导致进行性视力下降
  - 可自发改善
  - 只有在记录到视功能恶化的情况下才进行放射治疗和化疗

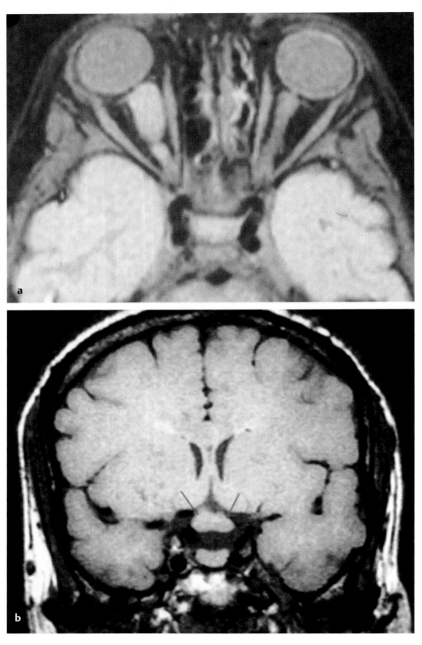

图 20.53　(a)眼眶 MRI 轴位 T1W 图像:视神经胶质瘤引起双侧视神经增粗,注意右侧视神经纤曲。(b)眼眶 MRI 冠状位 T1W 图像:视神经胶质瘤引起双侧视神经增粗(箭头)。

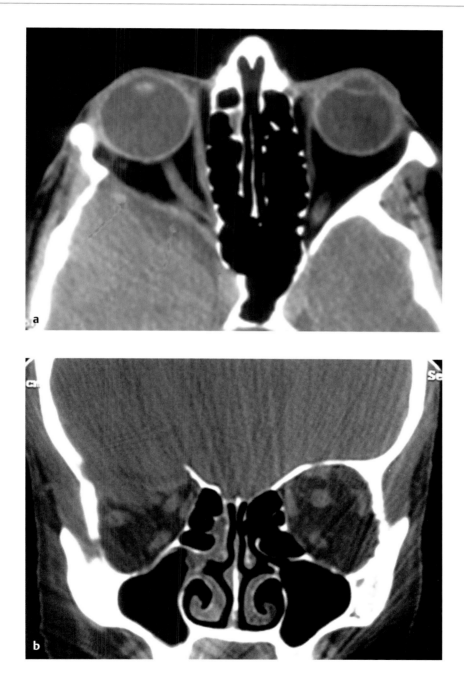

图 20.54　脑部 CT 平扫轴位(a)和冠状位(b)图像:右侧蝶翼缺失(红色箭头提示蝶翼应该所在的位置),伴有脑组织疝入眼眶。

- 低度恶性的星形细胞瘤

NF1 患者也可出现蝶骨发育不良或蝶翼缺失(见图 20.54)。

- 搏动性眼球突出或眼球内陷
- 硬脑膜、脑脊液和脑组织疝入眼眶
- 罕见眼外肌受压导致的复视和视神经受压导致的视力下降

20.9.2 神经纤维瘤病 2 型

神经纤维瘤病 2 型(NF2)比 NF1 型相对少见,本病为常染色体显性遗传,致病基因位于 22 号染色体,具有高外显率。

NF2 的诊断标准包括:

- 存在可以从影像学上辨认的双侧前庭蜗神经占位，或直系一级亲属中有 NF2 家族史,并且满足。
  - 且存在单侧前庭蜗神经占位或具备以下标准中的 2 项或更多:
    - 神经纤维瘤。
    - 脑膜瘤。
    - 胶质瘤。
    - 神经鞘瘤。
    - 青少年后囊下白内障。
- 与 NF1 相比,Lisch 结节和皮肤病灶在 NF2 中少见。
- NF2 最主要的临床表现是双侧听神经瘤(图 20.55)。

20.9.3 结节性硬化(Bourneville 病)

结节性硬化是常染色体显性疾病,外显率高,表型多变。

患者表现为经典的三联征:

- 皮脂腺瘤
- 智力缺陷
- 癫痫

诊断

确定诊断需要 1 个主要症状和 2 个二级症状，或 1 个二级症状和 2 个三级症状。

- 主要症状
  - 面部血管纤维瘤(图 20.56)

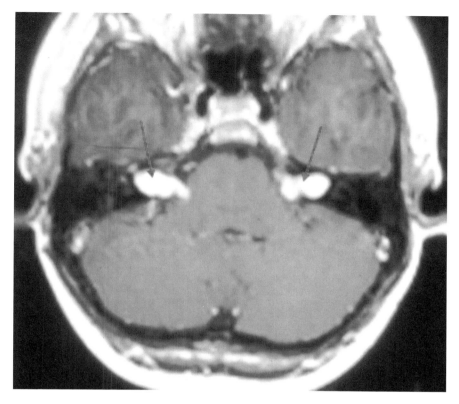

图 20.55　脑部 MRI 轴位 T1W 图像增强提示神经纤维瘤病 2 型患者双侧听神经瘤(箭头)。

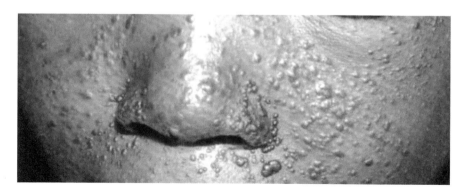

图 20.56　结节性硬化患者的面部血管纤维瘤。

○ 多发性指(趾)甲纤维瘤

○ 颅内病灶∶脑皮质结节、巨细胞星型细胞瘤、室管膜下钙化结节向脑室

延伸

　　　　○ 多发性视网膜星型细胞瘤(图 20.57)
　　● 二级症状
　　　　○ 一级亲属患病
　　　　○ 心脏横纹肌肉瘤
　　　　○ 视网膜错构瘤或视网膜色素缺失斑
　　　　○ 鲨革斑
　　　　○ 前额斑块
　　　　○ 肺淋巴血管肌瘤病
　　　　○ 肾血管肌脂瘤,肾囊肿
　　● 三级症状
　　　　○ 色素脱失斑
　　　　○ "斑驳状"皮肤改变

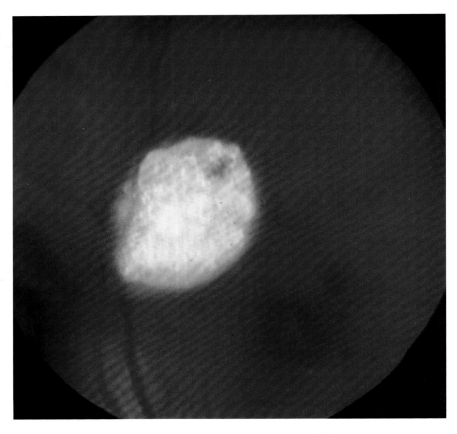

图 20.57　结节性硬化患者的视网膜星型错构瘤。

　　　　◦ 肾、骨骼囊性变

　　　　◦ 肾外血管肌脂肪瘤

　　　　◦ 错构瘤性直肠息肉

　　　　◦ 肺淋巴血管肌瘤病

　　　　◦ 牙龈脂肪瘤

　　　　◦ 婴儿痉挛

　　　　◦ 脑白质移行或灰质异位

　　癫痫是结节性硬化最常见的临床症状,超过 50%的患者伴有精神发育迟缓。

　　眼部最突出的症状是视网膜和视神经的错构瘤,超过 50%的患者会出现,但很少引起视力下降。

20.9.4 希佩尔–林道病(Von Hippel–Lindau 病)

　　希佩尔–林道病是常染色体显性遗传病,伴多发性、双侧视网膜血管瘤和颅内血管网状细胞瘤(常见于小脑)(图 20.58)。25%的患者伴有肾细胞癌,5%的患者伴有嗜铬细胞瘤。

　　● 视网膜血管瘤的特征:

　　　　◦ 好发于分支血管

　　　　◦ 大量渗出物

　　　　◦ 渗出性视网膜脱离

20.9.5 共济失调毛细血管扩张症(Louis–Bar 综合征)

　　共济失调毛细血管扩张症是常染色体隐性遗传病,表现为小脑性共济失调、毛细血管扩张、免疫缺陷和易患恶性肿瘤。

　　典型的神经眼科症状包括:

　　● 结膜毛细血管扩张(图 20.59)

　　● 眼动失用

20.9.6 脑颜面血管瘤病(Sturge–Weber 综合征)

　　● 特征性表现为偏侧面部皮肤血管瘤及同侧脑和脑膜血管瘤(图 20.60)。

　　● 非遗传性疾病。

　　● 出生时存在面部血管瘤(沿三叉神经第一、二分支)。

　　● 血管瘤同侧的眼部症状。

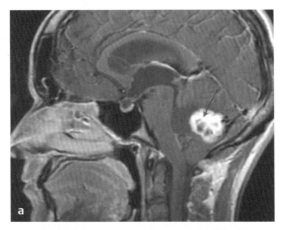

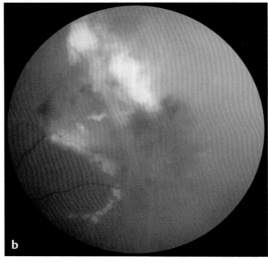

图 20.58　(a)脑部 MRI 矢状位 T1W 图像:小脑血管网状细胞瘤(箭头)。(b)Von Hippel–Lindau 病患者,周边视网膜血管造影提示在血管瘤边缘存在黄白色渗出。

　　○ 眼压升高(巩膜静脉压增高、房角发育不全和房角新生血管形成),血管瘤累及上睑时,青光眼非常常见。

　　○ 脉络膜血管瘤。

- 脑膜血管瘤引起同向性偏盲。
- 癫痫、头痛常见。
- 可能引起颅内压增高。

20.9.7 Wyburn–Mason 综合征

- 视网膜动静脉畸形伴颅内动静脉畸形,尤其好发于同侧脑干(见图 20.17)。

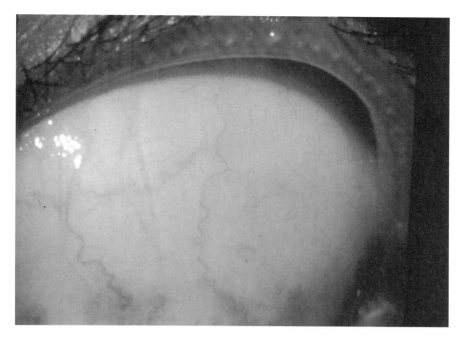

图 20.59 结膜毛细血管扩张。

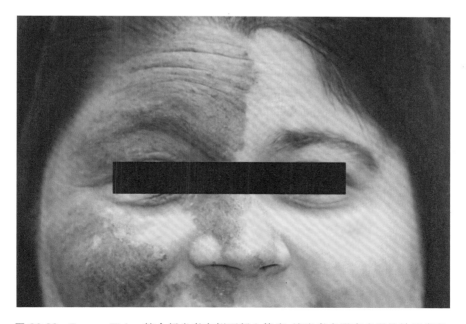

图 20.60 Sturger-Weber 综合征患者右侧面部血管瘤,该患者右眼青光眼性神经病变。

- 非遗传性。

20.9.8 Klippel–Trénaunay–Weber 综合征

- 皮肤大血管瘤伴有相应骨和软组织肥大
- 视网膜血管瘤

20.10 线粒体疾病

线粒体疾病是一组遗传异质性疾病,根据这组疾病的临床表现、遗传性、组织病理、生物化学和基因分析结果,提示线粒体功能异常为其主要致病因素。在这组疾病中,CNS 和眼部症状很常见。表 20.4 列举了一些线粒体疾病的神经眼科症状和全身性表现。

线粒体疾病中最常见的神经眼科症状包括:

- 双侧视神经病变(LHON 或显性视神经萎缩)
- 上睑下垂伴眼肌麻痹(慢性进行性眼外肌麻痹)
- 视网膜色素变性
- 视交叉之后受累引起视力下降(MELAS)

20.11 Chiari 畸形

Chiari 畸形是后颅窝发育异常所致,其特征是小脑扁桃体下疝。所谓 Chiari 畸形 I 型(又称为 Arnold–Chiari 畸形),是指小脑扁桃体疝入枕骨大孔下至少 3~5mm(图 20.61)。Chiari 畸形经常伴脊髓空洞症和颅颈交界区畸形。

颅后窝容积变小,小脑组织过于拥挤,从而导致慢性小脑扁桃体下疝。这种拥挤被认为是导致神经系统症状和体征的原因,通常发生于 20~30 岁。神经系统症状和体征可能与脑脊液动力学紊乱及脑干受压有关。

Chiari 畸形 I 型的临床表现多种多样,通过头痛、头晕或轻度小脑扁桃体下疝等非特异性症状,很难直接确诊。

- 通常是无症状的,在其他疾病诊疗过程中偶然见于脑部 MRI 检查。
- 头痛(Valsalva 动作或锻炼时)。
- 头晕、共济失调、眩晕。
- 吞咽困难、声音嘶哑。
- 耳鸣。

表 20.4　线粒体疾病的神经眼科症状

疾病名称	眼部症状	全身症状
Leber 遗传性视神经病变(LHON)	早期:视盘微血管病 [a]	心脏传导异常
	假性视盘水肿 [a]	多发性硬化样疾病
	血管纡曲 [a]	轻微神经系统/骨骼系统异常
	晚期:视盘萎缩 [a]	肌张力障碍/基底节病变
		脑病
显性视神经萎缩(DOA)	视神经萎缩 [a]	听力下降
慢性进行性眼外肌麻痹(CPEO)	眼肌麻痹 [a]	肌病/破碎红纤维 [a]
Kearns−Sayre 综合征(KSS)	上睑下垂 [a]	周围神经病
	视网膜色素变性 [a]	耳聋/前庭功能障碍
		痴呆
		共济失调
		基底节病变
		心脏传导异常
		身材矮小
		胃肠运动功能紊乱
		糖尿病
		性发育迟缓
		性腺功能低下
		低镁血症
		甲状旁腺功能减退
		甲状腺功能减退
线粒体神经胃肠脑肌病(MNGIE)	眼肌麻痹 [a]	胃肠运动功能紊乱 [a]
	上睑下垂 [a]	恶病质 [a]
	视网膜色素变性	感觉运动周围神经病
		脑白质病变
线粒体脑肌病伴高乳酸血症和卒中样发作综合征(MELAS 综合征)	同向性偏盲 [a]	头痛 [a]
	中枢性盲 [a]	卒中样发作 [a]
	视网膜色素变性 [a]	癫痫 [a]
	眼肌麻痹	高乳酸血症 [a]
	视神经萎缩	精神异常
		耳聋
		身材矮小
		肌病
		基底节病变

(待续)

表 20.4(续)

疾病名称	眼部症状	全身症状
视网膜色素变性共济失调性周围神经病（NARP 综合征）/Leigh 综合征	视网膜色素变性[a] 视神经萎缩	神经源性肌无力[a] 共济失调[a] 发育迟缓[a] 感觉神经病 痴呆 癫痫 基底节和脑干海绵状变性
肌阵挛癫痫伴破碎红纤维（MERRF）	视神经萎缩	肌阵挛[a] 癫痫[a] 肌病[a] 共济失调[a] 痴呆[a] 发育迟缓
母系遗传性糖尿病伴耳聋（MIDD）	黄斑营养不良[a]	糖尿病 耳聋[a]

[a] 代表常见症状。

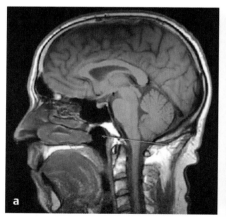
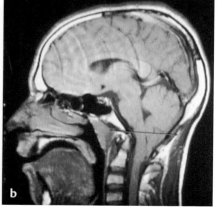

图 20.61　(a)脑部矢状位 MRI 图像示：健康人小脑扁桃体的正常位置。红箭头示穿过枕骨大孔的标志线（在斜坡后缘与枕骨大孔后缘之间）。(b)脑部矢状位 MRI 图像示：Chiari 畸形 Ⅰ 型患者小脑扁桃体下疝。

Chiari 畸形 Ⅰ 型引起的神经眼科症状包括：

- 下跳性眼球震颤
- 复视
  - 单侧或双侧展神经麻痹
  - 双眼散开不足

一种特殊的 MRI 技术(电影 MRI)可以观察到脑脊液在后颅窝中的循环情况。症状性 Chiari 畸形 Ⅰ 型患者的脑脊液循环异常。

只有出现临床症状的 Chiari 畸形 Ⅰ 型,才需要进行 C1 椎板切除的枕骨大孔减压术。

Chiari 畸形 Ⅱ 型和 Chiari 畸形 Ⅲ 型一般在出生时出现,包括小脑扁桃体下疝和延髓疝入脊髓,与复杂的脑畸形有关。

20.12 特发性帕金森病

典型的帕金森病不直接产生任何眼部表现和神经眼科并发症,然而特发性帕金森病患者有很多眼部症状的主诉,这些主诉与帕金森病和治疗药物有关。

帕金森病有关的神经眼科症状包括：

- 阅读时视力下降、眼部不适
  - 眼表刺激
    - 干眼症
    - 睑缘炎
  - 瞬目减少(运动减少)
  - 辐辏功能下降
- 视功能损伤
  - 色觉下降
  - 对比敏感度下降
  - 视空间感知能力障碍
- 视幻觉
- 眼睑活动异常
  - 自主眨眼减少
  - 眼睑痉挛
  - 睁眼性失用
- 眼球运动异常
  - 扫视运动减少

　　　　　　　○ 扫视幅度的适应性调整下降
　　　　　　　○ 眼球微震颤
　　　　　　　○ 辐辏功能下降
　　　　　● 苍白球毁损术或刺激术并发症
　　　　　　　○ 对侧同向性偏盲
　　　　　　　○ 方波急跳

　　在其他帕金森综合征中,神经眼科症状也很常见。例如,路易体痴呆的患者经常会有可怕的视幻觉。核上性麻痹的患者在疾病早期会出现眼球垂直运动异常。

　　帕金森病和帕金森综合征的患者可能通过以下治疗方案获益:

　　● 避免使用影响眼泪调节和分泌的药物。
　　● 提高阅读时的光线亮度以增加对比度。
　　● 如果存在眼球震颤或向下凝视麻痹,可使用乐谱或食谱架站着阅读。
　　● 治疗眼表疾病,如睑缘炎。
　　● 人工泪液。
　　● 严重的干眼症可以进行泪小管栓塞。
　　● 避免应用双焦或渐进多焦点镜片。
　　　　○ 增加跌倒的风险。
　　　　○ 如果低头就不能正确使用。
　　　　○ 不能在行走过程中使用。
　　　　○ 增加视疲劳和复视。
　　● 看远距离事物(如行走和看电视)和阅读(如读书、近距离工作或进食时)时应用不同的眼镜。
　　● 如果出现症状性辐辏能力下降, 可以在阅读眼镜的基础上增加基底部向内的棱镜。
　　● 伴有震颤、运动障碍或易跌倒的患者,由于眼镜倾向于不稳定,所以当需要佩戴眼镜时,等效球镜可能比有效的散光矫正更为合适。
　　● 跟随手指逐字进行阅读以适应减慢的扫视速度。
　　● 在治疗眼表面刺激性疾病之后,眼睑痉挛和睁眼困难仍不能改善时,可以使用肉毒毒素和(或)手术进行治疗。

20.13　Wilson 病(肝豆状核变性)

　　● 为常染色体隐性遗传的铜代谢障碍遗传病,致病基因位于 13 号染色体

- 血浆铜蓝蛋白合成减少,胆管排铜障碍,引起铜在组织内沉积。
- CNS 进行性变性伴有肝硬化,50%的患者在 15 岁出现症状,早期诊断的患者预后较好。
  - 神经系统症状
    - 锥体外系统症状伴有震颤、运动功能障碍和行为异常。
  - 眼部症状
    - 铜沉积于角膜后弹力层,产生角膜色素环(Kayser–Fleischer 环)。
    - 铜色素在晶状体囊下沉积。
    - 向日葵样白内障。
    - 多种眼球运动异常。
      - 调节功能麻痹。
      - 急跳性眼球振荡,扫视速度下降。

筛查角膜色素环可以帮助诊断肝豆状核变性,最好通过裂隙灯和前房角镜进行检查(图 20.62)。角膜色素环一般从上部开始形成。

在肝病的起始阶段,可以不出现角膜色素环。通常神经系统症状突出时,角膜色素环才会出现。

其他诊断检查包括:

- 血浆铜蓝蛋白水平减低、血清铜水平下降、尿铜增加。
- 脑部 MRI 提示基底节区异常。

铜螯合物(D–青霉胺)被用来治疗肝豆状核变性,治疗后角膜色素环可以消失。

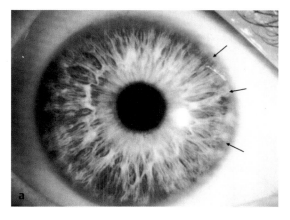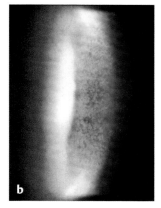

图 20.62 (a)通过裂隙灯观察的角膜色素环,注意周围角膜棕色改变(箭头)。(b)通过前房角镜观察的角膜色素环。

（刘雪菲 译 崔世磊 校）

第**21**章

视力障碍患者

神经眼科疾病经常导致一定程度的永久性视力障碍，这需要在疾病早期就向患者说明。视力障碍可以表现为多种形式且程度不同。对视力障碍患者来说，单一的视力并不是对其面临的困难程度进行评估的良好预测指标。有些人有相对较好的视力(如20/40)，但日常生活困难，而有些人视力很差(如20/200)，但日常生活能力却可以相当好(图21.1)。

一些视力障碍的患者可以利用残余视力来完成日常工作，而不依赖替代方法。低视力专家的作用是通过光学或非光学手段，在患者目前视力的基础上最大限度地提高视功能水平。

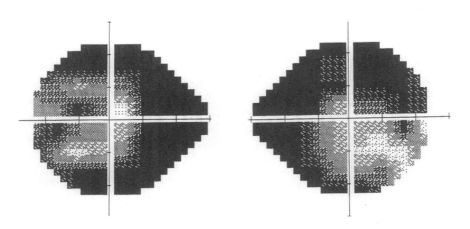

图 21.1 未治疗的慢性视盘水肿导致严重的视野缩小，达到法定盲的标准。患者双眼视力均为20/30，但残余的中心视野<10°，导致了严重的视功能损害。患者能阅读单个字母并能辨认物体和人，但阅读句子困难，在无帮助的情况下无法独自行走，也不能开车。

21.1 视力残疾的定义

世界卫生组织对视力残疾的定义如下：
- 低视力
  - 最佳矫正(佩戴眼镜)视力为 20/60~20/200
  - 或较好眼的残存视野<20°
- 失明
  - 最佳矫正视力<20/400
  - 或较好眼的残存视野<10°

满足以下条件时，美国社会保障管理局认为纳税人经济来源困难并有资格获得额外补充的保障性收入：
- 较好眼的最佳矫正视力为 20/200 或更差,或
- 较好眼或双眼的残存视野仅为 20°或更差

21.2 视力障碍患者的治疗

除了针对视力下降病因的医学治疗外,各种相关信息、康复、教育、工作和社会融合对于视力障碍患者来说都是必要的。这些患者应被转诊到致力于管理视力障碍患者的专科门诊,如针对视力障碍患者的低视力门诊或中心。

一旦做出不可逆性视力下降的诊断,内科医师应为患者提供以下基本信息：
- 行政援助非常重要，包括帮助患者申请残疾以及提供可获取各种资源的途径。
- 对残疾的适应和心理支持是需要优先处理的问题，在诊治最初就必须面对。
- 对患者和他(她)的家属所面临的新情况进行宣教也是必要的,必须尽早进行。
- 家庭的调整是维持生活独立和保障安全的基础。
- 工作场所的调整有相关的法律规定,必须在申请残疾前考虑到。
- 对于视力障碍的儿童和大学生而言,向学校告之患者信息非常重要,可以帮助他们获得特殊的帮助。
- 各种社会援助促进了患者对业余和文化活动的适应。这类援助信息多可从针对视力障碍患者的低视力门诊或中心获得,也可从私人基金会获得。

21.2.1 助视器

　　大多数低视力患者可以通过使用助视器将其视功能提高一定水平。低视力专家可以为患者推荐合适的助视器(主要为放大图像),并且告诉患者如何更好地运用残存视力。许多政府和私人组织都致力于帮助视力障碍者。

　　很多设备和工具可改善远视力、近视力和对比敏感度,还有一些设备可改善日常活动(闹钟、语音报时手表、特制电话、盲文书、有声读物和文字语言转换计算机程序等)。

　　计算机是一种可将视力障碍患者各种辅助工具整合在一起的重要工具。通过使用标准或特殊程序,可使屏幕放大,将文本转换成音频或可触摸的盲文,这对不同程度视觉障碍的患者均有帮助。将扫描仪与文字语言转换软件联合使用,可以通过计算机将书籍和文件转换为音频来阅读。市场上可买到一种为低视力障碍用户特制的闭路电视,可通过电子的方式将文本放大,甚至可以调节对比度和颜色。最近平板电脑和智能手机的发展革新了低视力助视器,有多种应用可以实现各种辅助功能,如物体或文本放大(图 21.2)、条码扫描、信息或邮件听写、通

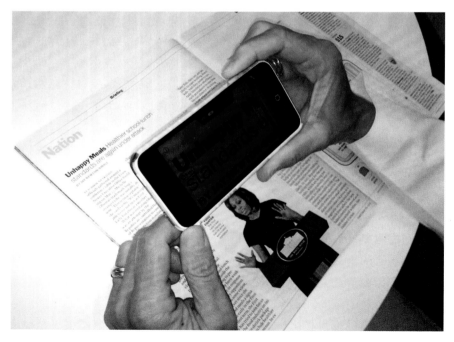

图 21.2　使用智能手机放大文本。大多数应用程序可用光来照亮文本,并且运用光标即可很容易地控制放大程度。在有较大屏幕的平板电脑上应用效果更好。

过全球定位系统改善导航等。

21.2.2 同向性偏盲

　　视交叉后的病变可导致对侧同向性偏盲。通常，患者伴随的神经系统损害（如偏瘫、失语、忽视、认知功能障碍）更明显，而视力下降是次要问题。然而，视觉传导通路的孤立病变，尤其是枕叶病变，可引起行走困难、阅读困难和驾驶困难。

　　康复治疗可以改善各种神经系统损害所致的同向性偏盲患者的预后。同时治疗伴随的认知功能障碍和忽视非常必要。

　　可以帮助偏盲患者的各种策略如下：

　　• 阅读时，使用尺子突出文章（避免看错行）（图 21.3）。

　　• 阅读时，使用手指跟随所读的文字（利用本体感觉帮助眼睛向盲区扫视）（图 21.3）。

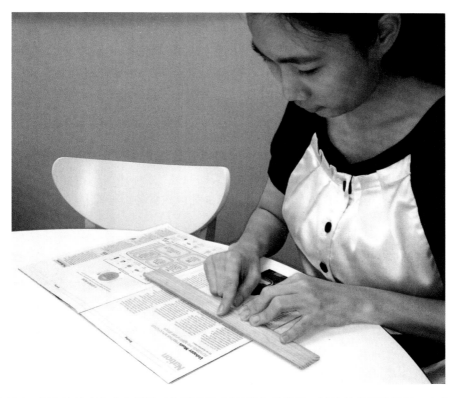

图 21.3　同向性偏盲患者在阅读时使用尺子，可以避免看错行。用她的手指跟随每一个字，使阅读相对容易。

- 佩戴棱镜将可见的半侧视野向中间移动(有助于运动障碍的患者)。
- 通过特殊程序的计算机训练能达到以下目的:
  - 提高注意力。
  - 使用残存盲视。
  - 训练向偏盲视野内的眼球扫视。
  - 刺激皮质重塑。
- 驾驶康复:在公路上使用特殊程序或驾驶模拟器。

这些方法没有一个具有"神奇的治疗",但它们对于改善偏盲患者的视功能都是有帮助的。各种治疗策略的选择更多地依赖于患者所能获得的资源和患者的特定主诉和需求。需要重点强调的是,这些方法中没有一种能真正地增大残余视野,因此完全偏盲的患者,如果其唯一的需求是想获得合法驾驶的资格,那么不推荐这些患者进行以上康复训练。

21.2.3 驾驶的视觉要求(美国)

美国有严格的商业驾照联邦视力标准,但国际上没有统一标准。美国也没有用于非限制性、非商业性客车驾驶执照的联邦标准。各州和哥伦比亚特区对于初始和更新驾照有自己的视力要求。各地的规定差异很大,因此在提出建议之前,需要分别向各州的机动车部门(DMV)(http://www.dmv.org/)进行验证。

非限制性驾照(美国)

非限制性驾照允许其持有者在不佩戴矫正眼镜的情况下开车,可在任何地方驾驶任何距离,可在任何光线条件(白天和夜晚)、任何公路上,以任何合法的速度,驾驶任何正常装备的车辆,不必使用额外的或特殊的反光镜。

限制性驾照(美国)

最常见的限制为要求驾驶时佩戴矫正眼镜。

限制规定基于患者检测的视力,但各州互不相同,包括:强制佩戴矫正眼镜,限制仅可在日出到日落的时间段内驾驶,禁止高速公路驾驶,限制在某一区域内驾驶,要求使用额外的反光镜(左右挡泥板安装的广角全景后视镜)。大多数州有相应的条款规定允许司机使用望远镜,必要时可以使用其他可提供视觉帮助的装置。各州之间差异最小的检测参数是视力,所有州都有针对驾照的视力要求,大多数规定较好眼的最佳矫正视力(BCVA)≥20/40。各州对于水平视野的要求则各不相同,一些州没有对视野进行要求,但大多数州要求双眼水平视野范围为

140°~105°。针对仅有一只眼可用的患者,一些州规定申请者残存眼的视野范围应为 55°~105°。大多数州不会给同向性偏盲的患者颁发驾照(图 21.4)。

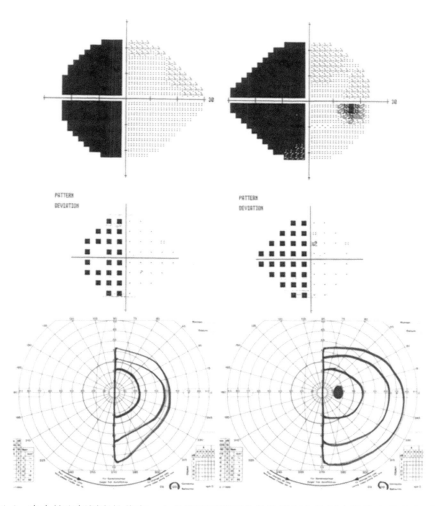

图 21.4　完全性左侧同向性偏盲。大多数国家都不会给这样完全性同向性偏盲的患者颁发驾照。Humphrey 视野(上部)只能检查中心视野,而 Goldmann 视野(下部)能检查全视野。两种检查均显示大面积视野缺损。

（孔秀云　译　崔世磊　校）

索 引